Miniao Nanke Hanshaojianbing

泌尿男科罕少见病

主编 涂响安 孙祥宙 邓春华

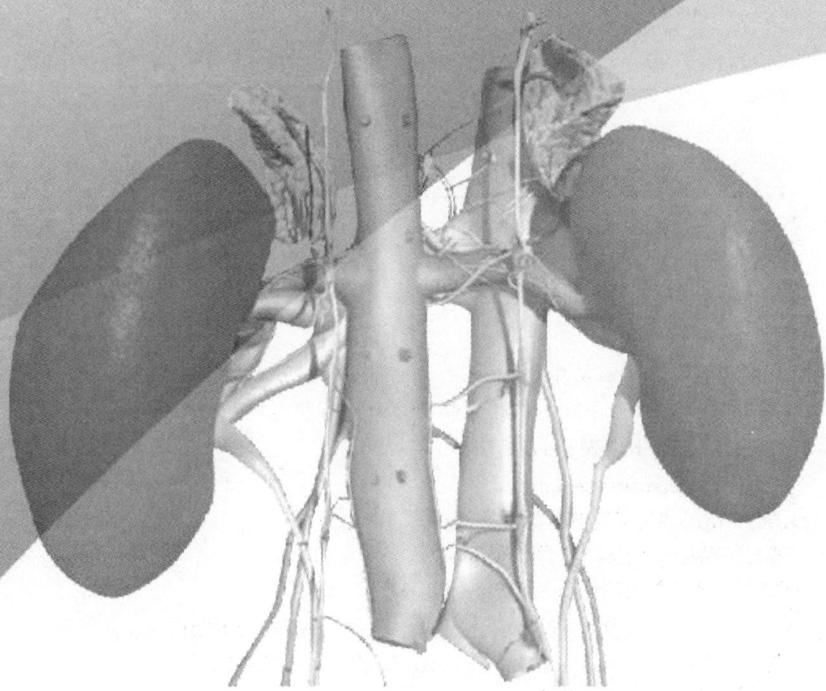

廣東省出版集團
广东科技出版社
·广 州·

图书在版编目（CIP）数据

泌尿男科罕少见病/涂响安等主编．—广州：广东科技出版社，2011.1

ISBN 978-7-5359-5389-6

Ⅰ．①泌…　Ⅱ.①涂…　Ⅲ.①男性—泌尿系统疾病；疑难病—诊疗　Ⅳ．①R69

中国版本图书馆CIP数据核字（2010）第187772号

责任编辑：李旻
装帧设计：林少娟
责任校对：罗美玲　杨峻松
责任印制：严建伟
出版发行：广东科技出版社
（广州市环市东路水荫路11号　邮码：510075）
E-mail：gdkjzbb@21cn.com
http：//www.gdstp.com.cn
经　　销：广东省出版集团图书发行有限公司
排　　版：广东科电有限公司
印　　刷：广州伟龙印刷制版有限公司
（广州市沙太路银利工业大厦1栋　邮码：510507）
规　　格：889mm×1 194mm　1/16　印张19　字数500千
版　　次：2011年1月第1版
2011年1月第1次印刷
印　　数：1～2 000册
定　　价：98.00元

主编简介

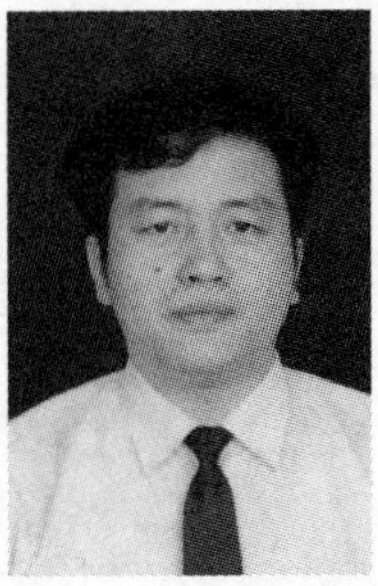

涂响安，男，医学博士，中山大学附属第一医院泌尿外科副主任医师，硕士研究生导师。广东省医学会男科学分会常委、广州市医学会男科学分会副主任委员、广东省中西医结合学会男科专业委员会常委、广东省中西医结合学会泌尿外科专业委员会常委、广东优生优育协会男性专业委员会委员。长期从事泌尿外科男科的医、教、研工作，擅长微创泌尿外科和男科学等。在《Molecular Medicine Reports》、《中华泌尿外科杂志》、《临床泌尿外科杂志》、《Asian J Androl》、《中华男科学杂志》和《中国男科学杂志》等国内外核心期刊发表论文50余篇。担任《男科手术学》副主编并参编《临床肾移植学》等专著。先后主持和参与包括国家自然科学基金、广东省自然科学基金、广东省科技计划项目、珠海市重大科技计划项目和广东省卫生厅科研基金课题等10余项。科研成果曾获市级科技进步一等奖2项，二等奖4项。

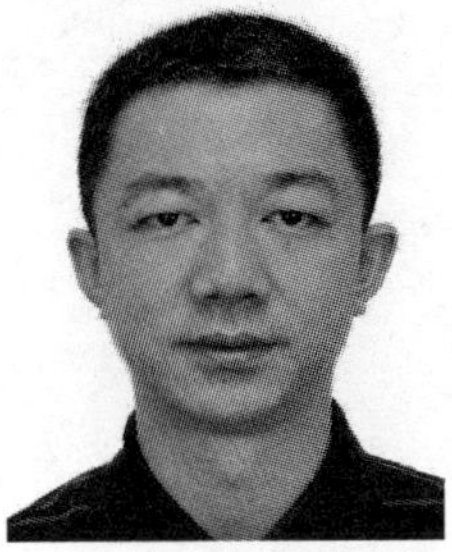

孙祥宙，男，副主任医师，硕士研究生导师。1997年本科毕业于广州中山医科大学，1999年七年制硕士研究生毕业后留校在中山大学附属第一医院泌尿外科工作至今。2004年获博士学位。目前任中华医学会男科学分会中青年委员会委员、广东省医学会男科学分会委员兼秘书、广东省中西医结合学会男科专业委员会副主任委员、广东省中西医结合学会泌尿外科专业委员会委员、广东优生优育协会男性专业委员会委员、中国性学会性医学专业委员会委员，同时担任《中华男科学杂志》青年编委。承担10项省部级以上科研课题，其中主持国家自然科学基金1项。先后以第一作者身份在国内外核心期刊发表论文20余篇，其中SCI影响因子5分以上收录1篇。参与编写《男科疾病误诊误治与防范》、《男科典型病例分析》、《男科病诊治学》、《男科治疗学》、《医学专业必修课考试辅导丛书–外科学》、《现代临床思维培养》等专著10余部。

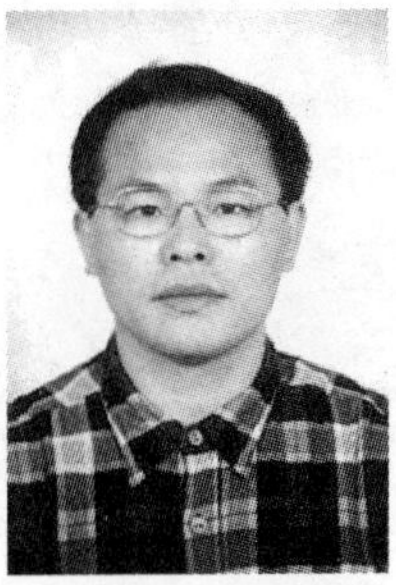

邓春华，男，医学博士，中山大学附属第一医院泌尿外科教授、主任医师，博士生导师。中华医学会男科学分会副主任委员，广东省医学会男科学分会主任委员，广东优生优育协会专家委员会副主任，广东生殖健康专业委员会主任委员，广东省性学会理事，《中华男科学杂志》、《中国男科学杂志》、《新医学》等杂志编委。长期从事泌尿外科男科的医、教、研工作，擅长前列腺疾病、男科疾病(男性不育症、性功能障碍、男性性腺功能低下等)及男性生殖健康等的临床工作。在《J Sex M》、《Int J Androl》、《Asian J Androl》、《Andrologia》、《The Aging Male》、《中华外科杂志》、《中华泌尿外科杂志》、《中华男科学杂志》及《中国男科学杂志》等国内外学术刊物上发表学术论文100余篇。主编《男科病诊治学》、《男科疾病典型病案分析》、《男科疾病误诊误治与防范》、《男科手术学》，参与编写《泌尿外科手术学》、《泌尿外科手术解剖学》、《男科治疗学》、《男性不育》、《前列腺炎》等专著。承担及参与国家自然科学基金、国家“十五”科技攻关项目、卫生部、广东省和广州市科技局课题20余项。获国家专利3项，医疗成果奖1项。

作者名单

主　　编　涂响安（中山大学附属第一医院）

孙祥宙（中山大学附属第一医院）

邓春华（中山大学附属第一医院）

副 主 编　王文卫（中山大学附属第一医院）

赵良运（中山大学附属第一医院）

邓立文（中山大学附属第一医院）

赵　亮（中山大学附属第一医院）

梁　辉（中山大学附属第一医院）

主编助理　庄锦涛（中山大学附属第一医院）

主　　审　丘少鹏（中山大学附属第一医院）

戴宇平（中山大学附属第一医院）

编写人员　（以姓氏笔画为序）

王文卫（中山大学附属第一医院）

邓立文（中山大学附属第一医院）

邓春华（中山大学附属第一医院）

卞　军（中山大学附属第一医院）

毛晓鹏（中山大学附属第一医院）

叶云林（中山大学附属第一医院）

刘　辉（中山大学附属第一医院）

刘贵华（中山大学附属第一医院）

张亚东（中山大学附属第一医院）

孙祥宙（中山大学附属第一医院）

庄锦涛（中山大学附属第一医院）

张　炎（中山大学附属第三医院）

吴良才（中山大学附属第一医院）

肖恒军（中山大学附属第三医院）

何善阳（中山大学附属第一医院）

李小利（广州市番禺区何贤纪念医院）

赵良运（中山大学附属第一医院）

赵　亮（中山大学附属第一医院）

赵济全（中山大学附属第一医院）

杨国胜（广东省第二人民医院）

郝建伟（河南省人民医院）

高　勇（中山大学附属第一医院）

郭胜杰（中山大学附属第一医院）

黄燕平（中山大学附属第一医院）

涂响安（中山大学附属第一医院）

梁　辉（中山大学附属第一医院）

臧志军（中山大学附属第三医院）

序

临床医学教学是一终身学习的过程。作为一名临床医师必须要边工作边学习，一直到老，而且要不断思考，为的是提高自己的临床诊治水平（本领），更好地为患者服务。因此，要当一名“好医生”是很累的，也是很不容易的。不但要“吃苦”，还要有一定的“悟性”。让“实践—思考—学习”三者不断循环，伴你一生。

俗话说“见多识广”，“吃一堑长一智”，对于每一位临床医生来说，应该都有深刻的体会。临床医生随着年资增长，其临床经验不断丰富，诊治水平会不断提高，故多数患者都愿意老年资医生给他们看病。但是，由于人生有限，更何况工作条件不一，如何能“见多识广”呢？除外出进修、多参加学术交流、病例讨论和熟读本专业“××学”以外，也读些如由涂响安、孙祥宙和邓春华教授主编的《泌尿男科罕少见病》之类的书籍很有必要。

本专著组织了工作在临床一线的二十余位专家，从各自多年的临床实践中，结合查阅相关文献，对一些临床上少见的、罕见的泌尿男科疾病作了详细的论述，共达120种之多。我想，每一位医生，一辈子很难都能见到这些少见、罕见病，但谁也讲不准什么时候刚巧遇到了书中某种罕少见病。读过本专著的你，也许会有所印象，回过头来再仔细地读一下，可能豁然开朗，免得人人都“吃一堑长一智”。受益的是你的病人，辛苦的是著书的人和读书的你。

开卷有益。

北京大学人民医院泌尿外科

朱积川

2010年国庆节于北京

前　言

罕少见病是个相对的概念，罕见是相对于少见，而少见是相对于常见而言。随着医学影像学和分子病理学诊疗技术的不断提高，以及各种自然客观条件的变化，人们对罕少见病的认识必将逐步深入和完善，因此，罕少见病的研究工作永无止境。国内泌尿男科罕少见病的研究和报道，主要散见于泌尿男科的一些专业刊物。目前该领域尚缺少一本系统地介绍和研究泌尿男科罕少见病的专著，故编写一本这样的专著具有迫切性和可行性。

有鉴于此，我们邀请了二十多位活跃在泌尿男科界的中青年专家和学者共同编写了这本《泌尿男科罕少见病》，其中有一部分病例是我们在临床诊疗中的经验和总结，但大部分病例是吸收了国内外其他作者的临床经验和新进展。《泌尿男科罕少见病》全书共九章，主要介绍了泌尿系统和男生殖系统100余种罕少见病的一般概述、病因、病理生理、临床表现、诊断和鉴别诊断、治疗和预后。希望该书便于泌尿男科医生和研究生等查阅和参考。

该书承蒙中山大学附属第一医院泌尿外科丘少鹏教授和戴宇平教授在百忙之中为本书通编审阅，中华医学会男科学分会主任委员、国内外享有盛誉的泌尿男科专家朱积川教授为本书作序，在此表示由衷的谢意。由于编者水平有限，编写时间仓促，错误和不足之处在所难免，敬请读者和专家们批评和指正。另外，在本书的编写过程中引用了一些国内外专业书刊的数据和图表，在此特向作者们表达谢意。

涂响安　孙祥宙　邓春华

2010年10月

目 录

第一章　肾上腺罕少见病

第一节　肾上腺和肾周Castleman氏病

一、概述

Castleman氏病（castleman disease，CD）是一种较罕见、原因不明的不典型淋巴组织增殖性疾病，因临床比较少见，表现和病理形态多样化且无特异性，临床极易漏诊、误诊，自从Castleman等于1956年首次报告本病以来，国内外少有报道，多为个案报告，发生在肾上腺和肾周Castleman氏病罕见。

二、病因与发病机制

1956年Castleman首次将不典型淋巴组织增生性疾病命名为CD，又称巨大淋巴结增生、血管滤泡性淋巴结增生、血管瘤性淋巴样错构瘤和Castleman淋巴结增生等。CD目前病因及发病机制尚无定论，病毒感染、自身免疫和细胞因子调节异常均可能导致淋巴细胞增生。最近的研究表明，IL-6、人类免疫缺陷病毒（HIV）、人疱疹病毒-8（HHV-8，卡波氏肉瘤相关病毒）在疾病的发展中起重要作用，其他细胞因子如肿瘤坏死因子β、γ干扰素、巨噬细胞集落刺激因子也可能与CD发病有关。本病发病率无明确统计资料，男女患病率无差异，几乎可发生于任何年龄，但大多数为35～55岁。

三、病理

CD病理组织学上分为透明血管型、浆细胞型和中间型。肿大淋巴结的共同病理学特征为：①淋巴结基本结构保持完整；②滤泡增生明显；③血管增生（浆细胞型仅见滤泡间质）。除上述共同特征外，透明血管型突出表现为滤泡血管呈玻璃样变，伴滤泡生发中心萎缩；浆细胞型则突出表现为滤泡间质中心以浆细胞为主，而滤泡生发中心增生。临床上分为局灶性Castleman病（local castleman's disease，LCD）和多中心Castleman病（mutiple castleman's disease，MCD）。

Frizzera于1988年提出了CD的诊断标准：

1. LCD　①单一部位淋巴结肿大；②特征性增生性组织病理学改变并除外可能的原发病；③多无全身症状，无贫血、血沉加快及γ球蛋白增高等异常（浆细胞型除外）；④肿物切除后长期存活。

2. MCD　①具有特征性增生性组织病理学改变；②显著淋巴结肿大并累及多处外周淋巴结；③多系统受累表现；④排除已知的其他病因。

四、临床表现

LCD以青年多见，以透明血管型为主（占90%以上），临床多表现为单个淋巴结缓慢肿大，形成巨大肿块，直径通常为3～10 cm，少数可达25 cm，肿块可发生在任何部位的淋巴结，以胸腔内特别是纵隔最多见，其次为颈、腋和腹部，偶见于淋巴结外组织如喉、外阴、心包、颅内、皮下和肌肉等部位，肾上腺区和肾周罕见。LCD中浆细胞型少见（少于10%），临床常表现为多中心或多系统损伤，多处淋巴结缓慢增大，形成巨大肿块，伴全身症状，如长期发热、疲乏、消瘦、贫血、血沉加快和γ球蛋白增高等异常。

MCD发病年龄较晚，表现为多部位淋巴结肿大并累及外周淋巴结，有显著的全身症状及多系统受累表现。除上述浆细胞型LCD的临床特点外，尚有盗汗、高球蛋白血症、低蛋白血症、血小板减少、肝脾肿大和肝功能异常。文献报告的还有其他的一些特殊表现，如淀粉样变性、肾病综合征、自身免疫性血细胞减少、血栓性血小板减少性紫癜、骨髓纤维化、严重的末梢神经病变、口腔炎、角膜炎、干燥综合征、特征性的多发紫罗兰色皮肤结节、甚至Poems综合征等。该病随病变部位、病理类型不同，临床表现也复杂多变，早期确诊主要靠组织病理学诊断。

五、辅助检查

CT检查平扫时常表现为肾上腺和肾周处淋巴结肿大，多为较大淋巴结，边界清楚，密度均匀或不均匀，少数可有钙化，缺乏特异性。近年来由于动态增强技术和多期扫描方法的应用，观察到透明血管型LCD，在增强扫描时肿块明显强化，强化的程度接近动脉强化的程度，且有延迟强化的特点，许多学者认为该表现较有特征性。而MCD因病变范围广泛，影像学表现不典型。

六、诊断与鉴别诊断

CD必须依靠组织病理学才能作出诊断，一般影像学检查较难与其他良性肿瘤鉴别，螺旋CT扫描或MRI检查如观察到特征性肿块明显强化，接近动脉强化程度，且有延迟强化点，对诊断CD有一定帮助。有条件的医疗单位应加做细胞遗传学及免疫表型检测，对疾病本质可能认识更清楚。

应认真仔细与恶性淋巴瘤、各种反应性淋巴结肿大、风湿性疾病、各种浆细胞病、艾滋病等鉴别。CD与恶性淋巴瘤病理鉴别要点：恶性淋巴瘤淋巴结结构几乎完全破坏，血管增生少见，单克隆性淋巴瘤细胞或R-S细胞增生。浆细胞病则为单克隆而非多克隆球蛋白增高，尿本-周氏蛋白阳性，骨髓或淋巴结细胞形态学检查可见形态异常或幼稚浆细胞，依此可与CD鉴别。需要注意的是，本病的病理改变并非其特有的，如透明血管型与艾滋病感染淋巴结滤泡小血管增生类似，而浆细胞型与类风湿性关节炎淋巴结中大量浆细胞浸润相似，故必须结合临床及病理特征，必要时多次不同部位取材送检，才能作出正确诊断。

七、治疗和预后

肾上腺和肾周CD是局限性的，可手术治疗，无法手术者可以进行放射治疗。如病变呈多中心性，有时可用糖皮质激素治疗，一些患者可以持续缓解，无效的患者可用联合化疗如CVP方案（环磷酰胺+长春新碱+泼尼松）或CHOP方案。美罗华为人源性抗CD20单克隆抗体，对治疗CD有一定疗效。其他治疗方法包括反应停、干扰素、维甲酸、更昔洛韦、IL-6受体抗体，文献报道

IL-6抗体和骨髓移植等也有一定疗效。

部分学者认为CD是一种介于良、恶性之间的不典型淋巴结增生症。文献报道CD的病程长短不一，有长期生存，也有部分患者在一年内死亡，与病理类型、临床分型及治疗方案有关。局灶型预后较好，可长期无病生存，多中心型伴多克隆高免疫球蛋白血症时，预后较差。

第二节 多发性内分泌肿瘤Ⅱ型

一、概述

多发性内分泌肿瘤（multiple endocrine neoplasia，MEN）是2个或2个以上的内分泌腺体同时或先后发生增生或肿瘤。该病是常染色体显性遗传病，外显率高。MEN分为3大类：①MENⅠ型：又称Wermer氏综合征，常涉及垂体、甲状旁腺及胰腺。②MENⅡ型：又分为2个亚型；MENⅡA型，又称Sipple氏综合征，表现为嗜铬细胞瘤、甲状腺髓样癌（medullary thyroid carcinoma，MTC）、甲状旁腺腺瘤或增生；MENⅡB型，除有MENⅡA型表现外，尚包括多发性黏膜神经瘤、消化道弥漫性神经节细胞瘤、先天性巨结肠、骨骼肌肉异常与马凡体征等。③混合型：是MENⅠ型、MENⅡ型肿瘤的重叠。

二、病因与发病机制

MENⅡ型为常染色体显性遗传的家族性疾病。MENⅡ型中MTC的外显率为100%，肿瘤双侧多发，发病早，侵袭性强，进展快。肾上腺嗜铬细胞瘤发生率为40%～50%，多属良性，累及双侧者>70%。而散发患者中仅约10%为双侧发病，也不同于家族性嗜铬细胞瘤。甲状旁腺功能亢进症在MENⅡA中占15%～30%，在MENⅡB中仅占2.4%。MENⅡ发病机制中，以下两点较受重视：①MENⅡ涉及的各腺体组织均可来源于胺及胺前体摄取和脱羧系统（amine and precursor uptake and decarboxylation，APUD），各腺体的内分泌肿瘤属于APUD瘤。APUD细胞在胚胎时期起源于神经嵴，MENⅡB中的神经病变与此有关。②MENⅡ由位于10号染色体（10p11.2）的RET基因（酪氨酸激酶受体基因）突变引起。MENⅡA最常见的是RET基因11外显子634编码子突变，MENⅡB最常见的是RET基因16外显子918编码子突变。另外，MENⅡ型中亦有RET基因10、11、13、14、15、16外显子609、611、618、620、768、790、791、804、883、891和922编码子突变的报道。RET基因编码一种膜糖蛋白Ret-酪氨酸激酶（TK）受体，在神经嵴、外周神经和肾脏发育中起作用。基因突变引起TK活化导致细胞增殖、癌变。甲状旁腺增生或腺瘤可能由基因缺陷引起，也可能继发于代偿MTC分泌的降钙素。另外，嗜铬细胞瘤分泌的儿茶酚胺物质也可刺激甲状旁腺细胞释放甲状旁腺激素。

三、临床表现

MENⅡ可家族性发病，也可散在性发病；所累及的上述3个内分泌腺体可先后发病，亦可同时发病，临床表现复杂。但有以下特点：①临床表现虽因组合的肿瘤不同而异，但常以某一突出症状就诊，其中以甲状腺肿块居多。②MTC的发生率约80%以上，发病年龄早，多为双侧多病灶发病，恶性程度高，转移早，常伴有异位ACTH综合征、消化道溃疡、腹泻、皮肤阵发性潮红、高血压及高钙血症等症状。③肾上腺嗜铬细胞瘤（或肾上腺髓质增生）的发生率为50%，其发病年龄相对较晚，多为双侧多病灶发病。主要位于肾上腺以分泌肾上腺素为主，位于肾上腺外十分罕见。临床表现主要为阵发性高血压伴间歇期正常血压、头痛、头晕、心悸、出汗等儿茶酚胺增多症状。④甲状旁腺增生的发生率约占10%～35%，可有甲状旁腺增生，其中半数以上血钙正常，血清PTH多为正常，仅个别有血钙间歇升高。临床可表现为高钙血症、低磷血症和甲状旁腺激素水平增高。⑤ MEN ⅡB除MEN ⅡA上述特点外，尚具有特有的类马凡征面容和体型，或（和）唇、舌黏膜下或睑结膜多发性神经瘤。

四、辅助检查

嗜铬细胞瘤时双侧肾上腺CT平扫表现为单侧或双侧肾上腺有完整包膜的密度均匀或不均匀的肿块，增强后呈不均匀强化（图1-1A，B）。

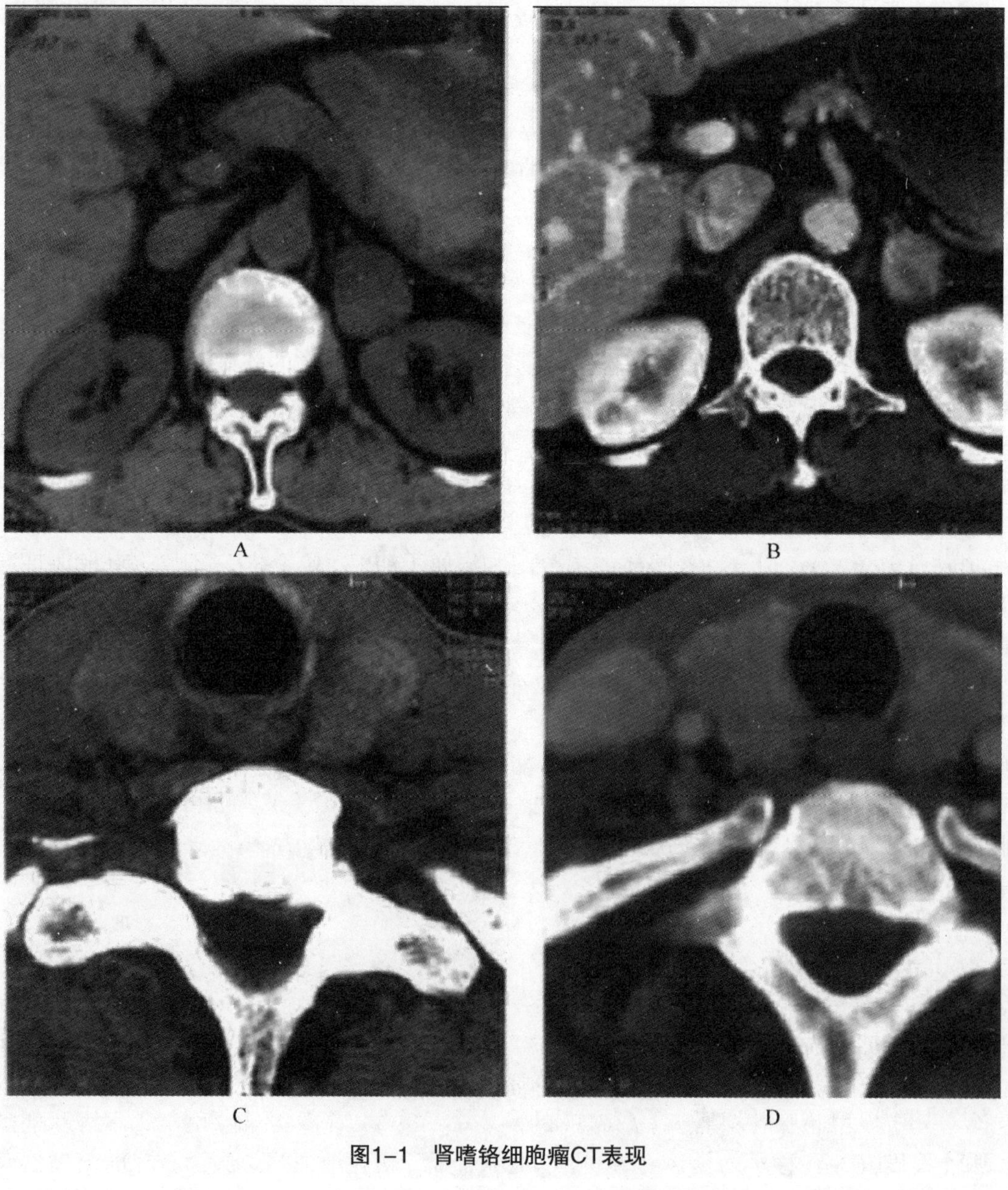

A B C D

图1-1　肾嗜铬细胞瘤CT表现

MTC的CT平扫表现为一叶或双叶甲状腺内边界不清、包膜不完整或无包膜的圆形或椭圆形肿块，增强后不均匀强化，淋巴结边缘明显强化，中央呈低密度（图1-1C，D）。甲状旁腺增生或腺瘤CT通常表现为甲状腺后方气管食管旁沟内结节状肿块，边界清晰，密度类似颈部大血管，增强后明显强化。

^{99m}TC-MIBI和^{131}I-MIBG全身核素扫描可同时发现甲状腺及肾上腺髓质的多个病变灶，有利于MENⅡ的检出。

五、诊断与鉴别诊断

提高对MENⅡ型的认识，选择适当有效的检查手段是早期诊断本病的关键。对本病的早期诊断需注意以下几点：①进行详细的家族调查，高危人群定期复查以下项目：五肽胃泌素试验、血清降钙素、血清离子钙、24 h尿肾上腺素及去甲肾上腺素和VMA测定。②对某项内分泌功能有障碍者应行全面内分泌检查，多种内分泌激素增高者更应考虑到MEN的可能，而进一步行影像学等检查。③MEN中甲状旁腺也可受累，常出现在其他腺体受累前，且多无症状，所以应注意检查血钙或进一步检查PTH。甲状腺无痛性肿块需进行细针穿刺活检，血清降钙素对早期甲状腺髓样癌有特异性诊断价值。④发现肾上腺嗜铬细胞瘤、甲状腺髓样癌、甲状旁腺功能亢进、多发性黏膜神经瘤之一应考虑MENⅡ型的可能。用DNA探针检测病变基因的存在，若阳性应定期检查，阴性者则不需做较多内分泌检查。

本病需与单发的甲状腺髓样癌、甲状旁腺增生或腺瘤、散发型嗜铬细胞瘤、双肾上腺结核和转移瘤以及多发性内分泌腺瘤的其他型别等进行鉴别。

六、治疗

手术治疗MENⅡ型患者的主要目的是预防和治疗致死性肿瘤，包括MTC和肾上腺髓质肿瘤。MTC是MENⅡ患者的主要死亡原因，所以，甲状腺的早期手术和根治性切除对MENⅡ患者而言是至关重要的。由于MENⅡ型的基因突变类型和临床表型有很强的相关性，目前国际上的共识是根据基因诊断结果决定预防性甲状腺全切除手术时机。即883、918或922编码子突变的患者应在出生6个月内，611、618、620或634编码子突变的患者应在5岁内，609、768、790、804或891编码子突变的患者应在10岁内接受甲状腺全切除的手术。但此积极的观念为国内医患双方接受可能尚需时日。对已发生的MTC应行双侧甲状腺全切除和颈淋巴清扫术，手术中同期探查甲状旁腺。颈部手术前应排除嗜铬细胞瘤，已发生的嗜铬细胞瘤应先行切除，否则高血压危象可导致围甲状腺手术期的患者死亡。但嗜铬细胞瘤可多发和复发，以致需双侧肾上腺手术或多次手术，术中应注意肾上腺皮质功能的保留。总之，MENⅡ型以MTC为主要病变，基因筛查可帮助早期诊断。积极的根治性甲状腺切除能预防和治疗MTC，术前需排除或切除嗜铬细胞瘤。

七、预后和展望

MEN患者的预后取决于同时发生的各种肿瘤中生物学行为最差者。MEN ⅡA的预后主要依赖于甲状腺髓样癌的进展情况和嗜铬细胞瘤的生物学行为。Gordon等报告根治手术的10年生存率为66.7%，在肿瘤内含有大量类淀粉或多角形细胞者，预后较好。早期诊断、早期治疗是提高疗效的最根本手段，尽早切除嗜铬细胞瘤才能减少继发高血压带来的危险，提高生活质量。所有患者都有肿瘤复发的可能，术后必须严密随访，一旦复发应及时治疗，方能改善预后。由于本病常为家族性发生，应对其直系近亲进行检查，以便早期发现。

第三节　原发性色素性结节状肾上腺皮质病

一、概述

Chute于1949年首先对原发性色素性结节状肾上腺皮质病（primary pigmented nodular adreno-cortical disease，PPNAD）进行描述，但是直到20世纪80年代中期，临床上才认识到它是库欣综合征的一种特殊类型。PPNAD既往有多种名称，但均存在不能完整而又贴切表述该病所涵盖内容的缺陷，1984年Shenoy将其命名为原发性色素性结节状肾上腺皮质病，才得到了多数学者的认可。到目前为止，国外文献报道不足100余例，国内报道5例。

二、病因与发病机制

PPNAD的病因和发病机制目前尚未完全清楚，目前认为它属于自身免疫异常导致的肾上腺病变。Teding等在PPNAD患者血中发现一种免疫球蛋白，它可与肾上腺皮质细胞上的ACTH受体结合，刺激肾上腺皮质细胞生长与合成皮质类固醇，从而导致肾上腺增生与结节形成，并产生过量皮质醇而导致库欣综合征。由此可见该种免疫球蛋白与ACTH作用相似，但性质则完全不同，临床称之为肾上腺刺激免疫球蛋白（adrenal-stimulating immuloglobulin，ASI），它是一种自身抗体，其相应抗原即为肾上腺皮质细胞膜上的ACTH受体。

三、病理

PPNAD绝大多数为双侧肾上腺病变，但亦有单侧病变者。双侧肾上腺可轻度增大，约30%～40%患者的肾上腺可正常乃至缩小。肾上腺皮质表面可分布有多个直径<1 cm的结节，直径>3 cm的结节极为罕见。大体标本外观呈深褐色或有黑色素沉着，无包膜（图1-2）。常规病理切片镜下观察：肾上腺皮质细胞呈多个结节状增生，结节间肾上腺组织萎缩，组成结节的细胞体积大，呈多边形，部分为透明细胞。胞质嗜伊红染色，颗粒状，部分细胞核不典型增大、深染，核仁明显，可见瘤巨细胞，核分裂像未见。部分细胞胞质中的颗粒状色素颗粒，具脂褐素染

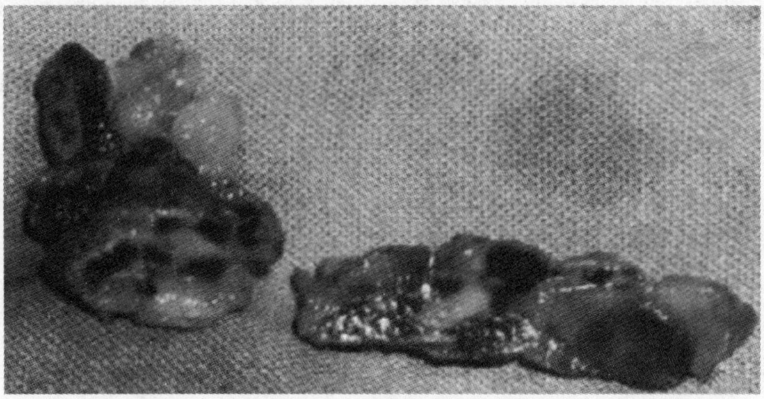

图1-2　肾上腺皮质多发的色素沉着的结节

色特征（图1–3）。

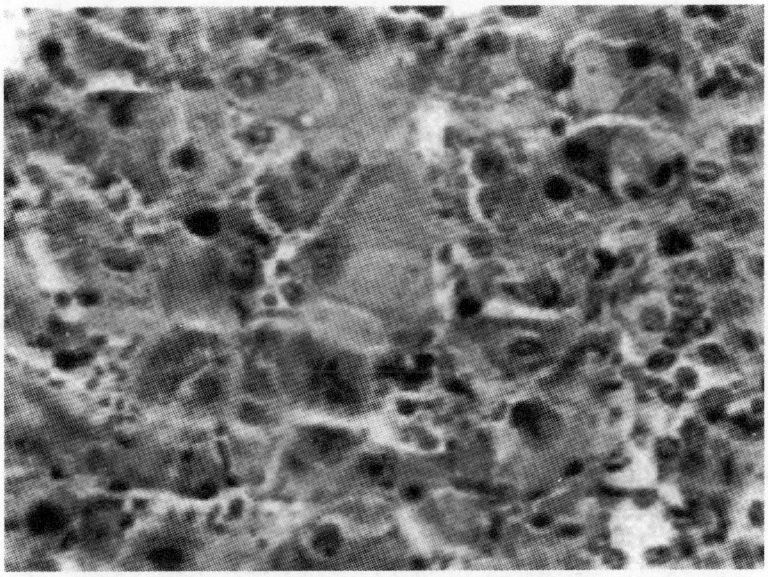

图1–3 肾上腺皮质结节内脂褐素沉着明显（HE×40）

四、临床表现

PPNAD患者的发病年龄轻，以青少年居多，Larsen报道发病年龄最小者仅7天。男女比例无明显差异，病程一般在2年以上，部分病例可有阳性家族史。患者均有典型的满月脸、水牛背、多血质、紫纹，以及多毛、痤疮等表现，较之其他类型的库欣综合征患者轻。血压升高一般在145～240/95～165 mmHg，均伴有头晕、乏力、胸闷、心悸等症状。部分患者呈亚临床状态，严重的骨质疏松是其常见的临床表现，约20%～30%的患者可并发有Carney complex。该症候群首先由Carney于1985年报道，属于一种常染色体显性遗传性疾病，主要表现为心脏或皮肤黏液瘤、皮肤色素斑痣、睾丸肿瘤、乳房黏液状纤维腺瘤、垂体GH瘤及PPNAD等，少数尚可合并子宫黏液瘤、甲状腺肿瘤、肝纤维膜瘤等。故对PPNAD患者要注意检查有无上述Carney症候群表现，反之，对Carney症候群患者亦应注意有无PPNAD存在。

五、诊断与鉴别诊断

PPNAD患者的血浆和尿游离皮质醇升高，并且皮质醇的分泌失去昼夜节律性，血浆ACTH降低或测不出，几乎所有病例大、小剂量地塞米松抑制试验都不被抑制，血肾上腺刺激免疫球蛋白（ASI）检测阳性。本组患者的内分泌检查结果与文献报道一致，且垂体CT检查未见明显异常。从实验室检查结果和部分影像学资料看，似乎由肾上腺皮质肿瘤引起的库欣综合征可能性大，但从B超、CT和MRI的结果来看，均未发现明确的肾上腺占位病变。影像学检查在PPNAD的术前定位诊断中价值有限。对大多数患者而言，B超不能发现肾上腺存在的病变，CT或MRI常显示肾上腺体积正常或稍大，对1 cm左右的肾上腺结节可有阳性发现，但缺乏特异性。^{131}I 胆固醇肾上腺扫描，部分患者可见较为特异的花斑状图像。肾上腺静脉造影由于是有创性检查，其应用受到一定的限制。

本症应注意与肾上腺腺瘤、尤其是结节性肾上腺增生所致的皮质醇增多症鉴别，有时在手术前很难作出肯定诊断，尤其是在当前尚不能普遍开展ASI检测情况下更易误诊，最后确诊仍需依靠病理检查。

六、治疗和预后

手术切除肾上腺是治愈本病的有效方法。PPNAD绝大多数为双侧肾上腺病变，单侧肾上腺切除对PPNAD的治愈率仅为30%左右，肾上腺次全切除术的有效率约为60%，而肾上腺全切除术对PPNAD的治愈率几近100%，并且术后补充常规剂量的肾上腺皮质激素，即可避免Nelson综合征。对有手术禁忌的患者，少数病例可通过药物治疗获得长期缓解，常用的药物有甲吡酮（SU4885）、氨基导眠能、酮康唑、马妥坦（mitotan）等，而皮质受体拮抗剂（mifepristone，RU486）可迅速缓解症状，但不能纠正高皮质醇血症。

（涂响安）

第四节　肾上腺节细胞神经瘤

一、概述

节细胞神经瘤（ganglioneuroma）是一种起源于交感神经细胞的少见良性肿瘤，极少数由神经母细胞瘤成熟而来，多发生于颈部至盆腔的交感神经节，发生在肾上腺者更为罕见。最初与神经鞘瘤统称为神经瘤，Virchow认为只要神经瘤组织中含有神经节细胞，即应被命名为节细胞神经瘤。

二、病因与发病机制

肾上腺节细胞神经瘤病因和发病机制目前都不明确，约占周围神经肿瘤的2%～3%，本病可发生于任何年龄，但多见于青年和成人。土耳其学者Celik报告本病常与Recklinghausen氏病伴发。日本学者报告其在成年男性发病率较高，而儿童则以女童更多见；在成人，肿瘤多位于右侧肾上腺；而在儿童，肿瘤则多位于左侧肾上腺。

三、病理

病理表现为瘤体组织由分化良好的神经节细胞、神经鞘细胞和神经纤维组成，大多有完整包膜，表面光滑，质韧，切面多呈灰白色或灰黄色，分叶状或结节状，瘤体内部可有出血坏死或囊性变。

根据肿瘤组织中神经节细胞的多少以及是否含有神经母细胞，在病理上通常将肾上腺节细胞神经瘤分为A、B、C三型。A型：神经节细胞占少数，以增生的神经纤维成分为主，此型常见；B型：神经节细胞增多，与神经纤维成分比例大致相等；C型：除上述两种成分外，还见到神经母细胞，此型少见。

四、临床表现

多无明显临床症状，常在体检时偶然发现，肿瘤生长缓慢，瘤体增大到一定程度压迫附近组织器官时可出现上腹不适或腰部隐痛，少数患者可有慢性腹泻、头晕、出汗、乏力、男性化和重症肌无力，个别患者可分泌儿茶酚胺致高血压。如瘤体较大可扪及腹部包块。

五、辅助检查

无特异性诊断标准，实验室检查帮助不大，血肾上腺素（E）、去甲肾上腺素（NE）、醛固酮（ALD）、尿17-羟皮质类固醇（17-OHCS）、17-酮类固醇（17-KS）、皮质醇多正常；少数有尿香草苦杏仁酸（VMA）、多巴胺（DOP）升高。

主要靠影像学检查。B超、CT、MRI检查可有以下特点：①瘤体常较大。②CT平扫示肿瘤均匀低密度，常低于附近肌肉或正常肝脾密度；增强扫描后增强效果不明显或略有强化；少数见瘤体内有钙化，瘤体较大者可伴有出血坏死。③B超显示瘤体呈均匀低回声，如有钙化可有斑点状强回声。④MRI表现为T1WI均匀低信号，T2WI不均匀高信号。

六、诊断与鉴别诊断

本病主要应与肾上腺神经母细胞瘤和嗜铬细胞瘤鉴别。前者多见于婴儿和儿童，常多发，细胞分化程度低，恶性程度高，早期即可浸润周围组织并发生淋巴结和血行转移，尿中VMA常升高。嗜铬细胞瘤常有高血压，血肾上腺素、去甲肾上腺素及尿VMA升高，影像学显示肿瘤密度不均，增强扫描显示明显不均匀强化。

七、治疗与预后

瘤体直径＜3 cm无症状者，可观察，定期影像学检查；直径＞3 cm者手术切除是主要方法，瘤体较大者或术前有高血压者，术中应密切观察血压变化，术后应定期复查；直径＞6 cm者，尤其瘤体内含有不成熟成分时，术后可复发或转移，应定期复查，长期随诊。当瘤体内含有不成熟成分时，术后有发生肿瘤复发或转移的可能，应长期随访。

第五节　肾上腺神经鞘瘤

一、概述

神经鞘瘤（neurilemmoma，schwannoma）是神经鞘膜发生的良性肿瘤，又名施万瘤，来源于神经外胚叶的施万细胞。可发生于全身各处的神经组织，颈神经和外周神经的神经干是好发部位，最好发于四肢屈侧，胃肠道、腹膜后、后纵隔、肾脏、膀胱、前列腺等处也不少见。神经鞘瘤很少发生于后腹膜，其发生占所有神经鞘瘤的1%，当后腹膜的神经鞘瘤合并有Von Recklinghausen’s病时，肿瘤性质多为恶性。肾上腺神经鞘瘤源于肾上腺的交感神经纤维，一般为无功能肿瘤。肿瘤多数单发并有包膜。发生率国内报道男女性别差异不明显，国外报道女性多见。好发于20～50岁，病程可达6～48年。恶性神经鞘瘤也来源于神经鞘膜，可为原发亦可由神经鞘瘤恶变而来，任何年龄均可发生，大多恶性程度较低。局部淋巴结转移少见，远处转移常见部位为肺、骨、胸膜和腹膜后。

二、病理

肾上腺神经鞘瘤大小不一，呈圆形或结节状，有包膜。实性多见，偶有囊性变或瘤内出血。实质切面常呈灰白色或灰黄色。镜检常见肿瘤细胞呈梭形，胞质丰富，核染色较深，但分裂像不明显。常排列成条索状、漩涡状或波浪状结构。组织病理学分为Antoni A型（束状型）和Antoni B型（网状型）两型，瘤体较小时以A型多见，较大时出现退行性变则以B型为主。免疫组化病理显示对S-100蛋白有强反应，对MBP、LEU-7反应较弱，但这些检查的特异性及敏感性均不高。

三、临床表现

神经鞘瘤一般无自觉症状，有时可有触痛或局部隐痛不适，压迫神经则可致放射性酸胀麻木感，并沿神经分布出现触电感。若瘤体较大，则可能出现局部压迫症状，但不具有特异性。

四、辅助检查

实验室检查尿儿茶酚胺、肾素、血管紧张素、醛固酮等均无明显异常，故术前诊断困难。KUB+IVP常提示肿瘤压迫征像。CT一般显示为略低或低密度肿块，增强扫描见不均匀强化，肿块内偶见钙化灶。MRI在T_1加权像上呈低信号，T_2加权像上呈高信号，并可见边缘清晰，周围脂肪间隙也可清晰显示。但影像学检查只能提供定位诊断。

五、诊断与鉴别诊断

随着免疫组织化学技术的发展，尤其是对肿瘤特异性标志物S-100、NSE、Lcu-7（HNK-1）、GFAP、MBP、MAG等的研究进展，对本病诊断有一定帮助，但特异性及敏感性均不高。

六、治疗

本病的治疗仍以手术切除为主。术后化疗、放疗的效果不肯定。一些学者认为本病为低度恶性肿瘤，因其存在囊性坏死和局部复发。也有一些学者认为本病非恶性肿瘤，因经过长期随访未见有转移和死于该病者，故认为无必要行化疗、放疗。

七、预后和展望

肾上腺神经鞘瘤的预后良好，但因有局部复发可能，长期随访是必要的。良性神经鞘瘤的预后较好，恶性神经鞘瘤的预后与是否并发神经纤维瘤病有关。Ghosh等报道并发神经纤维瘤病的恶性神经鞘瘤5年生存率为30%，无合并神经纤维瘤病者为75%，Ducatman等报告不合并神经纤维瘤病者5年、10年生存率分别为53%、34%。

第六节　肾上腺神经纤维瘤

一、概述

按世界卫生组织肿瘤分类及诊断标准，肾上腺神经纤维瘤（neurofibroma）属于肾上腺肿瘤组织学分类中的罕见良性病变，起源于神经外膜、神经束膜或神经内膜，主要由纤维母细胞构成，瘤细胞成梭形，紧密排列成小束，可以发生在神经末梢或沿神经干的任何部位，多见于皮肤、皮下、后纵隔、腹膜后、四肢等处，肾上腺发生罕见，近期国内报道仅10多例。神经纤维瘤可发生于任何年龄，但以20～30岁多见，发病率男性稍高于女性。

二、病理

神经纤维瘤起源于神经鞘。组织学上可见神经鞘细胞增生、散布较多的胶原束，有不同程度的黏液变性，常于肿瘤内部形成大小不等的囊区，即囊性伴黏液变性。

三、临床表现

肾上腺神经纤维瘤生长缓慢，不具有内分泌功能，患者无典型临床表现，常为查体偶然发现，当肿瘤较大时，可压迫周围组织和器官，出现腰痛或腹痛。

四、辅助检查

B超和CT是肾上腺肿瘤的常规检查方法，但确定肿瘤性质有一定困难，其确诊主要依靠病理诊断。

CT是常规的检查方法，神经纤维瘤在平扫时CT值大约是20～25Hu，与含脂质丰富的施万细胞有关；增强扫描时CT值大约30～50Hu，与胶原质密集带有关。CT易将肾上腺神经纤维瘤误诊为肾上腺的其他肿瘤，如腺瘤或嗜铬细胞瘤等，因此术前不易确诊。一般认为，若术中发现肿瘤表面散在分布有正常肾上腺组织或小体积肿瘤明确起源于肾上腺组织时，可确诊为原发于肾上腺的神经纤维瘤。

五、诊断与鉴别诊断

临床上，肾上腺神经纤维瘤与腹膜后邻近部位来源的神经纤维瘤不易鉴别。

六、治疗

目前认为，肾上腺神经纤维瘤应按照无功能性肾上腺肿瘤处理，如肿瘤直径＞6 cm，应高度怀疑为恶性肿瘤，主张手术切除；如肿瘤直径＜3 cm，内部回声均匀，可定期行B超、CT检查；

肿瘤直径在3～6 cm者，如一般情况良好，无明显手术禁忌，应积极手术切除肿瘤，腹腔镜已成为大多数肾上腺肿瘤的首选手术方法。

七、预后和展望

肾上腺神经纤维瘤手术切除效果较好，但切除后也可复发，并且有恶变的可能，术后应定期复查。

第七节　肾上腺囊肿

一、概述

肾上腺囊肿（adrenal cyst）是肾上腺疾病中少见的良性病变。在B超、CT应用前，此病发现率很低。Wahl在13 996例尸检中仅发现9例，发生率为0.06%。自1670年首次由Greiseleus报道以来，国内外大宗病例文献报道并不多。近年来，由于B超和CT的广泛应用，发现率有所提高。典型的肾上腺囊肿单侧多见，双侧患病者约占8%～15%，两侧发病率基本相等。Black等（1973）分析认为右侧较左侧多发，原因在于婴儿肾上腺相对较大且脆，分娩时易受压损伤，而解剖原因使得右肾上腺静脉引流系统更易于在受压时充血、扩张、出血。

二、病因与发病机制

本病确切病因不明，可能因肾上腺实质内出血、血管瘤、血管畸形、肾上腺淋巴管梗阻、肾上腺肿瘤囊性退变、寄生虫感染等所致；也可能与妊娠、外伤、急性或慢性感染有关。免疫和组织化学研究提示大部分囊肿起因于血管内皮性病变。

三、病理

Foster将肾上腺囊肿分为4型：①内皮性囊肿（45%），为常见的一型，包括淋巴囊肿和淋巴管扩张性囊肿。②上皮性囊肿（9%），内壁为柱状上皮，由胚胎始基残余异常发育而来。包括真性腺样囊肿、胚胎性囊肿以及囊样腺瘤。③假性囊肿（39%），由外伤、传染病、良性或恶性的肾上腺肿瘤导致肾上腺出血而形成，组织学上有纤维组织形成的囊壁而无内皮或上皮细胞覆盖，且囊壁有钙化斑，囊液常为血性或棕黑色。④寄生虫性囊肿（7%），寄生虫性肾上腺囊肿在临床上是极罕见的，并呈下降趋势。常为包虫囊肿，囊壁较厚，多有钙化，囊内有子囊、孙囊。而Danza等将肾上腺囊肿分为肿瘤性和非肿瘤性2大类，并将肾上腺良性或恶性的肿瘤出血、坏死或囊性变而形成的囊肿归为肿瘤性囊肿，这与Foster的分类并无矛盾。

四、临床表现

肾上腺囊肿为良性非功能性囊肿，临床症状不典型，很少有肾上腺激素分泌紊乱所导致的表现。临床症状主要取决于囊肿的大小，小的囊肿常常无临床症状，大的囊肿可压迫临近脏器而出现相应症状，当囊肿较大时，常常压迫附近器官，产生上腹不适以及胃肠道症状如恶心、食欲下降或腰背部疼痛或饱胀感。因而，临床上容易误诊为腹部或腰部疾患。囊肿破裂出血可引起急腹症表现。

五、辅助检查

1. 实验室检查　在肾上腺内大量出血时，可出现贫血。功能性肿瘤性囊肿检查时可出现内分泌功能异常，最多见于嗜铬细胞瘤，可出现尿香草苦杏仁酸VmA、血及尿儿茶酚胺增多。恶性囊肿血沉可增快。Casoni皮试有助于诊断寄生虫性囊肿。

2. 影像学检查　B超与CT是诊断本病的主要方法。囊肿的典型B超表现为肾上腺区无回声包块，边界清晰，囊壁光滑。当肿块表现为低回声或混合性回声包块时，B超容易误诊。

肾上腺囊肿在CT图像上表现为肾上腺部位的水样低密度占位，增强扫描没有对比增强。与肾囊肿不同，肾上腺囊肿壁常较厚。MRI检查肾上腺囊肿在T_1WI上低信号，在T_2WI上为高信号，与其他部位的囊肿相同。动态增强扫描没有对比增强。冠状位和矢状位扫描对于确定病变的发生部位，尤其是确定右上腹部位的大囊肿的起源意义较大。

囊肿典型的CT表现为肾上腺区边界清楚的圆形或类圆形肿块，内为水样密度，壁薄，无增强或仅轻度增强。囊肿新鲜出血时密度可达50～90 Hu，随着时间推移，逐渐减低为水样密度。肾上腺囊肿的X线平片、CT检查分别有15%、54%表现为钙化，而肝、肾囊肿很少钙化，这可帮助定位诊断。当囊肿较大时，CT定位仍有可能误诊。CT检查定性方面亦有误诊可能，这是因为：①部分囊肿内容物为血性或浑浊性，纤维素、蛋白及钙盐含量高，反映在CT上为高密度影，很难与肾上腺实性肿块相区分。放射学上将CT值＞20 Hu的囊肿定义为高密度囊肿；②对于小的囊肿而言，由于部分容积效应，表现为高密度影亦可导致误诊；③由于大部分肾上腺腺瘤密度范围亦为（0±20）Hu的水样密度，易于和囊肿混淆，也是误诊产生的原因之一。

穿刺取囊液行细胞学检查有助于囊肿的定性诊断。此外，由于肾上腺囊肿内多含有胆固醇、皮质激素，与肝肾胰腺囊肿不同，亦有助于鉴别诊断高分化的原发肾上腺腺癌细胞与良性肾上腺细胞，再则由于采样误差，细胞学检查阴性不能排除恶性囊肿可能。

六、诊断与鉴别诊断

由于病史、症状、体征以及血液学及内分泌检查很少有明显异常发现，大部分患者在体检中偶然发现，因此术前诊断主要依靠影像学检查。肾上腺囊肿在影像学上特征明显，只要明确部位和肿块的影像学特征，诊断并不困难。临床实际工作中，主要是与起源于右上腹肾上腺邻近部位的囊肿如肾囊肿、肝囊肿和胰腺囊肿鉴别，有时在鉴别上比较困难。临床上误诊主要是由于肿块大以及肿块与肝、肾密切相邻等原因将肾上腺囊肿诊断为肝或肾的囊性病变，在临床影像学检查时，应从扫描技术、图像后处理、阅片分析等方面加以注意，避免误诊。

七、治疗

肾上腺囊肿的治疗方法取决于患者的症状、囊肿大小、是否有并发症和原发病的情况。术前确诊肾上腺囊肿对确定手术指征非常重要。对于肾上腺囊肿直径＜4 cm，无临床症状的患者可继续观察，定期复查B超，必要时复查CT，如果囊肿增大、囊肿内部密度发生变化，或患者出现临床症状，可行手术治疗。对于肾上腺囊肿直径＞4 cm，患者有囊肿的压迫症状，或囊肿有功能均应手术治疗。但对于囊肿直径<4 cm，临床上囊肿性质不能确定时，可行囊肿穿刺抽吸活检，行病理检查，对区别囊肿的良、恶性更为可靠。对于直径<4 cm的囊肿，也可行穿刺抽吸，囊内注入硬化剂治疗，采用此种方法，既可明确囊肿的性质又可兼顾治疗。如患者在发现囊肿的同时，发现有肾上腺肿瘤或其他脏器的肿瘤，如肾癌等，则不论囊肿大小，有无并发症，均应行手术治疗。

自从Gagner等首先应用腹腔镜手术切除肾上腺肿瘤以来，肾上腺病变越来越多地采用了腹腔镜的手术方式。经后腹腔途径，对腹腔干扰小，不易造成腹腔脏器损伤，术后胃肠功能恢复快，操作熟练的情况下视野较开放手术更清晰，操作更方便，止血更彻底。

八、预后

肾上腺囊肿行囊肿单纯切除术，手术切除后，患者一般无囊肿复发。但对于因恶性肿瘤所引起的囊肿行手术治疗后，应对原发肿瘤行进一步治疗，定期复查。

第八节　肾上腺骨髓脂肪瘤

一、概述

骨髓脂肪瘤（myelipoma）又称为髓性脂肪瘤，是一种较为少见的良性肿瘤，好发于肾上腺组织，其他组织罕见。目前国内外文献对此肿瘤报道不多，且绝大多数是在尸检时偶然发现，其尸解发生率为0.8%～0.4%。肾上腺骨髓脂肪瘤多见于40～70岁者，单侧较多。因其罕见又多无症状，故临床对其缺乏认识，不易诊断。

二、病因与发病机制

骨髓脂肪瘤是一种较为少见的良性肿瘤，其病因至今仍未完全明了。组织学发生机制尚不清楚，常始发于髓质，但亦可始于皮质，其来源有胚胎残留、组织受损后化生及肾上腺内骨髓栓子寄宿学说。有学者认为与骨髓外造血，肾上腺皮质间质细胞化生，胚胎时期造血组织的迷走神经及肾上腺皮质内未分化间叶细胞受刺激分化有关。有的学者认为是坏死组织刺激了肾上腺皮质的网状细胞，使其分化为脂肪组织及骨髓，具有骨髓脂肪瘤的特征。也有人认为与各种内分泌紊乱有关。由于本病多为肥胖患者，因而亦有认为与脂肪代谢有关。

三、病理

肾上腺骨髓脂肪瘤的病理诊断并不困难，手术前穿刺活检，可大大提高检出率。骨髓脂肪瘤为肾上腺间质的少见良性肿瘤，由成熟的脂肪组织和不同成熟程度的造血组织构成，病理学上通常分为以脂肪和结缔组织成分为主及骨髓造血组织丰富的两类。骨髓脂肪瘤大多为无功能性，肿瘤大小差别很大，大的肿瘤直径可达20 cm或更大，大肿瘤常有出血、钙化或骨化等改变。

四、临床表现

本病多无明显的临床症状，常通过查体才能发现，而腰部或腹部酸胀不适等临床症状可能是因为肿瘤较大产生局部刺激、同侧肾脏受压尿液引流不畅或/和瘤体内出血等引起。

五、辅助检查

该肿瘤多发于肾上腺髓质，而且多无肾上腺功能，但文献报告中也有极少数发生在皮质或具有肾上腺功能者，因此，均应作必要的肾上腺功能检查，主要包括电解质、24h尿17-羟、17-酮类固醇及VMA等，以指导诊断和治疗。

静脉肾盂造影（IVP）可为骨髓脂肪瘤的术前诊断提供间接的依据，了解肿瘤的来源和部位，并有助于与肾肿瘤鉴别（后者可出现肾盏破坏等影像学改变）。血管造影对本病无特异性诊断价值，但如术前对肿瘤来源难以确定时则可考虑行此项检查以进一步明确诊断。

随着影像学技术的发展，B超和CT的临床广泛应用，提高了对该肿瘤的发现率。术前诊断主要依靠B超和CT检查。B超的特征为：肾上腺肿物包膜完整，非均质的脂肪组织暗区，出血坏死呈不均质液性暗区。CT扫描显示脂肪组织比B超更敏感，其特征是：①肾上腺肿瘤定位准确；②瘤体包膜完整，边界清晰；③显示为不均匀的脂肪密度，CT值在-80～-120 Hu之间，瘤体内出血CT值可在50～60 Hu 。根据B超和CT扫描的这些特征可与癌、囊肿等肾上腺的占位性病变相区别，因此B超和CT扫描可以作为该肿瘤诊断的首选检查。

六、诊断与鉴别诊断

在诊断上常应与以下几种疾病相鉴别：①与脂肪瘤相鉴别：脂肪瘤一般都有完整包膜，而且成分较单一，均为分化成熟的脂肪细胞，没有骨髓组织成分；而骨髓脂肪瘤病变与肾上腺的分界不清，并具有骨髓的组织成分；②与异位骨组织进行鉴别：当肾上腺骨髓脂肪瘤发病时间较长时，可以出现钙化及骨化，但肾上腺骨髓脂肪瘤骨化组织较小，而且不出现骨母细胞及类骨样组织；而异位骨组织却可见骨母细胞及类骨，而且异位骨组织骨髓组织无脂肪瘤的结构，所以在鉴别上并不困难；③与髓外造血灶相鉴别：髓外造血在临床上常出现于贫血等慢性消耗性疾病，而肾上腺骨髓脂肪瘤是常伴有内分泌紊乱的疾病，镜下髓外造血灶仅见造血组织，无脂肪组织存在，而骨髓脂肪瘤两种都存在。

七、治疗

由于本病是良性病变，在瘤组织较小且无症状时可定期随访观察。有主张在肿瘤直径＜3.5 cm时可暂不手术，而每隔3～6个月随访1次，如肿瘤增大再行手术治疗。

八、预后和展望

本病是良性病变，预后良好。

第九节 肾上腺畸胎瘤

一、概述

畸胎瘤（teratoma）起源于潜在多功能的原始胚细胞，多为良性，但恶性倾向随年龄增长而呈上升趋势。发生部位与胚生学体腔的中线前轴或中线旁区相关，多见于骶尾部、纵隔、腹膜后、性腺部位。位于肾上腺的畸胎瘤罕见，多发生于青少年，以右侧较多见，90%是良性。

二、病因与发病机制

人体胚胎发育过程中，有一种具有多能发展潜力的多能细胞，正常胚胎发育情况下，发展和分化成各胚层的成熟细胞。如果在胚胎不同时期，某些多能细胞从整体上分离或脱落下来，使细胞基因发生突变，分化异常，则可发生胚胎异常。一般认为，这种分离或脱落发生于胚胎早期，则形成畸胎；而若发生于胚胎后期，则形成具有内胚层、中胚层和外胚层3个胚层的异常分化组织，即形成了畸胎瘤。

三、病理

畸胎瘤的病理特征为肿瘤组织由外胚层、中胚层、内胚层3个胚层组织构成，常含有成熟或未成熟的皮肤、牙齿、骨、软骨、神经、肌肉、脂肪、上皮等组织，少数亦可含有胃黏膜、胰、肝、肾、肺、甲状腺及胸腺等组织成分。恶性畸胎瘤常表现为未成熟的不易定型和分辨的组织，畸胎瘤的恶变多表现为神经组织或上皮组织的异常增殖而形成恶性畸胎瘤。

畸胎瘤大体可分成3种类型：①成熟性囊性和实性畸胎瘤，其生物特征为良性；②未成熟性畸胎瘤，分化程度分为未成熟、欠成熟和完全成熟。生物学特性分为良性、临界恶性至恶性不等。③成熟囊性畸胎瘤恶变率0.46%～4%不等。

四、临床表现

早期多无临床症状，如果肿瘤生长过大压迫周围器官或者合并感染，可以出现腰背痛及阵发性腹痛等症状。畸胎瘤破裂入腹腔，内容物引起化学性和细菌性腹膜炎，常误诊为腹内脏器破裂，应引起足够的重视。

五、辅助检查

1. **实验室检查** 畸胎瘤破裂大量出血时，可出现贫血。肾上腺功能性检查多无异常。

2. **影像学检查** 肾上腺畸胎瘤诊断的关键是肿瘤定位和显示肿块内不同的组织成分。IVP检查对肿瘤的定性诊断价值不大，可见肾脏上极受压移位，并显示肾上腺区钙化骨化成分。B超、CT或MRI是诊断本病的主要方法，能较客观地反映肿瘤的位置、形状和毗邻关系，其定位正确率分别为90%和78%～85%，明显提高了本病的发现率和诊断正确率。

B超检查显示肾上腺区的不均质强光团及含有多种成分回声的囊实性肿块，说明B超可以反映肿瘤的组织成分，但尚不能做出定性诊断。

CT表现颇具特征，定性诊断优于B超。CT可表现为密度不均匀的囊性肿块，囊壁厚薄不等，可有弧形钙化。钙化是肾上腺畸胎瘤CT扫描的特征性表现，钙化多表现为斑点、斑块状或弧形，钙化CT值比较高。由于畸胎瘤内含有多种成分，其中虽有脂肪组织但密度较脂肪为高。改变体位扫描，其内容物可随重力而改变位置，藉此特点有助于作出诊断。但当病变仅表现为囊性而无脂肪或钙化组织特征时，CT表现可无特殊性，若囊肿破裂则更难确认，容易误诊。

通常情况下CT对肾上腺畸胎瘤的定位诊断不难，如果肿瘤很大、定位困难时可行CT重建和/或MR多平面扫描帮助定位。如果肿瘤定位于肾上腺，其密度不均且伴有脂肪和钙化灶，应考虑肾上腺畸胎瘤的诊断。如果肿瘤有钙化但脂肪成分少，则应行薄层CT扫描，以明确脂肪成分的存在而进一步明确诊断。

六、诊断与鉴别诊断

因肾上腺畸胎瘤少见，易误诊。应与肾上腺常见的脂肪瘤类病变如肾上腺髓质脂肪瘤、脂肪瘤和神经节源性肿瘤鉴别，一般可区别。与肾上腺错构瘤鉴别，畸胎瘤多以水样或脂肪样密度为主，强化轻；而错构瘤含有血管成分，强化多中度以上，但合并钙化者鉴别困难，建议行病灶穿刺活组织检查。

七、治疗

畸胎瘤多为良性，少数为恶性，发现后均应早期手术切除。对恶性畸胎瘤，术后应给予放疗和化疗。

八、预后和展望

多数良性肾上腺畸胎瘤手术切除后，一般无复发。但恶性畸胎瘤行手术治疗后，肿瘤易复发转移，需定期复查。

第十节　肾上腺神经母细胞瘤

一、概述

神经母细胞瘤（neuroblastoma）亦称成神经细胞瘤，为儿童最常见的实性脑外恶性肿瘤，占所有儿童期癌瘤的8%～10%。75%以上儿童，肿瘤来自腹部，其中1/2～2/3来自肾上腺髓质。肾上腺神经母细胞瘤为肾上腺外科的少见病，常发病于婴幼儿，80%在5岁以下，其中35%在2岁以下，偶可发生于青少年或成年人，是恶性程度很高的肿瘤。

二、病因与发病机制

神经母细胞瘤亦称神经细胞瘤，此系交感神经节肿瘤，是从发育中脊髓外层迁移而来的神经母细胞瘤或由原始神经嵴细胞衍化而成，半数以上发生在肾上腺髓质，但亦可在颈部、纵隔后、腹膜后交感神经节中发生。部分神经母细胞瘤具有家族性，一般认为是通过常染色体显性遗传。Phillips曾报告660例，肿瘤常为多发性，很早就可浸润周围组织，肿瘤生长可慢可快，可达很大体积，表面不光滑，早期经淋巴和血液转移，转移的范围广泛，骨骼转移特别是颅骨眼眶转移多见，血液转移可至肝脏。一部分神经母细胞瘤及其转移灶可分化成神经节神经母细胞瘤或神经节瘤，约1%~2%的神经母细胞瘤可自行消退。

三、病理

肾上腺神经母细胞瘤起源于肾上腺髓质，也可以从颈、胸、下腹部交感节发生。肉眼观肿瘤境界不明显，质软，灰白色，可有假包膜，常见出血、坏死及颗粒状钙化。早期即可向淋巴结、肝、肾、肺、脑转移。多数肿瘤含有低分化的原始神经母细胞。电镜下可见含有纵行排列微小管的外围齿状突起。肿瘤常产生儿茶酚胺，其代谢产物HVA、VMA从尿中排出。

四、临床表现

成人肾上腺神经母细胞瘤早期多无症状，或者因远处转移而产生症状。多因肿瘤生长以腹部包块或局部胀痛就诊，多伴有乏力、体重下降。因此，仅靠临床表现、影像学检查及实验室检查，很少能在术前明确诊断，确诊只能依靠病理检查。过去认为神经母细胞瘤为非功能肿瘤，但近来研究证明，这种肿瘤可能分泌儿茶酚胺化合物，只是一般并不引起内分泌方面的症状，因此儿茶酚胺化合物的检查对诊断极有帮助。

五、辅助检查

实验室检查尿VMA、血儿茶酚胺、皮质醇、醛固酮值多正常。

运用B超或X线平片很难进行诊断，亦不具备详细的断层图像资料。IVP可见肾脏受压移位。CT可显示肿块的形态，肿块与肾脏及周围组织的关系，明确肿瘤的性质、肿瘤范围，清楚显示腹膜后淋巴结，发现远隔器官转移，从而为临床治疗提供足够的依据，并且在疾病的预后及治疗、随访观察中起到非常重要的作用。

CT的具体表现：肾上腺神经母细胞瘤通常单侧发生，位于腹膜后肾上腺区。平扫可见不规则肿块，无明确包膜，呈浸润生长，新生儿期肿瘤易出血、坏死或囊变。常有点状钙化，肿块常跨越中线向对侧延伸，包绕腹膜后大血管，或侵入椎管内或肝脏。增强扫描肿块不均匀强化，肾脏轮廓完整，大多被肿瘤压迫向后外侧移位，少数肾脏受浸润，并可发生肾积水。

六、诊断与鉴别诊断

1. **肾母细胞瘤** 可单侧也可双侧发病，常呈圆形或类圆形，钙化少见，囊变、出血较多见，几乎从不包绕腹主动脉；增强扫描可见肾实质的破坏性改变。需强调的是，肾上腺神经母细胞瘤与肾脏关系密切，CT平扫常不能与肾母细胞瘤区别，必须作增强扫描。

2. 肾上腺出血　常发生于小婴儿，症状重，表现为类圆形混杂密度，其内见高密度出血灶，增强多见环形强化，亦可见类圆形囊性低密度影，多为出血消散期改变。无功能腺瘤：为单发的圆形、椭圆形肿块，直径2～5 cm，密度均匀，钙化少见。

3. 腺癌　肿瘤小时同腺瘤，较大时可出现液化、坏死、钙化，易突破包膜，不跨中线生长。

4. 恶性嗜铬细胞瘤　为不规则、密度不均匀的肿块，易侵及邻近器官及包埋于血管周围，不跨中线生长。

少见的肾上腺肿瘤：如纤维瘤、神经节细胞瘤、血管瘤等，凭CT影像不能作出明确诊断，但肾上腺神经母细胞瘤多发于婴幼儿，结合临床表现，应首先考虑本病。根据典型CT表现，并与临床特点相结合，注意与其他肿瘤相鉴别，尤其是除外肾母细胞瘤，可对儿童肾上腺神经母细胞瘤作出相当正确的诊断。

七、治疗

成人肾上腺神经母细胞瘤，目前尚无一个被广泛认可的治疗方案，手术切除肿瘤是无可争议的首选治疗方案，只要病情允许应尽可能切除原发灶甚至转移灶，神经母细胞瘤罕见浸入肾实质，但肾门及肾血管与神经母细胞瘤紧密粘连，切除原发瘤时须一并切除肾脏。如肿物不能完整切除则应在安全范围内尽量切除，并取淋巴结活检以便分期，术后予以放疗及化疗，但效果不肯定。

八、预后和展望

成人肾上腺神经母细胞瘤的预后比婴幼儿差，原位杂交显示N-myc癌基因表达者预后差。Ghosh等报道成人肾上腺神经母细胞瘤5年生存率为30%。

第十一节　肾上腺淋巴瘤

一、概述

继发性肾上腺恶性淋巴瘤发生率约占淋巴瘤的25%，而原发性肾上腺淋巴瘤（primary adrenal lymphoma，PAL）却十分少见，经MEDLINE检索，自1966～2002年共报道80例。PAL男女均可发病，但男性明显多于女性，男女比例为（2～7）：1，发病年龄为31～89岁，平均年龄约65岁。临床上大多数患者表现为发热、体重下降等多种多样的症状和体征，少数患者可无任何症状和体征，常因为其他原因，行腹部超声或CT检查时偶然发现。

二、病因与发病机制

其组织起源不明，有人推测可能起源于肾上腺固有造血组织。继发性肾上腺淋巴瘤相对多见，文献报道其发生率约占淋巴瘤的25%，实际在临床中发现并不多，考虑其原因为：①继发性肾上腺淋巴瘤多发生于晚期病情较重的淋巴瘤病例；②肿块较小，临床症状不明显或有症状但不是患者的主要症状而被临床忽视。肾上腺淋巴瘤多为非霍奇金淋巴瘤，以B细胞型多见，T细胞型少见。

三、病理

绝大多数PAL为非霍奇金淋巴瘤，其中又以大细胞型非霍奇金B细胞淋巴瘤为主。Wang综述55例中，大细胞型占71%，小细胞型占11%，大小细胞混合型占9%，其他9%。T细胞型少见，仅有3例报道。

四、临床表现

PAL具有发病年龄大（平均65岁）、男性较多［男女比例为（2～7）：1］、临床上可有或无肾上腺皮质功能不足等症状，双肾上腺受侵多见（占2/3），影像表现为混杂性密度和信号肿块，少血供或乏血供，肿瘤较大（多直径>6 cm），较大肿瘤可包绕、挤压但不侵蚀其相邻的肾和下腔静脉等大血管和周围结构，也无腹膜后淋巴结肿大等特点。中老年男性患者发现双肾上腺肿块而没有发现肺、乳腺及胃肠道等部位的原发癌，无浅表淋巴结肿大、无白血病的血常规表现以及也无其他器官受侵时应想到PAL的可能。PAL一般症状包括：发热、体重减轻、腹痛或其他部位疼痛、皮肤色素沉着和肾上腺功能减退。也有报告PAL合并特发性血小板减少性紫癜和近事遗忘、反应迟钝、定向力障碍等中枢神经系统受侵的表现。Schocket还报告1例因PAL转移至脉络膜而引起了左眼视力减退。部分PAL患者可合并免疫状态异常、合并其他癌症或有癌症病史、HIV感染等。

五、辅助检查

PAL十分少见，以前对其认识不足，常易误诊。随着超声、CT和MRI的广泛应用以及对PAL认识的加深，在CT、MRI和/或超声导引下活检是确诊的最好方法。

CT表现：PAL多表现为混杂密度软组织肿块，肿瘤坏死或囊变使其表现不均匀，但无钙化，就瘤体大部而言其密度均低于肝或脾。但也有少数肿瘤较小时，可表现为均匀密度。增强扫描肿瘤内见条状或间隔样强化影。

MRI表现：PAL在T_1WI为等信号或低信号（与肝组织相比），T_2WI为较脂肪组织略低的高信号，偶尔可有混杂信号。Gd-DTPA增强扫描病变区可见间隔样强化和斑片样强化。

血管造影表现：PAL少血供或乏血供，血管造影显示肿瘤可有轻度染色，但无动脉包绕。

六、诊断与鉴别诊断

与继发性肾上腺淋巴瘤的鉴别，文献报告尚有分歧，有作者认为在CT、MR和超声上PAL并无特征性的征象与肾上腺继发性淋巴瘤进行鉴别，但Falchook认为PAL由于其内的坏死和出血，多表现为囊性混杂性肿块，而肾上腺继发性淋巴瘤则表现为均匀性实性肿块。MRI增强扫描对本病的鉴别也有重要作用，再则各种影像学检查均未见PAL有腹腔和盆腔淋巴结肿大的征像，绝大部分病例也无肝、脾肿大表现。

七、治疗

治疗以化疗或手术后化疗为主。有文献报道，化疗后肿物缩小至消失，肾上腺皮质功能恢复，但仍出现其他部位如肝、脑的转移病灶者，预后较差。

八、预后和展望

PAL预后较差，往往总是致命的，淋巴结外受侵犯合并乳酸脱氢酶升高是其预后差的两个主要因素，Wang综述的55例从诊断到死亡的时间为3天至26个月，但也有长期生存达8年的报道。

（梁　辉　涂响安）

参 考 文 献

1　董郡．1996．病理学．第2版．济南：人民卫生出版社，788．

2　董强，袁鹏，魏强，等．2000．肾上腺神经鞘瘤．中华泌尿外科杂志，21（2）：716–717．

3　方玉江，陈忠新，马潞林，等．2001．肾上腺节细胞神经瘤的临床和病理研究．基础医学与临床，21（6）：566–568．

4　高忠显，许树旭．1997．现代肿瘤诊断治疗学．北京：科学技术文献出版社，532–534．

5　何戎华，傅祖植．1997．皮质醇增多症的特殊临床类型：原发性色素性结节状肾上腺皮质增生．国外医学内分泌学分册，17：88–91．

6　侯军，王建民，冯曹波，等．2005．Castleman病6例临床病理分析及文献复习．白血病・淋巴瘤，14（1）：10–13．

7　黄宝生，陈巨坤．2003．原发肾上腺淋巴瘤的影像学表现．中国影像学技术，19：1753–1754．

8　姜华，常德辉，王养民．2002．肾上腺节细胞神经瘤11例分析．兰州医学院学报，28（4）：47–48．

9　李涛，陈梓甫，何延瑜，等．2005．肾上腺神经纤维瘤三例报告．中华泌尿外科杂志，26（7）：495．

10　李月云，谢大业，李澍，等．1979．实用肿瘤学．第2版．北京：人民卫生出版社，590–592．

11　李泽良，张铭铮，刘同才．1995．肾上腺骨髓脂肪瘤两例报告．中华泌尿外科杂志，7（16）：435．

12　刘复生，刘彤华．1997．肿瘤病理学．北京：北京医科大学：中国协和医科大学联合出版社，1975–1978．

13　刘彤华．1994．诊断病理学．北京：人民卫生出版社，360．

14　刘贤奎，孔垂泽，王　平．2003．肾上腺神经鞘瘤4例报告．中华泌尿外科杂志，24（3）：130．

15　吕强，华立新，钱立新．2005．肾周局灶性Castleman病2例报道．南京医科大学学报，25（1）：68–69．

16　石冰冰，黄钟明，李永强，等．2005．肾上腺区Castleman肿瘤1例报告及文献复习．临床泌尿外科杂志，20（8）：453–454．

17　宋勇，王晓阳，叶林阳．2000．原发性双侧肾上腺霍奇金恶性淋巴瘤例报告．中华泌尿外科杂志，21：62．

18　孙清荣．2004．肾上腺畸胎瘤3例．中华放射学杂志，38：217–218．

19　谭一伟，罗杰．1995．肾上腺骨髓脂肪瘤．中日友好医院学报，9：122．

20　王杏土，徐佑璋，陈曾德，等．经皮穿刺硬化术治疗肾上腺囊肿．中华外科杂志，1999．37：397．

21　吴阶平．1993．泌尿外科学．北京：山东科学技术出版社，1011．

22　吴小鹏，陆曙光，陈建国，等．2000．后腹腔镜手术在肾上腺良性疾病中的应用（附14例报告）．中华泌尿外科杂志，21：648–649．

23　吴忠弼，杨光华．2002．中华病理学（中卷）．北京：人民卫生出版社，1386–1392．

24 许建业，吴春华. 2001. 肾上腺囊性疾病的诊治（附23例报告）. 临床泌尿外科杂志，16：344–345.

25 杨长海，王建宇，马洪顺，等. 2000. 肾上腺神经纤维瘤一例报告. 天津医药，28（2）：92.

26 杨德安，李慎勤，李香铁，等. 1996. 肾上腺囊肿占位病变的诊断与治疗. 中华泌尿外科杂志，17：714–716.

27 叶章群. 1997. 肾上腺疾病. 北京：人民卫生出版社，225–231.

28 詹胜利，钱叶勇，石柄毅. 2003. 肾上腺神经纤维瘤1例. 中国肿瘤临床，30（11）：836.

29 赵晖，马鸿钧，普萍，等. 2001. 肾上腺神经纤维瘤4例报告. 临床泌尿外科杂志，16（8）：346–347.

30 祝宇，吴瑜璇，芮文斌，等. 2005. 原发性色素性结节状肾上腺皮质病五例临床分析. 中华外科杂志，43：944–947.

31 Abramson SJ. 1997. Adrenal neoplasms in children. Radiol Clin North Am，35：1415–1453.

32 Alama Zaragoza MA，Robles Iniesta A，Roca Adelantado I，et al. 2002. Bilateral Primary Adrenal Lymphoma：An Unusual Preswntation. An Med Interna，19（10）：524–526.

33 AL–Fiar FZ，Pantalony D，Shepherd F. 1997. Primarry Bilateral Adrenal Lymphoma. Leukemia and Lymphoma，27（5–6）：543–549.

34 Brandi ML，Gagel RF，Angeli A，et al. 2001. Guidelines for diagnosis and therapy of MEN type 1 anf type 2. J Clin Endocrinol，86：5658–5671.

35 Carney JA. 2005. Familial multiple endocrine neoplasia：the first 100 year. Am J Surg Pathol，29：25–74.

36 Castleman B，Iverson L，Menendez VP. 1956. Localized mediastinal lymphnode hyperplasia resembling thymoma. Cancer，9（4）：822–830.

37 Cina SJ，Gordon BM，Currg NS. 1995. Ectopic adrenal myelolipoma presenting as a splenic mass. Arch Pathol Lab Med，119：561–563.

38 Cohen PS，Seeger RC，Triche TJ，et al. 1988. Detection of N–myc gene expression in neuroblastoma tumors by in situ hybridization. Am J pathol，131（3）：391–397.

39 Frizzera G. 1988. Castleman' s disease and related disorders. Semin Diag Pathol，5（4）：346–364.

40 Geoerger B，Hero B，Harms D，et al. 2001. Metabolic activity and clinical features of primary ganglioneuromas. Cancer，91（10）：1905–1913.

41 Ito H，Fuse H，Hirano S，et al. 1998. Ganglioneuroma arising in the adrenal medulla：a case report. Hinyokika Kiyo，44（1）：29–32.

42 Iwamoto Y，Ueda H，Suzuki T，et al. 1994. Adrenal ganglioneuroma：report of a case. Hinyokika Kiyo，40（6）：499–503.

43 Jow W，Satchidanand S，Sinazze E，et al. 1991. malignant juXadrenal schWannoma. Urology，38：383–386.

44 Kao S，Ma S，Takeuchi M，et al. 1996. Retroperltoneal mallgnant schwannoma：a casereport. Nishinihon J Urol，58：579–581.

45 Kato H，Itami J，Uno T，et al. 1996. MR Imaging of Primary Adrenal Lymphoma. Clinical Imaging，20（2）：126–128.

46 Klimopoulos S，Perdikides T，Frutzidou E，et al. 1995. Laparoscopic resection of a large right a adrenal glandcyst. Surg Endosc，9：1295–1296.

47 Lane RH，Reiman HM. 2005. Primary retroperitoneal neoplasms：CT findings in 90 cases with clinical and patho–logic correlation. AJR，52：83–89.

48 MaehensA，DralleH. 2006. Multiple endocrine neoplasia type 2 and the RET protooneogene：from bedside to bench to bedside. Mol Cell Endocrinol，247：34–37.

49 May F，Bachor R，Hack M，et al. 1998. Primary Adrenal Nonhodgkin' s Lymphoma：Long–term Survical. J

Urol，160（8）：487.

50 Mermershtain W，Liel Y，Zirkin H J，et al. 2001. Primary Bilateral Adrenal Lymphoma Relapsing as A Solid Cerebral Mass after Complete Clinical Remission：A Case Report. Am J Clin Oncol，24（6）：583-585.

51 Neri LM，Nace FC. 1999. Management of adrena cysts. Am Surg，65：151-163.

52 Nishimoto N，Sasai M，Shima Y，et al. 2000. Improvement in Castleman' s disease by humanized anti-interleukin-6 receptor antibody therapy. Blood，95（1）：56-61.

53 Pizzo PA，Poplack DG. 1997. Pediatric oncology. New York：Lippincott Raven Publishers，761-797.

54 Rha S E，Byun F Y，Fung S E，et al. 2003. Neurogenic tumors in the abdomen：tumor types and imaging characteristics. Radiographics. 23：29-43.

55 Rosenberg SA，Diamond HD，Jaslowitz B，et al. 1961. Lymphosarcoma：A review of 1269 cases. Medicine（Baltimore），40（1）：31.

56 Samuels MH，Loriaux DL. 1994. Cushings syndrome and the nodular adrenal gland. Endocrinol Metab Clin North Am，23：555-569.

57 Shenoy BV，Carpenter PC，Carney JA. 1984. Bilateral primary pigmented nodular adrenocortical disease. Am J Surg Pathol，8：335-344.

58 Stratakis CA，Kirschner LS，Carney JA. 2001. Clinical and molecular features of the Carney complex：diagnostic criteria and recommendations for patient evaluation. J Clin Endocrinal Metab，86：4041-4046.

59 Trainer PJ，Besser M. 1994. Cushings syndrome. Therapy directed at the adrenal gland. Endocrinol Metab Clin North Am，23：571-584.

60 Wang J，Sun NC，Renslo R，et al. 1998. Clinically Silent Primary Adrenal Lymphoma：A Case Report and Review of the Literature. Am J Hematol，58（2）：130-136.

61 Yip L，Gote GJ，Shapiro PE，et al. 2003. Multiple endocrine neoplasia type 2：evaluation of the genotype-phenotype relationship. Arch Surg，139：409-416.

第二章　肾脏罕少见病

第一节　肾软斑症

一、概述

软斑症（malakoplakia）是一种少见的、组织学上非特异性的慢性肉芽肿性炎症反应，较常见于泌尿、生殖系，在肺、胃肠道、皮肤等也可发生。自1902年Michaelis和Gutmann首次报道膀胱软斑症以来，陆续有个案或散在病例的报道。发生在肾组织的软斑症很少见。

二、病因与发病机制

软斑症的发病机制仍不明了。据文献报道，可能与以下因素有关：①机体免疫缺陷或自身免疫功能紊乱：长期免疫抑制剂的使用如肾移植、低免疫球蛋白血症、恶性肿瘤和艾滋病等免疫缺陷，以及自身免疫性疾病等。有学者认为，软斑症是机体免疫功能受损时（如应用免疫抑制剂）组织对于细菌的异常而有缺陷的炎症反应。而另有学者却报道，肾软斑症抗感染治疗效果不明显，改用免疫抑制剂泼尼松龙和/或硫唑嘌呤治疗后病情明显改善，临床缓解，由此说明自身免疫功能紊乱可能同样是软斑症的发病机制之一。②慢性尿路细菌感染并尿路梗阻促使其发生。③吞噬细胞功能缺陷：吞噬细胞功能的缺陷阻断了溶酶体酶对吞入细菌的降解作用，而使未消化的细菌碎片堆集于胞浆和溶酶体中，久而久之，钙盐和其他矿物质在吞噬溶酶体内沉淀堆积形成M-G小体或称软斑。

三、病理

肾软斑症分为单发和多发两种类型。单发病例表现为肾肿块，肉眼呈灰黄色，光滑，边界清楚。多发病例表现为肾肿大，肾皮质多发小肿块，偶可见病灶累及肾髓质。镜下分3期：①炎症早期：在水肿的间质有浆细胞和PAS阳性的大嗜伊红组织细胞（von Hansemann cells）。②肉芽肿期：可见典型的Michaelis-Gutmann小体和组织细胞，偶见巨细胞和纤维母细胞。③愈合期：可见组织细胞周围有纤维母细胞、成胶质细胞及少量的Michaelis-Gutmann小体。

电子显微镜超微结构病理检查，对于肾软斑症的早期诊断及它与肾间质组织细胞非特异性炎症反应、黄色肉芽肿性肾盂肾炎和巨红细胞间质性肾炎的鉴别诊断，都具有决定性意义。

四、临床表现

肾软斑症多见于患慢性尿路感染的中年妇女，临床表现缺乏特异性，常表现为腰胁疼痛和发热、乏力、血尿、脓尿和尿路刺激征等活动性肾感染的症状，多发于单侧也可双侧肾受累。因常存在泌尿系感染，尿中多见白细胞，中段尿细菌培养阳性率高，大肠埃希氏菌为尿中培养的最常见病原菌。当肾实质受累时，其中约半数为双侧同时受累，可出现双侧肿物，KUB+IVP显示肾轮廓增大，多处充盈缺损，肾排泄功能可减弱，甚至无功能。当病变限于集合系统时，可无明显的放射学发现。除上述临床表现外，也有表现为急性肾衰竭、溶血尿毒症综合征、自发性肾破裂等。

五、辅助检查

肾软斑症影像学表现缺乏特异性，不易与肾恶性肿瘤相鉴别，在腹部X线检查可见增大的肾轮廓，泌尿路造影可见肾盂肾盏受压，根据病变的发展程度，肾排泄功能可减退，甚至无功能，患肾不显影。B超显示患肾增大，皮质、髓质分界不清，肾区多灶性强回声，偶有弥漫性低回声。CT显示密度不均肿块，常伴有坏死，增强扫描显示低密度区。肾血管造影显示肾内动脉分支受压外展，有时可见新生血管。

六、诊断与鉴别诊断

根据临床表现并结合影像学检查可疑诊，确诊必须依靠病理检查，而电子显微镜超微病理结构的检查对各期软斑症均可提供确切的诊断依据，临床应予以高度重视。单核细胞内找到典型的软斑小体（M–G小体）是确诊的可靠依据，必须指出，在发病早期，有时仅能在单核细胞体内看到不典型的颗粒小体，应坚持定期随访，才能最后明确诊断。根据其病理特点，只要想到本病的可能是不难确诊的，但在确诊前应注意与肿瘤、霉菌感染或其他肉芽肿性疾病等鉴别。

七、治疗

肾软斑症的治疗目前尚无特别有效的方法，若存在尿路感染，抗菌治疗有效，早期治疗有望临床治愈。要选择能进入细胞体内的抗生素，如利福平、甲氧苄氨嘧啶（TMP）、环丙沙星等。长期使用免疫抑制剂者，停用免疫抑制剂和/或加用抗感染治疗软斑症可获明显改善。

肾软斑症若内科治疗不及时或无效，最终可能导致肾功能受损。因此，单纯内科治疗不能控制病变发展时，应考虑行病灶局部切除；若病变致广泛的组织破坏，则应行手术切除患肾，保护对侧肾免遭损害。

八、预后和展望

预后与病变的范围有关，单侧肾软斑症切除后效果良好，双侧则易合并肾衰竭，有效的抗生素治疗可以改善肾功能，但肾功能恢复较困难，死亡率高。

第二节　黄色肉芽肿性肾盂肾炎

一、概述

黄色肉芽肿性肾盂肾炎（xanthogranulomatous pyelonephritis，XGP）是一种特殊类型的肾脏慢性肉芽肿性炎症。1916年Schlagenhanfer第一次从病理上描述了本病，1935年Oberling将其命名为XGP。本病较为少见，表现不典型时，易与肾脏肿瘤相混淆。

二、病因与发病机制

XGP是一种慢性破坏性肾实质炎症，其病因仍不明了。可能与以下因素有关：①细菌感染：长期慢性炎症致肾组织持续破坏，脂质释放，被组织细胞吞噬而形成黄色瘤细胞；②尿路梗阻合并感染；③脂代谢异常；④免疫功能紊乱。特别是局灶型XGP，多由于宿主免疫功能低下，以致肾实质内轻度炎症病变亦不能自行愈合。

三、病理

病理大体：患肾肿大，病变靠近肾盂，切面呈灰黄色，可见小灶样坏死。炎症自肾盂累及髓质和皮质，常见肾实质脓肿和肾盂积脓。肾盂肾盏常见鹿角状结石，伴有不同程度的肾盂扩张和积水。镜下可见：主要呈弥漫或局限的单核细胞浸润，胞浆内富含被吞噬的类脂滴而呈泡沫状，故称泡沫细胞或黄色瘤细胞。此外常见炎性细胞、纤维母细胞和毛细血管增生，形成特征性的黄色肉芽肿结构（图2-1）。

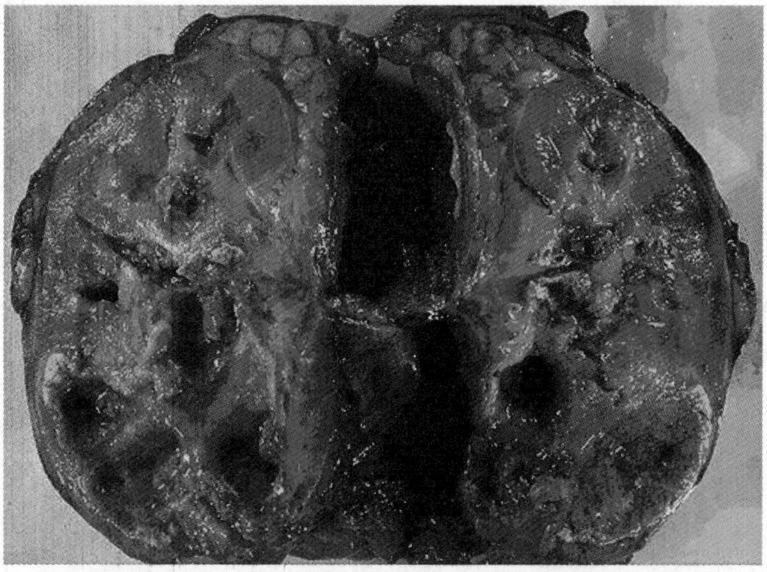

图2-1　黄色肉芽肿性肾盂肾炎大体结构

四、临床表现

XGP常发于中年妇女，常有结石病史，多单侧发病，伴反复低热、腰痛、肾区痛性包块、尿常规异常。不典型者可不伴有肾结石、感染症状以及尿液检查的异常。由于病情的发展阶段和感染的发生情况的不同，XGP又可根据病变的局限程度分为3期：Ⅰ期，病变局限于肾实质；Ⅱ期，肾内病变同Ⅰ期，但已穿透肾实质侵犯肾周围脂肪；Ⅲ期，病变弥漫大部分或全部肾脏并广泛累及肾周围组织及后腹膜。

五、辅助检查

1. CT　根据病变的范围，XGP可分为局限型和弥漫型。局限型：肾实质内低密度软组织肿块，平扫其密度低于周围肾实质，增强扫描强化不明显或轻度强化，明显低于肾实质强化后密度。弥漫型：①患肾体积增大或局限性隆起，失去正常结构；②肾实质内多发囊性肿块，多以肾盂肾盏为中心，代表病变的坏死腔和扩张的肾盂肾盏，CT值为-15～39HU，负值的出现是由于病变组织内含有大量含脂质的泡沫细胞的缘故，增强后病灶周边有强化；③部分病例可见斑块状甚至鹿角状结石；④肾窦脂肪组织减少，为慢性炎性组织取代；⑤肾周改变：Gerota's 筋膜增厚、肾周/肾旁间隙渗液，严重者可累及后腹壁及腰部肌肉形成脓肿；⑥患肾或受累肾段功能明显减退或无功能，皮质变薄，增强后强化程度减低，且分泌延迟（图2-2）。

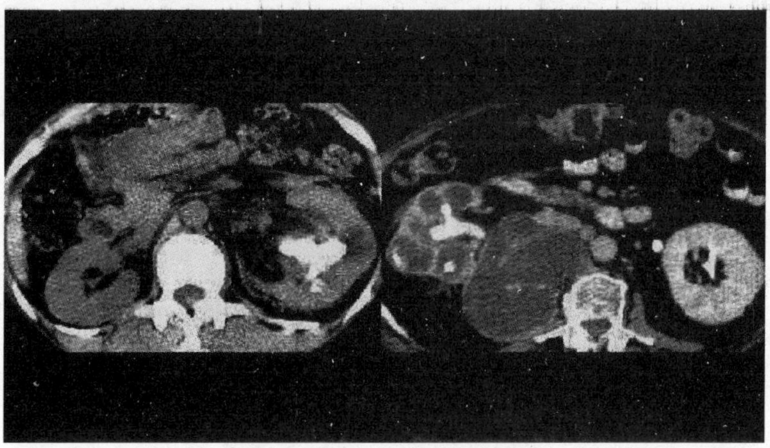

图2-2　黄色肉芽肿肾盂肾炎

2. MRI　显示XGP形态学改变与CT所见相同，主要为：①患肾增大，实质内见单/多个形态不一的囊状异常信号影，T_1为混杂中低信号，T_2为不均匀低信号，注射Gd-DTPA后脓肿壁增强而囊性区和积水区不增强；②积水/囊变区呈长T_1、T_2信号；③病变常累及肾周；④肾盂结石/钙化所有加权像均呈低信号；⑤ 肾脏或受累区无排泌功能。

3. **血管造影**　血管造影有助于XGP与肾癌的鉴别。XGP无新生肿瘤血管、无动静脉短路及肿瘤染色，而表现为肾动脉主干变细、分支展开；“肿块”中心无血管或血管稀少，周围血管受压细长或不充盈呈“手抱球”样；肾静脉闭塞；若出现被膜动脉或穿通动脉扩张，提示炎症波及肾周，更具诊断意义。

4. B超　常提示病肾增大、形态失常，肾脏活动度明显减弱。肾轮廓及肾周脂肪囊不清，实质与集合系统界限模糊，肾脏内部结构紊乱，回声不均匀，可探及多个低回声区。肾盏和/或肾盂内强回声，后伴声影。部分患者可探及肾周受累征像，如腰大肌肿胀等。

六、诊断与鉴别诊断

XGP没有特异性的影像征像，加上本病临床上少见，术前多误诊为肾癌、肾结核、肾脓肿及肾结石并发肾盂积水。诊断有以下特点：①反复尿路刺激症状，抗菌治疗症状无明显好转；②一侧肾功能异常，对侧肾完全正常；③患侧有结石史；④长期发热，尿培养阴性；⑤影像学发现肾占位性病变，但无恶液质表现。以上5项中具备2项者应怀疑本病可能，如具备3项特别是包括第1项者，应高度怀疑本病，须做进一步检查，如血尿细菌培养、晨尿涂片找泡沫细胞、尿脱落细胞检查、尿找抗酸杆菌、CT、肾动脉造影、B超引导下细针肾穿刺活检等，以排除肾结核、肾输尿管结石及肾肿瘤等。CT为诊断黄色肉芽肿性肾盂肾炎的最佳手段。

应与以下疾病鉴别：

1. 肾癌 弥漫型XGP的肾实质为肉芽肿取代后其纤维支架结构仍存在，外形仍保留；肾癌累及全肾者外形多被破坏、毁损，因此较易与肾癌区别。而局灶性XGP易与肾癌混淆，两者的鉴别应着重于以下几点。①临床表现：XGP常伴反复低热、腰痛、肾区痛性包块、尿常规异常，伴有肾结石者可有血尿及肾区痛。而早期肾癌常无症状，侵犯肾盂时可出现间歇性血尿。②强化特点：局灶性XGP强化缓慢，强化持续时间较长，最大强化时相多在延迟期；肾癌的强化动态曲线呈“快进快出”，强化峰值时间短，最大强化时相多为皮质期。③肾周改变：XGP肾周受累较常见。即使病灶体积较小也可向外发展，脓肿可穿越肾周、肾旁间隙，累及后腹壁、腰背部形成脓肿或皮肤瘘。对肾癌而言，肾包膜和筋膜有一定的阻挡作用，癌肿多向肾盂发展。④结石与钙化对鉴别两者的意义：XGP伴发结石多位于集合系统，且多见于弥漫型患者。肾癌可伴钙化，形态不一，钙化多位于肿块内，但应注意和肾血管平滑肌脂肪瘤、畸胎瘤及肾结核等鉴别。

2. 肾结核 常表现肾髓质、肾乳头旁或肾实质内单个或多发的大小形态不同囊腔，常与肾盏相通并可见点状或弧形钙化，肾皮质萎缩。肾盏、输尿管常受累。

3. 肾脓肿 两者临床上均表现为泌尿系感染，但肾脓肿CT平扫呈类圆形均匀低密度，边界不清，增强扫描见厚度均匀的环状强化带，周围有较低密度的炎性水肿带，中央脓腔无强化。

4. 肾盂积水 少数弥漫型XGP的影像学表现与肾或输尿管结石并发肾盂积水相似，易造成误诊。但肾盂积水时扩张的肾盂肾盏壁薄而光滑，均质的水样密度，一般无肾周炎性反应。

七、治疗

1. 患肾切除 临床多数患者患肾为弥漫型病变，肾组织广泛破坏，肾功能丧失。这些患者通常作患肾切除。应注意的是Ⅲ期患者因肾周广泛粘连和纤维化，应采用经腹作患肾切除术式，以便分离患肾和处理肾蒂，否则患肾切除极其困难和危险。

2. 保留肾手术 本病为一种良性病变，有人提出局限型Ⅰ期、Ⅱ期病变采用局部或肾部分切除，以保留健存的肾组织，并在临床治疗中获得良好的效果。

八、预后和展望

黄色肉芽肿性肾盂肾炎预后良好，Osca报道局灶性者行肾部分切除术5例，术后随访4～12年无局部复发。另外，目前尚未见肾切除术后另一侧肾脏再发该病的报道。

第三节　肾嗜酸性细胞瘤

一、概述

Zippel（1942年）首次报告了肾嗜酸细胞瘤，直至1976年Klein及Valensi对本病首次作了全面描述。肾嗜酸细胞瘤（renaloncocytoma）为肾腺瘤的一种，临床上较为少见，约占肾实质肿瘤的4.3%。典型病例为单侧病灶，10%为多发，少数为双侧病变。肾嗜酸细胞瘤的发病年龄为15～94

岁，平均62～63岁，较肾细胞癌的平均年龄稍大，男女比例为2.2∶1，与肾细胞癌的性别比例相似。

二、病因与发病机制

肾嗜酸细胞瘤的病因目前尚不完全清楚。电镜观察表明，本病系近曲小管上皮来源，也有报道其可能发生于肾远端小管。细胞遗传学研究结果证实，肾嗜酸细胞瘤原位杂交荧光分析提示有第1号染色体及Y染色体的丢失，因而认为这种染色体的改变可能在肿瘤发病过程中起一定作用。亦有人发现肾嗜酸细胞瘤线粒体DNAHinf Ⅰ限制区异常缺失，通过Hinf Ⅰ分解异常限制区片段，证实肿瘤细胞在165 kb环状线粒体DNA（mtDNA）中存在突变。一些典型的肾嗜酸细胞瘤有异常的DNA类型，呈4倍体或非整倍体。

三、病理

大体标本多为圆形或类圆形，好发于肾皮质区而向肾轮廓外突出，瘤体边界清晰，大小0.6～20.0 cm，平均6.0 cm，呈棕红色、棕黄色，有一较完整的包膜，多无出血坏死，部分肿瘤中心可见星形疤痕，主要为长期缺血所致。镜检肿瘤由嗜酸性细胞构成，细胞形态一致，细胞质内为较粗大的丰富嗜酸性颗粒，细胞膜不清楚，细胞核分化良好，核圆形，一般较小，有时可见核仁，核分裂相罕见。瘤细胞呈巢状、腺管状排列，一般无乳头状结构。无透明细胞及坏死灶。电镜观察：瘤细胞可见微绒毛和基底褶样改变，肿瘤细胞内细胞器以线粒体最为丰富，线粒体紧密堆积，其他细胞器则较少。免疫组化通常显示为CK弱阳性，Vimentin阴性或阳性，ATP酶及氧化酶活性增高（图2–3）。

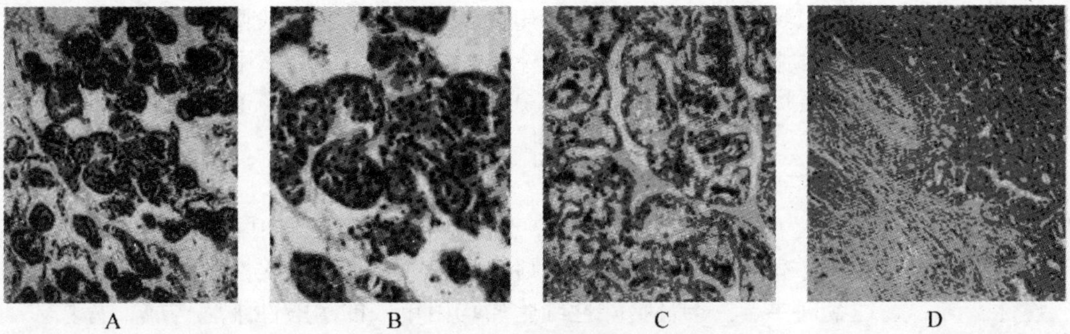

图2–3　嗜酸性细胞瘤病理

A．典型肾嗜酸性细胞瘤瘤细胞呈腺泡、小管状排列，包埋于稀疏水肿的间质中。瘤细胞核圆，大小一致，胞浆内富含嗜酸性颗粒（HE×200）　B．同一典型肾嗜酸性细胞瘤（HE×400）　C．不典型肾嗜酸性细胞瘤：瘤组织中见一些怪异细胞核的瘤细胞，但大部分细胞的胞浆仍含嗜酸性颗粒（HE×200）　D．不典型肾嗜酸性细胞瘤：镜下见包膜肿瘤组织呈"舌状"浸润（HE×200）

四、临床表现

通常无症状，多为体检或检查其他疾病时发现。少数表现腰痛，多为钝痛，可有镜下血尿。约1/3可触及肿块。

五、辅助检查

1. **B超** 肾嗜酸性细胞腺瘤B超表现为均质、边界清楚的实性回声，以等回声多见，少数可见钙化，6.7%～25%的患者B超检查可见星形强回声。

2. **CT** CT的影像学特征主要有以下几点（图2-4）：①平扫为等密度或稍低密度，增强扫描呈中等强化，呈相对低密度，低于肾实质密度，一般无出血、坏死征像；②中央星型瘢痕是其特征性改变。一般认为，瘢痕的形成是由于肿瘤生长缓慢、长期缺血所致，因此肿瘤越大，瘢痕出现的频率越高，显示瘢痕的密度主要与瘢痕大小有关；③肿瘤内钙化：不多见，钙化可位于肿瘤中心或周边，部分为镜下钙化；④肿瘤包膜完整，界限清晰，周围组织受压而无受累，部分肿瘤包膜较厚，血流丰富，增强扫描呈稍高密度。肿瘤可外突或向肾盂突出。

3. **MRI** MRI在肾嗜酸性细胞腺瘤中应用的报道较少，近来发现MRI在诊断肾嗜酸性细胞腺瘤方面有独特价值，可显示肿瘤包膜完整、中央星状瘢痕、各期的强化。大多数肿瘤T_1加权表现为低信号区，但有少数肿瘤表现为与肾实质呈等信号；大多数肿瘤T_2加权表现为稍高信号，部分呈等信号甚至低信号。MRI在诊断结石、钙化瘢痕的阳性率低，肾嗜酸细胞腺瘤的中心瘢痕灶在T_1和T_2加权通常亦表现为低信号。若仔细观察肾脏MR形态学特点和特异的信号特征，并结合其他辅助影像检查和病史，对绝大多数肾嗜酸细胞瘤及其他肾脏肿块，MR能做出正确诊断并指导治疗。

六、诊断与鉴别诊断

肾嗜酸性细胞瘤的诊断较困难，在临床实践中应提高对本病的认识，做到早发现、早诊断、早治疗。有如下表现时应想到本病的可能：①肿瘤较大，病程长，一般情况良好，无转移迹象；②尿路造影、B超、CT提示肿瘤突出于肾轮廓之外；③CT、MRI示肿瘤中心区有星状瘢痕；④肾血管造影见肿瘤血管呈轮辐状，肿块显影均匀；⑤ 术中见肿瘤呈棕色，必要时术中行冰冻病理检查。

肾嗜酸性细胞瘤需和下列疾病相鉴别：

1. **肾细胞癌** 也表现为肾实质肿块、腰痛，但病变进展较快，肉眼血尿伴血块相对多见，B超、CT检查常显示回声或密度不均匀，呈不规则、边缘不整齐的实质性肿块，内部常有出血、坏死、囊性变等。病理鉴别要点：①肾嗜酸性细胞瘤均由单一的嗜酸性细胞构成，肾颗粒细胞癌则或多或少混杂有透明细胞成分。②尽管两者胞质内均富含嗜酸性颗粒，但在组织结构上有较大差异。肾颗粒细胞癌的排列以乳头状、条索状或片状为主，而肾嗜酸性细胞瘤则以腺管状结构为主，与肾癌相比很少见到核异型和分裂相。③大体形态上，肾嗜酸性细胞瘤包膜完整，无局部浸润和远处转移，切面呈均匀一致的棕黄色，肿瘤中央常有星状瘢痕；电镜观察在含嗜酸性胞质的肾细胞癌线粒体中肿胀、多形、基质稀少变细的嵴占优势。

2. **肾血管平滑肌脂肪瘤** 肾肿块、腰痛与嗜酸性细胞瘤相似，但该瘤内有脂肪成分，B超检查呈强回声光团，CT检查呈低密度，CT值为负值，与嗜酸细胞瘤低回声、CT值呈正值明显不同。

3. **多囊肾** 表现为肿块、腰痛和镜下血尿，但病变多为双侧性，有慢性肾功能不全等一系列表现。IVU显示肾盏伸长、变细呈蜘蛛腿样改变；B超示肾实质内散在圆形液性暗区；CT检查显示肾实质为众多低密度囊性结构所组成。

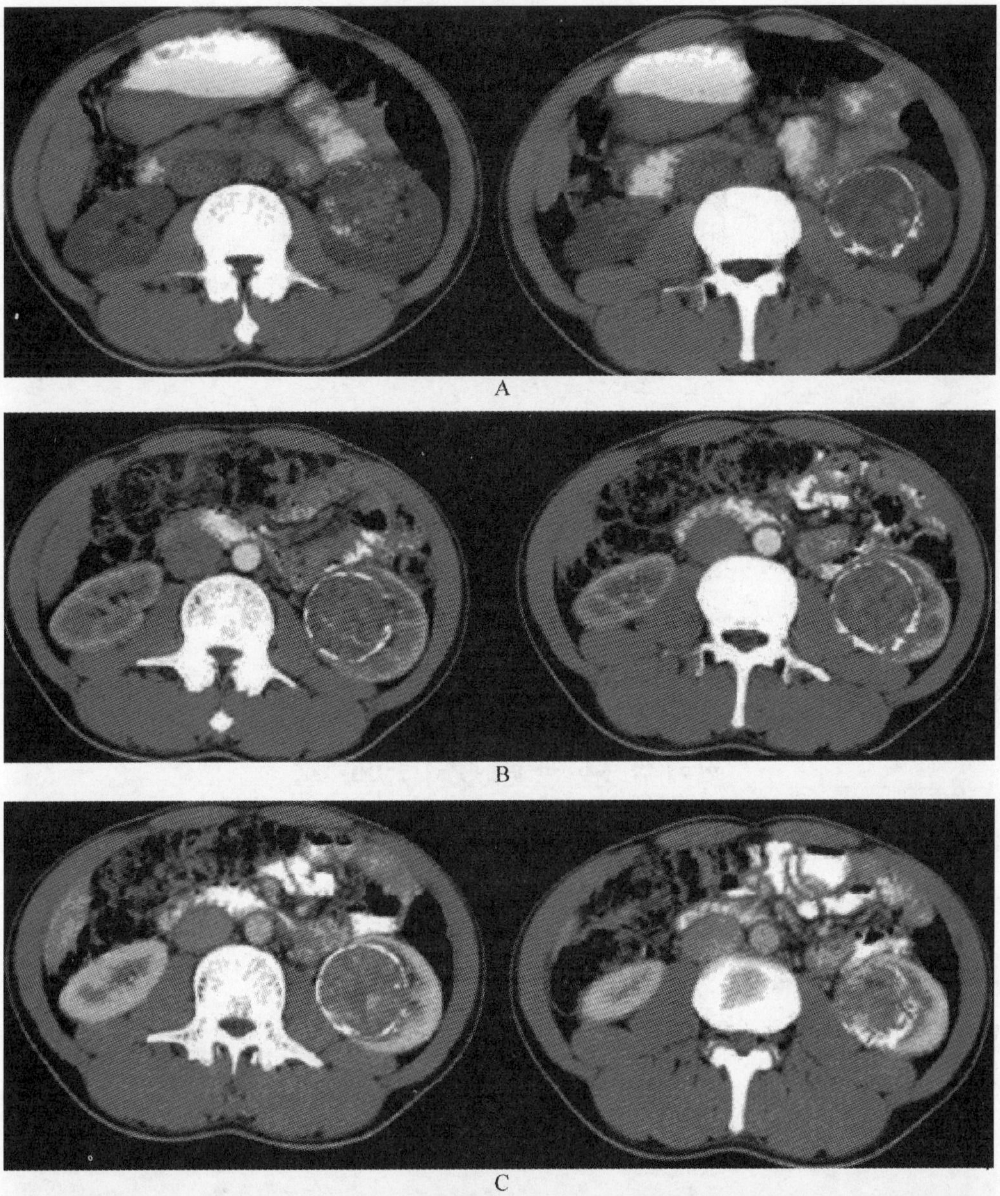

图2-4　肾嗜酸性细胞腺瘤CT表现（引自胡兴荣文）

A．平扫示左肾中下极肾盂前方见一类圆形块影，边缘呈环形钙化影，肾实质受压无受侵　B．增强动脉期肿块轻度强化　C．皮髓质期肿块似有进一步强化，其内稍低密度区边界较清楚　D．延迟期肿块密度较髓质期密度略低

七、治疗

由于本病术前诊断较困难，且同一肿瘤中可能并存恶性成分，需要积极治疗。开放或腹腔镜下保留肾单位的肿瘤切除术或肾脏部分切除术是目前的趋势，也可以考虑更加微创的冷冻、射频消融等治疗。目前，在国外有对肾嗜酸性细胞瘤行机器人辅助的腹腔镜肾脏部分切除术的报道，术前先阻断肾动脉，肿瘤的切除和肾脏的缝合由机器臂完成，术中行冰冻切片证明切缘无肿瘤残余，经腹腔和腹膜后均可完成。也有在腹腔镜下行肾嗜酸性细胞瘤的低温冷冻治疗的报道，并认为其效果良好。

八、预后和展望

欧洲多中心肾切除的资料中62.5%的肾嗜酸性细胞瘤无症状，没有淋巴侵犯或转移，没有血管或脂肪受侵，随访没有复发转移，证实肾嗜酸性细胞瘤是良性肿瘤，生长缓慢，术后预后良好，应采取保肾手术。但应提高警惕，注意多发肿瘤及并存的肾癌。有报告提示肾嗜酸细胞瘤发生了转移，实为级别高的含有嗜酸细胞的肾细胞癌发生的转移。

第四节　肾动静脉瘘

一、概述

肾动静脉瘘（renal arteriovenous fistula）一般分为先天性和获得性，本病罕见，1928年首次报道先天性动静脉瘘。先天性动静脉瘘很少在40岁之前被发现，女性患者是男性的3倍，右侧较左侧稍多见，病变多见于肾上极（45%），但中部也不少见，约30%位于下极。

二、病因与发病机制

肾动静脉瘘根据病因及肾动脉造影表现分为原发性、继发性及特发性3类。原发性动静脉瘘又称先天性动静脉瘘，约占14%～27%，肾动脉造影表现为曲张的血管团，内有多支动静脉瘘，一般位于集合系统黏膜下的固有层中，因而易破溃入集合系统引起血尿。继发性动静脉瘘相对多见，约占肾动静脉瘘的70%～80%，肾动脉造影表现为单支动脉通过扩张的血管腔与静脉直接相通，病变部位不定，与病因有关。早期最多见的病因为创伤，近年来随着经皮肾手术的开展，手术已成为最主要的病因，肾部分切除、肾实质切开取石均可引起肾动静脉瘘，而经皮肾手术，包括经皮肾镜、经皮肾穿刺活检导致肾动静脉瘘者更多见。其他病因还有肾肿瘤及炎症等，文献报告肾恶性肿瘤常可引起肾动静脉瘘，原因是肿瘤侵蚀了邻近静脉。肾实质的炎症也可引起动静脉瘘，但极为少见。特发性动静脉瘘的肾动脉造影表现类似继发性动静脉瘘，但无明显诱因，约占2.8%，一般认为是肾脏的假性动脉瘤破溃入邻近静脉而形成。

三、病理

先天性肾动静脉瘘是先天性血管发育异常所致的畸形，表现为静脉曲张或海绵状改变，常累及肾动脉分支、节段、叶间动脉支，作为一种动静脉间的畸形，主要发生在肾中央区靠近肾门，常有明显的血管纡曲和血管螺旋状排列，涉及单一血管或一簇血管。特发性肾动静脉瘘只有一个交通支，无扭曲的血管团，无明显原因，推测可能为动脉瘤侵及静脉所致。

四、临床表现

由于病变性质和部位不同，不同类型动静脉瘘的临床表现不同。原发性动静脉瘘的症状以肉眼血尿为主，72%的患者首发症状为肉眼血尿，出现高血压者约20%，先天性肾动静脉瘘一般为多支动静脉瘘，主要位于集合系统黏膜下的固有层中，因而易破溃入集合系统引起血尿。这种病理解剖决定了它的血尿特点：无明显诱因，突然发作，出血量较大较快，可出现肾盂、输尿管内、膀胱腔内血块填塞。凝血块填塞于肾盂、输尿管内，可引起肾绞痛及胃肠道症状，如恶心、呕吐。如血块填塞于膀胱可引起排尿困难、尿潴留。而继发性动静脉瘘出现肉眼血尿的比例仅为21%，常见症状为高血压（59%），另外可出现心脏扩大、充血性心力衰竭等，由于无血尿使继发性肾动静脉瘘的诊断困难，对肾外伤或手术后不明原因高血压者应考虑肾动静脉瘘的可能。肾动静脉瘘引起高血压及心力衰竭的机制可能是动静脉瘘导致瘘远端的肾组织相对缺血，引起肾素分泌增加。

五、辅助检查

彩色多普勒超声（CDFI）对血流变化敏感，可以发现动静脉瘘所产生的血流动力学变化，可见局部红蓝相间的多彩镶嵌血流，这是湍急的动静脉血流混叠引起的声像改变。Vmax和Vmin都加快，肾动静脉增宽，血流加速。CDFI不仅提供诊断依据，也适合治疗前后对比复查。由于肾动

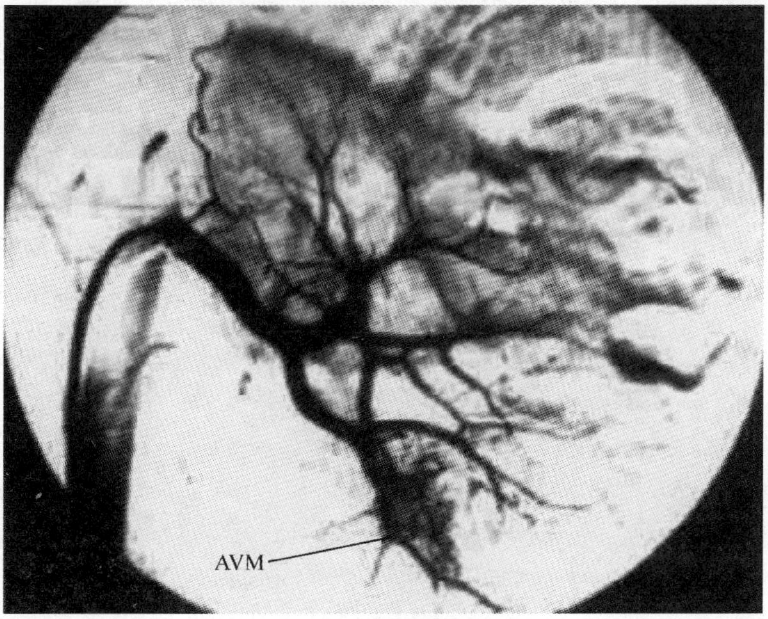

图2-5　左肾动脉DSA图像

动脉期显示左肾下极曲张的小血管团，病变血管扩张，扭曲成巢状

脉造影费用昂贵，彩超检查作为一种无创检查，在国外已成为诊断动静脉瘘的首选方法，但对仪器及检查者的技术水平要求较高。CT显示局部血管增多扩大、扭曲、结节状改变。肾静脉在动脉相显影；肾动脉造影或DSA图像主要表现为（图2-5）：①局部成团的纡曲、延长、环圈状扩张血管，无肿瘤血管染色像；②瘘的供应动脉常纡曲扩张；③有不同程度的肾静脉早期显影，通常可提前10～20s，甚至可见下腔静脉在动脉期显影；④常有多根动静脉间交通支呈曲张改变。CT、CDFI、肾血管造影或DSA都能对肾血管畸形和瘘提供诊断依据。肾动脉造影是诊断动静脉瘘的金标准，尤其是采用数字减影技术后图像更清晰，可发现很小的瘘，且在诊断同时可以进行治疗，因此虽然费用昂贵但地位无可取代。

六、诊断与鉴别诊断

临床上以间歇性全程肉眼血尿为主要表现，可伴不同程度的患侧腰痛。影像学上静脉尿路造影、超声、CT等亦难以发现本病，或虽发现亦不能定性。目前肾动静脉瘘的诊断方法主要是彩色多普勒超声、磁共振血管造影（MRA）、CT血管造影（CTA）等，但确诊仍主要依靠肾动脉造影。

本病主要应与肾梗塞和肾肿瘤鉴别。肾梗塞有较剧烈的腰痛病史，往往病程较短，血管造影表现为病变肾段无供血动脉，实质期为楔形无染色区，无动静脉短路，鉴别不难。肾肿瘤B超、CT均易发现病变，血管造影有明确的肿瘤血管、肿瘤染色和占位效应，以此可鉴别。

七、治疗

肾动静脉瘘的治疗原则是在解除症状的同时尽可能保留有功能的肾单位。继发性动静脉瘘主要继发于经皮肾穿、肾镜等，大多数可自愈，因而对此类动静脉瘘现主张先保守治疗。但需注意患者的血流动力学改变如高血压、心力衰竭等，绝不应因没有血尿而放松警惕，如瘘管长时间不愈合则应进一步治疗。而先天性动静脉瘘则症状明显且难以自愈，需要积极处理，目前最常用的治疗方法是经皮超选择性肾动脉栓塞。一般在行肾血管造影发现病变时同时进行，用不同的栓塞物栓塞动静脉瘘的供血动脉，对正常肾组织的血供无影响，可以最大限度地保留正常肾单位，创伤小，恢复快，治疗效果显著。栓塞时一定要注意以下几点：①要选择性插管，只有栓塞至瘘的供应动脉，才能最大限度地保留肾组织。②要选择合适的栓塞物，可用弹簧圈、明胶海绵、聚乙烯颗粒、无水乙醇、碘油等。我们认为先天性肾动静脉瘘因瘘口较大，且靠近肾门，为避免误栓的严重并发症，应首选弹簧圈，根据供血动脉直径的大小，选择不同型号的钢圈。明胶海绵可用作补充栓塞。③要做好复查造影，栓塞供血动脉后可马上造影复查，防止遗漏非主要供应的小血管或新出现的向瘘口供血的侧支，因为先天性肾动静脉瘘往往有多支小动脉供血，只有这样才能确保疗效。栓塞后可发生栓塞综合征，表现为栓塞部位疼痛、恶心、呕吐及低热，一般持续3～5天，可自行缓解。栓塞治疗的最大危险是栓子逆转而栓塞高一级血管引起肾组织丧失，肠道栓塞或栓子通过瘘口引起肺等非靶器官栓塞。

八、预后和展望

早期手术治疗预后较好。

（王文卫　涂响安）

第五节　非肿瘤性自发性肾破裂

一、概述

肾脏位于腹膜后间隙内，解剖位置隐蔽，其周围皆有相对良好的保护，不易受伤，故肾脏损伤的发病率不高。国内外报道肾损伤住院者仅占总外伤住院者的1.2%～3%。按受伤机制分为开放性损伤、闭合性损伤和医源性损伤。临床上自发性肾破裂较少见，病因以肿瘤为主，而非肿瘤性自发性肾破裂更罕见报道。就其定义而言，非肿瘤性自发性肾破裂是指发病前3～4周内无明显外伤、无肾脏肿瘤或医源性损伤等致病原因而自发的肾实质部分、全层裂伤、肾盂或肾血管破裂。

二、病因与发病机制

本病病因目前尚未明确，但推测发病基础为泌尿系结石等导致肾积水或有陈旧肾实质外伤迁延不愈、慢性炎症而引起的肾集合系统内压升高，肾实质存在相对薄弱区域，当该肾脏受到轻度外力、体位改变或肾绞痛等肾内压突然升高，这些甚至不足以引起肾挫伤、包膜下出血的原因都可能导致肾脏的破裂、大出血。临床上尚有尸肾移植后发生自发性肾破裂的报道。

三、病理

非肿瘤性自发性肾破裂的肾脏并无肿瘤，仅见裂伤，部分患者病理可有慢性炎症或肾实质受压萎缩的改变。

四、临床表现

主诉为患侧突发的腰腹部疼痛，持续性疼痛并逐步加重，也可为持续性隐痛或阵发性绞痛后突发剧痛，伴头晕或恶心，有血尿，也可因出血后导致下腹部腹膜后血肿而表现为转移性下腹部疼痛，甚至表现为局部或弥漫性腹膜炎；若患者合并肝胆、胰腺、心血管疾病，常被误诊而收入其他科室，甚至在行剖腹探查手术时发现腹膜后血肿才考虑有肾损伤。体格检查：患者呈急慢性痛苦病容，心率增快、血压下降、脉压差减小，口唇、眼睑结膜苍白，患侧肾区有明显叩压痛，出血可导致患侧腹部压痛甚至反跳痛。

五、辅助检查

尿常规检查常显示尿路出血、炎症，需与其他腰腹部疾病鉴别。血常规可显示失血性贫血。腹平片：肾阴影增大，腰大肌阴影消失，肾轮廓模糊。B超可发现肾盂、肾盏积液和肾周围血肿，可检出肾低回声或混合性回声团块。但确诊本病和明确肾脏破裂程度仍以CT检查最佳。

六、诊断与鉴别诊断

本病患者腰腹部疼痛常不明显或表现为非肾区部位的疼痛，或因失血性休克加之无明显近期内受伤史，使得临床医生难以在第一时间准确诊断本病。若出血较缓慢、肾区血肿较小或血液下流至腹膜后间隙低位，B超早期难以确诊，而CT为确诊的首选方法。

本病除与泌尿系结石、肾损伤、肾肿瘤等肾脏疾患鉴别外，还须与肝胆、胰腺、阑尾炎等腹腔疾患以及心脏疾病相鉴别。CT和MRI为确诊的首选方法，但关键在于临床医生及时考虑到本病的可能。

七、治疗

自发性肾破裂的肾脏并无肿瘤，且大多为单发的部分或全层裂伤而非粉碎性破裂，肾部分破裂、生命征尚平稳、血红蛋白无进行性下降的患者可考虑保守治疗，予绝对卧床休息、抗炎、止血以及适时输血等对症、支持治疗。全层裂伤、出血进行性加重、危及生命者须行手术治疗，大多行破裂的肾组织修补术即可，并考虑去除导致肾内压升高的梗阻等因素。

八、预后和展望

因自发性肾破裂大多为单发的部分或全层裂伤而非粉碎性破裂，肾功能保留较多，预后较好。

（赵良运　涂响安）

第六节　肾球旁细胞瘤

一、概述

肾球旁细胞瘤（juxtaglomerular cell tumor，JGCT）又名肾素瘤（renin secreting tumor of kidney），1967年由Robertson等首次报道，5个月后Kihara等报道了第2例，因此又称Robertson-Kihara综合征。其他的名称还有肾小球旁细胞瘤、原发性肾素症、近球装置细胞瘤等。到目前为止，JGCT在全世界报道不足100例，其中多是个案报道。过去，人们对该病缺乏足够认识，病理诊断常很困难，随着免疫组化和电镜技术在病理检查诊断中的应用，使得JGCT的正确诊断成为可能。JGCT是临床十分罕见的、以分泌肾素为特征的肾脏良性肿瘤，但也有切除肿瘤6年后发生肺转移和侵犯血管的个案报道。JGCT多见于年轻人，尤其是15～25岁年轻女性，高血压是本病最主要的症状，伴有头痛、头晕等，易误诊为原发性醛固酮增多症或其他肾脏肿瘤等疾病。

二、病因与发病机制

病因尚不明了，最近有学者的研究显示可能与染色体异常或染色体丢失有关。由于JGCT细胞分泌大量肾素，导致外周血浆肾素活性增高，多数学者认为JGCT细胞是来源于变更的肾小球入球小动脉的血管平滑肌细胞。肿瘤细胞的免疫组化常显示CD34阳性，也表明肿瘤的发生与血管平滑肌有关。

三、病理

JGCT肿瘤细胞在电镜下的最大特点是出现成簇或散在的分泌颗粒，颗粒呈高密度，可分为两型：一为圆形小体，基质均匀，直径0.2～0.8 μm，部分或完全被单层被膜所包绕；另一型为菱形结晶，大小（2～3）μm×0.2 μm，均质性，有界膜。圆形颗粒是成熟颗粒，而菱形颗粒被认为是成熟颗粒的前身，具诊断价值，其先在粗面内质网池及高尔基复合体囊泡内形成，以后逐渐成熟为圆形密聚体颗粒；圆形密聚体颗粒为成熟肾素的贮存形式，无确诊意义。菱形结晶状颗粒较多，结晶颗粒内可见明暗相隔的纹理，6～10 nm周期纹理，横纹与结晶的纵轴垂直，在结晶颗粒与单位膜之间有一透明区或称晕；圆形密聚体颗粒比菱形结晶状颗粒的体积大，各圆形颗粒密度稍有不同，内为无形状的高密度物质。

圆形颗粒需与溶酶体和肥大细胞中的颗粒鉴别，肿瘤组织间肥大细胞的存在被认为是肾素分泌增多所致的反应性增生，肥大细胞中的颗粒大小不等，有环层状结构而与圆形密聚体颗粒有别。圆形颗粒和菱形颗粒可同时出现于同一细胞内环绕于高尔基器及邻近的囊泡内。免疫组织化学或原位杂交显示为肾素，用放免法测定可以显示肿瘤中肾素的存在。有核仁的肿瘤细胞内结晶状菱形颗粒多见，核仁不明显的肿瘤细胞内圆形颗粒多见，在颗粒较少的肿瘤细胞中，粗面内质网扩张的程度较轻。有人把JGCT肿瘤细胞进行培养，其中的肾素含量明显高于正常肾组织，约为2～200倍，最高可达4 874倍。Conn等将患侧肾脏切除，测定出肿瘤组织中肾素含量高于邻近正常组织27倍。

肿瘤细胞内的分泌颗粒内含肾素，肾素能催化血管紧张素原形成血管紧张素Ⅰ，再经转换酶及氨基肽酶作用产生血管紧张素Ⅱ，血管紧张素Ⅱ使血管平滑肌内钙的浓度增高致血管痉挛收缩，血压升高；同时通过肾素–血管紧张素系统促使肾上腺皮质分泌醛固酮，使血中醛固酮增高，醛固酮增高引发肾小管保钠排钾，继发低血钾症。所以，JGCT患者临床常表现为严重的高血压、高肾素血症、继发性醛固酮增多和低血钾症，即“三高一低”症状。

四、临床表现

JGCT临床上以年轻女性较为多见，具有典型的“三高一低”的症状，即高血压、高肾素血症、继发性醛固酮增多和低血钾症，影像学检查可以发现肾脏肿块。高血压为本病的最主要症状，绝大多数患者有高血压病史，一般是2个月至18年，血压通常较高，早期血压可呈波动性，以后转为持续性，一般在22.9～35.9/16～24 kPa，有些表现为恶性高血压，常需联合用药才能控制血压，少数患者可因高血压脑出血就诊。多数患者常伴有头痛、头晕、恶心、四肢乏力、多尿及夜尿等非特异性症状。病程长者，可引起患者视乳头水肿、视物不清、动脉硬化、左心室肥厚等眼睛和心血管改变。研究表明血浆肾素可为正常值的2～60倍，但其活性与肿瘤大小无相关性。血钾通常在2.1～3.5 mol/L。肿瘤多单侧单发于肾皮质内，圆形或椭圆形，直径0.2～8.0 cm，一般＜3 cm。

五、诊断和鉴别诊断

如临床具有“三高一低”的症状，而B超或CT发现肾脏有实质性肿瘤，即应考虑JGCT。

诊断JGCT常用的定位方法有两种，分侧肾静脉肾素和影像学检查。病变侧的血浆肾素活性增高，如果病变侧与健侧的血浆肾素活性比率＞1.5：1可考虑JGCT的诊断。有时JGCT患者患侧肾静脉肾素与健侧肾静脉肾素相同，不能正确定位的原因可能为：①肿瘤持续分泌的肾素具有一个相对较长的半衰期，使肿瘤产生肾素的量超过了肾素的代谢，血浆肾素水平达到一种高的平衡水平；②肿瘤位于肾脏表面，大多数肿瘤静脉血液回流至肾周静脉，而未回流至肾静脉；③应用血管紧张素转化酶抑制剂进行抗高血压治疗可影响肾静脉肾素的检测结果。

影像学检查对JGCT的定位诊断也极为重要，能发现绝大多数肿瘤，并可以同时了解肾上腺有无病变。JGCT的超声表现为低回声，边界清楚，内部回声不均匀。CT检查肿瘤为等密度或低密度，CT值平均为70 Hu，增强后可轻度强化。病理检查是最可靠的诊断方法。在电镜下，肿瘤细胞胞质内菱形分泌颗粒具有诊断价值。免疫组织化学CD34、CD117、肌动蛋白、calponin对诊断JGCT具有重要意义。临床上多数患者高血压症状在手术后下降至正常，可以认为肿瘤为起源于球旁细胞。

JGCT肾动脉造影表现为肾皮质内少血管或无血管的肿瘤。由于此类肿瘤通常较小，有时可不被发现。Haab等报道8例球旁细胞瘤，7例行肾动脉造影，其中3例未发现肿瘤。CT检查时，JGCT通常为等密度或低密度占位，有时仅在增强扫描时发现；Dunnick等对3例JGCT患者行CT检查，1例仅在增强扫描时发现肿瘤，因此临床上应强调增强扫描的重要性。由于肿瘤体积小和缺少钙化，静脉肾盂造影具有极高的假阴性，一般无诊断价值，但可以了解肾脏集合系统有无受影响。

在鉴别诊断方面，JGCT的临床表现与原发性醛固酮增多症极为相似。两者的鉴别在于：①肾JGCT为继发性醛固酮增高的原发性高肾素血症，而原发性醛固酮增多症为低肾素血症；②肾JGCT病变为肾脏实性肿瘤，原发性醛固酮增多症病变则为肾上腺肿瘤或增生；③JGCT引起的高血压对血管紧张素转换酶抑制剂或钙离子阻断剂治疗有效，原发性醛固酮增多症仅对醛固酮拮抗剂安体舒通治疗反应良好。

其次，JGCT应与高肾素性高血压相鉴别，如肾动脉狭窄、肾癌、肺癌、肾母细胞瘤等。JGCT与肾动脉狭窄的鉴别要点为：①JGCT腹部无血管杂音，肾脏大小多无变化，而肾动脉狭窄腹部多可闻及血管杂音，患肾体积明显缩小；②肾动脉狭窄患者脱氧皮质酮试验可抑制醛固酮分泌，而JGCT则无反应。③动脉造影JGCT可见肾脏低血管病变，肾动脉狭窄可明确肾动脉狭窄部位、程度及范围。

随着免疫组化在肿瘤诊断中的应用，为JGCT的组织发生又提供了新的证据。临床上JGCT应与伴有肾素分泌的肾细胞癌、肾内错构瘤和肾母细胞瘤鉴别，这几种肾实质肿瘤的病变早期，影像学检查均可表现为圆形、类圆形的肾内肿块，因伴有肾素分泌，可致原发性肾素增多，鉴别很困难，正确诊断依赖于组织病理学检查。JGCT、肾癌多见于成人，光镜下JGCT一般由形态一致的小圆形细胞组成，排列成实性巢索，核圆形，无异形性间质，有丰富的血管裂隙，与肾癌在形态上易于鉴别。肾内错构瘤，尤其是中胚叶肾瘤，在肿瘤细胞无明确分化，由密集一致梭形细胞组成时，病理诊断也很困难，切除标本应多切片，在细胞丰富区仔细寻找软骨岛和鳞状上皮巢。肾内错构瘤大体上边界不清，常见与周围肾组织有交错，发病年龄在该病的诊断中有价值，因多见于出生后3个月内的幼儿。而肾母细胞瘤多为年龄偏大的幼儿，可双侧性、多灶性发生，且镜下表现为多胚层分化、复杂多样的组织学和细胞特点，由未分化间叶组织、间叶组织和上皮成分构成，胚胎性的肾小球样结构常见。此外，60%的肾母细胞瘤可以分泌肾素，并且有高血压，这些患者在肾切除和恰当的化疗后高血压缓解。免疫组织化学的方法能够在一些肾母细胞瘤和肾癌组织中发现肾素。JGCT肾小管样和乳头样结构易见，免疫组化染色示瘤细胞内含有多量的肾素，电镜下可见内分泌颗粒，部分含有菱形结晶。文献报告JGCT有时也能分泌其他激素，如促红细胞生成素，这些因素使JGCT的临床表现和鉴别诊断变得更加复杂。

在病理诊断方面，JGCT主要与血管外皮瘤相鉴别。JGCT和血管外皮瘤在组织形态上很难区分，主要鉴别是：①血管外皮瘤好发于四肢、躯干及头颈部；②血管外皮瘤呈结节状或分叶状，无包膜或仅有假包膜，可有出血坏死灶，JGCT则有明显的纤维包膜，无坏死；③免疫组化：JGCT 的vimentin阳性，瘤组织中的腺样及乳头样结构CK阳性，FⅧ阴性，结合JGCT临床有肾素分泌增多的表现，可鉴别之。

其次，JGCT要与血管球瘤鉴别：①血管球瘤多发于四肢末端动静脉吻合处；②血管球瘤体积多<1 cm^3，无包膜，质软，常有多数厚壁血管，周围有多层形态大小一致的血管球细胞，间质纤维成分丰富；③电镜下不见特征性的菱形和梯形结晶样物质。根据临床表现及病理形态不难与JGCT鉴别。

六、治疗和预后

JGCT所致的长期高血压可引起患者重要脏器的损害，故一旦确诊，应及早手术治疗，一般预后良好。术前需使用药物纠正高血压和代谢紊乱，可以用血管紧张素转化酶抑制剂或加用β受体阻滞剂/钙通道拮抗剂控制血压。待血压下降接近正常或稳定后进行手术，手术应根据肿瘤部位和体积选择开放或腹腔镜下进行，手术方式包括肾切除、肾部分切除和肿瘤切除。保留肾单位的肿瘤切除术是较理想的方式，一般采用腰部切口，因为肿瘤血运不丰富，一般不需要阻断肾蒂，对肾脏实质内的肿瘤，有必要应用术中超声定位。在显露肾脏并找到肿瘤后，距肿瘤边缘1 cm处环形钝性切开肾实质将肿瘤切除，必要时行肾部分或全肾切除术。术后高血压和低血钾多于1周内缓解，但也有一部分患者的高血压不能恢复。

（赵亮　涂响安）

第七节　肾管状囊性癌

一、概述

肾管状囊性癌（tubulocystic carcinoma of the kidney，TCC）是最近描述的一种病变，这种罕见肿瘤近几十年一直作为集合管癌的变异型。Massson 1956年描述了1例肾中央区囊性肿瘤，囊肿衬覆钉突状细胞，命名“肾直小管上皮瘤”，自此文献中便将这类与肾直小管（Bellini duct）相关的肿瘤作为集合管癌，此后这一肿瘤先后被多位作者以“低级别集合管癌”报道，Amin等于2004年在美加病理年会（USCAP）将之重新命名“肾管状囊性癌”。

二、病因与发病机制

观察研究认为TCC上皮细胞显示异常肾小管分化，这种近曲小管和远曲小管特征共存的现象已见于几种类型的肿瘤，提示异常肾小管分化是肾肿瘤的共同事件。

三、病理

大体病理特征：肿瘤与正常肾实质分界较清楚，切面呈塌陷的泡状，病变常由灰白色海绵状肿块构成，可见含清亮液体的透明薄壁囊肿，肿瘤限于肾内，无被膜和肾血管浸润。镜下检查：

肿瘤有界限，无包膜，由大小不等的囊状结构和小管组成，囊状结构和小管间有纤细的间隔或纤维性间质分隔，小管和囊肿内衬扁平至柱状嗜酸性上皮细胞，部分上皮细胞呈“钉突状”。核规则，圆形或卵圆形，有些细胞核仁明显。TCC免疫组化显示近曲小管（CD10、P504S）、远曲小管（CK19）和闰管（小清蛋白）表达。超微结构：肿瘤细胞含丰富的具有刷状缘的微绒毛，类似近曲小管；而具有短微绒毛者类似集合管的闰管细胞，胞质相互融合。

四、临床表现

与其他种类肾原发肿瘤一样，常为体检时无意中发现的肾脏肿块，进行性增大，肿块较大时可伴腹痛及直立时腹部下坠感，无腹泻及呕吐。体检：肿块较大时腹部可扪及质韧包块，边界不清，可有轻压痛，但无反跳痛与移动性浊音。也有患者表现为无痛性全程肉眼血尿或间断腰痛、发热。

五、辅助检查

与其他种类肾原发肿瘤一样，超声检查示腹部肿块为低回声，界限不清，内见条带状血流信号。CT一般表现为实性、较大的软组织密度肿块，边缘可见分叶，强化明显，密度不均，内部可见坏死区，增强扫描示病变强化。

六、诊断与鉴别诊断

TCC具有显著的肉眼和镜下特征，主要与囊性肾瘤、多房性囊性肾细胞癌和某些伴广泛囊性变的实性肿瘤鉴别。囊性肾瘤和TCC都表现多囊，衬覆细胞类似，但前者囊肿较大，分隔中既无小管也无上皮细胞，女性多见，与TCC有别。低级别多房性囊性肾细胞癌为透明肾细胞癌的变异型，表现衬覆透明细胞的大囊，纤维间隔含透明细胞巢。本病也需与集合管癌鉴别。集合管癌系侵袭性浸润性实体肿瘤，预后较差。

七、治疗

目前尚无最佳治疗方案，多采用单侧肾切除加化疗，无明确化疗药物方案，晚期可在肾切除加化疗的基础上，再增加放疗。

八、预后和展望

因报道较少，预后与肾细胞癌无明显差异。

第八节　肾恶性横纹肌样瘤

一、 概述

本病占肾肿瘤的0.6%～9.1%。最早由Beckwith等于1978年报道，首先“预后不良的横纹肌肉瘤样威尔姆病”报道，属于从婴幼儿肾Wilms瘤分离出的一个新的肿瘤类型，被认为是Wilms瘤的变异，细胞来源不明。1981年后被正式命名为肾恶性横纹肌样瘤。此后发现该肿瘤也可位于肾外，但较罕见，其组织学形态与肾内的恶性横纹肌样瘤一致，被称为肾外恶性横纹肌样瘤（extrarenal rhabdoid tumor，ERRT）。国内ERRT报道不多，ERRT主要见于婴幼儿，据报道男女比例为11∶1。病变可发生于全身多个部位，但以中轴部位居多。

二、病因与发病机制

最初通过对胞浆内嗜酸性小球的研究认为是横纹肌细胞来源。但此后随报道及研究的增多，不同观点逐步增多，如从超微结构上观察认为是神经外胚层来源；认为是组织细胞来源；属上皮细胞源性，间叶组织来源等。目前认为是一种独立的可多向分化的肾恶性肿瘤，可能来源于具有多分化能力的多潜能细胞 。

三、病理

典型病理学表现为肿瘤细胞为圆形或多边形横纹肌样，胞界清楚，胞浆丰富而嗜酸性，呈假腺泡状、放射状、副节瘤样及淋巴瘤样排列，多数瘤细胞胞质内有红染、均匀透明的球形包涵体，可将胞核挤向一侧呈新月形；核空，也称泡状核或称“猫头鹰眼”样，单个中央位大核仁，核分裂像多见。

免疫组织化学染色呈神经、上皮和肌性等多表型，即免疫组织化学染色：Vimentin、Cytokeratines和EMA 常为阳性，NSE可阳性，SMA、Myoglobin和CgA 多呈阴性。

电镜下见胞浆内由大量中间丝呈同心圆缠绕，有少许线粒体包于中间丝内，见不到肌丝结构为其特征。其他见扩张的粗面内质网，细胞连接发育差，偶见张力微丝，无细胞外基板。

四、临床表现

常为无意中发现的腹部（脐周多见）肿块，进行性增大，肿块较大时可伴腹痛及直立时腹部下坠感，无腹泻及呕吐。体检：肿块较大时腹部可扪及质韧包块，边界不清，可有轻压痛，但无反跳痛与移动性浊音。也有患者表现无痛性全程肉眼血尿或间断腰痛、发热。

五、辅助检查

超声检查示腹部肿块为低回声，界限不清，内见条带状血流信号。CT一般表现为实性、较大的软组织密度肿块，边缘可见分叶，强化明显，密度不均，内部可见坏死区，增强扫描示病变呈中度强化。

六、诊断与鉴别诊断

该病罕见，临床表现、体征和CT、B超检查表现具有一般恶性肿瘤征像，缺乏特异性，常难与发生于肾脏的其他恶性肿瘤相鉴别，目前确诊主要依赖于组织活检。该肿瘤无论在肾脏或肾外，位置都较深，周围临近重要脏器较多且可有粘连，取材困难。

即使行病理检查，该病仍需与Wilms瘤、肾细胞癌、移行细胞和集合管癌、胚胎性横纹肌肉瘤、横纹肌样脑膜瘤、恶性间皮瘤、上皮样肉瘤等相鉴别。目前通用的诊断标准是常规病理光镜提出可能，再经电镜和/或免疫组化两者予以肯定。目前尚无双肾发病的报道。

七、治疗

目前尚无最佳治疗方案，多采用单侧肾切除加化疗，化疗药物可选择长春新碱、环磷酰胺、阿霉素、异磷酞胺、鬼臼乙叉甙等，晚期可在肾切除加化疗的基础上，再增加放疗。目前有报道使用皮下注射粒细胞集落刺激因子，取得了良好效果，但有待更多病例研究证实。

八、预后和展望

此瘤恶性度高，病情进展迅速，易于短期内复发和多处转移，复发时间的早晚和转移的快慢与临床分期呈不一致性。预后极差，多数在半年或1年内死亡。

（毛晓鹏　赵良运）

第九节　多房囊性肾瘤

一、概述

多房囊性肾瘤（multilocular cystic nephroma，MCN）是一种临床非常罕见的肾脏良性肿瘤，大体形态呈多房性囊肿样改变，在临床表现、影像学表现和组织学上与某些肾脏恶性肿瘤难以区分，对该病的认识和理解也一直存在争论，因而命名复杂繁多。1892年，Edmunds首先以“囊腺瘤”报道该病，此后的文献报道中分别命名为肾淋巴管瘤、局灶性多囊肾、囊性错构瘤、囊性部分分化性肾母细胞瘤、囊性肾母细胞瘤、多房囊性肾瘤、囊性肾瘤等。1981年WHO建议命名为多房囊性肾瘤，即MCN。

由于MCN的发病机制和病理组织学未有统一认识，其实际发病率可能稍高于文献报道。国外的一项研究中，在650名患有腹部肿物的儿童中发现了6例MCN（0.92%）；Gallo等报道在165例儿童原发性肾脏肿瘤中，MCN大约占2.4%。从发病年龄来看，MCN一般有两个发病年龄高峰：一是3个月至4岁的男童，4岁以下的儿童患者中73%为男性；另一个是40～80岁的成人，女性多见，4岁以上的病例89%为女性。

MCN生长缓慢，生长迅速者少见。其临床表现无特异性，最常见的症状是无痛性腹部肿物、腰腹部疼痛、尿路感染、高血压，偶有血尿。

二、病因与发病机制

病因和发病机制迄今不甚明了。从命名的复杂多样来看，历史上各时期人们对MCN的认识并不统一。总的来说，人们对其病变性质有两种不同的观点：一种认为是发育畸形，另一种认为是真性肿瘤。持发育畸形观点者多认为它在发育上与先天性囊性病变有联系，或是囊性错构瘤，也有人认为是肾脏多囊性疾病发生过程的中间阶段；持真性肿瘤观点者认为MCN是肾母细胞瘤的变异或一种亚型，也有人认为肾母细胞瘤类似于神经母细胞瘤，偶尔可自发地分化移行为相应的良性肿瘤，故称之为分化好的或部分分化的肾母细胞瘤。也有学者认为MCN和肾母细胞瘤可能是来自同一祖先——后肾胚芽，只是按不同类型发展的两种肿瘤，这可以解释病理组织学上两种肿瘤的交叉。局部复发、远处转移、肿瘤生长方式及胚胎性间质等特点也都支持MCN是肿瘤的观点。但这两种观点仅是一种推测，缺乏充分的科学依据。我们倾向于真性肿瘤的观点。肿瘤可能起源于后肾胚芽的间充质细胞，因此其组织学标准应强调囊间隔中见到后肾胚芽、原始小管小球状结构和分化较低的间充质成分，有时呈肉瘤样，可见到横纹肌细胞、脂肪组织及黏液样基质等。

目前多数学者认为MCN是非遗传性的良性囊性肿瘤。但近年也有报道为此观点提供了相反的证据，提示MCN的发病机制不能完全排除遗传性因素，且有极少数病例呈恶性。

三、病理

MCN的病理学特点：大体观：肿瘤可起源于肾脏实质的任何部位，但下极最常见。瘤体通常较大，平均8～10 cm，常呈外向性生长突出肾脏轮廓外，单发并累及部分肾脏，以包膜与正常肾实质分界清楚。囊肿与集合系统不相通，囊肿内形成以组织间隔分隔、彼此不相通、大小不同的小房，房内有透明囊液。有时肿瘤突入肾盂内，出血和坏死不常见（图2-6）。镜下观：包膜完整、被覆上皮的纤维间质分隔成互不相通的多发小房为MCN的特点。包膜由致密胶原组成，而分隔是纤维组织。囊腔中有扁平上皮或立方上皮覆盖的纤维性分隔，可包括分化良好的肾小管结构和分化不良的组织，而缺乏胚芽细胞。胞浆呈嗜酸性。病变中无实质性成分，可与Wilms肿瘤和其他肾脏肿瘤相鉴别。免疫组化可显示间质细胞与平滑肌瘤类似，波形蛋白和结蛋白（+），肌红蛋白（-）。

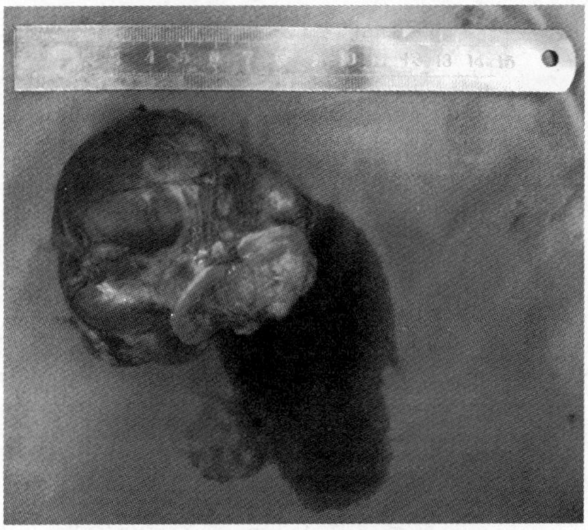

图2-6　大体可见多房囊性改变

四、临床表现

MCN是先天性疾病，可见于任何一侧肾脏，两侧的发生率无差异，同时发生于两侧者十分罕见（图2-7）。多见于4岁以下男性儿童和40～80岁的女性成人，大约50%的MCN病例在儿童时期发现，文献中的儿童患者均为5岁以下，平均年龄17个月，而成人患者平均年龄60岁。年龄不同，临床表现也不同。在儿童患者，MCN的临床特征和组织形态学与肾母细胞瘤有相似之处，多表现为无痛的腹部肿物，成人患者常有多种多样的非特异性临床表现和体征，包括无痛性腹部肿物、腹部和胁部疼痛、肉眼/镜下血尿等，高血压及泌尿系统感染较少见。血尿可见于任何年龄，常与肾小管受压或肿瘤突入肾脏集合系统有关。有些

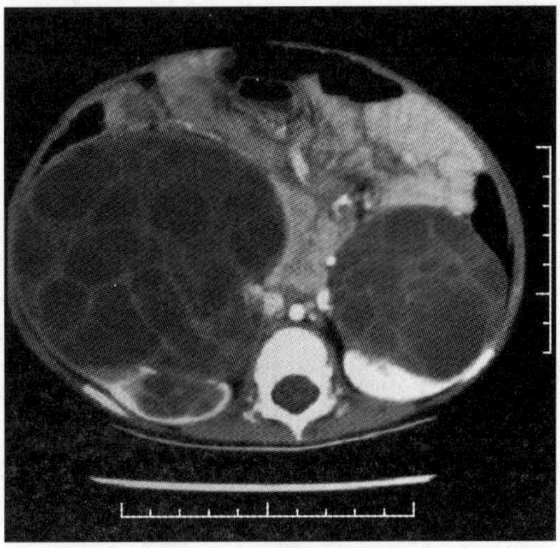

图2-7　双侧MCN罕见

患者可在健康体检或其他疾病检查时偶然发现。

五、诊断和鉴别诊断

对于发生于一侧肾脏的多房性囊性肿物应考虑到MCN。结合临床表现、体征和影像学检查是术前诊断MCN的主要手段。影像学检查包括X线、B超、CT和MRI等。

腹部X线平片可显示一侧肾区的软组织块影，老年患者有时可见少许钙化，常呈弯曲状，发生于肿瘤外周区，也可发生于中心局部或呈弥散状。有时有肠袢受压的表现。静脉肾盂造影通常可显示界限清楚的肾内肿物，肾功能多正常。偶可见肿瘤突入肾盂，易误诊为肾盂肿瘤。

超声检查多表现为境界清楚的多房性肾内囊肿，所见与肿瘤间质和囊肿内小房的大小有关。体积大的肿瘤，超声显示为无回声的肿物（内有囊液），内有分隔将肿物分成低回声或无回声的小房；体积小者，超声显示为无特异性的肾内肿物，有时可见内部回声。超声无确诊价值，可作为排除肾积水和单纯性肾囊肿的检查手段。

CT所见与囊肿大小和间质组织的多少有关。肿瘤多表现为界限清楚的多分隔的巨大局限性肿物，CT平扫可明确显示肿物的界限、大小和部位，也可显示互不相通的小房的体积、分隔的厚度及光滑度。部分体积小的肿瘤，囊腔很小，或充满黏液样物质时，则显示为实质性的软组织肿物。增强扫描时，囊肿内的分隔因有血管可见强化。囊肿的CT值稍高于水，增强时不出现强化。

MCN的血液供应大多来自肾动脉，但也可部分来自腰、肋间或其他肾外血管。血管造影无特异性，很难与肾脏肿瘤鉴别，现已极少采用。MRI是术前评估肿瘤血管分布最理想的无创检查方法，也可显示MCN与肾盂的关系。MRI上可见有包膜完整的多囊性肾脏肿物，在T_1加权相可见囊腔内有不同程度的信号增强，T_2加权相可见囊腔内有增强的高信号。MRU则可完整显示呈高信号的积液囊肿的范围及内部小房间分隔，肿瘤与肾脏其他部分界限清晰。囊内有出血者MR扫描显示较CT更清晰。

MCN的影像学检查有时很难与肾脏的其他囊性病变区分，病理是最后诊断的依据。1951年，Powell阐述了MCN的诊断标准：单独发生于一侧肾脏与肾盂不相通的多房性囊肿；多数小房内衬上皮，互不相通；囊肿内无肾组织成分；肾脏其他部分正常。在对Powell等人建议的标准进行修改和重新认识的基础上，Boggs等提出了如下的MCN诊断标准：①病变必须是多房囊性；②囊肿多数部分必须被覆上皮；③囊肿必须与腹腔无关联；④残余的肾组织在肿瘤包膜外，结构基本正常；⑤ 囊肿分隔中无分化成熟的肾组织。需要注意的是，MCN虽多见于一侧，但也有双侧同时或相继发生MCN的报道，较为罕见。

MCN主要与肾母细胞瘤囊性变、多囊性肾脏病变、多囊肾、多发性单纯性肾囊肿及多囊性肾细胞癌等疾病相鉴别。

MCN与肾母细胞瘤囊性变的鉴别诊断对于指导临床治疗和预后有重要意义。肾母细胞瘤囊性变多由局部坏死液化形成，因而在病理形态学上不会见到如此广泛的囊腔形成，囊内也不会普遍存在被覆上皮。在临床表现和影像学上常难以鉴别二者，但发现肾脏多房囊性肿瘤时应想到二者的可能。

MCN囊腔内部的分隔缺乏正常的肾组织，此点可与其他的肾脏囊性病变相鉴别。多房性肾囊性变或称多房囊性肾发育不良，外观呈葡萄串状，镜下虽然有发育不良的小管或小球状结构、灶性软骨化生，但囊间隔有正常肾组织，并有输尿管和肾盂肾盏的畸形。多囊肾为家族遗传性疾病囊肿，病变累及全肾，多为双侧，伴有其他脏器囊肿，如肝囊肿等，囊壁间隔为成熟肾实质或完全呈纤维性，镜下易鉴别。多发性单纯性肾囊肿，见于成年男性，有纤维性囊壁，囊间为正常肾组织。

多囊性肾细胞癌较罕见，囊腔被覆透明上皮，异型性小，间隔内含聚集的透明细胞上皮巢，多数学者将其归为良性具有低度恶性倾向的肿瘤。其他一些肾肿瘤如中胚叶肾瘤及肾胎儿错构瘤等极易区别。

六、治疗和预后

外科手术是MCN的主要治疗方式，通常有全肾切除或保留肾单位的部分切除术，术前或术中冰冻切片病理诊断明确者可避免不必要的根治性肾切除及术后的放疗、化疗等。少数病例行局部切除后可有复发，复发与切除不完全有关，而不是恶变。

总的说来，MCN具有良好的生物学行为，预后良好，迄今未有术后发生转移的报道。也有学者认为MCN可发生恶变，但预后好，患者可长期存活。

（赵亮　涂响安）

第十节　肾癌合并下腔静脉癌栓

一、概述

肾癌是泌尿系常见的恶性肿瘤，在同期的肾癌患者中，约4%～10%的病例可发生下腔静脉癌栓，其中有1%的癌栓可扩展至右心房。过去认为肾癌伴下腔静脉癌栓形成已失去了手术时机，预后很差。1913年Berg等和1922年Regn分别作了从下腔静脉取出癌栓和腔静脉部分切除的报道。1972年Skinner等报道完整取出癌栓的肾癌根治术，5年生存率达55%。国内于1998年率先由郑少斌等报道了腔静脉节段切除在肾癌伴发下腔静脉癌栓中的应用情况。目前普遍认为如未发现局部或远处转移，肾癌根治性切除的同时再切除肾静脉癌栓和取出下腔静脉癌栓，预后仍然良好。

二、病因与发病机制

肾癌的病因至今尚不清楚。吸烟者肾癌的相对危险性增加，吸烟并暴露于镉工业环境者肾癌发生率高于常人。肾癌有家族发病倾向，Von Hippel-Lindau病可表现为包括肾细胞癌在内的多脏器多病灶肿瘤，与该病有关基因位于第3号染色体。肾癌的发病率有地区差异，可能与城市化、饮食、生活习惯有关。

肾癌常为单侧发病，左右侧发病数相似，2%的病例双肾同时或先后出现肾癌。肾癌多数为圆形，大小不一，肾脏各部位均可发生。肿瘤无组织学包膜，但有被压迫的肾实质和纤维组织形成的假性包膜，少数为均匀的黄色或棕色，多数伴有出血坏死、纤维化斑块，出血坏死可形成囊性，也有本身为乳头状囊腺癌。肿瘤可有钙化点。肿瘤可破坏整个肾脏，并可侵犯邻近脂肪、肌肉组织、血管、淋巴管等。肾周围筋膜是防止局部扩散的一层屏障，肾癌容易向静脉内扩散形成癌栓，癌栓可延伸至肾静脉、下腔静脉甚至右心房。肾癌扩散至肾周围组织、邻近脏器、淋巴结比静脉内癌栓更为严重。肾上腺同侧受累占10%左右，远处转移常见为肺、脑、骨、肝等。

三、病理

肾癌来自肾小管上皮，生长速度一般较慢，但有时可很快，绝大多数有一层纤维包膜包裹，可生长于肾实质的任何部位。质硬，表面血管大多呈扩张。发现时体积大小不一。大多是单个的，少数有多个的。肿瘤可侵入肾实质，也可浸润肾包膜并穿入肾周围脂肪。其切面大多呈淡黄色或橘黄色，生长速度较快的区域呈白色，有出血的区域呈暗红色，含脂质较多的部分呈金黄色并发亮。较大的肿瘤常可见坏死区，坏死组织液化后质地呈囊状。有时肿瘤中有血肿。少数肿瘤可见到有不规则散在的钙化区，钙化是否存在与肿瘤的恶性程度无关。

肾细胞癌主要可分为透明细胞癌、颗粒细胞癌和梭形细胞癌，3种细胞可单独或混合存在，此外还有乳头状腺癌、肉瘤状肾癌、肾集合管癌和肾小细胞癌等变异类型。肾癌细胞可通过肾静脉向外转移延伸至下腔静脉甚至右心房形成癌栓，肾癌合并下腔静脉癌栓目前尚无统一的分型方法。目前推荐采用美国梅约临床医学中心的5级分类法：0级：瘤栓局限在肾静脉内；Ⅰ级：瘤栓侵入下腔静脉内，瘤栓顶端距肾静脉开口处≤2 cm；Ⅱ级：瘤栓侵入下腔静脉内，瘤栓顶端距肾静脉开口处>2 cm；Ⅲ级：瘤栓生长达肝内下腔静脉水平，膈肌以下；Ⅳ级：瘤栓侵入膈肌以上下腔静脉内（图2-8）。Ciancio等又将Ⅲ级（肝内型）分为3个亚型：Ⅲa（肝静脉下型），癌栓达到肝内下腔静脉水平但位于肝静脉以下；Ⅲb（肝静脉型），癌栓达到肝静脉水平，未超出肝上缘；Ⅲc，癌栓超出肝上缘但位于横膈以下。另一更应重视的问题是有文献提出依据癌栓有否浸润下腔静脉壁而将腔静脉癌栓分为浸润性腔静脉癌栓和漂浮性腔静脉癌栓。有研究报道非浸润型（漂浮型）癌栓切除术后，患者生存率比浸润型者高5倍。

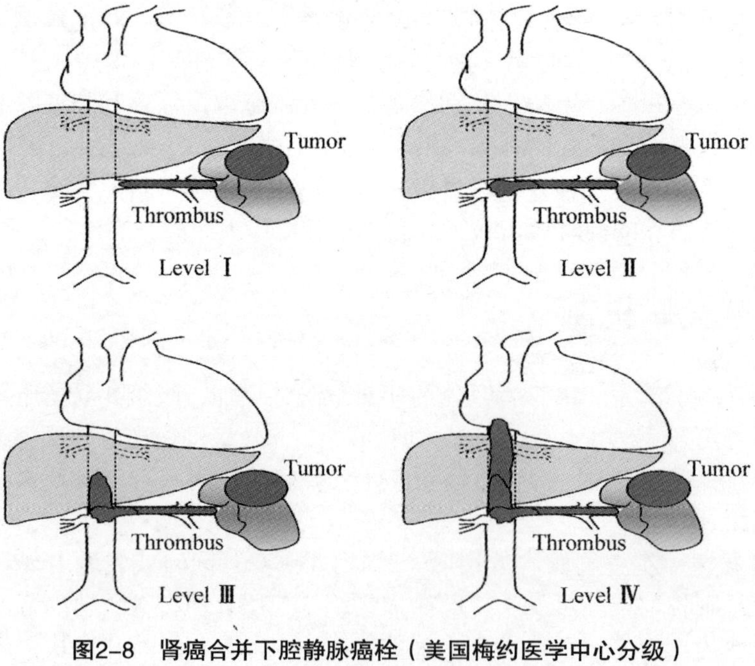

图2-8　肾癌合并下腔静脉癌栓（美国梅约医学中心分级）

四、临床表现

多数肾癌合并腔静脉癌栓患者缺乏其独有的特殊表现，以肾癌的临床表现如血尿、腹痛、包块等出现，进而行一系列影像检查（B超、CT、MRI等）始发现肾癌同时伴发肾静脉和/或腔静脉内癌栓存在。一部分患者还可出现多种肾外表现，如贫血、消瘦、发热、血沉快、高血压、高血钙、红细胞增多症和肝功能异常等，但也有少部分伴有腔静脉癌栓的患者除有血尿、腹痛外可有下肢静脉曲张，足踝、足背浮肿，下肢沉重，同侧精索静脉曲张，腹壁静脉怒张，蛋白尿等下腔静脉血液回流受阻的表现。

男性发生静脉癌栓者明显多于女性，伴癌栓的肾癌病理类型中以透明细胞癌多见，右侧多于左侧，甚至有文献报告腔静脉癌栓约85%来源于右肾癌（可能与右肾静脉距离腔静脉短、直有关）。本病的发病年龄亦与肾癌相似，50～60岁属高发年龄段。

五、诊断与鉴别诊断

病史是其诊断的基础，但肾癌伴下腔静脉癌栓患者多数无特殊症状，明确诊断主要依靠影像学检查，其检查结果是最直接的诊断依据。下腔静脉癌栓的诊断目前主要依靠B超、CT、MRI及腔静脉造影等检查手段。

1. B超　超声检查具有方便、快捷、无创等优点，故已成为目前临床上应用最广泛的肾癌和静脉癌栓的首选诊断手段。其既可判断肾癌肿块的大小、局部累及的范围及淋巴结有否癌转移，又能对肾静脉、下腔静脉内有否癌栓存在作出诊断，且可经肋间和正中线旁及变换体位情况下进行检查扫描，能观察从两侧髂总静脉结合处至右心房的全部下腔静脉内超声改变情况。下腔静脉癌栓在超声图像上表现为腔静脉内出现实质性回声病灶，与肾癌的回声相似，显示该段腔静脉增宽，前壁隆起而后壁常无明显变化，腔静脉Valsava生理现象消失。在彩色多普勒超声检查时，腔静脉内癌栓表现出的癌栓局部血流中断、缺损为其突出特点，对癌栓的诊断准确率仅50%。经腹超声常受到肠道气体、患者肥胖等因素干扰，临床发现此方法仅能在36%的患者中看清楚肾静脉以上整个腔静脉，在43%的患者中看清肝后腔静脉，约21%的患者因胃肠道气体、肥胖等因素干扰不能得出正确诊断。有学者提到经食管超声心动检查对肝静脉以上的腔静脉癌栓和右心房癌栓正确诊断率更高，可达100%；而且经食管超声用于术中对下腔静脉癌栓进行实时监测，不仅可以精确监测癌栓位置，而且可以帮助确定下腔静脉阻断的确切位置，以避免阻断位置过低而将癌栓夹碎引起肺栓塞等并发症。

2. CT　腔静脉癌栓有两点特征，一是腔静脉增宽变粗（正常人下腔静脉直径1.5～3.7 cm，平均2.7 cm），二是腔静脉内出现低密度充盈缺损。由于有些癌栓其内有癌栓血管形成，故在注入造影剂后（强化）可出现癌栓有增强反应而血栓因其内无血管不出现增强改变，以此区别癌栓与血栓。CT对原发病变诊断较好，对癌栓的诊断准确率为91%，但对下腔静脉癌栓的检查受其检查方式（只能做冠状面扫描）的限制，不能完全显示癌栓的长度及其所达位置，且有时可因下腔静脉内湍流现象出现假象。

3. 磁共振成像（MRI）　其独特优点为无创、无射线，同时可在冠状面、横截面和矢状面上扫描成像，因此对肾癌分期准确性高，对确诊静脉内有无癌栓以及癌栓的范围、癌栓头端的确切平面有很高的价值，对癌栓的诊断准确率为90%～100%。另外，腔静脉内流动的血液在MRI检查时不产生信号，即所谓的流空信号消失代之以条状稍长的T_2信号或呈现出不规则实性结节或块影，在T_1WI上癌栓呈稍低或低信号表现。

4. 下腔静脉造影　该检查诊断方法既往在诊断下腔静脉癌栓方面具有公认的确诊价值，在造影剂的对比下能准确看出癌栓在静脉腔内伸延的范围、典型的充盈缺损区以及腔静脉壁被侵犯情况，诊断符合率可达71%～94%，但常因血流的影响等因素而出现假阳性。另外，当下腔静脉有阻塞时，下腔静脉造影只能显示癌栓的远心端，不能显示癌栓头部。而且此项检查对操作者技术要求高，同时对患者有一定的危险性，且不能显示原发病变的情况，目前该项检查多由MRI替代。

六、治疗

肾癌根治性切除术加癌栓取出术目前仍是治疗肾癌合并下腔静脉癌栓最有效的方法，对无淋巴结和远处转移者更应积极手术治疗。手术方式取决于癌栓水平及是否侵犯腔静脉壁，预防癌栓脱落的关键措施是在癌栓近端阻断腔静脉。

常见的几种手术方式有：

1. 肾静脉型静脉内癌栓（Ⅰ级） 常规的肾癌根治术术前准备，硬膜外麻醉或全麻下采用经腹部亦可12肋切除经腰部手术，先分离显露肾带动脉、静脉，以肾静脉汇入处为中心游离一段长约3 cm的下腔静脉。笔者体会此型无需阻断腔静脉近端、远端和对侧肾静脉，用无损伤钳阻断钳夹肾静脉进入腔静脉侧壁，此时腔静脉血流近乎正常回流，沿钳夹处弧形切除部分腔静脉侧壁，此时肾静脉内癌栓连同肾标本完整移除，用5-0号血管缝线连续缝合腔静脉侧壁切缘后松除阻断钳，手术完成（图2-9）。

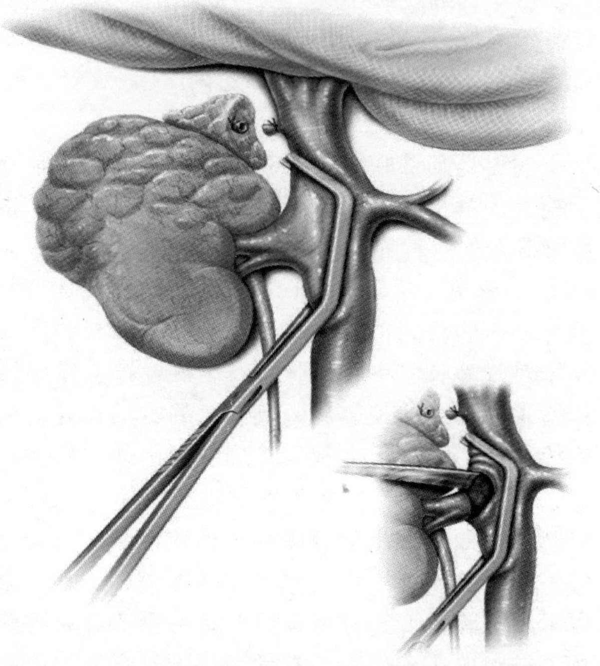

图2-9 肾静脉型静脉内癌栓，无损伤阻断钳的使用

2. 肝下型腔静脉癌栓处理（Ⅱ级） 全麻，经腹腔途径腹直肌旁直切口上方可斜形延伸至患侧部分肋缘下，依照肾癌根治术常规步骤进行，但应先分离下腔静脉和对侧肾静脉，在癌栓上方1～2 cm、肾静脉下方2～3 cm处的腔静脉和对侧肾静脉分别套血管阻断带备用。结扎切断肾动脉后切开患肾外侧上方后腹膜，并游离肾周。继而分别阻断对侧肾静脉、腔静脉远端和近端，在肾静脉进入腔静脉处作卵圆形切口，取出癌栓，移除肾标本。0.9%生理盐水或肝素盐水冲洗腔静脉，检查腔静脉后壁有无癌栓侵犯，5-0号血管缝合线连续缝合腔静脉切口，完成后开放对侧肾静脉，并观察创口有否漏血，此后开放腔静脉近、远端之阻断。如肾癌标本体积过大，妨碍显露和操作时，可先移除肾脏，在手术野显露良好情况下切取癌栓，阻断血流后尽快进行取栓，应尽可能在20 min内完成操作。

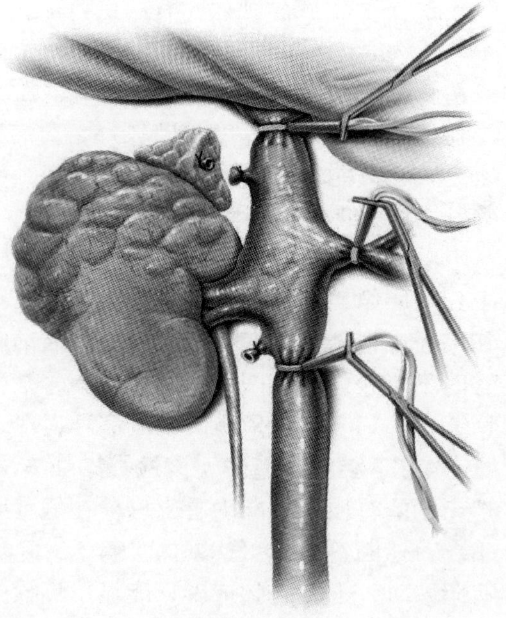

图2-10 膈下肝内型腔静脉癌栓，血管阻断带的使用

3. 膈下肝内型腔静脉癌栓处理（Ⅲ级） 此型手术相对复杂。麻醉、切口与肝下型腔静脉癌栓基本相同，对侧肾静脉和腔静脉上下端套血管阻断带备用，但要解剖第一肝门，套上血管阻断带，并切断肝冠状韧带和三角韧带，游离肝脏，将其向下方牵拉显露膈肌裂孔，将腔静脉进行分离至可上无损伤血管阻断钳。结扎切断肾动脉，切开肾外侧和上

部后腹膜，顺序阻断肾静脉、下腔静脉远端、对侧肾静脉、第一肝门血管和膈肌裂孔处腔静脉近端。在肾静脉汇入腔静脉处作卵圆形切口，轻柔、快速完整取出癌栓，移除肾标本，冲洗腔静脉后，用无损伤钳钳夹切口开放腔静脉近、远端对侧肾静脉和第一肝门，进而完成腔静脉切口缝合（图2–10）。

4．膈上腔静脉癌栓的处理（Ⅳ级） 胸腹联合切口，按肾癌根治术原则先处理肾动脉，游离肾脏，仅留肾静脉与腔静脉相连。然后将切口上端延向胸部至胸骨上切迹，打开心包，作升主动脉和右心房插管。开始体外循环，使血液由右心房或上腔静脉流入体外循环机。经人工肺及变温器使血液温度降至10 ℃，经升主动脉进入人体，当鼻温降至20 ℃，出现心脏纤维震颤时阻断升动脉，向心内灌注心脏停搏液，继续降温至18 ℃，停止体外循环，此时大部分血液已流至体外循环机，机体血液循环停止。无血状态下在肾静脉入口处腔静脉作环形切口，经此开口插入F10号带气囊尿管至癌栓头部上方，充水10 mL后充盈气囊，将瘤栓轻轻拖出，反复多次。生理盐水冲洗腔静脉至下腔静脉通畅，未见癌栓残留，腔静脉内用丝裂霉素液冲洗，缝合腔静脉切口。恢复体外循环，复温至36.5 ℃，恢复自主心跳，血压稳定后停止体外循环。

5．心肺旁路低体温体外循环技术 肾癌合并下腔静脉癌栓，尤其肿瘤侵及肝静脉水平以及右心房后，常规外科技术很难处理。采用心肺旁路，低温体循环可提高手术安全性，减少术中大出血、癌细胞扩散和肺栓塞等并发症，不足处是易引起继发性出血，其发生率约为3%。为预防其发生，一般在停机后用鱼精蛋白中和肝素。心肺旁路联合低温体循环技术不仅适用于膈上型癌栓，还适用于肝下及肝内腔静脉癌栓。其优点是：①不需要阻断远侧腔静脉，不需作肝内、肝后腔静脉外的广泛游离。②不需要阻断门静脉，也不需钳夹腹主动脉以防出血。③可在无血的视野下手术操作。④可减少术中大出血或癌栓脱落致肺栓塞的危险。⑤低温麻醉可延长心脏手术缺血时间，浅低温（29 ~ 34 ℃）是最实用而安全的低温水平，循环全停安全时间为8 ~ 10 min；中低温（26 ~ 28 ℃）为35 ~ 40 min；深低温（20 ~ 25 ℃）为60 min。可根据手术需要、难易程度选择不同的低温麻醉方式。

6．腔静脉–右心房自然转流技术 体外循环的最大优点是外科医生可在无血状态下切除瘤栓或置换血管，但其全量肝素化后的继发出血、心跳停搏、体外循环后的血液动力学变化以及深低温后的危险，是腔静脉癌栓切除术后并发症和死亡率增高的重要原因。下腔静脉–右心房旁路自然转流技术弥补了这一缺陷，其有以下优点：①术中阻断下腔静脉后，能有效维持回心血量，避免低血压，以保证心、脑、肺等重要器官的灌流，减少相关的术后并发症；②下腔静脉转流与阻断后，切口出血少，可在直视下切除癌栓；③创伤相对小，可在探查和阻断上端下腔静脉的同一纵隔切口内，直接作右心房的插管转流，而无须再作其他静脉的穿刺插管；④操作简单实用，不需加用血泵和其他特殊设备，而通过调整手术床的头低脚高位，达到自然回流的效果；⑤省去了低温下心肺转流体外循环技术的复杂操作和避免了其术后可能发生的严重并发症；⑥与不作转流直接同时阻断下腔静脉和腹主动脉的癌栓切除术相比，可避免动脉阻断后肾脏与下肢缺血所造成的危险，适用于肝后型和肝上型下腔静脉癌栓切除术。1988年Foster等率先应用下腔静脉–右心房旁路自然转流技术，成功为1例肾癌患者行下腔静脉瘤栓切除术。肖序仁等报道采用改良下腔静脉–右心房自然转流技术对4例肾肿瘤并腔静脉瘤栓患者行肿瘤与腔静脉瘤栓切除术，效果满意。

7．浸润腔静脉瘤栓的手术方法 约20%病例中，瘤栓可浸润腔静脉，根据浸润的范围，决定部分或完全切除一段腔静脉。在右侧肿瘤伴腔静脉梗阻，左侧已产生充分的侧支循环者，左肾静脉可结扎。左侧肿瘤伴完全腔静脉梗阻的病例，通常右肾没有足够的侧支循环，或侧支引流不充分，必须重建引流。陈宝琦等应用下腔静脉整段切除术和右肾癌根治性切除术治疗4例右肾肿瘤并下腔静脉癌栓完全性梗阻患者，术后患者血尿素氮、肌酐水平无明显升高。少数肾肿瘤合并下腔静脉癌栓节段性完全梗阻患者，若没有重要器官的致命性转移，仍有可能通过根治性肾切除及整段受累下腔静脉的切除获得治愈。

8. 腹腔镜下肾癌根治并癌栓取出术 近10余年，由于腹腔镜技术和设备的发展，腹腔镜下肾癌根治术亦被认为是治疗局限性肾癌（T_2期以内）的一项重要选择，但对肾癌合并下腔静脉癌栓普遍认为是禁忌。Savage 等于2000年报道了第一例腹腔镜下肾癌根治并癌栓取出术治疗肾癌伴肾静脉癌栓（Ⅰ级），取得了满意的效果。2002年Troxel应用手辅腹腔镜技术成功行腹腔镜下肾癌根治并肾静脉癌栓取出术。2003年Hsu应用腹腔镜结合术中B超准确行腹腔镜下肾癌根治并下腔静脉癌栓取出术。目前国内尚未开展该项手术，因其难度及风险较大，具备条件的医院可以在合适病例上进行尝试。

肾癌合并静脉癌栓患者术中的死亡原因包括：肺栓塞、心肌梗死或体外循环引起的并发症，文献报道术中的病死率为6%～9%。充分的术前准备和手术技巧的提高可以降低术中死亡率。肾癌伴下腔静脉癌栓术后除注意出血及健侧肾功能衰竭外，Ⅱ型癌栓术后应密切注意有无肺栓塞发生；Ⅲ型癌栓除肺栓塞外，应注意有无胰腺炎、败血症、肠梗阻及下肢血栓形成；Ⅳ型癌栓术后败血症、DIC及多脏器功能衰竭的发生率高。

七、预后

肾癌伴下腔静脉癌栓术后生存率与局部淋巴结、肾周脂肪囊及远处转移、癌栓是否侵犯腔静脉壁、癌栓切除是否完全及术中、术后并发症等有关，而与癌栓长度、延伸水平无关。Staehler等报道没有远处转移的伴腔静脉癌栓的肾癌患者的5年生存率是34%，若同时没有淋巴结转移，则5年生存率可提高到39%，没有远处转移的Ⅰ级、Ⅱ级和Ⅲ级腔静脉癌栓患者的5年生存率分别是38%、38%和30%，不同癌栓水平患者的5年生存率差异没有统计学意义。Rabbani等回顾分析了1 082例肾癌患者，肾静脉癌栓和腔静脉癌栓5年无复发的可能性分别是65%和59%，两者差异无统计学意义。Kim等分析了226例肾癌伴静脉癌栓患者的预后，结果认为不伴转移的肾静脉癌栓和膈肌以下腔静脉癌栓患者的预后相似，而膈肌以上腔静脉癌栓患者的预后明显变差。但是也有学者持不同观点，Moinzadeh等报道肾癌伴肾静脉癌栓患者的10年生存率明显高于膈肌以下腔静脉癌栓的患者。

对于肾癌伴下腔静脉癌栓合并淋巴结侵犯或远处转移患者，尽管生存率较低，如果有条件也可根据情况手术，在术中或二期切除转移灶，为免疫治疗起到减瘤作用，延长存活时间，亦有术后远处转移灶停止生长和自行消失的报道。

第十一节　肾小细胞癌

一、概述

肾小细胞癌（small cell carcinoma of the kidney）是极罕见的原发于肾脏的神经内分泌恶性肿瘤。1984年Capella等报道了首例肾小细胞癌，描述了68岁女性的左侧肾癌，癌细胞的光镜下形态、免疫组化染色、超微结构及生物学行为与小细胞肺癌极为相似。Mackey等回顾性总结文献报道的泌尿生殖系统小细胞癌，截至1997年10月共有180例，其中肾小细胞癌仅8例。Lois等于2001年6月总结文献报道的肾小细胞癌少于30例。小细胞癌大多起源于支气管树，但现在越来越多地见于肺以外的器官，如食管、宫颈、前列腺、甲状腺、子宫内膜、膀胱、胆囊、皮肤、胰腺等。肾小细胞癌是恶性肿瘤，由小细胞构成，表现为弥漫性生长，免疫组织化学以及超微结构表现为神经内分泌和上皮肿瘤的特征。临床表现最常见是腹痛和肉眼血尿，少数患者表现为异位激素分泌综合征。肾小细胞癌恶性程度高，预后不良，治疗首选根治性肾切除和淋巴结清扫术，术后采用化疗。

二、病因与发病机制

病因不明，肾小细胞癌的确切起源和分化仍然不明确，肺小细胞癌的母细胞为嗜银细胞，但在正常的肾脏却无嗜银细胞，因此推测肾小细胞癌起源于后肾原生细胞。另一种可能是起源于肾盂上皮，因为肾盂上皮肠上皮化生时，也含有嗜银细胞。

三、病理

肾小细胞癌大体多呈灰粉色、不规则，常伴有出血、坏死，易发生局部浸润和转移（图2–11）。小细胞癌光镜下可见小的椭圆或梭形肿瘤细胞，细胞小而一致，排列成片。部分区域可见“器官”样结构，或出现菊形团结构，细胞被纤维血管基质分隔，细胞质通常较少，有时部分细胞可有较丰富的细胞质，红染，细胞核略偏位。肿瘤细胞富含染色质，细胞核深染，染色质浓聚，细胞容易受挤压（图2–12）。

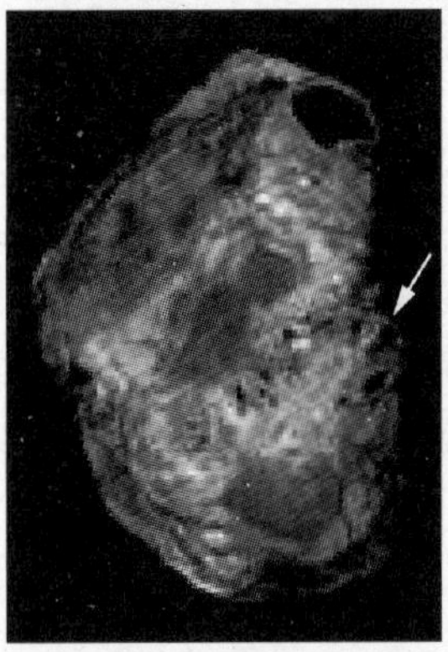

图2–11　肾小细胞癌大体标本

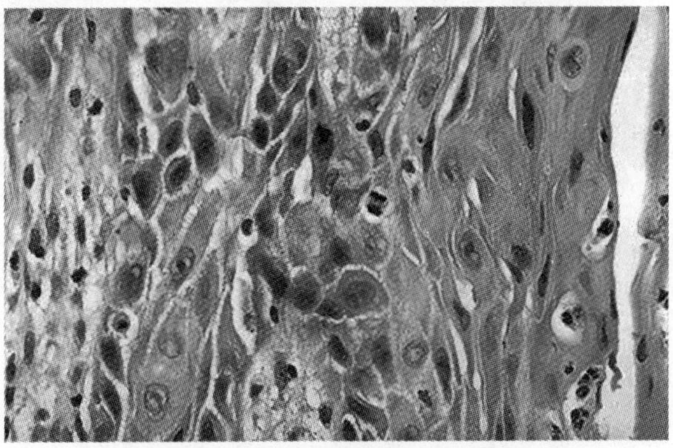

图2–12　肾小细胞癌组织学图像

免疫组化显示：肿瘤细胞对神经内分泌标记呈强阳性表达，表现为NSE、CGA等强阳性。超微结构显示致密的神经内分泌颗粒、核糖体小体、发育不良的内质网及少数的线粒体。免疫组织化学以及超微结构表现为神经内分泌和上皮肿瘤的特征。少数患者表现为异位激素分泌综合征。异位分泌促肾上腺皮质激素的患者可出现库欣综合征症状如低血钾、高血糖、水肿、肌无力或肌萎缩；异位抗利尿激素分泌过多综合征的主要临床特征是水潴留、低钠血症及神经功能紊乱。异位产生降钙素引起低钙血症；异位分泌促胃液素的患者可能出现出血性消化道溃疡。

四、临床表现

肾小细胞癌以女性多见，临床表现最常见是腹痛和肉眼血尿，少数患者表现为异位激素分泌综合征，如库欣综合征（低血钾、高血糖、水肿、肌无力或肌萎缩）；抗利尿激素分泌过多综合征（水潴留、低钠血症及神经功能紊乱）；也有可能出现低钙血症或出血性消化道溃疡。肿瘤体积较大，查体：卧位一般能触及肿物，质硬，表面光滑，可有轻触痛。易发生局部浸润和转移，如血管、淋巴结和腹膜后，可发生广泛的远处转移，进展迅速，预后不良。

五、辅助检查

除一般常规检查外，尿常规可见红细胞视野。B超示肾脏明显增大，形态失常，可探及巨大中等偏强回声团块，内部回声不均匀（图2–13）。腹部MRI示肾脏巨大肿块影，呈长T_1稍长T_2信号，信号不均，有小片状短T_1长T_2信号，残余肾脏受压、变形，可向下移位（图2–14）。胸片和腹部B超、MRI检查有无转移灶。确诊依赖于病理检查，免疫组织化学以及超微结构表现为神经内分泌和上皮肿瘤的特征。

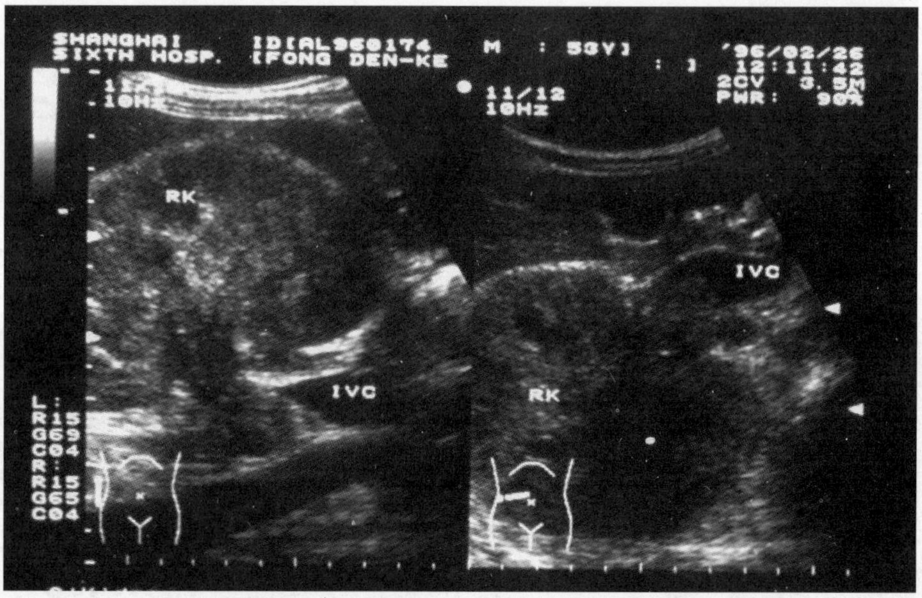

图2–13　肾小细胞癌下腔静脉内癌栓声像图

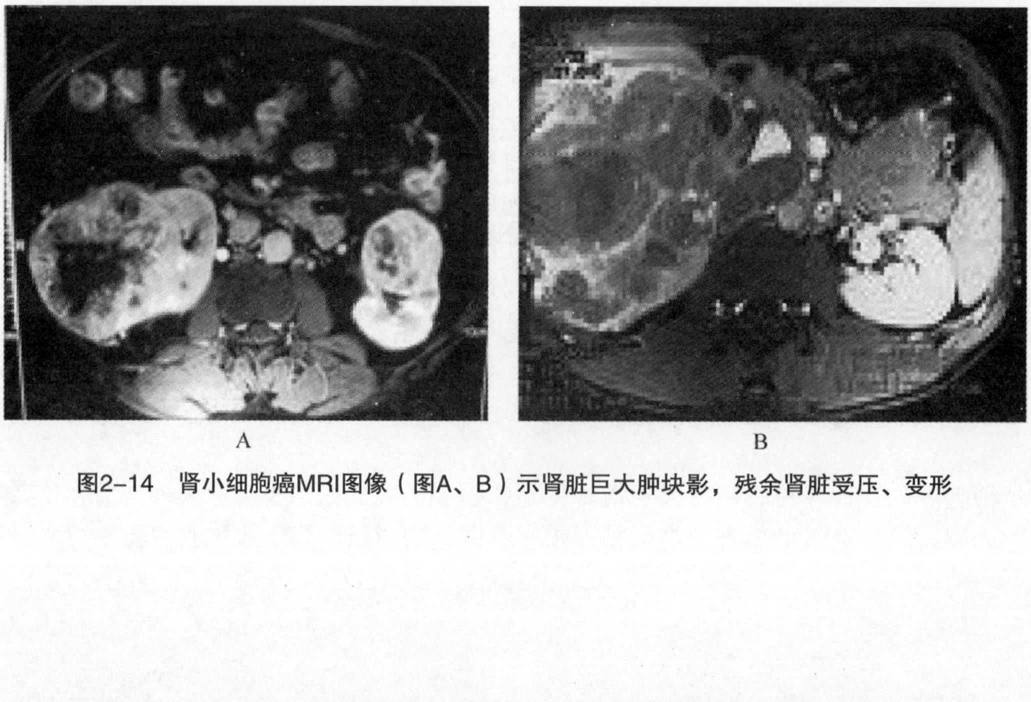
A　　B

图2–14　肾小细胞癌MRI图像（图A、B）示肾脏巨大肿块影，残余肾脏受压、变形

六、诊断和鉴别诊断

临床表现为腹痛和肉眼血尿，B超或MRI发现肾脏有实质性肿瘤，病理检查确诊。

肾小细胞癌应与肾脏原发或继发的其他小细胞肿瘤鉴别，如肾母细胞瘤、淋巴瘤、原始神经外胚层肿瘤等。肾母细胞瘤多见于婴幼儿，肿瘤多数可见上皮、间质和肾始基3种成分。淋巴瘤偶尔也可原发于肾脏，肿瘤细胞多数为B细胞表型，细胞大小一致，核膜较厚，可见一个或多个小核仁，细胞核有核裂或扭曲。免疫组化淋巴瘤表达淋巴细胞的标记，如淋巴细胞共同抗原（LCA）、B细胞标记如CD20等，而肾小细胞癌呈阴性。肾脏原始神经外胚层肿瘤也非常少见，肿瘤细胞可表达神经标记物，如Syn、S-100、NSE等。

七、治疗和预后

肾小细胞癌首选根治性肾切除和淋巴结清扫，术后采用化疗。肾小细胞癌易发生局部浸润和转移，如血管、淋巴结和腹膜后，可发生广泛的远处转移，进展迅速，预后不良，平均存活期10.5个月。根治性手术和顺铂化疗可改善生存率。

第十二节　肾集合管癌

一、概述

肾集合管癌（collecting duct carcinoma，CDC）是一种十分少见的肾恶性肿瘤，首先由Masson在1955年提出，他描述一种囊性肾细胞癌有乳头状突起，由于囊壁被覆上皮似Bellini管，称之为Bellini上皮瘤。1976年Macilla和Jimnez等在34例乳头状肾细胞癌中发现3例肿瘤邻近集合管有异型增生，认为部分乳头状肾细胞癌起源于集合管。1986年Fleming和Lewis提出了CDC的诊断标准，以后有更多的文献报道。但既往的肿瘤分类中CDC归属于肾细胞癌。由于其病理学特点与生物学行为与一般的肾细胞癌不同，故新的WHO肿瘤国际组织学分类将其分为独立的一类，占肾脏上皮性肿瘤的1%～2%，其特点是癌细胞与集合管或Bellini管上皮相似。B超和CT等影像学诊断不能分辨是透明细胞癌还是肾集合管癌，病理诊断是唯一可靠的诊断手段。至2002年国内文献报道16例。病理形态易误诊为乳头状肾细胞癌或其他恶性肿瘤，肾集合管癌恶性程度高、转移早、预后差。

二、病因与发病机制

病因不明，目前基因学研究较多。55%的CDC可出现Von Hippel Lindau（VHL）等位基因缺失，50%出现p16等位基因缺失，18.7%p53基因缺失，25%出现13a缺失，基因的缺失可出现于1、2、9、11和18染色体，基因的获得出现于16和20染色体。CDC的基因突变少部分与肾细胞癌（RCC）相似，多数与其不同，也提示了与RCC的异源性起源。这些基因类型可能也是其恶性程度较高的原因。

三、病理

病理学特征有：①肿瘤发生于肾髓质，然后向肾盂和肾皮质浸润。②肿瘤灰白色或淡黄色，质地较透明细胞癌韧，浸润生长，无假包膜（图2-15A）。③镜下以腺管状或腺管乳头状结构为主，被覆单层或复层上皮。④分化差的呈腺样囊性癌、巢状或条索状癌或肉瘤样癌。⑤ 细胞呈颗粒状嗜碱性或透明状，细胞界限不清，核异型性明显（图2-15B、C、D）。⑥ 肿瘤有明显的间质反应。⑦ 肾髓质集合管原位癌。⑧ 肿瘤细胞表达34BE12和PNA和/或Ulex europaeus agglutirun，但分化差的肿瘤可失去此特性。

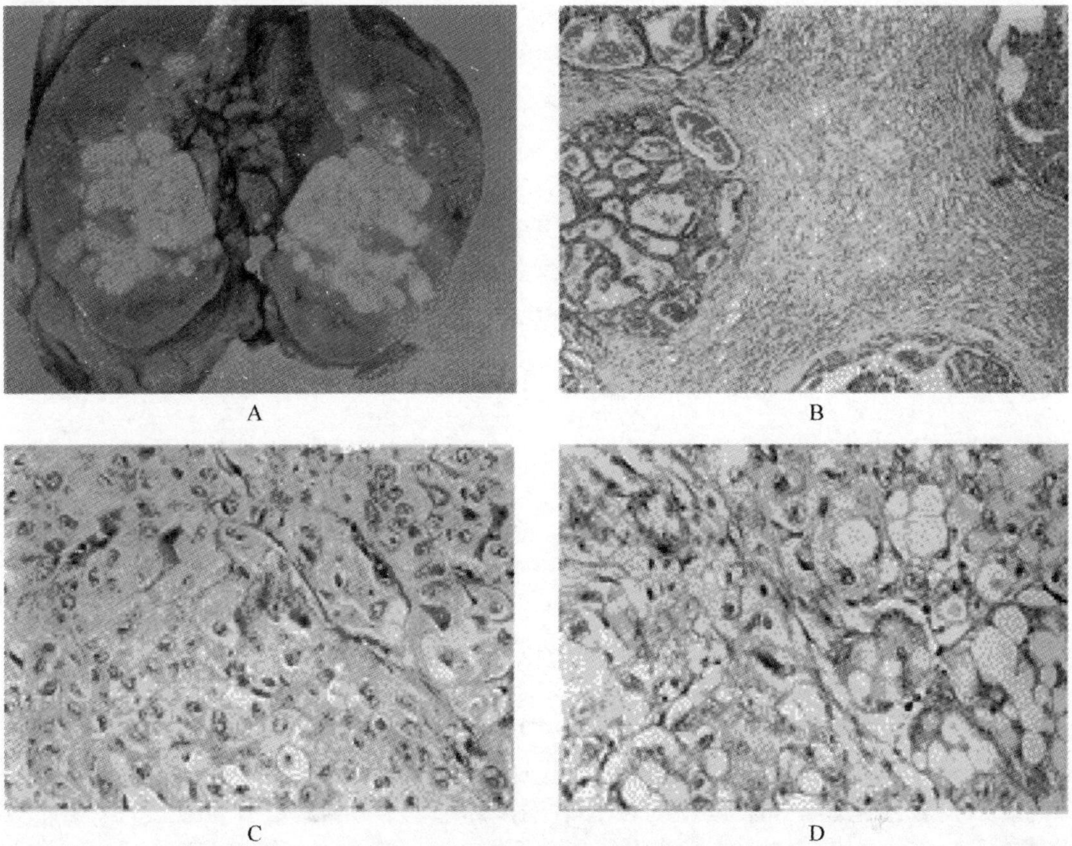

A B C D

图2-15 肾集合管癌

A．大体标本。肿瘤灰白色多结节，位于肾髓质，无假包膜，浸润性生长 B．镜下标本（HE×40）。肿瘤呈多结节、腺管乳头状结构，伴有出血，肿瘤结节周围可见髓质肾小管 C．镜下标本（HE×200）。肿瘤呈实性巢状、片状排列，细胞界限不清，核异型性和核仁明显。Fuhrman核分级为3级 D．镜下标本（HE×200）。肿瘤呈腺样囊性癌结构，细胞核高度异型。Fuhrman核分级为4级

四、临床表现

从现有文献报道看，CDC多见于青壮年，男性略多于女性，血尿、腰腹痛是最常见的症状，体检发现腹部肿块。CDC恶性程度高，病程短、进展快，可发生局部浸润和转移，如肾上腺和淋巴结；远处软组织和骨转移也较常见。与常见类型肾细胞癌溶骨性骨转移不同的是，CDC骨转移多为成骨性转移。约一半的病例发现时已有转移。就诊时PTNM分期多在Ⅲ～Ⅳ期，Fuhrman核分级多在G3～4级，与其他肾癌相似，PTNM分期和Fuhrman核分级也是判断CDC的良好指标。

五、辅助检查

由于CDC起源于肾髓质，故瘤体较小者影像学表现为占位病变位于肾中心，静脉肾盂造影可见肾盂内充盈缺损。B超表现为低回声，均质或不均质肿物。CT平扫时为低密度或等密度影，增强扫描时不均匀显著增强。MRIT_1加权为低信号。血管造影为高血管肿瘤。B超和CT等影像学诊断不能分辨透明细胞癌和CDC，病理诊断是唯一可靠的诊断手段。

六、诊断与鉴别诊断

由于CDC发病率低，临床与病理诊断易与其他肾癌混淆。根据学者们的研究和文献报道，下列特点有助于CDC的诊断：①肿瘤呈灰白色或淡黄色，质地较透明细胞癌韧，位于肾中央区髓质，靠近肾门，无假包膜，与周围组织分界不清；②组织学以不规则腺管或腺管乳头状结构为主，被覆单层或复层上皮，常见“鞋钉样”结构，细胞界限不清，异型明显，分化差的呈腺样囊性癌、巢状、条索状癌或肉瘤样癌；③肿瘤有明显的间质反应，间质较致密甚或有大量胶原分泌，肾髓质为集合管原位癌；④免疫组化标记对该瘤的确诊无特异性相关标记物，据报道该肿瘤细胞表达CK（AE1/AE3）、CK7、CK19、EMA、PNA（花生凝集素）、UEA（荆豆凝集素）、Vimentin，而CD10、CEA，CD10、CK7和CK20缺乏表达。Kuroda等研究发现，黏着斑蛋白（Vinculin）对鉴别肾肿瘤是否来源于集合管系统有帮助，但在部分乳头状肾细胞癌，其黏着斑蛋白表达也呈阳性，故抗体对鉴别集合管癌与乳头状肾细胞癌价值有限。肾集合管癌电镜下肿瘤细胞富含线粒体及核糖体，其他如粗面内质网、滑面内质网及溶酶体均可见到，但缺乏脂滴，与肾透明细胞癌不同。此外，由于CDC多位于肾中央区域，易侵犯肾盂肾门结构，故临床上尚需与肾盂移行细胞癌鉴别。细胞遗传学的研究表明，CDC有多种不同于其他类型肾癌的染色体异常。

肾集合管癌的鉴别诊断主要是腺癌、移行细胞癌以及肾细胞癌。肾原发腺癌比较少见，多数为转移性。移行细胞癌多为肾盂发生后累及到肾实质。肾细胞癌可以出现腺腔、乳头等结构，但其间质相对较少，癌细胞可呈透明细胞、颗粒细胞或嫌色细胞，与肾集合管癌的细胞不同。移行细胞癌显微镜下按分化程度分为3级：移行细胞癌1级、2级和3级，其中1级由乳头组成，2级由乳头结构和实性巢组成，而3级则主要为实性巢，乳头结构少见。而肾集合管癌主要表现为不规则的腺腔，腺腔之间为丰富的疏松结缔组织。免疫组化在鉴别方面也具有重要意义。Rumpelt研究了6例肾集合管癌和相同数量的移行细胞癌和肾细胞癌，发现肾集合管癌对CK19和Ulex ruropaeus Lectin强阳性表达，对Vimentin中等强度表达，而CK13阴性；移行细胞癌Vimentin阴性而肾细胞癌Ulex ruropaeus Lectin阴性。

肾集合管癌应与肾乳头状癌仔细鉴别，因为二者均为乳头状腺癌，均有嗜碱性细胞存在，但其预后差异很大。二者免疫标记有明显差异，肾集合管癌继承了正常肾集合管的一些特征而表达高分子量细胞角蛋白34BE12或UEA或PNA，而乳头状癌则表达CK7。肾集合管癌的免疫标记在肾透明细胞癌和颗粒细胞癌均不表达或弱表达，这可能是因为肿瘤来源的部位不同造成的。肾集合管癌以其组织来源命名，而非以组织结构命名。它以乳头管状腺癌结构为主，但又有巢状、条索状、肉瘤样癌等非腺癌结构，因此它有别于一般的腺癌。其次，肾集合管癌的生物学行为恶性度极高，发生局部侵袭和远处转移早，病死率高。再者，含有腺癌结构的肾癌亚型有肾透明细胞癌、乳头状肾癌、肾集合管癌、多房性囊性肾细胞癌，这些不同亚型的肾癌预后不同，因此不能用腺癌一词笼统地概括。

七、治疗和预后

CDC的治疗方法目前仍以手术为主。虽然有学者用多种化疗或免疫疗法进行尝试，延长了部分患者的生存期，但由于病例少，是自然病程或疗效所致有待进一步研究。

（1）根治性切除术　根治性肾切除是治疗CDC的主要方法。

（2）化疗　有学者应用MVAC或甲氨蝶呤加顺铂进行化疗，但疗效不肯定。

（3）免疫治疗　干扰素加白介素-2治疗，平均生存期为22个月。

（4）放疗　尚无有效的报道。

肾集合管癌的预后差，迄今国外文献报道的CDC共69例，男45例，女24例；就诊时发生淋巴结或远处转移的35例（35/64）；45例术后进行了随访，其中22例死亡（22/45），存活时间2～36个月（平均16个月），只有2例（2/45）随访5年后仍存活．5年生存率明显低于常见的透明细胞癌。

Fuzesi等研究发现81、6、14、15和22号染色体异常，而Schoenberg等发现8号染色体短臂和13号染色体长臂缺损，未发现类似于普通型肾细胞癌的3号染色体短臂缺失和乳头状肾细胞癌的7、12、16、17和20号染色体的三体性。然而这些结果没在其他实验中被重复，其意义还不十分清楚，随着分子生物学研究的进展，也许能够用细胞遗传学来解释CDC与其他肾癌不同的病理特征与生物学行为。

第十三节　肾动脉瘤

一、概述

肾动脉瘤（renal artery aneurysm）是一种罕见的肾血管性疾病。1770年由Rouppe首先报道，约占内脏动脉瘤的22%，国内仅见个案报道。在普通人群尸解研究中，肾动脉瘤发病率为0.01%，而在选择性肾动脉造影的病例中，其发生率高达0.3%～1.0%，非肾脏疾病行血管造影检查发现肾动脉瘤为0.09%～0.3%。

二、病因与发病机制

肾动脉瘤的病因主要是肾动脉壁中层弹性纤维先天性发育不良，其次为后天性疾病如肾动脉硬化、肌纤维性疾病、结节性动脉外膜炎、梅毒、细菌性动脉炎等。20%的肾动脉瘤为双侧性，约30%为多发性。肾动脉瘤中60%发生在主肾动脉及其分支。

三、病理生理

病理改变是由于肾脏血流动力学改变而引发，在各种理化因素的刺激下，肾组织局部可产生各种生长因子和出现炎症细胞浸润，进而刺激系膜细胞和足细胞发生病理改变。根据肾动脉瘤发生的部位可分为肾外动脉瘤和肾内动脉瘤。前者主要发生在肾动脉主干和第一分支，后者多发生在肾实质内2～3级以上的小动脉。Poutasse将肾动脉瘤分为囊形、梭形、肾内型和夹层动脉瘤，各种类型的动脉瘤可混合存在（图2–16）。

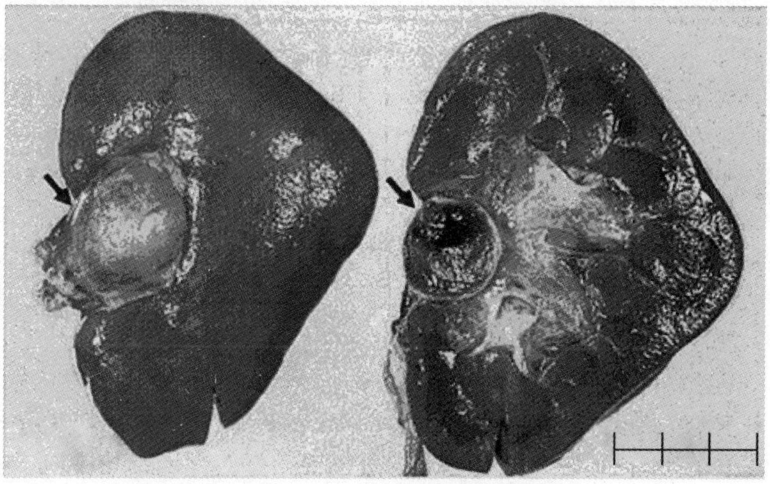

图2–16　肾动脉瘤大体标本

四、临床表现

肾动脉瘤的临床表现包括高血压（55%～70%）、血尿（30%）、腰痛（21%），以及严重但较少发生的动脉瘤自发性破裂导致大出血。有时腹部可闻及血管性杂音。肾动脉瘤与高血压关系仍有争议，约有70%～90%的肾动脉瘤患者合并高血压。高血压的原因可能与肾动脉瘤继发肾动脉扩张后狭窄、肾血栓栓塞、分支动脉受压、肾动脉的血流动力学改变以及动静脉瘘有关。报道的病例大多数手术治疗后血压恢复正常，提示高血压可能为肾动脉瘤的继发性损害所致。血尿也是肾动脉瘤常见症状，与肾动脉瘤侵蚀、穿入集合系统或栓子脱落引起肾梗死有关。肾动脉瘤的另一特征是病程较长，大多在2年以上，由于该病较少见，临床上常易误诊，造成术中处理困难。因此，对于高血压合并长期血尿患者，应注意肾动脉瘤的可能。

五、诊断与鉴别诊断

有腰痛、血尿、高血压等临床表现时可以考虑是否有肾动脉瘤的病变，但诊断主要依靠影像学检查，特别是选择性肾动脉造影。超声可发现较大的动脉瘤，表现为囊状低回声或无回声占位，普通超声可误诊为囊肿，彩超可提示病变的血流相关性，并显示肾门搏动性肿物。肾动脉瘤的CT表现：①平扫肾内或肾周为略高密度的肿块，CT值与同平面动脉血管的CT值相同，其边缘清楚锐利。②部分肿块周边见弧形钙化灶。③经团注动态扫描见肿块明显均匀强化，高于肾实质而等同于动脉；并大部分可见同侧血管增粗，且与肿块相连，特别是经过三维重建后能清楚显示瘤体与供血血管的关系。④肾盂、肾盏及肾实质受压改变。但有误诊为肾积水、肾占位病变、肾恶性肿瘤的报道，特异性不高。如肾动脉瘤伴有瘤壁钙化者，腹部平片或CT可见肾门区有一环形或弧形钙化影，此时需与肠系膜淋巴结钙化、肾肿瘤钙化、胆结石相鉴别，确诊依靠彩色多普勒检测和肾动脉造影。多普勒超声表现为局限性扩张膨出的肾动脉内显示红蓝相对的旋转式血流，即瘤腔内一侧为高速前向血流，对侧为低速逆向血流；该特征随瘤体增大而明显，瘤体内可合并血栓形成，血栓易附着于逆向低速血流一侧壁上，瘤口分入口、出口，为收缩期单向前向血流。肾动脉造影能直接显示瘤体大小、形态、边缘及周围血管情况。

肾动脉瘤自发性破裂的发生率相对较低，然而，动脉瘤一旦发生破裂，死亡率高达70%，根据动脉瘤所在的部位，破裂的类型可分为腹腔内、腹膜后、肾内或肾盂内破裂。肾动脉瘤直径>1.5 cm，瘤壁无钙化或钙化不全且伴高血压的患者，易发生动脉瘤破裂，尤其在妊娠妇女，肾动脉瘤破裂的危险性更大。动物实验证明，妊娠期激素的变化可引起动脉内膜的破坏、高血容量以及腹压增加可致血压上升，加重了薄弱动脉壁的压力。故妊娠期间肾动脉瘤和其他部位的动脉瘤最易破裂，造成母亲死亡率50%，婴儿死亡率70%。

临床上肾动脉瘤易误诊为肾周围脓肿及脓肾，应注意鉴别诊断。肾周围脓肿常继发于身体某一部位的化脓性感染，细菌由血行播散而至，临床症状为腰痛、发热、血白细胞升高，血红蛋白正常，B超检查肾脏组织回声可正常，肾周有异常低回声脓肿区。脓肾为肾脏的严重化脓性感染，肾实质破坏广泛，整个肾脏成为一个脓性囊腔，常有梗阻因素存在，肾功能丧失，超声图像似肾积水，但图像较模糊，血常规亦以感染为主要表现。

CT检查中，肾动脉瘤可以有占位病变的影像表现，在鉴别诊断上应与肾囊肿、肾肿瘤及急性肾内血肿鉴别。肾囊肿平扫时为囊性低密度，增强时不强化。肾肿瘤平扫时肿块多为等密度或稍高密度，且呈不均匀强化，与强化的肾实质比较为低密度影像。急性肾内血肿平扫时为高密度影，增强后肿块多不强化。动脉瘤表现为增强迅速、均匀一致，CT值一般很高，但是如果动脉瘤内有附壁血栓时也可以不均匀。动脉造影是明确诊断的最好方法（图2–17）。

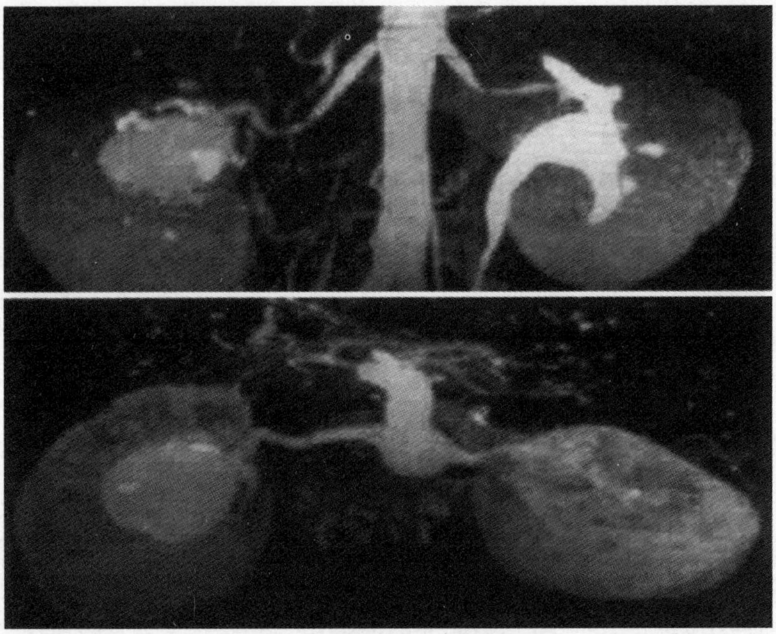

图2–17　右肾动脉瘤血管造影

六、治疗和预后

1. 随访观察　肾动脉瘤直径<1.5 cm，伴瘤壁钙化者，可进行观察，应用药物控制高血压，并定期行CT或选择性肾动脉造影监测动脉瘤的进展情况。有学者报道未治疗的囊状动脉瘤，随访4年内动脉瘤均有血栓形成，顽固性的肾性高血压加重，故认为无论肾动脉瘤大小及临床表现如何，均应早期治疗，预防微血栓进入肾实质，避免顽固性的肾性高血压。

2. 手术指征　①动脉瘤直径>1.5 cm，瘤壁无钙化或钙化不全者；②年轻育龄妇女仍希望生育者；③选择性肾动脉造影显示肾动脉瘤增大者；④合并严重的血尿及高血压，药物治疗效果不佳者。

3. 手术方式　根据肾动脉瘤的部位及患者的状况选择不同的手术方式：肾内型动脉瘤伴血尿者，应用选择性肾动脉分支插管进行栓塞治疗，常可阻止血尿的发展，保护肾脏。肾动脉瘤破裂或肾动脉瘤合并缺血性肾萎缩、顽固性高血压者，可行肾切除术；如肾内型动脉瘤位于肾的一极，选择性肾动脉栓塞治疗效果欠佳者，则行肾部分切除；动脉瘤壁切除、肾动脉原位修复或血管补片成形术，适用于位于肾动脉主干或一级分支的囊状动脉瘤，手术应在阻断动脉瘤两端血流下进行，必要时行肾脏低温灌注。如果动脉瘤切除后肾动脉太短或者近端肾动脉条件不好时，可采用主肾动脉搭桥或脾动脉吻合法，还可采用大隐静脉或人造血管作材料。对于累及多支肾动脉的多发性肾动脉瘤，可在原位血管重建或体外血管重建后行自体肾移植术。

第十四节　肾嫌色细胞癌

一、概述

肾嫌色细胞癌（renal chromophobe cell carcinoma，RCCC）为肾癌中少见的一个类型，约占肾癌的5%，国外文献报道100余例，国内文献报道20余例。RCCC是一种低度恶性的肿瘤。最初由Bannash于1974年实验动物中描述，1985年Thoenes等确认人的肾脏也发生此肿瘤。此后，1998年WHO肾脏肿瘤病理组织学分型将其视为一独立的类型，但未作进一步的组织学分类。目前，根据胞质的多少和色泽可分为3种亚型。绝大多数RCCC由2种细胞组成，极少数仅由1种细胞组成。Ⅰ型细胞即典型细胞，胞质丰富淡染，呈细网状或絮状，胞质淡染近乎透明，呈气球样。Ⅱ型细胞即嗜酸性细胞，胞质弱嗜酸性，细颗粒状，胞质较Ⅰ型细胞少。以占多数的细胞类型来分类亚型。RCCC临床上较少淋巴转移，生长缓慢，远处转移发生晚，并具有完整的假包膜，患者多因肿块增大产生局部压迫症状而就诊。

二、病因与发病机制

病因不明，研究发现肾嫌色细胞癌以染色体的缺失为特征，90%的病例在1、2、10、13、17、21染色体上有缺失。这与其他肾癌如肾透明细胞癌3号染色体缺失（3P-），肾颗粒细胞癌+16、+12、+3q、-Y及7与17三体等遗传学表现迥然不同，显示了其独特的遗传学特征。

三、病理生理

肾嫌色细胞癌瘤体较大，常单个，境界明显，坏死出血少见，包膜完整，很少突破肾包膜（图2-18A）。光镜下肿瘤细胞呈腺泡状排列，细胞大，胞浆丰富，常见2种类型细胞，即胞浆淡染呈细网状甚至透明的气球样的Ⅰ型细胞及胞浆嗜酸性呈细颗粒状的Ⅱ型细胞（图2-18B、C）。这2种类型的肿瘤细胞的PAS染色和苏丹Ⅳ染色均显示其胞浆内缺乏糖原和脂滴。Hale胶体铁染色，胞浆阳性，呈亮蓝色，说明肿瘤细胞含有酸性黏液物质（图2-18D）。免疫组织化学染色Vimentin阴性，CK8、CK7、CK19阳性，CK20阴性。电镜下见胞浆内大量小空泡，两型细胞均可见（图2-18E）。小空泡的存在是嫌色细胞癌区别于其他肾肿瘤的独特之处，亦是光镜下其独特细网状胞浆的结构基础。

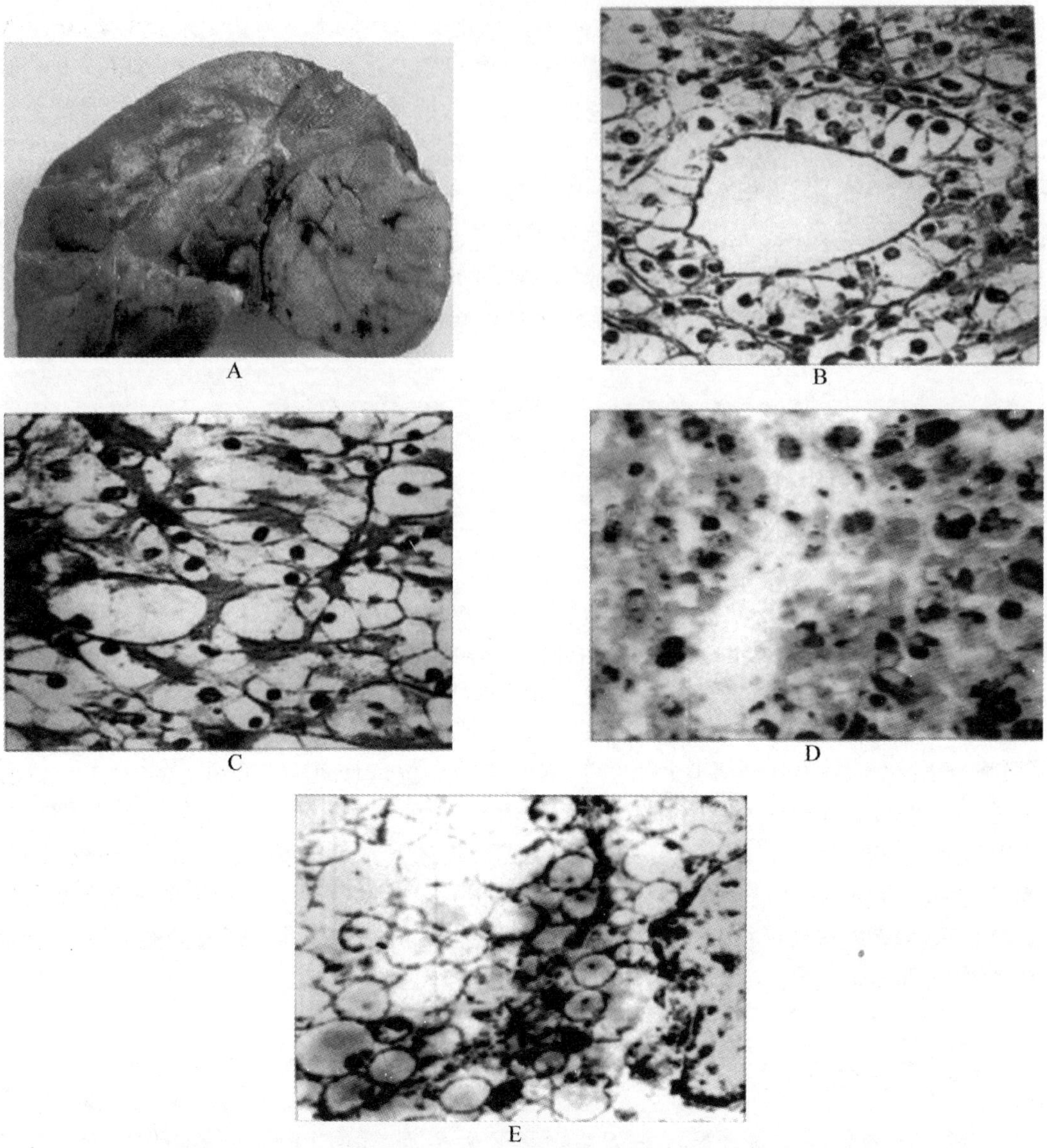

图2-18　肾嫌色细胞癌

A. 肿瘤呈灰黄色、实性、质地均匀（大体及其切面观）　B. 由Ⅰ型和Ⅱ型细胞构成，胞膜清晰，部分呈管泡状排列（HE×400）　C. 光镜下见核周空晕明显（HE×400）　D. 肿瘤细胞Hale胶体铁内含有染色阳性（HE×400）　E. 电镜下胞浆大量小囊泡（电镜×12 000）

肾嫌色细胞癌起源于肾集合小管上皮，组织学上可分为3种亚型。以Ⅰ型细胞为主的肿瘤为典型型（Ⅰ型），占36%；以Ⅱ型细胞为主的肿瘤为嗜酸型（Ⅱ型），占24%；由Ⅰ型细胞和Ⅱ型细胞（2种类型细胞约各占50%）组成的肿瘤为混合型（Ⅲ型），占40%。RCCC嗜酸型（Ⅱ型），国内文献仅报道4例。Ⅰ型肿瘤细胞胞体界限清楚，胞浆内可见细网状结构，CK8阳性，Vimentin阴性以及Hale胶体铁染色阳性，可与肾透明细胞癌（CK8阴性，Vimentin阳性以及Hale胶体铁染色阴性）相区别。Ⅱ型则需与肾嗜酸细胞瘤区别：①两者行细胞质Hale胶体铁染色均阳性，但嫌色细胞癌着色较为弥散，而嗜酸细胞瘤较为集中；②嫌色细胞癌电镜下细胞质内有大量密集小空泡；③嗜酸细胞瘤瘤体较大时，许多肿瘤可见中央瘢痕，而嫌色细胞癌多无瘢痕。

四、临床表现

临床表现以肿块、血尿、疼痛为主。男女发病比例约为1.2∶1，平均发病年龄54岁。单侧肾肿瘤常见，而双侧肾脏同时受累者极少，少数与肾乳头状细胞癌同存于同一侧肾。58%的患者无症状，30%的患者可触摸到肿块，19%有血尿。放射检查若见到中心性瘢痕，与体积大而低度恶性的肾透明细胞癌和肾嗜酸细胞腺瘤相似，提示肿瘤生长缓慢。近年来，肾嫌色细胞癌肉瘤样变有陆续报告，一旦发生肉瘤样变，临床上表现为很强的浸润性和转移性。

五、辅助检查

常采用影像学检查，B超表现为低回声团块，无特异性，回声均匀，主要表现为良性实性占位特点。CT平扫显示肿瘤边界清楚，完整的包膜，切面密度均匀一致，增强后均匀增强（图2–19）。但在某个切面上可见小片状或条索状低密度影，考虑为出血坏死灶所致。病理检查是肾嫌色细胞癌的唯一定性诊断方法。

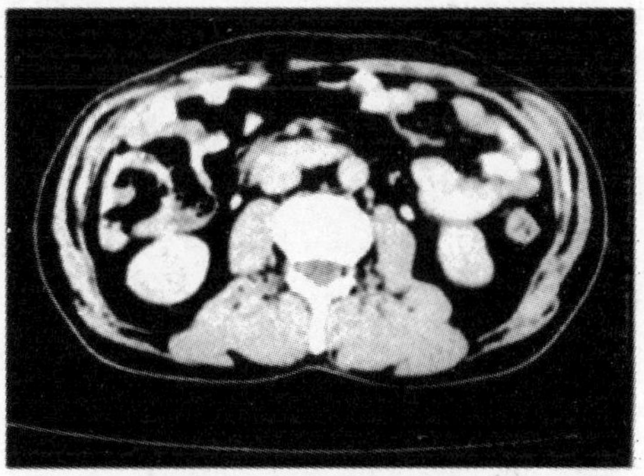

图2–19　肾嫌色细胞癌

CT增强见右肾外侧缘实性肿瘤，低密度，质地均一，边界较清晰

六、诊断与鉴别诊断

以往临床上较少报告该类肿瘤，是由于人们对它的认识不够，多数被误认为肾透明细胞癌的颗粒细胞型或透明细胞和颗粒细胞混合型，少数被误认为肾嗜酸细胞腺瘤，常常出现误诊。又由于RCCC、肾透明细胞癌和肾嗜酸细胞腺瘤这3类肿瘤生物学行为、预后及治疗不同，所以鉴别这3种类型肿瘤十分重要。

1．肾透明细胞癌的颗粒细胞型及透明细胞和颗粒细胞混合型，肉眼出血、坏死常见，颜色不均匀，又不呈典型的五彩状。多数肿瘤细胞呈实体团巢状、腺泡状、管状、乳头状排列，细胞膜不清。胞质嗜酸性虽与RCCC嗜酸型（Ⅱ型）细胞相似，但RCCC多由2种类型细胞组成，且核周空晕明显，细胞膜厚及“葡萄干样”核，此时应该多取材，找到缺乏典型细网状胞质的细胞或见到典型的透明细胞癌区域，则诊断为肾透明细胞癌颗粒细胞型或透明细胞和颗粒细胞混合型。此外，嗜酸性细胞异型更明显，核分裂像常见，核仁明显。Hale胶体铁染色阴性、CK8及Vimentin双表达。

Mathers等用CK7标记了12例RCCC，均对CK7呈现出特征性的周围膜染色；18例肾透明细胞癌，17例对CK7呈现出阴性染色，1例5%的细胞对CK7呈现出弱的灶性染色；10例肾嗜酸细胞腺瘤对CK7呈现弱到中等斑点状的胞质染色，而无RCCC特征性的周围膜染色。现认为CK7是诊断RCCC有用的辅助工具，可用于与肾透明细胞癌和肾嗜酸细胞腺瘤的鉴别诊断，在肾嗜酸细胞腺瘤Hale胶体铁染色不好或解释困难时尤其有用。

2．肾嗜酸细胞腺瘤占肾脏皮质肿瘤的3.2%～7%，男性多见，好发于50～80岁（平均66岁），它起源于肾集合小管，可多发或见于双侧。肿瘤肉眼观察常呈特征性的赤褐色或褐色，中央常有星状瘢痕。约4%的患者可呈双肾分布或多中心生长，坏死罕见。光镜下肿瘤由大量形态一致的细胞组成，间质为疏松水肿的结缔组织，胞质丰富，嗜酸，含有细小的颗粒。细胞呈巢状、实体片状、腺泡状、管状和囊状排列。细胞核较小，圆形，偶见细胞核异型性，多形性，核仁明显，居中，核分裂像缺乏或极少见。电镜下肿瘤细胞质内充满线粒体，其他细胞器较缺乏。

Hale胶体铁染色，虽然有一些，但量较少，位于可见细胞膜，而不在细胞质。细胞遗传学研究表明，一组患者中有Y和1号染色体丢失，而另一组患者中有11号染色体长臂1区3带断裂点易位。而RCCC嗜酸型（Ⅱ型）细胞核周空晕明显，细胞膜厚及“葡萄干样”核，Hale胶体铁染色，在细胞质，CK7细胞膜染色。约90%的患者出现1、2、6、10、13、17和12号染色体单体及亚二倍体。电镜下胞质内有单层膜构成的小泡为突出特点，小泡呈圆形或椭圆形，直径150～350 nm。诊断困难时，可借助于电镜和分子遗传学的手段来诊断。

近年来，Rampino等研究50例肾肿瘤（19例肾透明细胞癌，18例肾嗜酸细胞腺瘤，7例肾乳头状细胞癌，5例RCCC，1例伴肉瘤样区域的肾细胞癌），用分子生物学的Western显影方法显示，Ron（原始致瘤基因产物，一种酪氨酸激酶受体）在正常肾脏和所有肾嗜酸细胞腺瘤中显影，而在肾透明细胞癌、肾乳头状细胞癌和RCCC中不显影。研究表明肾嗜酸细胞腺瘤的标记物Ron可鉴别肾嗜酸细胞腺瘤与其他肾上皮性恶性肿瘤，并证明了Ron是诊断肾嗜酸细胞腺瘤的一种稳定、精确的新手段。

总之，RCCC是一种低度恶性的肿瘤，诊断时一定要与肾透明细胞癌及肾嗜酸细胞腺瘤相鉴别，否则很容易误诊。

七、治疗和预后

临床上RCCC多数属于Ⅰ～Ⅱ期，较少淋巴结转移，5年生存率约92%，生长缓慢，远处转移晚。治疗上应以手术切除为主，可行肾部分切除术，切缘距肿块2 cm以上。若局部复发再行肾根治手术。对于Ⅱ期以上以及少数组织学分级较高的宜行根治手术。目前认为RCCC对放疗和化疗不敏感，术后主张应用生物制剂提高机体免疫力，常用方案为小剂量IL-2加干扰素或者单纯大剂量IL-2。

总之，RCCC属低度恶性，包膜完整，质地均匀，较其他肾癌预后好，Onishi等随访发现5年、10年、20年生存率分别为82% 、70%、47%。Gonzalez等应用免疫组化分析，认为该型肾癌具有低水平增殖细胞核抗原（PCNA）和肿瘤蛋白细胞p53阴性的特点，与肿瘤转移晚及预后好相关。

（庄锦涛　涂响安）

第十五节　肾　钙　乳

一、概述

肾引流系统内（多为肾盏憩室、囊肿或积水的肾盂）含有钙质的混悬液称为肾钙乳，由此引起的症状和体征称为肾钙乳症（milk of calcium）。1948年Holm首次报道了肾钙乳的表现，1959年Howell将其命名为肾钙乳。

肾钙乳分为2种类型，即囊肿型和积水型。囊肿型肾钙乳发生于肾盏憩室或肾囊肿内（多发生于肾上盏）；积水型肾钙乳发生于积水的肾盏内，在中、下组肾盏居多，并合并肾结石。

二、病因与发病机制

肾钙乳形成机制尚不完全清楚。因其成分与上尿路结石一致，故多认为积水型肾钙乳的形成与慢性炎症和梗阻有关。炎症和梗阻可使肾单位分泌和重吸收发生障碍，肾盏内长期潴留的尿液逐渐浓缩，使含钙、磷盐晶体物质呈饱和状态而沉淀下来，形成钙乳颗粒。囊肿型肾钙乳多位于肾盏憩室内，由于连接肾盏的峡部阻塞使尿液潴留，从而使钙乳形成。结石形成因素和抑制结石形成因素之间的平衡一直被认为是胶状钙质悬浮形成的主要原因之一，特别是钙乳囊肿。

三、病理

肾钙乳为一种黏稠的胶体混悬液，由无数微小结石悬浮物组成。颗粒大小不等，多数如米粒大小，绝大多数为圆形、类圆形，个别为柱状，易往低处滚动，表面光滑，呈棕色、褐色或黑色，质地坚硬。钙乳颗粒数目不一，少者百余粒，多者达上万粒。化学成分主要为草酸钙、碳酸钙、磷酸钙、羟磷灰石或这些化合物混合组成。肾钙乳囊壁活检样本显示为硬化纤维组织而非尿路上皮，可能是尿路上皮发生了变性。

四、临床表现

肾钙乳是肾结石的一种少见类型，男女均可发生，好发年龄为24～71岁。两侧肾脏的发生率无明显差异。

单纯肾钙乳多无临床表现，但合并感染、结石后，可出现相应症状。囊肿型肾钙乳因囊液内细菌存留，可出现感染炎症刺激肾包膜，而导致腰部胀痛、肾区叩击痛，并可有发热、全身乏力等表现。积水型肾钙乳，可因结石引起梗阻、感染而出现肾绞痛、血尿、脓尿及尿频、尿急、尿痛等症状。有些巨大肾积水还可表现为腰腹部肿块。

因此，对肾区有圆形或类圆形致密影者，不论有无泌尿系临床表现，应注意排除肾钙乳的可能。

五、辅助检查

肾钙乳的诊断主要依据影像学检查，影像学检查的目的是为了显示并证明钙乳的活动性和重力依赖特性。即高比重的钙乳颗粒总是随重力的改变处于积水最低处，形成非独立的钙质分层现象，并可随患者体位改变而发生形状变化。正是这些特性最可靠地将其与其他影像学密度增高的疾病（结石、肿瘤钙化和高密度肾囊肿）区别开来。

1. X线检查 X线检查是确诊肾钙乳的重要依据。典型的X线征象：立位片显示为“新月形”或“盘状”密度增高影，有些钙乳液面上有粗大钙乳颗粒凸起时，可表现为“盘中盛果”征。卧位片显示“麻饼”征，表现为团状颗粒性或不均匀性密度增高影，边缘较模糊。在透视下，嘱患者平卧，再将检查床缓缓改为立位，可见肾内钙乳颗粒像雪花样向下飘落。

2. B超检查 超声检查可以明确有无肾钙乳，判断肾钙乳的类型，典型表现为钙乳腔内有泥沙样结石存在，有强回声和明显声影，切面上可见钙液面和“麻饼”征，随着体位的改变，钙液面可出现改变。

当超声探头垂直钙乳沉积液面投射时，声像图即显示为“含钙液面”，而探头平行钙乳沉积液面投射时，声像图则表现为“麻饼”征。因此，仰卧位经腹探查、俯卧位经背探查、侧卧位经腰探查时，各切位均可发现“含钙液面”。侧卧位经腹或背部纵切，仰卧位或俯卧位经腰部冠状切，坐立位经腹、背或腰横切，即垂直于肾钙乳的表层平面投射，声像图表现为圆形、类圆形或不规则的强回声，内部因钙乳颗粒大小，分布疏密不均、大小不一的焦聚光点呈“麻饼”征。

3. CT检查 CT扫描同样可以显示传统X线检查肾钙乳表现的钙乳沉积液平面征像，呈横条形或半月形高密度影，并可随体位的变化发生形态学改变，但CT扫描不能显示仰卧位片上所见的“麻饼”征。CT对所采集的不同组织密度信息进行分辨的能力，远较传统X线多脏器重叠成像丰富，因此CT 能更容易发现肾脏内的钙化区域，钙乳囊肿也更易识别。CT还能充分显示与肾钙乳相关的解剖结构、病理形态，即肾积水、变薄的肾实质等。

CT扫描时，层厚5 ~ 10 mm，层距5 ~ 10 mm，全肾扫描。所有的患者均应行平扫、增强和延迟扫描（注射造影剂后15 ~ 60 min）。平扫显示肾内不均匀的圆形病灶，大小1 ~ 2 cm。当让患者转动体位时，钙乳形成的半月形密度增高影总是位于病灶的最低处，并与检查床平行。增强扫描显示，上部液体大多没有强化，个别出现轻度“强化”（约20 Hu）。15 ~ 60 min后延迟扫描，个别病例显示整个病灶呈不透光高密度影，可与集合系统区别。这种强化表现提示病灶与集合系统有沟通。

六、诊断与鉴别诊断

本症的诊断主要依靠影像学检查。因其具有典型的影像学特征表现，确诊多无困难。肾钙乳要注意与多发性肾及输尿管结石、肾囊肿钙化或囊肿内结石、肾钙质沉积、海绵肾、肾积脓鉴别，还要注意区分肾囊肿和肾钙乳症囊肿型。右侧肾钙乳应摄侧位片，与胆囊钙乳相鉴别。

尤其是肾钙乳与肾结石的鉴别诊断对临床选择治疗方案有重要意义。与肾结石的鉴别要点：①钙乳的密度较肾结石为低并呈团状；②钙乳可出现“麻饼”征；③站立位出现钙乳液平面，有“湖中小盘”或“盘中盛果”征，而囊肿钙化成的囊肿内结石则无上述征象。

七、治疗

肾钙乳的治疗分为非手术治疗和手术治疗。对无症状者，可予随访，不需治疗。对于全身症状较轻的囊肿型或单纯积水型初发者，可给予抗感染和对症处理。

肾钙乳不管是积水型还是囊肿型，都是体外冲击波碎石（ESWL）的禁忌证。其手术适应证有：①肾结石合并肾钙乳者，肾钙乳多为继发于梗阻所致，必须解除梗阻才可治愈；②有症状且病灶＞25 mm者，因肾钙乳没有自愈的可能，应及早手术；③肾钙乳导致肾绞痛等症状反复发作者，可采用手术治疗。手术方式因病灶情况而异：①肾钙乳囊肿型，如囊肿较小者，可采用囊肿切除术；较大囊肿，可采用囊肿去顶术。②对于积水型肾钙乳患者，如为单纯肾钙乳，可采用肾部分切除术，如合并有肾结石，可行肾取石加肾部分切除术。近年来，有学者提出肾钙乳病灶切除术，即在钙乳腔纤维壁与肾实质间剥离并完全切除病灶，获得较好疗效。这种手术方式不需阻断肾蒂血流，创伤小，对肾功能影响不大，明显优于肾部分切除术或肾实质切开取石术。

第十六节　Von Hippel-Lindau综合征

一、概述

Von Hippel-Lindau综合征（VHL）是一种家族性、常染色体显性、遗传性肿瘤病，涉及多个系统病变，包括中枢神经系统血管母细胞瘤、内脏肿瘤和囊肿等，其中相关的泌尿系统病变包括肾癌、肾囊肿、嗜铬细胞瘤、附睾肿瘤等。Von Hippel-Lindau综合征的发病率为1/5.8万～1/1.3万，平均发病年龄为26.23～30.89岁，患者的临床表现呈多样化。

1904年德国眼科医生Von Hippel报道某些视网膜血管瘤的发病具有家族遗传性，1927年瑞士病理学家Lindau报道视网膜血管瘤与小脑血管瘤两者间具有相关性。1964年Melmon第一次用两位医学专家名字命名此类家族遗传性肿瘤综合征即Von Hippel-Lindau病，并得到广泛承认。1993年Lalif等通过对VHL家族的研究将VHL基因定位于3号染色体3P25～26，并首次成功克隆了VHL基因。

二、病因与发病机制

目前认为VHL病是由VHL基因突变引起的，该基因是一个抑癌基因，位于染色体3P25～26区，VHL 基因突变可造成VEGF表达升高而发生富含血管的血管母细胞瘤 。另外该基因的丢失、突变和甲基化失活导致正常的VHL蛋白合成障碍，是导致VHL病的重要分子学基础。VHL基因不同位点的突变类型（基因类型）导致疾病的不同表现型。另外，研究发现，除了VHL基因突变外，3号染色体短臂上一些其他基因的缺失也参与了肾细胞癌、胰岛细胞瘤的进展。

三、病理

VHL病中肾脏的疾病主要为肾囊肿及肾癌。VHL病肾囊肿在病理上可表现为单纯囊肿、不典型囊肿和恶性囊肿，其中不典型囊肿和恶性囊肿中含有透明细胞。许多肾囊肿壁上有微灶性透明细胞癌，使VHL病的肾损害被考虑为从透明细胞衬里的肾囊肿至完全实性的透明细胞癌的连续过程，但两者之间的确切关系还不完全清楚，但囊肿恶变可能性是存在的。VHL病肾癌均为透明细胞癌且分级较低。

四、临床表现

VHL病患者的临床表现可因病变部位及病变性质（良、恶性）的不同而异。其中最常见的是视网膜、中枢神经系统和腹腔脏器的多发肿瘤，包括小脑血管母细胞瘤（13%～60%）、视网膜多发血管瘤（50%）、嗜铬细胞瘤（>10%）、脊髓或脊柱血管母细胞瘤（<10%）和肾癌（25%～38%）、肾囊肿、胰腺多发囊肿或囊腺瘤和神经内分泌肿瘤、透明细胞癌以及附睾或阔韧带的囊腺瘤等多个系统肿瘤或病变。

VHL病有其自然发展规律，其病变发展曲线随着年龄的增长而变化。即最早出现视网膜血管母细胞瘤，其后是小脑血管母细胞瘤，而肾癌出现较迟，平均发病年龄分别为25岁、29 岁和37

岁。虽然视网膜血管母细胞瘤出现最早，但由于临床症状不严重，故而临床上VHL病患者通常以小脑血管母细胞瘤前来就诊，而小脑血管母细胞瘤和肾脏透明细胞癌常为该病致死原因。

VHL病中肾脏病变主要包括肾囊肿和肾癌，平均发病年龄为35～37岁。约有59%～63%的VHL综合征患者患有肾囊肿，常为双侧性多发性囊肿。VHL病肾囊肿在临床一般无明显症状，非常大的囊肿可有腹部不适和疼痛。大约 40%～60%的VHL肾囊肿的患者中以后可出现肾癌。肾细胞癌是VHL综合征的最主要直接死因，约有25%～38%的VHL综合征患者患有VHL肾癌，均为透明细胞癌，原位发生并以每年1.6 cm的速度呈进行性增长。VHL肾细胞癌具有转移性，但是直径<7 cm的肿瘤极少发生转移。

五、辅助检查

VHL病的临床检查方法包括多种影像学检查，诸如MRI或CT平扫及增强扫描、腹部B超和多功能核素扫描（PET），以及眼底镜检查、血常规、24 h尿儿茶酚胺测定等。通过影像学检查可以发现多系统病变表现，超声有助于确定一个病灶主要是囊性的还是实性的，CT比超声能更敏感地发现小病灶，增强CT可减少漏诊的机会。VHL肾囊肿通常是双侧及多发，CT表现为无强化的薄壁液性密度灶；MRI上呈无强化的T_1WI低信号、T_2WI高信号病灶；VHL肾癌通常表现为多中心双侧实质性肿物，或有壁结节、厚壁的复杂囊性病变。

随着基因学研究的进展，对VHL基因的检测已逐渐应用于临床。临床实践证明，基因分析比常规临床诊断方法更可靠、方便，能早期确诊VHL病，而且价格低廉。VHL病为常染色体显性遗传性疾病，患者的子女有50%的发病几率。因此美国临床肿瘤学协会建议对于可疑为VHL病者，应详细询问其家族史，并在患者及其家族成员中进行基因检测和分析，一旦被确定为VHL病则应制定终身定期筛选计划。

六、诊断与鉴别诊断

目前，结合以上影像学特点，临床诊断 VHL病多采用Maher等提出的标准：①视网膜或中枢神经系统成细胞血管瘤家族病史，有1种成细胞血管瘤或内脏病变，如肾肿瘤、胰腺肿瘤或囊肿、嗜铬细胞瘤、附睾乳头状囊腺癌等 。②对于孤立病例且无明确家族遗传史，若患有2种或2种以上成血管母细胞瘤、1种成血管母细胞瘤和1种内脏病变，亦可诊断VHL病。

美国国家癌症研究所将VHL病分为3种类型：Ⅰ型，包括视网膜和中枢神经系统成血管母细胞瘤、肾囊肿、肾癌和胰腺囊肿，但无嗜铬细胞瘤；Ⅱ型，包括视网膜和中枢神经系统成血管母细胞瘤，另外存在嗜铬细胞瘤和胰腺的胰岛细胞瘤，既无胰腺囊肿亦不存在肾囊肿或肾癌；Ⅲ型，包括视网膜和中枢神经系统成血管母细胞瘤、嗜铬细胞瘤、胰腺和肾脏疾病。

早期诊断VHL病并严格监测可改善患者预后。但由于该病可侵犯机体多个系统，部分病变症状隐匿，发病较晚，许多病变在临床上呈静止或隐匿状态，另外该病的遗传外显率为不完全或表现度有变异，使临床所见极不一致。若经治医生认识不够，临床误诊或漏诊病例时有发生。鉴于此，神经外科医生应提高对中枢神经系统血管母细胞瘤的警惕性，一旦可疑为VHL病，即应对患者进行详细的全身体格检查，争取早期明确诊断；眼科医师应对于以视网膜血管瘤就诊的患者行中枢神经系统和腹膜后脏器的影像学检查，以免漏诊。临床检查重点包括以上所列举的VHL病的易发病部位，可行CT、MRI、超声以及PET等影像学检查，以及眼底镜检查、血常规检查等。另外，VHL病有遗传倾向，一经明确诊断，还应对患者的兄弟姐妹及子女进行相关检查，以弄清其家族发病情况，对于有条件者，应对VHL病患者家族中的所有成员进行基因检测，检测阴性的成员可免于临床监测，而阳性成员需行全面彻底的临床检查及追踪随访。

VHL病肾癌的临床症状无特殊性，临床诊断应符合具有肾细胞癌和已知VHL病家族史，或者肾细胞癌合并VHL病的一种其他主要临床表现。

VHL病肾癌是一种遗传性肾癌，与散发性肾癌有所不同。从VHL病肾癌形态学和生物学特性的角度比较VHL病肾癌与散发性肾癌，VHL病肾癌具有以下特点：①肾癌常表现为双侧多中心性；②伴有肾囊肿且常为双侧性多发性囊肿；③肾癌较一般肾癌发生早，平均发病年龄35岁；④均为透明细胞癌且分级较低；⑤生长缓慢（肿瘤直径平均每年增长0.26 cm），转移只出现在直径＞7 cm的肾癌。

VHL病肾癌的鉴别诊断除了与散发性肾癌外，还包括肾错构瘤、遗传性肾乳头状细胞癌、家族性肾嗜酸粒细胞腺瘤和Bird–Hogg–Dube综合征。VHL肾癌呈侵蚀性生长，脂肪成分罕见，出现肾静脉癌栓、淋巴结转移则有助定性诊断；而肾错构瘤内可见脂肪成分，边界清楚，CT增强扫描可有不均匀强化，肾错构瘤合并出血或其内血管平滑肌成分较多时与肾癌鉴别较困难，需要随访观察。遗传性肾乳头状细胞癌与VHL病肾肿瘤在遗传和病理上都表现不同，肿瘤组织学为嗜碱性乳头状，即＞50%的肿瘤都具有管状乳头样生长方式，恶性上皮细胞排列在中央显微血管核心周围，而不是VHL病特征性的透明细胞癌，此病是由于染色体7q31的met基因种系突变所致，VHL基因无异常。家族性肾嗜酸粒细胞腺瘤表现为肾脏多发或双侧嗜酸粒细胞腺瘤，镜下虽然与肾细胞癌都表现为嗜酸性，组织化学染色可以鉴别，病因和引发疾病的基因缺陷尚未确定。Bird–Hogg–Dube综合征临床表现为皮肤病变（纤维囊状瘤）、肾肿瘤和肺囊肿（常引发自发性气胸），其中肾肿瘤具有数种肿瘤的表现。

VHL病肾囊肿与常染色体显性多囊肾相鉴别，其囊肿为多个且体积大小不等。常染色体显性多囊肾中临床常见的肾压迫和肾型高血压症状在VHL病肾囊肿也比较少见。

七、治疗

VHL病肾癌的手术处理尚有争论，对其治疗主要有2种不同观点。一种认为VHL病中肾癌常表现为双侧多中心性，保留肾单位手术后易发生肿瘤残留、局部复发转移，主张行肾癌根治性切除术；对于双侧性肾癌应行双侧肾癌根治术，以后长期血液透析治疗或行肾移植术。另一种主张行保留肾单位手术，手术原则为彻底切净肿瘤、尽可能多地保留肾单位，认为：①肿瘤较小（＜3 cm）且位于肾脏表面者行肿瘤切除术。②肿瘤较大（＞4 cm）且位置较深，如果位于肾脏一极，最好采用部分肾切除术。③如果肿瘤位于肾中央，施行保留肾脏手术难度较大，应行根治性肾切除。

近来的研究逐渐倾向于后一种主张，保留肾单位手术在疾病初期是一种有效的治疗方法，剜除了所有看得见的肿瘤，但是因为 VHL病患者可能包含无数的微小肿瘤，故其最终会复发进展，部分患者可能无法避免根治性肾切除术及以后的长期血透或行肾移植术。采用肾移植术最大的问题是术后服用免疫抑制药可促进肿瘤复发转移，所以有学者建议对此类患者在进行肾移植以前需观察2年，以确定术前无肿瘤复发。

基因治疗VHL病已经成为众多学者研究的焦点，虽然目前VHL基因还处在体外研究动物实验阶段，但可预见VHL基因治疗将为VHL病及肾透明细胞癌的治疗掀开新的一页。

八、预后和展望

VHL病的病变可累及多个器官，临床表现多样。受累器官的病变可同时或先后出现，间隔时间可长达数年或数十年，患者就诊于临床各科，常造成漏诊或误诊。如不及时治疗，VHL病患者预后不良，预期寿命<50岁，因此早期诊断尤为重要。

第十七节　髓质海绵肾

一、概述

髓质海绵肾（medullary sponge kidney，MSK）是一种以肾髓质集合管和锥体部的乳头管呈梭形扩张或小囊状扩张为特征的、先天性的、可能具有遗传倾向的良性肾髓质病变。因病变局限于髓质，不累及皮质，肾锥体部集合管扩张的标本切面外观呈海绵状而于1948年由Cacchi等将其命名为“髓质海绵肾”。髓质海绵肾在临床上较少见。其发病率约为1/5 000 ~ 1/20 000，男女比例约（2 ~ 2.5）：1，常发生于双肾多个肾锥体，少见于单侧肾，局限于单肾单锥体者极少见。

二、病因与发病机制

病因与发病机制还不十分清楚，认为有以下几种可能：①先天发育，是由于肾源性胚基与输尿管芽胚异常连接所致；②尿酸盐沉淀学说，在胎儿期尿酸盐沉积在肾小管引起集合管扩张；③与遗传有关，有学者认为MSK是一种家族性常染色体显性遗传病，有家族倾向。

三、病理

MSK患者的肾脏大小正常或稍有增大，但轮廓光滑。切面可见锥体内囊肿呈多孔状或海绵状，为末段集合管和乳头管在邻近肾盏的肾锥体尖部呈囊状或簇状扩张的表现。病变局限在肾脏髓质，皮质正常，肾盂、肾盏、输尿管发育正常。病变可涉及一侧或两侧肾脏，可累及全部或部分乳头。形成的囊肿大小不一，直径多在0.1 ~ 0.6 cm，小的仅见于镜下，直径最大可达1.0 cm，可与集合管或肾盂相通。囊肿内壁衬以立方形、圆锥形或扁平形上皮细胞且囊内含不透明胶冻样凝块或钙质物质。因乳头管进入肾小盏处出现肥厚、收缩、类似括约肌的结构，可导致梗阻，从而引起乳头管和集合管扩张、纡曲、尿流不畅，加上尿中成石物质浓度增高，集合管内可形成海绵肾结石，约占MSK的40% ~ 90%。结石多呈砂粒状、大小不一、形态多样，成分为不同比例的磷酸钙和碳酸钙。

四、临床表现

本病患者绝大多数为中青年，好发年龄为30 ~ 45岁。儿童时期发病的相当少见，患者自幼有多饮多尿、夜尿多、生长发育迟缓、贫血等，30%患儿有高钙尿症。

本病大多数早期无临床症状，肾功能正常，血生化及尿检查均正常，进展到晚期出现以下症状：①反复发作的肉眼或镜下血尿、脓尿、腰痛、尿路感染症状。②合并双侧肾脏多发性小结石，80%为含钙的小结石。少数患者可出现肾绞痛，可有排石史。③肾功能损害，最常见为肾小管功能障碍，如尿浓缩功能减退、酸化功能减退，也可出现滤过率下降、血肌酐升高等。

五、辅助检查

MSK的诊断有赖于影像学检查。腹部平片可以提供线索，但不能确诊本病。B超检查经济、简便可作为普查之用。IVP具有特征性影像表现，CT能早期发现肾锥体内细小结石及肾集合管扩张，较IVP更敏感。故凡怀疑髓质海绵肾患者，首选CT检查。MRI虽有助于MSK的诊断，但其对钙化、结石不敏感且费用昂贵，不作常规检查。

1. 腹部平片检查 肾的轮廓大小可正常或稍扩大，腹部平片常能发现数目不等的小结石，结石细小呈簇状，在肾髓质区呈放射状或粟粒状分布。

2. 静脉肾盂造影（IVP） 可发现肾锥体有许多小洞，一般直径<7 mm，形状不规则，可在一个或多个锥体出现；锥体许多小洞充满了造影剂，看来很像一束花球。可显示4种典型集合管扩张的影像：①扇形征，显示梭形扩张集合管呈扇形分布；②花束征，即有扩张的集合管，又有集合管的憩室样突起小囊，状似花束；③葡萄串征，多个小囊形成，大小较一致；④菜花征，由形状、大小不同小囊充满造影剂及囊内结石广泛分布于肾髓质形成。

3. 超声表现 病变局限于肾锥体，一般不侵犯肾皮质。典型声像图表现为肾锥体回声增强，内有呈放射状分布、大小不等的无回声区和强回声光点或光团，后者呈扇形或花瓣样分布，后方伴声影。无回声区为囊状扩张的集合管，强回声光点或光团为多发的钙化及小结石。结石的声影较淡，类似彗星尾。一般无肾盂或肾盏积水，肾脏大小正常或稍增大，肾锥体回声增强。

4. CT表现 一个或多个肾锥体内多发小斑点状结石，直径约1～10 mm，散在或簇集成团，呈花瓣样、扇形分布。肾锥体内可见条纹状、小囊状低密度影。部分病例肾实质内有多发小囊肿。部分腹部平片阴性患者，CT平扫可发现肾锥体细小的结石。CT 增强扫描，扩张的肾集合管内有条纹状、刷状、小囊状或扇形的造影剂浓聚，高密度结石位于扩张的肾集合管内，部分可被高密度的造影剂掩盖 。CT三维重建图像能清楚显示细小结石的部位、形态和数量。

5. MRI表现 双侧肾锥体区呈花瓣样分布大小不等的长T_1、长T_2囊状异常信号影，信号均匀，边界清楚，其内见斑点状长T_1、短T_2异常信号。

六、诊断与鉴别诊断

依据典型的影像学表现，MSK诊断并不困难，但应与肾钙质沉着症、肾结核、肾结石、肾乳头坏死等疾病相鉴别。

1. 肾钙质沉着 可见于多种疾病，如原发性肾小管酸中毒、甲状旁腺功能亢进、维生素D过多症、慢性肾小球肾炎等，表现为肾集合管及其周围弥漫性钙盐沉积，钙化可累及肾皮质。

2. 肾结核 坏死空洞和钙化不只局限于肾乳头，其边缘不规则，多为一侧肾盏局限性虫蚀样破坏，且有肾盏颈部狭窄和不规则点状、壳状钙化等其他结核征像。结合病史及实验室检查不难区别。

3. 肾结石 双侧发病者常有反复发作的结石病史，多发性结石常伴有尿路梗阻及肾盂肾盏积水，结石直径也较大。而MSK结石小，长径很少超过0.5 cm，位于肾乳头区，位置较固定，尿路造影可见结石位于肾盏以外，肾集合管有囊样扩张。

4. 肾乳头坏死形成的钙化 位于肾盏顶部及附近锥体的尖端，钙化影像呈环状或三角形，密度均匀或中心透明，并有肾盏变形及肾功能损害等，一般每个锥体只有一个死腔，且边缘不光整；而 MSK可在同一锥体内有多个扩大的集合管和囊肿。

七、治疗

髓质海绵肾的治疗包括一般性治疗和针对并发症的治疗

1. 一般性治疗 不管患者有无症状，一经诊断就应嘱患者多饮水，采用低钙、低草酸饮食。对高钙尿症患者应适当长期应用降低尿钙的药物，如噻嗪类利尿剂并与枸橼酸钾联合应用，以防止或延缓结石形成。尿钙正常的尿石症患者，可口服磷酸盐类药物。注意切勿做不必要的排石治疗，因结石位于肾乳头管内不能将结石排出。可定期随访，若出现并发症时按不同情况予以处理。

2. 并发症的治疗 并发症包括继发性结石梗阻和感染。当海绵肾结石从乳头管排出并在尿路内停留、增大而引起尿路梗阻时会促使病情恶化。因此当结石进入肾盂、肾盏及输尿管内造成尿路梗阻时要及时发现，早作处理，特别是较大的输尿管结石对肾功能损害较大，要高度重视，尽早行体外冲击波碎石术、经输尿管镜碎石术或输尿管切开取石术。对继发感染患者应给予有效抗生素控制感染。

对髓质海绵肾结石患者，一般不主张做手术治疗，除非是单侧病变患者且已证明该侧肾脏因继发结石和感染已无肾功能者，方可考虑单侧肾切除。对于局灶性的海绵肾，也可行肾部分切除术或肾段切除术。由于海绵肾一般为双侧性，只有经全面仔细的检查证实病变确实为单侧性，而对侧肾功能正常时，手术方能实行。

3. 中医治疗 髓质海绵肾属中医“砂淋”及“肾积”范畴。先天禀赋不足、肾气虚弱、瘀石停滞、肾积为患久病不愈、砂石不泄阻滞脉络、气滞血络进而导致瘀积形成或由于砂石杂物未去而正虚邪实之证。治疗采用异病同治、同病异治的法则，以滋阴清热、利尿通淋为主，辨证施治。

八、预后和展望

该病多为非进展性，预后良好，有严重并发症时可导致慢性肾功能衰竭。

（孙祥宙　高　勇）

第十八节　异　位　肾

一、概述

正常肾脏位于腹膜后第2腰椎水平肾窝内，肾门朝向内侧，当成熟的肾脏未能达到正常位置则称为异位肾（ectopic kidney）。异位肾可以是获得性的如肾下垂，也可以是先天性的，本节主要讨论先天性异位肾。肾脏源自盆腔，如未能上升则滞留于盆腔，也可过度上升进入胸腔，因此异位肾包括盆腔异位肾、胸腔异位肾和交叉异位肾。

二、病因与发病机制

异位肾属于先天性发育异常，发病率约1/800。人肾在胚胎发育中经历了原肾、中肾、后肾3个阶段。后肾发生于第5周，起源于输尿管芽和生后肾原基，最初的后肾位于盆腔，其血液供应来源于主动脉的盆支。由于胎儿的生长及身体弯曲度变小，后肾沿背侧体壁旋转上升而成为腹膜后器官。在胚胎发育早期，随脊索的增长肾脏逐渐上升，其上升过程中不断接受从主动脉较高水平发出的分支供应，而原先低位的盆支血管则逐渐退化。如果这些低位的供应血管不退化，而变成永久性供应血管，对肾产生牵拉作用，则肾的上升会受阻，形成低位的异位肾。因此低位异位肾还通常伴有肾血管的异常或旋转不良。

后肾上升一般在6周后中止，而胸膜裂孔（胚胎发育中膈肌的闭合处）的关闭在胚胎的7～8周。如在胚胎6周后，肾脏仍然继续上升，而胸膜裂孔在肾下方闭合，则肾脏便位于胸腔内成为胸腔异位肾。胸腔异位肾不似低位异位肾那样常伴其他发育畸形及伴有尿液排泄不畅，其结构与功能通常是正常的。

三、病理

异位肾一般较小，表面明显分叶，失去正常肾形，由于旋转不良肾盂向前，输尿管一般较短，但长短与肾脏的位置正相适合，输尿管通常进入膀胱同侧，开口正常而血供不正常，患者常伴泌尿生殖系其他畸形，如肾盂输尿管连接部梗阻、隐睾、尿道下裂等，也可伴心血管系统、骨骼系统和胃肠道畸形。

1. 盆腔异位肾 尸检发生率约1/2 100～1/3 000，双侧异位罕见，男女无差异。但临床上女性多见，可能是女性多因泌尿系感染而行检查从而检出率高。异位肾较小，因旋转不良肾盂常位于前方，90%肾轴倾斜甚至呈水平位。输尿管短或仅轻度弯曲。肾血管异常，主肾动脉源于主动脉远侧或其分叉处，伴一条或多条迷走血管。15%～45%合并生殖器畸形，女性如双角子宫、单角子宫并残角子宫、子宫阴道发育不全、双阴道等，男性如隐睾、双尿道、尿道下裂等。

2. 胸腔异位肾 是指部分或全部肾穿过横膈进入后纵隔。此病罕见，占所有异位肾的5%，左侧多见，左右之比为1.5∶1，男女之比约3∶1。异位肾位于横膈的侧后方，胸膜裂孔内，横膈变薄似包膜包住肾脏，故肾脏不游离于胸腔内。肾的形态和集合系统正常，肾血管和输尿管通过胸膜裂孔，输尿管被拉长但正常进入膀胱。

3. 交叉异位肾 是指一个肾越过中线至对侧，其输尿管仍由原侧进入膀胱。交叉异位肾比单纯性异位肾更罕见，发病率约1/7 000。McDonald和McCleelan报告交叉异位肾的类型：①交叉异位伴融合；②交叉异位不伴融合；③孤立交叉性异位肾；④双侧交叉异位肾。90%交叉异位肾是融合的。不融合时非异位肾位置正常，异位肾位于正常肾的下方。

四、临床表现

异位肾本身多无症状，主要由合并症引起。

1. 下腹部疼痛 为持续性隐痛或不适，系肠道受压所致。

2. 消化系统功能紊乱 因异位压迫胃肠道，可有恶心、腹胀、便秘等表现。

3. 尿频、尿急 多系异位肾压迫膀胱所致。

4. 咳嗽、胸痛 异位肾位于胸腔常无症状，少数可有剧烈阵发性咳嗽伴血痰，亦可有活动后或深呼吸时胸痛加重。

5. 合并症 如并发膀胱输尿管反流或者肾盂输尿管连接部梗阻，则常有结石、感染、积水等合并症，可表现为肾区胀痛、血尿和脓尿。由于肾脏不在正常位置，因此肾绞痛并不典型。

6. 腹部肿块 为不随体位改变而移动、表面光滑、边缘圆钝、质地均匀一致的实性肿块，可借助阴道或直肠指诊检查，更可以明确肿块特点。

7. 其他畸形表现 主要有内脏转位、双子宫、阴道闭锁或无阴道、肛门闭锁、直肠阴道瘘、重复膀胱或尿道、隐睾、输尿管异位开口、腹股沟疝、多指畸形等。

五、辅助检查

1. B超检查 正常肾区无肾影，可在盆腔、骶前、下腹部、横膈附近或对侧肾脏下面显示肾脏异位超声声像图。肾脏各径可小于正常，有回声结构不清等肾发育不全表现。

2. X线片表现 ①胸部正侧位片示膈上后下方有呈圆弧形肿块影，密度均匀，边缘光滑，下缘与横膈重叠，可随呼吸移动，以左侧多见，不排除先天性胸肾；②腹平片该侧肾区无正常肾影。

如果肾区无正常肾影或肾脏图像，胸部平片后下方膈上出现圆弧形肿块，要进一步作泌尿系造影、B超、CT或MRI检查。异位肾临床上还要与游走肾相区别，游走肾的输尿管长度正常，肾脏活动度大，必要时行DSA检查明确诊断。

3. 静脉肾盂造影（IVP） 异位肾IVP提示：①肾脏可位于盆腔、髂骨水平、髂骨嵴以上、胸腔及对侧肾脏下面；②常伴肾旋转不良；③病侧输尿管过短、过长或移至对侧。

4. CT表现 ①一侧肾区内无肾脏图像；②平扫可在盆腔、髂腰部、胸腔或对侧肾下面显示椭圆形实质性肿块影，其周围有低密度的脂肪间隙；③增强扫描见实质性肿块内有肾盂、肾盏显影。三维重建更可以清晰地显示异位肾（图2-20）。

5. 放射性核素肾扫描 肾脏影像不在正常肾区，而在较低位置或胸腔内。

6. 动脉造影 能清晰显示一侧或两侧肾主要血供，但不作为常规应用，只用于术前需进一步了解异位肾血供来源及动脉情况。

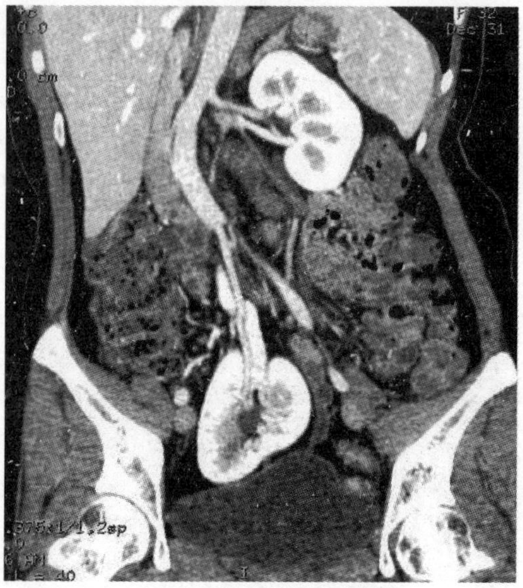

图2-20 异位肾CT三维重建

六、诊断与鉴别诊断

1. 诊断 多数异位肾可无症状，仅在常规体检或尸检时发现；异位肾很少有受邻近的脏器挤压而引起症状的，偶尔有因肾异位伴随输尿管异位而发生尿失禁的报道，结肠的移位通常可为盆腔或腰侧异位肾的诊断提供依据；也有因结石、尿路感染或可触及的腹部肿块而被发现，其中结石引起的肾绞痛是导致异位肾被发现的最常见的症状。

影像学检查如B超、IVP、CT等能进一步确定诊断，如术前诊断不清，术中应提高警惕，必要时活检及抽取内液化验。

2. 鉴别诊断

（1）肾下垂 触诊时可触及肾脏，但易被推动，变换体位进行B超及尿道造影检查，可见肾脏位置变化超过一个椎体，故不难鉴别。

（2）腹内肿瘤 腹部可触及肿块，但肿块进行性增大，伴有明显消化道症状，消化道钡餐及肠镜检查可见肠袢受压变形或狭窄，影像检查显示肾脏正常。

（3）急性阑尾炎 可有转移性右下腹痛，麦氏点压痛明显，可有肌紧张与反跳痛，血白细胞及中性粒细胞常升高，尿常规红细胞一般在正常范围，尿路造影显示正常。

七、治疗

1．无症状或压迫症状不明显，即使存在异位肾发育不全，也不需特殊处理；但若已发现应告诉患者尽可能注意保护以免造成损伤。

2．异位肾压迫神经、血管及邻近器官所致的消化道等症状，可采用对症治疗。

3．单纯感染者可给予抗生素治疗。

4．手术治疗　出现严重并发症时需手术治疗。术前须首先明确对侧肾情况，尤其是在外伤时，以免盲目切除先天性孤立肾，并尽可能使用微创治疗。

（1）对并发结石伴梗阻者应于取石后行肾盂输尿管成形术。

（2）巨大肾积水或严重感染、肾功能严重损害者，如对侧肾功能良好，可行异位肾切除术；孤立肾或对侧肾功能不良时，应行引流术。

（3）对肾性高血压用药不能控制者，可根据对侧肾功能、肾血管情况施行肾切除或自体肾移植。

（4）胸内肾伴膈疝时，可将肾还纳腹腔修补膈疝，伴肺隔离症者应切除胸内肾。

八、预后和展望

绝大部分患者呈良性发病，预后良好。除非发生尿路结石或肾积水，异位肾并不比正常肾脏具有更高的易感性。除此之外低位的肾脏由于缺少肋骨保护容易受到外伤，也有报道变异的血供可引起肾血管性高血压。

近来有研究表明，异位肾容易发生肿瘤，比例较正常高4～7倍，具体原因不清，可能与引流不畅所致结石刺激、异位肾脏异常血供所导致肾脏的内部环境发生变化及遗传因素等有关，值得我们重视。

第十九节　肾　腺　瘤

一、概述

肾腺瘤（renal adenoma）为发生于肾实质的良性肿瘤，多位于靠近包膜的肾皮质内，生长缓慢，大多数偶然发现，临床上易误诊为少脂肪成分的血管平滑肌脂肪瘤或分化好的肾癌等。

二、病因与发病机制

肾腺瘤病因不明，发生在肾实质内，为来自肾小管成熟上皮的肿瘤。

三、病理

肾腺瘤直径一般为1～2 cm，边界清楚。由于肿瘤体积小，多在尸检或切除的肾标本中发现（图2-21）。WHO1998年将肾腺瘤按组织学分类分为乳头状/管乳头状腺瘤、嗜酸细胞腺瘤、后肾腺瘤3种类型。嗜酸细胞腺瘤、后肾腺瘤不以瘤体大小而以形态特点为诊断依据；而乳头状腺瘤，一般仍以肿瘤大小作为诊断的重要依据。

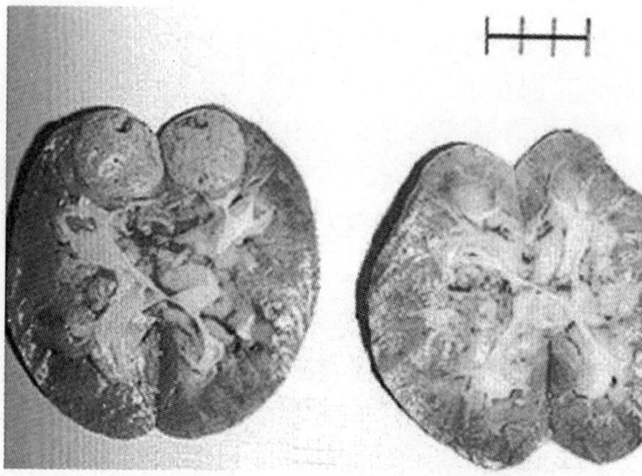

图2-21 肾皮质腺瘤手术标本

乳头状/管乳头状腺瘤（papillary/tubulopapillaryadenoma）：此瘤特点为瘤体较小，呈乳头状或管乳头状结构，由小的“嗜碱性细胞”或胞质丰富的“嗜酸性细胞”组成，分化良好，无异型性，与分化好的乳头状肾细胞癌难以鉴别，可能是同一种肿瘤的不同发展阶段。1998年WHO肿瘤组织学分类标准以<2 cm为基准。但病理上如发现透明细胞、核分裂像、多形性核等现象，即应以腺癌处理。

嗜酸细胞腺瘤（oncocytoma）：该瘤的特点为肿瘤较大，但无坏死；中央常见星状纤维瘢痕，无特异性，镜下胞质满布强嗜酸性粉红色颗粒，典型者呈巢状排列，也可见小管状、乳头状及微囊泡状结构，偶见异型核、分裂像、血管及局部浸润。可见4种细胞类型，以典型的嗜酸细胞为主。

后肾腺瘤（metanephric adenoma）：此瘤特点为瘤体较大，可见坏死，肿瘤由密集的小管组成，并具独特的分支长管，实性、肾小球样结构常见，间质水肿样，肿瘤细胞小，无异型性；间质内无或少细胞成分，可见透明样变性、钙化、沙砾体、骨化现象；肾小球和花蕾样结构、间质少血管、大量钙化（骨化）为本病的特征表现 。免疫组织化学：EMA阴性，CK7阴性或局灶阳性。

嗜酸细胞腺瘤和后肾腺瘤均为良性，预后良好。

四、临床表现

肾腺瘤一般为单发，多发生于一侧肾脏，多数无明显症状，为体检时偶然发现。

1. **腰痛** 一般为间歇性隐痛。
2. **肿块** 肿瘤较大时可表现为腹部包块。
3. **血尿** 肿瘤侵及肾盏时发生血尿，多呈间歇性镜下血尿。
4. **胃肠道症状** 可有恶心、腹胀等表现。

五、辅助检查

1. **超声检查** 肾实质内探及边缘清楚、光点均匀、包膜光滑的低回声占位病变。

2. 尿路造影 肾影增大伴局限性肾实质肿块，肾盏受压变形、移位，或呈弧形压迹，但无破坏征象。

3. 肾动脉造影 肾脏一极呈少血管区，无造影剂聚积现象，其周围血管呈弧形移位。但很少有动静脉瘘，与少血管的肾癌难以鉴别。

4. CT 肾实质内低密度区，增强后仅轻度强化，内部密度均匀一致。

5. 放射性核素肾扫描及闪烁照相 肾实质内可见圆形、边缘光滑的肿瘤影像。

6. 实验室检查 部分患者血沉增快，贫血，血钙增高。

六、诊断与鉴别诊断

1. 诊断 多为体检时偶然发现，少数出现症状亦无特异性，确切诊断需要病理结果。

2. 鉴别诊断

（1）单纯性肾囊肿 尿路造影肾盂、肾盏亦可呈半环形压迹，但肾动脉造影可见肾实质内有一无血管区，其周围血管弧形移位；CT显示为圆形、壁薄、边缘光滑的低密度肿块；超声检查为边界清楚的无回声暗区。

（2）肾细胞癌 表现腰痛及血尿。其病程进展迅速；有明显的间歇性肉眼血尿。肾区可触及肿块；尿路造影肾盂肾盏有破坏表现；肾动脉造影可见肿瘤血管和造影剂聚积。

（3）肾血管平滑肌脂肪瘤 B超表现肾实质内大小不一以强回声为主的肿块，圆形或类圆形，边界清楚。CT扫描的典型表现是肾实质内边界清楚的混杂密度肿块，如明确有脂肪成分多可确定。

七、治疗

治疗方法主要是手术切除，但基于对其病理的认识深入和现有手术技术的进步，治疗方式正在发生变化。

1. 对少数肿瘤较小的患者，可警惕性随访观察。

2. 若术前诊断明确，治疗上宜采取保留肾单位的手术。当肾腺瘤直径<3 cm、包膜完整时，不应轻易切除肾脏，剜除肿瘤应行冰冻切片检查，确定肿瘤性质。如组织学确定为腺瘤时，可根据肿瘤部位进行剜除、楔形切除、肾脏部分切除术等，术后定期随访。但如术中不能确定肿瘤性质，应行瘤肾切除，以免延误治疗。

3. 如术中肿瘤切缘病理有疑问，应行根治性肾切除，并术后严密随访。

八、预后和展望

近年来由于影像诊断技术的进步及推广定期健康体检，肾腺瘤的发现逐渐增多，因此健康教育仍然是最重要的。

通常认为肾腺瘤保留肾单位手术即可治愈，预后很好，3 cm以下的腺瘤一般都为良性，很少有转移倾向。但也有学者提出争议，不能确定到底是对肾腺瘤病理抑或影像认识的不足导致一些转移病例的出现，基因方面的研究可能是澄清这一疑点的重要途径。

第二十节　急性肾梗死

一、概述

急性肾梗死（acute renal infarction）是指肾动脉主干或分支血栓形成或栓塞，导致动脉管腔狭窄或闭塞，造成整个肾脏或某一分支肾动脉供应的肾皮质组织急性缺血和坏死，从而影响肾功能的一种疾病。在临床上其发生率低，且其临床表现缺乏特异性，长期以来认识不足，容易延误诊断甚至漏诊。

二、病因与发病机制

急性肾梗死多数是由于栓子脱落或者血栓形成，肾动脉或其分支急性阻塞所致。其中栓子脱落是造成肾梗死的主要原因，相关危险因素有心房纤颤、心脏瓣膜病、冠状动脉硬化性心脏病等。血栓形成也是肾梗死的另一原因，如高脂血症、肾动脉病变（硬化、狭窄、发育不良、动脉瘤、外伤）以及自身免疫性疾病如大动脉炎、系统性红斑狼疮等。

肾梗死很少发生于健康无基础疾病的患者。与肾梗死有关的常见疾病为心律失常、亚急性细菌性心内膜炎、风湿性心脏病、心房或心室血栓脱落、动脉粥样硬化、系统性红斑狼疮、感染性血管炎和创伤等。随着血管腔内技术的发展和广泛应用，与此有关的并发症也明显增多。

三、病理

病理上肾梗死为凝固性坏死灶，坏死组织较干燥，质地坚实，出血很少。肾动脉呈锥形分支，因此梗死灶也呈锥体形状，切面上呈三角形（图2–22）。

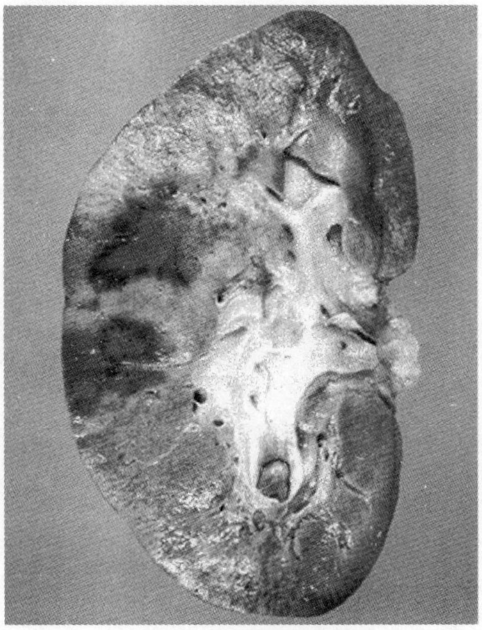

图2–22　肾梗死大体标本

四、临床表现

肾梗死在临床上是否出现症状主要取决于受累动脉的大小、范围及梗死程度，肾动脉小分支阻塞导致的小面积梗死可无症状。部分病例可无任何症状和体征，出现症状亦无特异性，因此要提高警惕性。

1. 疼痛　急性肾梗死的典型表现为持续性腰腹部疼痛，腰痛最常见。持续性疼痛使用一般的解痉止痛剂难以缓解，可以作进一步检查，有利于早期诊断。

2. 发热　部分患者出现发热，多数为低热。

3. 血尿　约近半数患者出现血尿，绝大多数为镜下血尿。梗死的严重程度与血尿发生无相关性。

4. 血压升高　发病后1周内血压升高是肾梗死的一个特点，常持续2～3周，肾素释放增加在血压升高中起重要作用，肾素-血管紧张素系统抑制剂常有效。

5. 恶心、呕吐　多为疼痛的伴随症状，无特异性。

五、辅助检查

1. 实验室检查　急性肾梗死实验室检查缺乏敏感度和特异度。

（1）血常规　多显示白细胞升高，一般为轻度升高。

（2）尿常规　尿常规检查可发现约半数患者有血尿，超过一半的患者表现出蛋白尿。

（3）LDH　血清LDH是最敏感的酶标记物，几乎见于所有患者。有持续性腰腹部疼痛但缺乏尿石症证据时应进行血清LDH检查。

血清LDH升高也见于其他疾病，如急性心肌梗死、溶血、肿瘤和缺血性肠病，需要鉴别。急性肾梗死患者中ALT、AST以及ALP也可以升高，有助于急性肾梗死的早期诊断。

（4）血肌酐　约半数可出现血肌酐升高，并可以作为随访的监测指标。对于基础肾脏功能正常且梗死范围有限的患者，血清肌酐不能真实地反映病肾的功能。

2. 影像学检查

（1）肾动脉造影（DSA）　出现肾动脉闭塞或充盈缺损说明存在肾梗死，是诊断的金标准。

（2）CT　CT检查是肾绞痛首选的检查方法，但不易发现肾动脉血栓栓塞性疾病。因此，对于类似表现的患者如果平扫CT没有发现异常，应该进行增强扫描排除急性肾梗死，通过三维重建可以清楚地看到肾梗死的部位和大小，并可以在随访中估计梗死区域的血液供应（图2-23）。CT动脉造影可以清楚地显示供应病变区域的血管闭塞和肾动脉血栓。

（3）超声　因其无创性可作为首选检查，用于初步诊断，并可排除其他相关疾病。彩色多普勒超声可以发现肾梗死，但敏感度低，不能用于确定诊断。

（4）其他　肾脏放射性核素扫描或排泄性尿路造影可辅助诊断。核素扫描可以显示每个肾脏肾小管分泌功能的变化，代表受累肾脏的组织活力，应作为判定治疗效果的一个重要方法。肾脏核素扫描可以判断急性肾梗死的严重程度、治疗效果和预后。

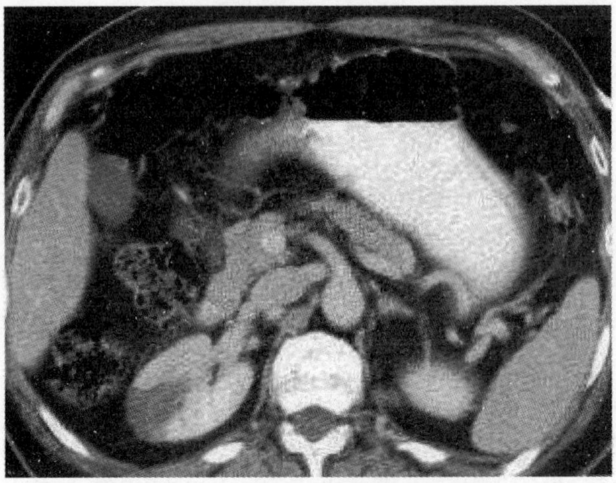

图2-23　CT增强扫描可见右肾梗死灶

六、诊断与鉴别诊断

1. 诊断　急性肾梗死的诊断主要依据临床表现及影像学检查确诊。肾动脉造影（DSA）和/或CT增强被认为是诊断肾梗死的金指标。对突发的腰部或腹部疼痛，尤其血栓栓塞高危的患者，应当提高对急性肾梗死的警惕性，以便及时早期发现并做出诊断。

2. 鉴别诊断　需要与其他引起腰腹部疼痛和血尿的疾病相鉴别。

（1）肾绞痛　多为阵发性绞痛，可伴血尿，解痉止痛药物多可缓解。

（2）急性肾盂肾炎　多为持续性腰痛，骤起高热，尿液镜检多可发现白细胞、红细胞、脓细胞等，尿细菌培养阳性，抗生素治疗有效。

（3）胆绞痛　腰背痛或右上腹痛，阵发性绞痛，多伴消化道不适，Murphy征阳性，B超多有阳性发现。

七、治疗

近40年来肾梗死的治疗有了很大变化，20世纪60年代主要应用手术治疗，包括取栓、主动脉-肾动脉搭桥、脾-肾动脉搭桥等，60年代后期使用药物抗凝治疗，后来发现手术治疗较药物治疗有更高的死亡率和肾损失率，因此80年代初开始用纤维蛋白溶解剂（链激酶、尿激酶）治疗肾梗死，取得良好效果。

1. 溶栓治疗　治疗效果取决于发病到治疗开始的时间间隔，在发病72 h内效果好，一般持续用药3～7天，并使部分凝血活酶时间（PT）为正常的2～5倍。对于72 h内就诊且考虑梗死较严重者可考虑直接肾动脉造影，在明确诊断的同时进行动脉溶栓以缩短缺血时间。采用链激酶、尿激酶和组织纤溶酶原激活物进行的选择性动脉内灌注溶栓可以有效溶解堵塞的血凝块，较全身用药更有效，是目前最有效的方法，且出血性并发症减少。如果一次不成功，可在1 h内重复2～3次。但血管再通后只有30%～40%的病例的肾脏功能得到恢复。

禁忌证有：出血倾向、近期有脑血管意外及术后早期恢复者。

2. 抗凝治疗　发病超过72 h多采用抗凝治疗，如普通肝素、小分子肝素、尿激酶等。由于大多患者存在易发因素，治疗后仍有可能再次发生肾梗死或发生更加严重的如心肌梗死、脑梗死等。所以无论哪一种治疗方式，都必须口服抗凝药物6～12个月，对于有房颤者应终身服用，用药过程中注意全身出血倾向和血尿。

3. 外科手术治疗　双侧肾动脉栓塞或孤立肾肾动脉主干栓塞的患者可以进行手术治疗，手术方法主要是取栓术。

八、预后和展望

急性肾梗死仍然是一个容易被漏诊或延误诊断的疾病，可能发生在没有特殊病史的人群。目前仍缺乏前瞻性多中心的研究，故对于其认识可能还有一定的局限性，临床工作中应警惕此疾病的发生，尤其对于有心房纤颤者。早期诊治、尽快恢复梗死肾组织血循环对肾功能恢复和预后有重要作用。

（孙祥宙　张亚东）

参考文献

1 陈宝琦，王禾，石峻，等. 1999. 下腔静脉整段切除术治疗肾肿瘤伴下腔静脉癌栓完全性梗阻. 中华泌尿外科杂志，20（4）：208–210.

2 戴宇平，孙祥宙，王飞，等. 2007. 肾腺瘤的临床诊断与治疗. 中华泌尿外科杂志，28：91–94.

3 杜林栋，张道新. 2003. 肾球旁细胞瘤的诊治. 中华泌尿外科杂志，24（10）：675–677.

4 方丹波，任国平，蔡松良. 2004. 17例肾嗜酸细胞瘤的诊断体会. 中华外科杂志，42（4）：250–251.

5 冯文娜，邹明雷. 2008. 肾小细胞癌1例报告. 中国社区医师·综合版，10（14）：135–136.

6 高江平，石怀银，徐阿祥，等. 2003. 肾和肾盂小细胞癌2例报告. 中华泌尿外科杂志，24（1）：58

7 高磊. 2008. 髓质海绵肾的诊断与治疗. 现代医药卫生，24（8）：1152–1153.

8 谷现恩. 实用泌尿外科影像学. 郑州：郑州大学出版社，263–267.

9 郭小林，叶章群，张旭，等. 2003. 肾动静脉瘘的诊断与治疗. 中华泌尿外科杂志，24（6）：371–373.

10 胡兴荣. 2008. 肾嗜酸细胞瘤的诊治——附2例报告及文献复习. 中国CT和MRI杂志，6（2）：65–67.

11 季洪兵，董其龙，王锦良，等. 2002. 髓质海绵肾的影像学诊断. 罕少疾病杂志，9（5）：14–16.

12 孔祥田，曾荔，宓培，等. 2001. 肾集合管癌10例分析. 中华肿瘤杂志，23（2）：162–164.

13 黎孝勇. 1995. 肾钙乳. 航空航天医药，6（1）：44–45.

14 李勇，刘忠元，刘火旺. 2002. 肾钙乳症的诊断和治疗. Journal of Chenzhou Medical College Sept，4（3）：6–8.

15 李书敏，钟定荣，邵云，等. 2003. 肾嫌色细胞癌4例临床病理分析及文献复习. 临床与实验病理学杂志，19（2）：217–219.

16 李晓飞，梅骅，郑克立，等. 2000. 黄色肉芽肿性肾盂肾炎（附30例报告）. 中华泌尿外科杂志，21（10）：606–608.

17 林云亮，吴仕强，刘向华. 2008. 髓质海绵肾的 X线平片、IVP和 CT诊断. 实用医技杂志，15（22）：2895–2897.

18 任国平，余心如，黎永祥，等. 2003. 肾球旁细胞瘤五例临床病理分析. 中华病理学杂志，32（6）：511–515.

19 史时芳，任国平，余心如. 1994. 肾集合管癌（附5例报告）. 中华泌尿外科杂志，15（5）：337–339.

20 孙建忠，李国强，孔德宝，等. 2004. 先天性肾动静脉瘘的诊断与治疗. 临床泌尿外科杂志，19（12）：737–739.

21 童敏，吴巧玉，唐彩虹. 2008. 1例肾小细胞癌合并下腔静脉和肺动脉癌栓的围手术期护理. 护理与康复，7

（2）：152–153.
22 王荣江，程一宁，王伟高，等. 2002. 肾自发性破裂21例报告. 中国综合临床，18（9）：839.
23 王秀荣，李俊芳，杨建彬，等. 2008. 髓质海绵肾的诊断、治疗及护理. 中国中西医结合肾病杂志，9（9）：824–825.
24 王增光，杨学军. 2007. VHL病诊断的现状和进展. 中国神经肿瘤杂志，5（4）：279–282.
25 沃尔什. 2001. 坎贝尔泌尿外科学（英文影印版）. 第7版. 北京：科学出版社，1720–1725.
26 吴阶平. 2005. 泌尿外科学. 济南：山东科学技术出版社，259–260.
27 吴阶平. 2004. 吴阶平泌尿外科学. 济南：山东科学技术出版社，
28 伍筱梅，陈卫国，赖清，等. 2003. 肾动静脉瘘的选择性血管造影与栓塞治疗（附20例报告）. 中华泌尿外科杂志，24（5）：296–299.
29 肖序仁，高江平，史立新，等. 2001. 下腔静脉–右心房自然转流技术在下腔静脉瘤栓切除术中的应用. 中华泌尿外科杂志，22（10）：594–597.
30 徐善明，蒋金花，边进科，等. 2000. 肾钙乳症的诊断和治疗（附9 例报告）. 临床泌尿外科杂志，15（8）：351–352.
31 徐勇，畅继武. 张祖诏，等. 1997. 肾集合管癌1例报告. 中华泌尿外科杂志，18（8）：497.
32 杨光华. 病理学. 第5版，北京：人民卫生出版社，2002. 52.
33 杨晓坤. 2005. 肾嗜酸细胞瘤的研究进展. 国外医学泌尿系分册，25（4）：473–476.
34 应向荣，叶章群，李新德. 2006. 黄色肉芽肿性肾盂肾炎的误诊原因分析. 中华泌尿外科杂志，27（6）：397–399.
35 余毅，谢福安. 2002. 肾软斑症. 中国中西医结合肾病杂志，3（3）：181–183.
36 苑任，韩萍，史河水，等. 2002. 黄色肉芽肿性肾盂肾炎的影像学表现. 中国医学影像学杂志，10（1）：29–32.
37 占习双，吴天鹏，欧阳海，等. 2008. VHL病并发双侧肾癌 1 例报告及文献复习. 武汉大学学报医学版，29（6）：827–830.
38 张继伟，刘乃波. 2008. 急性肾梗死四例报告及文献复习. 中华泌尿外科杂志，28（4）：242–245.
39 张进，黄翼然，刘东明，等. 2004. Von Hippel–Lindau 病的肾脏病理学特点. 中华泌尿外科杂志，25（11）：756–759.
40 张进，黄翼然. 2002. VHL 病中泌尿系病变的基因及临床研究. 国外医学泌尿系统分册，22（4）：230–233
.
41 张弋，李进，王健，等. 2007. VHL病肾肿瘤九例临床分析. 中华外科杂志，45（14）：994–995.
42 郑少斌，张国良，郑韶先，等. 1998. 腔静脉节段切除在肾癌伴下腔静脉癌栓中的应用（附八例报告）. 中华泌尿外科杂志，19（11）：655–657.
43 钟国平. 1999. 肾外恶性横纹肌样瘤临床病理分析. 临床与实验病理学杂志，15（5）：423–424.
44 周小庆，叶和松，项龙波，等. 2006. 7例移植肾自发性破裂的预防和处理. 安徽医药，10（10）：761
45 周永昌，郭万学. 1997. 肾动脉瘤. 见：周永昌主编. 超声医学. 北京：科学技术文献出版社，1025–1030
.
46 朱雪阳，曾青，邓素雄，等. 1999. 肾内动静脉畸形和瘘的诊治. 中华外科杂志，37（5）：315.
47 Ashley RA，Reinberg YE. 2007. Familial multilocular cystic nephroma：a variant of a unique renal neoplasm. Urology，70（1）：179.
48 Azoulay S，Vieillefond A，Paraf F，et al. 2007. Tubul ocystic carcinoma of the kidney：a new entity among renal tumors. Virchows Arch，451：905–909.
49 Berg AA. 1913. Malignant hypernephroma of the kidney，its clinical course and diagnosis，with a description of the

author's method of radical operative curve. Surg Gynecol Obstet, 17: 463–471.

50 Boggs LK, Kimmelstiel P. 1956. Benign multilocular cystic nephroma: report of two cases of so-called multilocular cyst of the kidney. J Urol, 76（5）: 530–541.

51 Brandal P, Busund LT, Heim S. 2005. Chromosome abnormalities in juxtaglomerular cell tumors. Cancer, 104（3）: 504–510.

52 Bude RO, Korobkin MT. 1992. Milk of calcium renal cyst : CT findings. Urology, 40 : 149–151.

53 Capela C, Eusebi V, Rosao J. 1984. Primary oat cell carcinoma of the kidney. Am J Surg pathol, 8: 855–861.

54 Dechet CB, Bostwick DG, Blute ML, et al. 1999. Renal oncoytoma: multifocality, bilateralism, metachronous tumor development and coexistent renal cell carcinoma. J Urol, 162: 40–42.

55 Dunnick NR, Hartman DS, Ford KK, et al. 1983. The radiology of juxtaglomerular tumors. Radiology. 147（2）: 321–326.

56 Edmunds W. 1982. Cystic adenoma of the kidney. Trans Pathol Soc London, 43: 89–90.

57 Figarola MS, Khader SM. 1999. Pediatric case of the day. Radio Graphics, 19（5）: 1693–1695.

58 Fleming S, Lewi HJ. 1986. Collecting duct carcinoma of the kidney. Histopathlogy. 10（6）: 1131–1133.

59 Fleshner NE, Johnson KW. 1992. Repair of an autotransplant renal artery aneurysm: case report and literature review. J Urol, 148: 389.

60 Foster RS, Mahomed Y, Bihrle R, et al. 1988. Use of a caval-atrial shunt for resection of a caval tumor thrombus in renal cell carcinoma. J Urol, 140: 1370.

61 Fuzesi L, Cober M, Mittermayer C. 1992. Collecting duct carcinoma: Cytogenetic characterization. Histopathology, 21（2）: 155.

62 Gallo GE, Penchansky L. 1977. Cystic nephroma. Cancer, 39（3）: 1322–1327.

63 Geller RA, Pataki KI, Finegold RA. 1979. Bilateral multilocular renal cysts with recurrence. J Urol, 121（6）: 808–810.

64 Gettman MT, Segura JW. 1999. An unusual case of multilocular cystic nephroma with prominent renal pelvis involvement treated with nephron sparing techniques. J Urol. 162（2）: 482.

65 Gonzalez MCL, Lorenzo MR, Lorente GJ, et al. 1997. Chromophobe renal carcinoma: immunohisto chemical study of 7 cases. Actas Ureol Esp, 21（6）: 563–588.

66 Gudbjartsson T, Hardarson S, Petursdottir V, et al. 2005. Renaloncocytoma: a clinicopathological analysis of 45 consecutivecases. BJU Int, 96（9）: 1275–1279.

67 Haab F, Duclos JM, Guyenne T, et al. 1995. Renin secreting tumors: diagnosis, conservative surgical approach and long-term results. J Uol. 153（6）: 1781–1784.

68 Hageman JH, Smith RF, Szilagyi E, et al. 1978. Aneurysms of the renal artery: problems of prognosis and surgical management. Surgery, 84: 563.

69 Hatcher PA, Anderson EE, Paulson F, et al. 1991. Surgical management and prognosis of renal cell carcinoma invading the vena cava. J Urol, 145: 20–23.

70 Hazanov N, Somin M, Attali M, et al. 2004. Acute renal embolism forty four cases of renal infarction in patients with atrial fibrillation. Medicine, 83: 292–299.

71 Heidenreich A, Vorreuther R, Krug B. 1996. Renal milk of calcium: contraindication to extracorporeal shockwave lithotripsy. Tech Urol, 2（2）: 102–107.

72 Honjo K, Sato T, Matsuo M, et al. 1997. Renal parenchymal malakoplakia in a four-week-old infant. clin Nephrol, 47（5）: 341–344.

73 Howard T, Thomas I. 2002. Medullary sponge kidney associated with congenital hemihypertrophy. J Am Soc Neph-

rol，10（5）：1320.

74 Hsu TH，Jeffrey RB Jr，Chon C，et al. 2003. Laparoscopic radical nephrectomy incorporating intraoperative ultrasonography for renal cell carcinoma with renal vein tumor thrombus. Urology，61（6）：1246–1248.

75 Kennedy SM，Merino MJ，Linehan wM，et a1. 1990. Collecting duct carcinoma of the kidney. Hum Pathol，21（4）：449–456.

76 Kihara I，Kitamura S，Hoshino T，et al. 1968. A hitherto unreported vascular tumor of the kidney：a proposal of "juxtaglomerular cell tumor". Acta Pathol Jpn，18（2）：197–206.

77 Kilicarsalan AB，Mustafa U，Esin 0，et a1. 2003. Primary small cell carcinoma of the kidney. Nrol，21（1）：11–13.

78 Kim HL，Zisman A，Han KR，et al. 2004. Prognostic significance of venous thrombus in renal cell carcinoma. Are renal vein and inferior vena cava involvement different? J Urol，171（2 Pt 1）：588–591.

79 Kuroda N，Naruse K，Miyazaki E，et a1. 2000. Vinculin：its possible use as a marker of normal collecting ducts and renal neoplasms with collecting duct system phenotype. Mod Patho1，13（10）：1109–1114.

80 Leong FT，Freeman LJ. 2005. Acute renal infarction. R Soc Med，98（3）：121.

81 Lois G，Madero C，Redondo S，et al. 2001. Small cell carcinoma of the kidney：a case report and review of the literature. Areh Pathol Lab Med，125：796–798.

82 Mackey JR，Au HJ，Hugh J，et al. 1998. Genitourinary small cell carcinoma：determ– ination of clinical and therapeutic factors associated with surviva1. J Urol，159：1624–1629.

83 Madewell JE，Goldman SM，Davis CJ Jr，et al. 1983. Multilocular cystic nephroma：a radiographic–pathologic correlation of 58 patients. Radiology，146（2）：309–321.

84 Majhail NS，Elson P，Bukowski RM. 2003. Therapy and outcome of small cell carcinoma of the kidney：report of two cases and a systematic review of the literature. Cancer，97（6）：1436–1441.

85 Mathers ME，Pollock AM，Marsh C，et a1. 2002. Cytokeratln7：a useful adjunct inthe diagnosis of chromophobe renal cell carcinoma. Histopathology，40（6）：563–567.

86 Mete UK，Niranjan J，Kusum J，et al. 2003. Reninoma treated with nephron–sparing surgery. Urology，61（6）：1259.

87 Moinzadeh A，Libertino JA. 2004. Prognostic significance of tumor thrombus level in patients with renal cell carcinoma and venous tumor thrombus extension. is all T3b the same? J Urol，171（2 Pt1）：598–601.

88 Onishi T，Oishi Y，Ymrada S. et a1. 2002. Prognostic implications of histological features in patients with chromophobe cell renal carcinoma. BJU Int，90（6）：529–532.

89 Ortenberg J，Novick AC，Straffon RA，et al. 1983. Surgical treatment of renal artery aneurysm. Br J Urol，55：341.

90 Osca JM，Peiro MJ，Rodrigo M. 1997. Focal xanthogranulomatous pyelonephritis：partial nephrectomy as definitive treatment. Eur Urol，32（3）：375–379.

91 Poutasse EF. 1975. Renal artery aneurysm. J Uro1，113：443.

92 Powell T，Shackman R，Johnson HD. 1951. Multilocular cysts of the kidney. Br J Urol，23：142–152.

93 Rampino T，Gregorini M，Soccio G，et a1. 2003. The ron proto–oncogene product is a phenotypic marker of renal oncocytoma. Am J Surg Pathol，27（6）：779–785.

94 Renshaw AA，Heke EP，Loughlin KR，et a1. 1996. Aggressive variants of chromophobe renal cell carcinoma. Cancer，78：1756–1761.

95 Robertson PW，Klidjian A，Harding LK，et al. 1967. Hypertension due to a renin–secreting renal tumor. Am J Med，43（6）：963–976.

96 Savage SJ, Gill IS. 2000. Laparoscopic radical nephrectomyfor renal cell carcinoma in a patient with level 1 renal veintumor thrombus. J Urol, 163: 1243–1244.

97 Schild H H, Schweden F J, Lung E K. 1992. Computed Tomography in Urology. New York: Georg Thieme Verluy Stutlgart, 92

98 Schoenberg M, Carins P, Brooks JD. 1995. et al. Frequent loss of chromosome arms 8p and 13q in collecting duct carcinoma (CDC) of the kidney. Genes Chromosomes Cancer, 12 (1): 76–80.

99 Skinner DG, Pfister RF, Colvin R. 1972. Extention of renal cell carcinoma into the vena cava. the rationale for agressive surgical management. J Urol, 107: 711–716.

100 Staehler G, Brkovic D. 2000. The role of radical surgery for renal cell carcinoma with extension into the vena cava. J Urol, 163: 1671–1675.

101 Stemberg SS. 2003. 诊断外科病理学. 回允中，主译. 第3版. 北京：北京大学医学出版社，1796–1799.

102 Troxel S, Das S. 2002. Planned hand assisted laparoscopic left radical nephrectomy involving a level 1 renal vein tumorthrombus. J Urol, 168: 1090–1091.

103 Von Ronnen JR. 1953. The roentgen diagnosis of calcified aneurysm of the splenic and renal arteries. Acta Rad, 39: 385.

104 Yang XJ, Zhou M, Hes O, et al. 2008. Tubul ocystic carcinoma of the kidney: Clinicopathologic and molecular characterizati on. Am J Surg Pathol, 32 (2): 177–187.

105 Yigiter M, Ilgici D, Celik M, et al. 2007. Renal parenchymal malacoplakia: a different stage of xanthogranulomatous pyelonephritis? J Pediatr Surg, 42 (7): E35–38.

第三章　输尿管罕少见病

第一节　下腔静脉后输尿管

一、概述

输尿管从下腔静脉后面绕到前面再回到正常的位置，称为下腔静脉后输尿管（retrocaval ureter），也称作输尿管前下腔静脉。在尸检中男比女多3～4倍，在临床上男比女多2.8倍。下腔静脉后输尿管是由于胚胎期下腔静脉发育异常所致，输尿管不在腔静脉的外侧，而从下腔静脉的后面绕过，再回到正常路线，因腔静脉与输尿管交叉（约在$L_{3\sim4}$水平）并对其形成压迫导致尿流通过障碍，故梗阻近侧发生肾、输尿管积水。

二、病因与发病机制

下腔静脉在胚胎发育时期，有后主静脉、下主静脉及上主静脉。三对静脉之间互相吻合形成静脉环。后肾于胚胎第12周穿过此静脉环，上行到腰部，该静脉环的前面部分由后主静脉腰段及其分支组成，后面部分由上主静脉、下主静脉及其分支组成。正常情况下首先发生后主静脉，当上主静脉出现时，后主静脉即退化萎缩，腔静脉由后面的静脉环形成。如果后主静脉不萎缩而继续存在，结果代替了静脉环的后面部分而形成腔静脉，输尿管位于其后，则形成下腔静脉后输尿管。通常有3种情况：①后主静脉不退化参与下腔静脉的形成；②上主静脉不发育．由后主静脉替代形成下腔静脉；③后主静脉和上主静脉同时形成双下腔静脉。

临床上，下腔静脉后输尿管可分为3型：Ⅰ型（低袢型）常见，右输尿管于$L_{3\sim4}$水平穿入下腔静脉后方，自下腔静脉和腹主动脉之间穿出，此段下腔静脉与脊柱间间隙小，加之腰大肌的压迫，易产生梗阻症状；Ⅱ型（高袢型）临床少见，输尿管肾盂连接处或部分肾盂横行向左于$L_{2\sim3}$水平穿入下腔静脉后方，同样在下腔静脉和腹主动脉之间穿出，此段下腔静脉与脊柱间有较粗的右肾动脉通过，二者之间有一定间隙，且肾盂部分较宽，故少见发生梗阻；Ⅲ型（间位型）临床罕见。

三、临床表现

本病一般发生在右侧，内脏转位时也可见于左侧。下腔静脉后输尿管与静脉壁粘连，加之下腔静脉与腰大肌、主动脉之间的挤压，可造成同侧上尿路梗阻、积水，继发感染、结石等。多数患者早期无症状，出现症状多在30～40岁，也有年幼时发病者。主要表现为由右输尿管受压后尿液排出受阻所致的腰腹部胀痛，或仅为右侧腰部轻微胀感，如果合并结石，亦可出现肾绞痛、血尿，继发感染时，有发热、腰痛或膀胱刺激症状。严重者可致患者肾功能丧失。

四、诊断和鉴别诊断

对出现右腰部酸胀不适、绞痛或伴血尿而B超发现不明原因的右肾和输尿管扩张积水者，应考虑本病的可能。B超可作为下腔静脉后输尿管的初步筛选手段，为发现无症状的腔静脉后输尿管提供线索。本病的临床特点如下：

1. 右侧腰部胀痛和血尿　为两大主要症状，可伴有结石和感染。

2. 静脉肾盂造影和逆行肾盂造影　是本病主要的诊断方法，正位片可见病侧肾盂和上段输尿管扩张积水，输尿管在$L_{3\sim4}$向内侧移位与椎体重叠，呈“S”状或鱼钩状影像（图3-1）。如果在输尿管插管的同时，经大隐静脉插入下腔静脉一条不透光导管，摄片可见两导管重叠，即明确诊断。侧位片可见输尿管在此水平向后移位，靠近椎体前缘。此为Ⅰ型（低袢型），临床上最为多见。Ⅱ型（高袢型）极罕见，逆行尿路造影时，下腔静脉后输尿管部分和肾盂几乎在同一水平呈倒置“J”形，肾脏正常或轻度积水。狭窄近端的扩张输尿管向中线靠近、向上移行并逐渐变细，在椎体右侧旁突然中断。一般而言，造成输尿管梗阻有3个原因：输尿管受腰大肌和下腔静脉的压迫；输尿管炎症或纤维化造成管腔狭窄；输尿管与下腔静脉纤维粘连，使输尿管蠕动功能丧失。由于在肾盂水平腰大肌并不粗壮，所以高袢型的输尿管梗阻较轻，肾积水不严重。右侧位照片可见扩张输尿管与脊柱重叠，并非在脊柱前方的正常位置，而输尿管中段在脊柱前方正常位置，系绕行下腔静脉后恢复正常行径的输尿管，这是本病右侧位片显示的重要征象。逆行肾盂造影可显示全程输尿管是其诊断本病的优越之处，若在逆行造影中摄右侧位片，导管和输尿管自上而下亦呈“S”形走向，同样可以明确诊断。逆行肾盂造影与下腔静脉造影联合应用能显示输尿管与下腔静脉之间的关系，但对诊断及手术治疗多无帮助，又属创伤性检查，故临床很少应用。

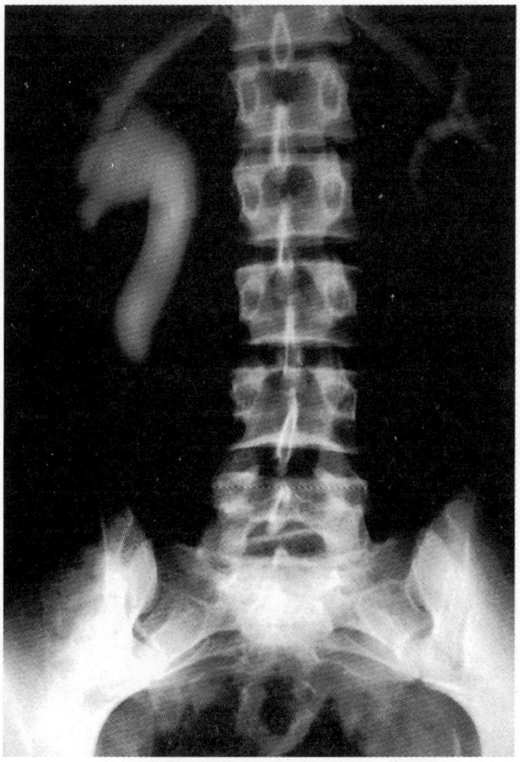

图3-1　下腔静脉后输尿管IVU图像

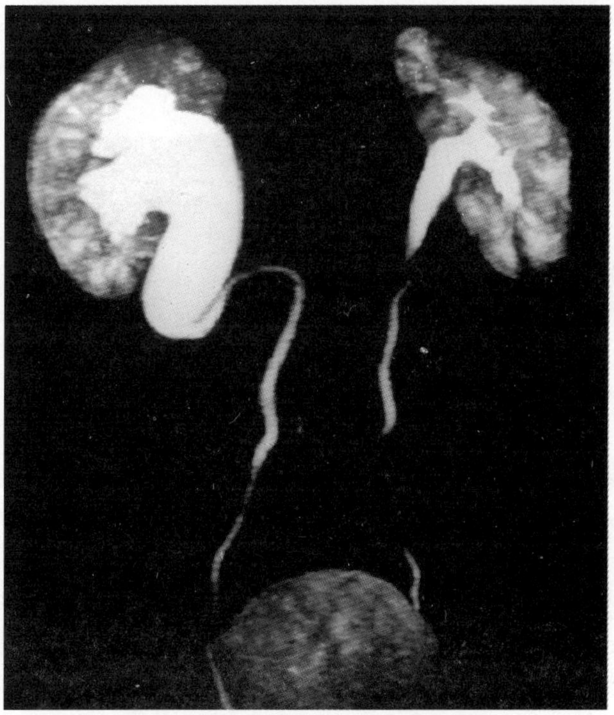

图3-2　下腔静脉后输尿管MRU图像

3. CT CT增强扫描或三维CT平扫可以清楚地看到输尿管位于下腔静脉的后方并环绕之，对Ⅰ型、Ⅱ型下腔静脉后输尿管均能明确诊断，同时CT检查也可鉴别排除腹膜后肿物造成的输尿管移位，其诊断的准确性和安全性比其他检查方法更为可靠。下腔静脉与腹主动脉间可见圆点状输尿管充盈影，输尿管的异常位置是CT诊断本症的特征性表现。

4. 磁共振尿路成像（MRU） 已广泛应用于输尿管疾病的诊断，可以清楚地显示输尿管的解剖走行和形态（图3-2），而且无需静脉注射碘造影剂，故被认为是目前诊断下腔静脉后输尿管最好的无创性影像学检查方法，对于碘过敏、肾功能损害严重、孕妇、逆行肾盂造影失败的患者更具有实用价值。但目前价格昂贵，不作为常规检查手段，仅在诊断不明或其他方法有禁忌时采用。

鉴别诊断

1. 肾脏肿瘤 大的肾脏肿瘤将输尿管推移向中线移位。特别是右侧肾肿瘤，应与下腔静脉后输尿管相鉴别。肾脏肿瘤多有肉眼血尿病史，当输尿管有推移征像时，在腹部可以触到肿块。B超检查能明确肿块与肾脏的关系和大小，并能确定病变性质。排泄性或逆行性尿路造影，显示肾盂、肾盏受压变形或完全消失。肾脏由于肿瘤严重破坏致肾功能减退，排泄性尿路造影时肾脏不显影。逆行性造影见肾盂输尿管交接处梗阻，仅见被推移的输尿管。CT平扫+增强可以明确诊断。

2. 肾积水 常见的原因比较多。分为2大类，一类是尿路内、外机械性阻塞所致，一类是尿路神经肌肉功能紊乱所致的动力性梗阻。其症状和引起肾积水的原因有关。结石有绞痛伴有血尿，炎症有尿路刺激症状伴有发烧，泌尿系统内肿瘤有肉眼血尿，泌尿系以外的肿瘤有腹部或腰部肿块。下尿路引起的肾积水，均有输尿管积水、输尿管纡曲扩张，但不向中线移位，无“S”形改变。

3. 髂动脉后输尿管 髂动脉后输尿管的梗阻部位在L_5外侧5 cm处。下腔静脉后输尿管的梗阻部位在L_3水平。逆行输尿管插管，同时下腔静脉插管，摄平片，髂动脉后输尿管两管不重叠，输尿管扩张与正常部位交界处位置低。下腔静脉后输尿管，则两管重叠，输尿管扩张与正常部位交界处位置高。

五、治疗和预后

下腔静脉后输尿管的治疗分手术治疗和非手术治疗，治疗方案的选择应根据肾积水及肾功能的损害程度确定。治疗原则为：

（1）仅有轻度肾盂积水或仅有肾盏积水无肾盂积水者，可密切观察，定期复查。

（2）肾盂积水中度以上，输尿管上段扩张明显、影响右肾功能时应尽早采取手术治疗。

（3）反复发生感染，继发结石、出血等病变者宜尽早手术治疗。

非手术治疗适用于无或仅有轻度肾积水而无明显临床症状，同时不伴有感染及合并结石者，但应密切随访。高袢型肾积水不重，无需手术治疗。手术治疗应根据不同情况采取相应的措施，分为肾切除术和输尿管复位矫形术。

1. 肾切除术 有严重肾积水，反复感染合并结石和肾功能严重受损者，或受压处和梗阻以上输尿管因感染及纤维变性与下腔静脉紧密粘连者，可行肾切除术。

2. 输尿管复位矫形术 是治疗本病较好的手术方式，常用的手术方法有2种：①于距离下腔静脉较近处的输尿管扩张部切断、复位，然后进行断端修剪，使输尿管长度适中，再行端-端吻合。此术式适用于单纯性腔静脉后输尿管，未合并肾结石或严重肾积水者。其优点是断端血供丰富，内腔大，术后不易形成瘢痕狭窄。术后应常规留置双J管8～12周。根据文献报道和临床经验，梗阻性质可能为功能性或器质性，故主张切除下腔静脉后输尿管2～4 cm再复位行端端吻合。若远端输尿管能顺利通过8～10 F导尿管，且输尿管有较强蠕动能力，可不切除。如下腔静脉后输尿管与血管粘连严重，分离困难或有狭窄的情况下，为避免损伤下腔静脉，不应勉强剥离，可将其旷置原位。一般情况下输尿管长度足够无张力吻合。也有行输尿管膀胱再植，或肾静脉以下水平下腔静脉切断移至输尿管后再吻合的方法，手术复杂，技术要求高，现多不主张应用。由于梗阻远端的输尿管都有不同程度的萎缩变细，因此术后肾积水的恢复较慢，一般在半年以上才能见效。此外有学者认为，手术不应破坏输尿管的完整性，以免造成血供不足和动力失调，采用切断下腔静脉，将输尿管复位后再行下腔静脉吻合。相比而言，输尿管复位矫形术手术比较简单、安全，应作为首选的治疗方法。②肾盂输尿管连接部上方肾盂处切断、取石、肾盂成形，输尿管复位后放置到腔静脉前进行吻合。这种方法的优点是肾盂和近端输尿管血管丰富、术后吻合口很少发生狭窄，且能同时处理肾结石，行肾盂成形术。

随着腹腔镜技术在泌尿外科的广泛应用和提高，经腹腔镜输尿管离断吻合术治疗下腔静脉后输尿管取得了令人满意的疗效，为本病的治疗开辟了新的途径，已逐渐成为首选的治疗手段。腹腔镜手术治疗下腔静脉后输尿管较传统手术方法有以下优点：①手术空间大，易于暴露腔静脉和受压远段或腔静脉内侧输尿管；②手术创伤小，切口美观，术后恢复快。术中需注意以下问题：

（1）输尿管两断端应足够长，吻合时保证无张力。

（2）术中留置双J管保证吻合输尿管通畅无狭窄。

（3）对于病史较长，输尿管长期受压后蠕动功能较差的输尿管段予以切除。

（4）对于上段扩张的输尿管，分离时需注意血供，周围脂肪组织不应全部剥离。

（5）若下腔静脉后输尿管粘连较紧，在分离困难或有狭窄的情况下，可将其旷置。

下腔静脉后输尿管，经过输尿管复位矫形术，大多数患者在解除梗阻后肾功能均会有所改善，预后较好。肾积水严重病例，术后恢复较慢，肾积水轻者恢复较快。因此，对本病须早诊断、早治疗，以争取良好效果。

第二节　髂动脉后输尿管

一、概述

髂动脉后输尿管（retroiliac ureter）也叫输尿管前髂动脉（preureteral iliac artery），即输尿管行走于髂动脉之后，是一种极为罕见的泌尿系畸形，可位于任何一侧，也可同时累及双侧。Nguyen等在1989年回顾了髂动脉后输尿管的文献报道，当时全世界仅发现24例，其中4例为双侧。由于输尿管被其前方的髂动脉压迫，其梗阻发生于L_5或S_1水平，临床上往往表现输尿管下段梗阻，手术前不易直接确诊。常并发其他畸形，文献报道髂动脉后输尿管常伴发马蹄肾、肾发育不良或缺如；输尿管异位开口；食管闭锁，气管食管瘘；锁肛，直肠阴道瘘；处女膜闭锁；髂内动脉缺如或髂外动脉过长等各种先天性畸形。

二、病因与发病机制

病因还不很清楚。正常情况下，脐动脉的原始腹支，被位于主动脉及脐动脉远端间的背侧支所替代。如腹支不消失，而背支未形成则造成输尿管位于其后，常有输尿管口或中肾管口异位。输尿管口异位也支持肾输尿管发育异常的观点。在正常胚胎发育过程中肾脏自盆腔经髂动脉前方上升，当输尿管芽发育过程中受到某些物质的诱发或局部物理、机械因素影响，而肾脏自髂血管之后上升，就可形成髂动脉后输尿管。

三、临床表现

髂动脉后输尿管常以L_5或S_1水平处的输尿管梗阻为特征，并引起肾盂及输尿管积水、结石、感染、肾功能减退等一系列并发症。临床上往往无特异性症状和体征，患者多以反复发作的肉眼或镜下血尿、尿路感染及间歇性腰部疼痛而就诊。

四、诊断和鉴别诊断

对于不同程度上尿路扩张积水的患者，或反复发作尿路感染、肉眼或镜下血尿及间歇性腰部疼痛，尤其是合并其他先天性泌尿系统或生殖系统畸形，而超声和静脉肾盂造影未能明确诊断，在排除了其他常见病因后，应考虑髂动脉后输尿管的可能性。应特别强调，不应忽视任何一个偶然发现的泌尿生殖系统畸形，因为有可能会合并有其他隐匿的畸形病变。影像学检查是诊断本病的重要手段。B超可显示梗阻侧肾积水及上段输尿管扩张。静脉肾盂造影（IVP）对于肾功能正常患者的梗阻部位与程度有较好的显示，一般而言本病的IVP表现有两个特点：

（1）输尿管在髂嵴水平发生梗阻，即在L_5距中线5 cm处。

（2）梗阻近端肾盂、输尿管积水扩张。如IVP未能明确，可逆行插管行肾盂输尿管造影，可见输尿管狭窄局限，有明显压迫痕迹，输尿管边缘光滑，无僵直及内移改变，受阻部位在髂动脉径路上，改变体位无变化。

Kocaoglu等应用多排螺旋CT尿路造影（MDCTU）技术同时显示输尿管和髂动脉从而获得明确诊断（图3-3）。随着MDCT的问世，泌尿系统的3D或多维重建可获得整个泌尿道的清晰照片，有助于不明原因肾积水的定性诊断。不足之处是患者需暴露在放射线中。磁共振尿路水成像（MRU）不受肾功能影响，尤适合于肾积水患者的病因诊断，可显示输尿管扩张与狭窄；如同时行动脉造影，则可明确输尿管和髂动脉之间的位置关系，是确诊本病的最理想手段。

诊断依据：

（1）间歇性患侧腰痛、血尿。

（2）由于肾、输尿管积水合并感染，有尿频、尿急和尿痛。肾积水使肾脏增大，腹部有时可触及肿块。

（3）X线检查　静脉肾盂造影显示梗阻以上肾、输尿管积水，梗阻以下输尿管口径正常。

梗阻部位有弧形侧弯，在L_5外侧5 cm处。

本病的诊断中应注意与下腔静脉后输尿管、腹膜后纤维化累及输尿管、输尿管结石等症引起的输尿管梗阻等进行鉴别。

鉴别诊断：

1. 下腔静脉后输尿管　下腔静脉后输尿管发生于右侧，输尿管于$L_{2\sim5}$水平移向中线，呈典型的S形，单侧居多；而髂动脉后输尿管两侧均可发生。输尿管狭窄部位较下腔静脉后输尿管位置低，在L_5外侧5 cm处。

2. 腹膜后纤维化　多在输尿管中段出现梗阻（$L_{4\sim5}$至骶段），狭窄段范围较髂动脉后输尿管广，呈倒“八”字改变，管壁僵直且有内移，CT检查腹膜后见明显软组织肿块影。

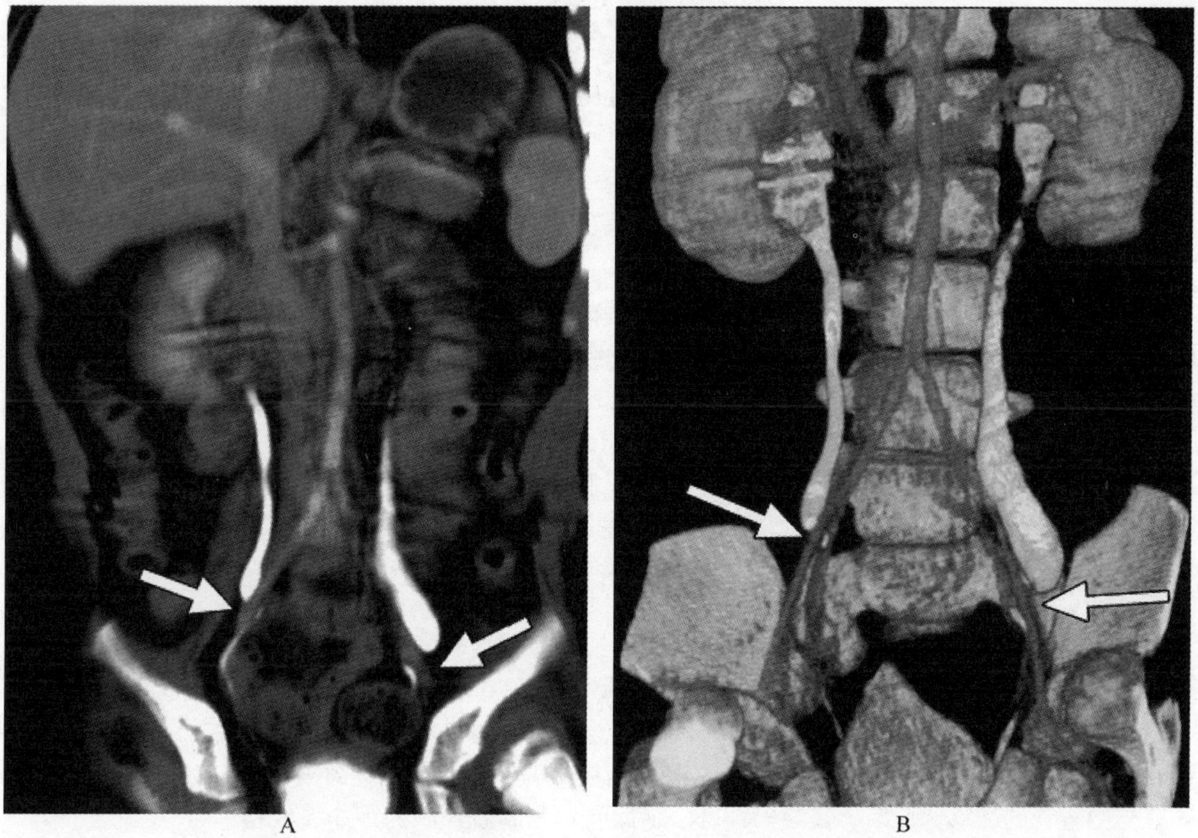

图3-3 多排螺旋CT尿路造影（MDCTU）技术显示髂动脉后输尿管（箭头处）

3. 肾下垂 严重的肾下垂，由于肾脏下垂达髂窝，在尿路造影片上，输尿管在L_5水平弯曲呈锐角，以上肾、输尿管积水。患者取头低脚高位，肾脏上移输尿管变直，在L_5水平的输尿管锐角消失，没有狭窄表现。而髂动脉后输尿管锐角不会消失，有狭窄表现。

4. 输尿管结石 位于髂血管处的输尿管结石，结石部位以上的输尿管扩张积水。当结石较小，显影不清或呈阴性结石时，两者容易混淆。输尿管结石有绞痛病史，尿液检查有红细胞，输尿管插管有阻挡感或完全受阻。如果插管成功，可沿输尿管仔细寻找结石。如是阴性结石，注射造影剂则可显示负影，注射空气行双重对比造影也有助于诊断。

五、治疗和预后

髂动脉后输尿管须行手术治疗，手术方式依肾功能损害的程度及是否合并畸形来定，肾功能无损害或损害较轻者手术效果良好。手术中，泌尿生殖系与大血管之间关系的辨认非常重要，因为稍有不慎即有可能会损伤血管从而影响下肢血供。治疗原则如下：

（1）单侧病变行输尿管切断髂动脉前端-端吻合术。

（2）双侧病变伴梗阻性肾功能衰竭者，可先行肾造瘘，待肾功能改善后再行双侧输尿管切断髂动脉前端端吻合或行抗反流的输尿管膀胱吻合术。

（3）若单侧髂动脉后输尿管异位开口于阴道等处，可低位切断，输尿管移位于髂动脉前与膀胱吻合。

第三节　输尿管口异位

一、概述

输尿管口异位（ectopic ureteral orifice）是一种先天性疾病，临床较少见，多见于女性小儿泌尿系统，常被误诊为“遗尿症”、“尿失禁”、“膀胱阴道瘘”等疾病。但其临床特征是除了滴尿性尿失禁外，还能正常排尿。在男性患者，输尿管可异位开口于外括约肌以上的膀胱颈、后尿道以及精囊、射精管及直肠等处，异位于后尿道者约47%，异位于精囊者约33%。临床上常无尿失禁表现，不易发现。在女性患者，异位开口多于尿道远端、前庭、阴道、子宫颈等处，异位于前庭附近者约1/3，异位于阴道者约1/4，常伴有尿失禁和泌尿系感染。约80%输尿管口异位合并重复畸形，多见于女性。

二、病因与发病机制

在胚胎第4周，输尿管芽从中肾管的弯曲处发出，并很快生长、穿入后肾胚基。当肾继续分化时，输尿管芽就产生完全的肾脏集合系统：输尿管、肾盂、肾盏、乳头导管及集合管。当输尿管芽与中肾管的迁移完成时，最终射精管、输尿管口与膀胱颈间的距离大致相等。

如在中肾管的输尿管芽发生位置很高，输尿管口可异位于尿道或中肾管的遗迹，在男性如附睾、输精管和精囊，在女性则是Gartner管，可沿阔韧带中的子宫、阴道侧壁至处女膜。男女性的不同在于男性异位输尿管口均位于尿道外括约肌之上，故不常有尿失禁；而女性异位输尿管口均位于括约肌之下，故临床上除有膀胱内输尿管口的正常分次排尿外，并有异位输尿管口的不停滴尿。

异位的输尿管下段常有纡曲、延长、狭窄，引起上段输尿管及肾盂积水，继发感染时肾功能可受损。常伴有重复肾、重复输尿管畸形，且异位开口总是来自高位肾的输尿管。

三、临床表现

男性常无症状，除非有梗阻或感染，可能有尿频、尿急等尿路刺激征。如输尿管异位开口于生殖道，可有前列腺炎、精囊炎、附睾炎等。如果异位输尿管是单一性者，膀胱镜检可见患侧三角区不发育，膀胱底后外侧常被其下扩张的输尿管抬高。

女性患者中约一半有尿失禁，表现为正常分次排尿的同时具有持续滴尿的“尿失禁”现象，且多为自幼发病，是本病的特征。从低位肾盂来的输尿管在膀胱内开口，而来自高位肾盂的输尿管异位开口位置较低。女性有尿失禁是因为异位输尿管口位于括约肌的远侧，输尿管口位置愈高，尿失禁愈轻，但可能存在梗阻，这是由于输尿管跨过膀胱颈时受挤压所致。较高位的异位输尿管口中，约3/4的患者有膀胱输尿管反流，常并发感染，多见于幼儿。

四、诊断和鉴别诊断

当女孩正常排尿外有持续小量滴尿时，应考虑到输尿管口异位。寻找输尿管异位开口部位对定位诊断具有重要意义，体检时应仔细观察患者的前庭、尿道口、阴道口等部位。女性输尿管异位开口常呈针尖状位于前庭，有时可见尿液如露珠样持续涌出，同时按压左右下腹部则尿液涌出更甚。开口偏向侧往往是开口异位侧输尿管，此点在手术探查时均得到证实。前庭滴尿是本病特有的、明确的体征，故应仔细、耐心地观察。如果发现尿道口或者阴道口有尿液滴出或流出，可经尿道插入一根导尿管至膀胱，经导尿管注入2 mL亚甲蓝至膀胱。观察尿道口或者阴道口流出的尿液是否清亮，如果流出的是清亮尿液，就可以考虑诊断为输尿管口异位。如果在前庭发现一滴尿小孔，可用硬脊膜外麻醉导管插入小孔，若成功则注入造影剂施行逆行造影（因输尿管扩张积水，造影剂浓度以30%为宜），可明确显示患侧输尿管及肾脏形态，即可确诊。但由于开口发育异常，致使开口狭窄或隐蔽，很少插管成功。

B超可观察到患侧输尿管扩张、积水，有一定的参考意义，但受操作者经验、输尿管扩张程度和肠道积气的影响。静脉肾盂造影对本病的诊断甚为重要，因患侧肾多伴有积水，显影模糊或不显影，下段肾显影体积小，肾盏数目少，大剂量排泄性尿路造影可使肾功能差的重复肾显影，并见重复输尿管扩张扭曲。如肾功能受损、显影延迟，而延迟摄片发现重复肾、重复输尿管时，可进行动态观察异位开口输尿管的走向，以明确诊断。若输尿管下段与膀胱造影剂重叠很难区分，可用适合的硬膜外导管或平针头插入输尿管的会阴前庭异位开口，注入30%复方泛影葡胺逆行造影，显示扩张的重复输尿管下段。大约80%以上的病例可以通过大剂量静脉尿路造影、B超及异位开口通过硬膜外导管作逆行造影从而作出不同类型和定位的准确诊断。但仍有20%左右的患者，由于异位开口输尿管引流肾功能受损而不显影或显影的药液浓度低而不能确定类型和定位。

三维CT可提供精细图像，显示出诊断的特异性和优越性。通过注入造影剂以及计算机三维图像重建，可获得骨盆深部的解剖结构图像，包括重复输尿管的走行、输尿管异位开口部位、正常与异位输尿管之间的解剖关系及其与膀胱等结构的关系都能得到形象直观地显示（图3–4），为术前评估及手术方式的选择提供影像学依据。

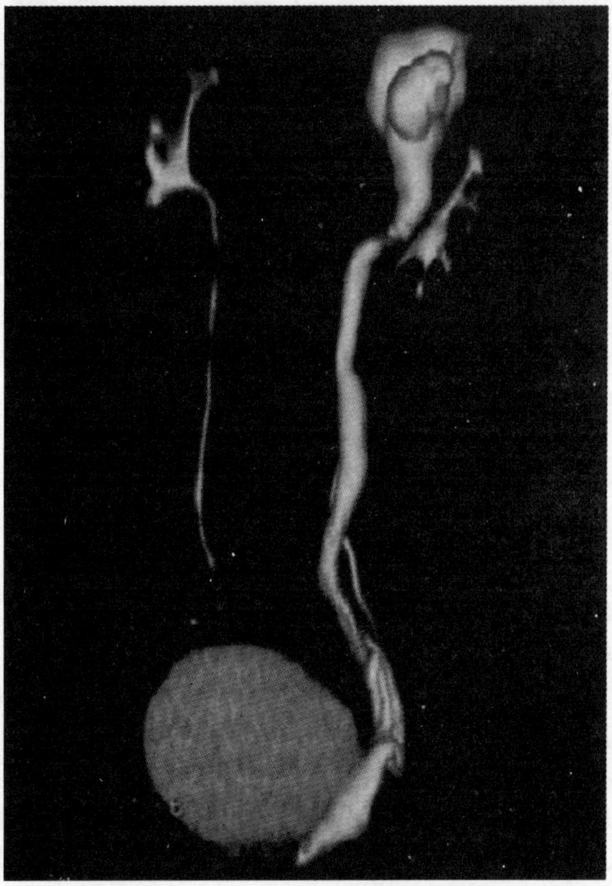

图3–4　三维CT示左侧输尿管口异位

术中探查也是重要的确诊手段，可先由尿道口插导尿管入膀胱，再于前庭置一清洁干纱布，选定一疑为异位开口侧的输尿管，近侧阻断，向远端注入3～5 mL稀释的亚甲蓝，若外阴纱布蓝染，而导尿管引流尿液色泽正常，则证明该输尿管开口异位于阴道前庭。反之则说明该输尿管开口于膀胱，为正常输尿管。

1．诊断依据

（1）有正常排尿，同时持续性地自异位开口滴尿。

（2）由于会阴部潮湿引起湿疹和皮炎，继发感染后局部疼痛，皮肤糜烂。

（3）在前庭、阴道或尿道，可以看到针尖样的细小开口，尿呈水珠样持续滴出。

（4）排泄性尿路造影常因肾功能不良而显影不清晰。自异位开口插入导管逆行造影，显示输尿管移位，粗细不均匀，上段输尿管及肾盂扩张积水。

（5）膀胱镜检查单一的输尿管口异位，见三角区发育不良，同侧看不到输尿管口。如果为双侧输尿管畸形，除在膀胱内看到正常输尿管口外，在膀胱外另有异位开口。

2. 鉴别诊断

（1）压力性尿失禁　常见于女性，其特点是当腹压增加时，如咳嗽、打喷嚏、跑、跳等，尿液不自主地从尿道流出。尿液不是持续地流出。在膀胱以外部位，找不到输尿管的异位开口。尿路造影无肾和输尿管畸形。膀胱镜检查，膀胱内有两个正常的输尿管口。

（2）神经源性膀胱　是由于排尿中枢或周围神经受到损害后引起的排尿功能障碍，两者均有尿失禁。神经源性膀胱有神经损伤或全身疾病史，尿潴留后能在耻骨上触到膨胀的膀胱。神经系统检查，会阴区及马鞍区感觉减退。肛诊肛门括约肌松弛。排泄性尿路造影可见双侧肾、输尿管积水，肾功能减退，但无肾、输尿管重复畸形。在膀胱以外找不到异位的输尿管口。膀胱造影，部分患者有膀胱输尿管反流。膀胱测压无正常压力曲线图。

（3）膀胱阴道瘘　尿液从阴道持续溢出，瘘孔小时，仍可有正常排尿，两者应加以鉴别。膀胱阴道瘘常由于难产、盆腔手术和放射治疗所引起。阴道检查窥见瘘孔，如果瘘孔小，观察不明显，阴道内放入纱布后，经导尿管向膀胱内注入亚甲蓝，纱布变蓝色即可确定。膀胱镜检查可窥见膀胱内有瘘孔，从瘘孔插入输尿管导管后，可从阴道穿出。

（4）输尿管阴道瘘　有尿液从阴道持续流出。但输尿管阴道瘘多有难产和盆腔手术病史。由于尿液外渗，有畏寒发热、下腹部疼痛，有腹部压痛和反跳痛。阴道检查见到瘘孔，插入输尿管导管，并经导管注射造影剂，可显示肾和输尿管，由于瘘孔小，可引起肾、输尿管积水。无双肾盂、双输尿管畸形。膀胱镜检查输尿管口正常。

五、治疗和预后

手术是输尿管口异位的唯一治疗方法，根据异位开口的输尿管及肾积水程度、肾功能好坏、感染是否严重及是否伴发畸形，选择相应的手术方法。术后肾功能的恢复与肾发育情况有关，而绝大多数患者可以恢复正常排尿。

如单一输尿管开口于生殖系，肾功能常严重丧失，则做肾、输尿管切除。如异位开口于膀胱颈或尿道，肾功能常较好，则做输尿管膀胱再吻合术。

如合并重复肾，且重复肾发育不良、肾功能受损、感染严重，可行肾输尿管切除术。重复输尿管应尽量在低位切断，使下组输尿管免受扩张的重复输尿管的缠绕和压迫，从而保证下组肾盂输尿管引流通畅。若重复肾输尿管积水较轻，或者仅有输尿管积水，上半肾尚有功能，可行异位开口的输尿管膀胱抗反流吻合术，亦可行异位开口的输尿管与正常输尿管“Y”型吻合术。“Y”型吻合术的优点是：髂部输尿管易于暴露，手术时间相对较短，对患者的手术打击相对较小，充分利用了正常输尿管抗膀胱输尿管反流的作用。该术式对异位输尿管与正常输尿管端侧吻合的技术要求较高。此外，也有选择做上输尿管与下肾盂吻合或双输尿管膀胱再吻合。

双侧单一输尿管口异位，如输尿管口位于尿道，则膀胱三角区及膀胱颈均发育差。多见于女性，患者有完全性尿失禁。可试做重建手术，包括输尿管膀胱再吻合，用肠管扩大膀胱及Young-Dees-Leadbetter膀胱颈重建术。如仍不能控制排尿，可考虑做以阑尾为输出道的可控性尿路改流术（Mitrofanoff术）。

如为双侧重复肾、重复输尿管，一侧输尿管口异位，手术可选择下腹正中切口，术前在患者外阴处放置一清洁纱布，术中暴露出异位开口的输尿管后，穿刺并注入亚甲蓝溶液，如纱布蓝染而导尿管引流尿液清，可最后确认异位开口的输尿管，施行拟定的手术。如未确认，则需在对侧探查寻找异位开口的输尿管。

近年来，腹腔镜技术的发展日新月异。目前，在治疗本病方面，腹腔镜下肾切除术、腹腔镜下输尿管输尿管吻合术、腹腔镜下肾盂成形术等相继在部分医院开展，患者术后恢复顺利，近期效果满意。

第四节　腹膜后纤维化

一、概述

腹膜后纤维化（retroperitoneal fibrosis，RPF）是一相对少见的疾病，系指腹膜后结缔组织广泛纤维化，压迫腹主动脉、下腔静脉、髂血管、神经、肾蒂、输尿管、膀胱、胰腺、肠系膜、胃肠道等，出现消化道、血管、神经和泌尿系等多系统的临床压迫和梗阻症状，属于非特异性非化脓性炎症。其中输尿管周围发生纤维化粘连，包绕压迫上尿路引起肾积水和肾功能衰竭最为常见，在梗阻性无尿中占13.4%。RPF发病率为1/20万，发病年龄8～75岁，多见于40～60岁。男女比例为2：1。

RPF于1905年由Albarrn首先报道，后经Ormand详细阐述并确定为独立疾病。其病因不明者约占2/3，与自体免疫性缺陷如硬皮病、嗜伊红细胞增多症、红斑性狼疮等有关，称原发性或特发性RPF；约有1/3病例与药物、炎症外伤、放射性物质和肿瘤等因素有关，称继发性RPF。

二、病因与发病机制

原发性RPF无明确病因，关于发病机制有不同学说。有研究者认为原发性RPF是慢性主动脉周围炎，然而该观点不能解释无动脉粥样硬化儿童发病的情况，另有研究者认为原发性RPF实质是结缔组织疾病。另有报道认为抗中性粒细胞胞浆抗体阳性的RPF与新月体肾炎有共同的免疫学因素。免疫异常可能是其发病机制之一，相关的文献报道有以下几方面支持该点：①RPF与结节性多动脉炎、系统性红斑狼疮、Raynaud病、Wegner肉芽肿等自身免疫性疾病并发。②疾病早期常有血管炎的改变。③有高丙种球蛋白血症、血沉增快等。④糖皮质激素和硫唑嘌呤等免疫抑制剂治疗有效。

继发性RPF病因复杂多样，以恶性肿瘤居首，国外文献报道胃肠道肿瘤和类癌综合征继发RPF较其他恶性肿瘤多见，可能与肿瘤局部产生的5-羟色胺及其他代谢产物浓度增高有关。其他还有炎症、结核、克隆病、慢性盆腔炎、主动脉周围炎均可继发RPF。后者可能是由于炎症导致淋巴回流障碍引起腹膜后蛋白沉着和纤维母细胞释放，最终发生纤维化。近年来，随着肿瘤放疗应用更为广泛，放疗致RPF并不少见，需引起临床重视。

RPF的主要病理改变为腹膜后组织慢性非化脓性炎症过程，伴纤维组织增生，病变范围广，分界常很清楚。显微镜下呈现亚急性、非特异性炎症改变。以纤维组织为主要成分伴有多核白细胞、淋巴细胞、单核细胞浸润，间有脂肪细胞积聚。

三、临床表现

RPF起病隐匿，临床表现无特异性，症状一般与腹膜后纤维组织增生导致腹膜后器官或组织被压迫与阻塞有关。

病变早期主要局限于腹膜后，常表现为输尿管受压梗阻的症状，以腹痛、腰背痛等非特异性症状多见，一般无阳性体征；随着病变的进展，纤维化延伸到腹腔内，因包裹压迫的脏器不同，出现浆膜腔积液、肠梗阻、直肠结节、肾功能衰竭等脏器受累的表现。主要有腰、背痛，肋区或腹痛；另有消瘦、厌食、恶心呕吐、疲倦、少尿或无尿、蛋白尿、血尿，多为肉眼血尿，偶有镜下血尿，合并感染时尿中可有脓细胞。原发性RPF病变较广泛，压迫髂血管时可出现下肢水肿、间歇性跛行、深静脉血栓形成等。严重者可累及肾门、下腔静脉或双侧髂血管，并向两侧发展，临床上常出现两侧先后发病或同时发病。实验室检查可见血沉增快、贫血、白细胞计数增高、γ-球蛋白及Ig升高、免疫指标阳性等。肾功能受损时，血BUN及Cr升高。

四、诊断和鉴别诊断

RPF病情隐匿，早期无特异症状和体征，临床上常不易发现而延误诊断，对无法解释的临床表现给予足够的重视是诊断RPF的关键。对于中年以上，特别是男性，如有腰痛或腹痛、消瘦、原因不明的腹膜后包块，发现肾盂积水或输尿管向中线移位时，应考虑RPF。

影像学检查是诊断RPF的重要手段，具有相对的特异性。

超声表现：横切面及腹正中纵切面可直接显示腹膜后纤维斑块，表现为腹主动脉前方及两侧被片状低回声包绕，部分病例于腹主动脉壁可见钙化斑块的强回声。病变通常上达双肾动脉水平，下至髂总动脉。病变前缘边界较清，后缘与腹主动脉前壁密不可分，两侧显示欠佳，四周边界不清，内部回声较均匀。超声可发现是否引起肾盂输尿管积水。且可通过彩色多普勒观察腹主动脉及髂血管的血流信号及估计血管是否存在狭窄及狭窄程度，可作为该病的首选检查方法、随访治疗效果及测定肾积水变化的手段。CT和MRI对本病的诊断均有帮助，是目前诊断并确定该病程度的最有价值的辅助检查方法。CT值与肌肉或其他实质性脏器密度相似，CT强化因病变内新生血管不同而呈不同程度的强化特征。螺旋CT三维成像可显示纤维组织对血管及输尿管的压迫及侵蚀程度。但CT仅能显示腹膜后软组织块影，可见包绕腹膜后正常组织（主动脉、下腔静脉或输尿管），却无从判断其组织成分；而MRI除能显示CT所见外，尚能从T_1加权像和T_2加权像所显示异常信号的强弱来推测其组织成分，较CT有一定优势。活动期充血水肿等炎症表现在T_2加权像为高信号，晚期纤维性包块在T_2加权像表现为低信号。

逆行造影十分重要，逆行输尿管插管易通过狭窄段是本病的一大特征，即使输尿管梗阻严重，逆行插管多无困难，提示输尿管梗阻是源于输尿管蠕动消失，而非管腔受阻。注射造影剂肾盂输尿管显影良好，其主要表现为：不同程度的肾盂输尿管积水及输尿管扭曲，通常为双侧；外来输尿管压迫征；上段扩张的输尿管逐渐向下锐性变窄，受压段输尿管变细、拉长、僵直而向内侧方向移位。

结合病史、体征和影像学检查，综合考虑以下特点有助于诊断本病。

（1）疼痛　多位于腰骶部的钝痛，沿骨盆呈环状传播，体位改变疼痛性质不变。

（2）镜下血尿，少尿，无尿，晚期可能出现氮质血症。

（3）恶性肿瘤出现急性尿闭和慢性不完全性肠梗阻，有的可能有下肢动脉供血不足的表现。

（4）肿瘤放疗后出现肾积水、肾功能不全等。

（5）虽然影像学发现长段输尿管狭窄，但逆行输尿管插管多能顺利通过并有大量尿液流出。

（6）血沉增高　此项检查对特发性RPF患者可作为术后或治疗效果判断依据。

（7）输尿管镜检查　输尿管内壁光滑，管壁僵硬，但输尿管镜能顺利通过。

诊断困难时可在B超或CT引导下细针穿刺活检，必要时剖腹探查，也可用腹腔镜进行活检确诊。有时还需术中多处取深部组织活检才能确诊，甚至尸检后才能明确诊断。

在RPF的鉴别诊断方面，应首先与输尿管内梗阻性疾病相鉴别，如结石、肿瘤等。如上述，B超检查可发现RPF包块的反射波型和肾积水，CT能发现小的RPF病灶，MRI可明确作出诊断，继之鉴别其为原发性或继发性。继发于恶性肿瘤者均有恶性肿瘤的全身表现，如消瘦、体重下降、贫血、低蛋白血症、腹水及原发癌的脏器症状。根据临床症状和影像学检查特点多可鉴别。

其次，伴腰腹痛者应与阑尾炎、阑尾穿孔、膈下脓疡者鉴别；病变发生在盆底，累及直肠可出现严重便秘及腹泻交替症状，肛门指检可发现肿块，似直肠肿瘤；另外，还应与淋巴瘤、淋巴结转移瘤等腹膜后恶性病变相鉴别。①从发生部位来看，RPF通常主要发生在L_4水平以下腹主动脉周围，向上很少超过肾门水平，且病变沿着血管走行分布，淋巴瘤范围广泛，常见腹膜后自胰周水平即出现肿大淋巴结；淋巴结转移瘤一般符合淋巴引流途径。②从对周围组织的影响来看，RPF包绕腹主动脉、下腔静脉和输尿管，使输尿管向内侧移位并常伴有肾盂、输尿管的扩张积水，很少出现骨破坏；而后两者对腹主动脉、下腔静脉和输尿管主要是推移，淋巴肿块大时可出现将血管夹在中间的“三明治”征，较少出现肾盂和输尿管的扩张。其他恶性病变可侵蚀破坏周围骨质结构。③从病变的形态看，RPF为一个较均一的斑块或肿块，而后两者常为多个散在的淋巴结或相互融合形成不规则肿块。活检是最直接证据，可确诊，是鉴别腹膜后肿瘤或转移瘤的主要方法。此外，RPF还应与腹膜后出血、感染、淀粉样变等腹膜后良性病变鉴别。临床病史在鉴别中有重要作用。腹膜后出血多为外伤后所致，自发性出血少见且一般有血液病史，发病急并伴有腹部疼痛，影像学上可见不均匀的较高密度血肿。腹膜后感染等常伴有发热。

五、治疗和预后

RPF目前尚无根治性治疗方法，早期诊断和保存肾功能是治疗的关键，治疗的效果与疾病发展的程度、阶段有关。

随着研究的深入，许多学者认为RPF肾功能损害不单是尿路梗阻的结果，肾实质损害也是重要原因。目前认为，在疾病炎症活动期，多无肾功能异常，可积极给予足量肾上腺皮质激素、三苯氧胺、免疫抑制剂和抗风湿治疗，可以抑制腹膜后组织及肾脏的炎症过程、改善肾功能，甚至在输尿管梗阻不严重时单独应用糖皮质激素就能收到较好的疗效。激素可减轻炎性水肿及输尿管梗阻，至少要用6个月，才有明显的治疗效果；临床症状好转和消失，通常以血沉及MRI为观察指标，正常后停药或再用1周。应用糖皮质激素会出现Cushing综合征、高血压、骨质疏松等并发症，应严格按疗程应用，并定期评估药物的不良反应。近年国外报道他莫西芬对RPF有特殊疗效，且对于激素依赖和无效的患者仍有效。

当纤维化已形成、发生梗阻导致肾功能异常时，药物治疗效果多不肯定，需及早手术解除梗阻，保护肾功能。RPF的手术治疗目前多采用单纯松解输尿管并移至腹腔、大网膜包裹外移及腹膜瓣固定输尿管等方法处理，其中以输尿管松解加大网膜包裹术最为常用。输尿管松解移至腹腔改变了输尿管的位置，易成角、屈曲或扭转。输尿管松解带蒂大网膜包裹置于原位，输尿管的解剖位置不变，有利于蠕动恢复和尿液引流。大网膜取材方便，血液循环好，柔软，包裹输尿管后易与纤维化环境分隔，大网膜具有吸收抗炎等功能，可防止纤维化包裹，提高远期疗效。手术过程中，自纤维包块中游离出输尿管十分困难，手术需涉及整个腹膜后间隙，术中出血较多，有损伤大血管的可能。

对梗阻性尿闭患者，应先试行输尿管逆行插管引流尿液。一般地，经过双J管引流，BUN、Cr下降，或肾功能损害严重者经过血液透析，患者都能够耐受手术，不必等待BUN、Cr降至正常时再行手术。对于输尿管粘连十分严重以致无法分离的患者，可采用输尿管内支架、输尿管部分切除吻合术、自体肾移植、回肠代输尿管等方法以重建输尿管的连续性。若患者肾积水严重，肾脏已无功能，在对侧肾功能完好的情况下，可行患肾切除术。恶性肿瘤继发者预后差，为了延长患者生命，必须进行有效的尿路引流来缓解尿路梗阻所致的肾功能衰竭，如经皮肾造瘘或输尿管内支架引流并辅以化疗、放疗或免疫治疗，部分患者可存活较长时间。

RPF开放手术创伤大、操作复杂，而皮质激素治疗RPF已经被证实是有效的，有学者考虑对于部分患者可选择长期留置双J管，同时用皮质激素控制炎症，有可能不再需要开放手术治疗，其远期效果有待进一步观察。

近年来，随着腔道泌尿技术的快速进步与发展，输尿管镜技术及双J管的广泛应用，输尿管切开术加输尿管内置双J管术已逐步推广应用。此外，Matsuda等已采用腹腔镜下手术治疗RPF，术后加用激素及免疫抑制剂作辅助治疗。腹腔镜手术创伤小、恢复快。就本病而言，实际操作中分离粘连的输尿管有相当的难度，迄今国内外尚未普遍运用。

第五节　卵巢静脉综合征

一、概述

卵巢静脉综合征（ovarian vein syndrome，OVS）是临床较罕见的一种以女性体位性肾脏疼痛为特点的症候群，系由于卵巢静脉曲张，引起输尿管梗阻，造成肾积水，或并发肾下垂，产生腰胁部痛及下腹部痛，有时诱发肾盂肾炎而产生的症候群。其临床表现较复杂，诊断相对困难。1964年由Clark首先进行了阐述。

二、病因与发病机制

卵巢静脉由静脉丛及汇合来自子宫的大静脉支形成，上升至盆缘时成为单支主干，沿输尿管外侧或紧贴其腹侧面上行，到L_5 ~ L_3平面时跨过输尿管，回流入下腔静脉，或直接注入右肾静脉，而变异的卵巢静脉多在S_1平面斜形横过输尿管，或分成2支分别跨过输尿管的前、后壁，对输尿管产生钳夹作用，从而造成梗阻。妊娠后期及产后由于血液黏稠度改变，常易引起卵巢静脉血栓形成和血栓性静脉炎，这也是造成输尿管梗阻的原因之一。

卵巢静脉胚胎发育异常是引起卵巢静脉综合征的解剖基础，正常卵巢静脉的直径为9 mm，月经期、妊娠期及盆腔的充血性疾病，均可使卵巢静脉的血流量显著增加。随着孕期的增加，静脉腔越变越大，管壁增厚、纡曲，其周围亦可有炎性改变，腔内也可有血栓形成。孕激素之所以会引发症状出现，可能是该激素使卵巢静脉血流量增加和输尿管平滑肌蠕动力减弱共同造成的结果。这是卵巢静脉综合征的病理生理基础。腔静脉血回流及其产生的反压力，是卵巢静脉综合征的另一重要因素。右侧卵巢静脉主干居于疏松的腹膜后间隙，周围缺乏有力的支持组织，而且该静脉只在近端有少数几个静脉瓣或先天性无静脉瓣，闭缺不全的发生率高达47%。而且，这种瓣膜在女性多次孕产后多易丧失功能，从而导致卵巢静脉扩张、硬化，形成所谓“输尿管周围纤维血管的嵌入”，从而压迫输尿管出现OVS。右侧卵巢静脉和输尿管同被一纤维组织鞘包绕，造成相互梗阻，当发生炎症，结缔组织增生和粘连时，成为梗阻的附加因素。

综上所述，由于卵巢静脉壁薄，弹力差，静脉瓣少，血管口径大，在经前期、经期和妊娠期，卵巢静脉充血，血流量显著增加，分娩后特别是多次分娩造成卵巢静脉壁增厚、纡曲、复位不全，均可导致卵巢静脉以及输尿管静脉的交通支、输尿管静脉的静脉丛曲张，压迫输尿管造成梗阻导致OVS。静脉瓣关闭不全可致曲张的静脉丛破裂出血，产生肉眼血尿。

三、临床表现

本病多见于身体瘦弱的女性，以右侧多见，但也可发生在左侧和双侧。主要临床表现为经前期、经期、妊娠期以及多次分娩后反复发作的右侧腰胁部疼痛，且与体位有关，平卧时加重，立位可缓解，此点具有一定的特征性；或伴有同侧下腹部疼痛和尿路感染，甚至出现肉眼血尿。部分患者可在月经后及分娩后，症状自行缓解，常被诊断为肾盂肾炎、肾下垂而未作进一步检查，特别是妊娠期间出现上述症状，因避免接受X线而不能作进一步检查，常误诊为妊娠期阑尾炎或输尿管结石。体检时，一侧或双侧肾脏均有不同程度下垂，腰胁、肋脊角及中段输尿管区压痛，肾区叩击痛阳性。

四、诊断和鉴别诊断

当身体瘦弱的女性，尤其是经产妇，出现与体位有关的右侧腰胁部疼痛，或反复发作的或经久不愈的泌尿系感染或难治性菌尿、月经前出现肉眼血尿时，应考虑有卵巢静脉综合征的可能，必须作影像学检查以进一步证实，以免延误诊断。

B超检查无创、方便，可显示右肾积水和右侧输尿管上段扩张。静脉肾盂造影（IVP）检查简便易行、无痛苦，是诊断本病较理想的一种检查方法。IVP可见右侧输尿管平L_4处有明显的凹形切迹，其上段输尿管明显扩张并向脊椎侧内移或伴有节段性狭窄，下段输尿管正常，可轻度向外侧移位，右肾排空延迟或表现为肾积水。有时，卵巢静脉在腰大肌边缘与输尿管再度交叉处，再度出现梗阻现象，输尿管可向外移位并形成较重的纠搭现象，输尿管、肾盂扩张更为明显。逆行输尿管造影也是诊断的重要手段，若逆行输尿管造影在S_1水平或输尿管膀胱连接部以上14 cm处呈现斜形充盈缺损，结合病史、体征和X线检查所见即可诊断为右卵巢静脉综合征。此外，也可采用卵巢静脉造影的方法了解卵巢静脉是否曲张，是确诊的主要依据。或者同时作逆行输尿管造影和卵巢静脉造影，则更能清楚地显示并确定两者间的解剖关系及输尿管的梗阻部位和卵巢静脉的病变情况，术前诊断即可确定。盆腔妇科检查有时可发现宫旁右侧增宽并可触及曲张血管或柔软囊性感。

鉴别诊断：需与输尿管结石、息肉或肿瘤等引起的输尿管梗阻相鉴别。

1. 泌尿系结石 B超或腹部平片多可显示结石的存在及部位，临床所谓的阴性结石也可在静脉尿路造影时表现为输尿管腔内的充盈缺损，而非本病IVP时表现的L_4水平处输尿管的凹形切迹。

2. 输尿管息肉或肿瘤 血尿更为常见，在IVP片上局部输尿管内见有负性阴影，而OVS在IVP片输尿管凹形切迹发生于L_4水平处，且边缘光滑，其内无负性阴影。

五、治疗和预后

OVS虽是一种少见的疾病，但它多见于经产妇，且有较典型的临床症状，所以在临床工作中只要想到本病的可能而给予必要的影像学检查，就能及时作出诊断，从而使患者尽早得到合理的治疗，避免肾功能损害。

OVS确诊之后应采取手术治疗，否则除原有的症状不能消除外，还可继发泌尿系结石、卵巢静脉炎、腹膜后纤维硬化症等并发症。手术原则为解除输尿管梗阻，恢复输尿管通畅及肾脏正常位置，控制泌尿系感染。术中应彻底切除造成输尿管梗阻的纤维组织鞘，将输尿管上、下两梗阻处皆松解游离出来，将卵巢静脉主干全程彻底探查并切除主干全长及其属支和输尿管狭窄段，恢复输尿管通畅，伴肾下垂者必要时可同时作肾固定术，术后选择有效抗生素控制泌尿系感染。

腹腔镜外科技术的发展为本病提供了一种极其有效的微创治疗手段，并有逐步取代开放手术治疗本病的趋势。腹腔镜有经腹或经腹膜后途径，不仅可对术前诊断不明的OVS进行检查、确诊或鉴别诊断以排除其他造成输尿管梗阻的病因，而且可同时治疗本病，具有创伤小、恢复快的特点，患者术后的生活质量也可显著提高。

第六节　输尿管瓣膜

一、概述

先天性输尿管瓣膜（congenital ureteral valves，CUV）系胚胎发育早期，输尿管比躯干增长快，管腔内形成横褶，出生后4个月应消失，如不消失即形成输尿管瓣膜。多为一处瓣膜，但有时有多个瓣膜，瓣膜形状分为叶状和环状。其发生部位在上段输尿管占60%，中段及下段各占20%。输尿管瓣膜可引起尿液的正常引流障碍，发生梗阻症状，近端输尿管扩张，继之肾盂、肾盏扩张，导致肾积水，继发感染和结石，最终导致肾功能损害甚至丧失。本病罕见，且缺乏典型的临床表现，术前常不易确诊。病理上如巨检疏忽，取材不当，也易漏诊。

二、病因与发病机制

输尿管瓣膜形成的机制迄今仍不甚清楚，目前较为认可的病因学说有两种，即胚胎皱襞残留学说和膜形成学说。前者由Dstling于1942年提出，1972年Mering等又加以发展和完善。该学说认为人在胚胎期中，输尿管芽于妊娠第5周在中肾管的尾端形成，以后逐渐向肾胚基方向发展生长。肾脏的发育上升到达它在成人期的位置后即停止，而这一阶段输尿管的生长较肾脏的上升速度更快，与肾脏相接后过多生长的输尿管壁内褶形成输尿管“胚胎襞”，这些皱襞主要出现于输尿管上段，在胎儿期及新生儿期均可存在。胚胎襞的存在使得输尿管能适应这一阶段人体的快速生长发育，并随之而逐渐伸展，因而其又可称为生理性输尿管皱襞。胚胎襞多数于出生后逐渐消失，不引起任何梗阻症状。如在新生儿发育过程中这些皱襞没有消失，同时平滑肌纤维生长进入皱襞，就导致了输尿管瓣膜的形成及尿液排泄的梗阻。膜形成学说则认为输尿管瓣膜的形成与输尿管发育过程中Chwalle膜的存留有关。妊娠第6周时，胚胎输尿管腔的下端可形成一层很薄的上皮膜——Chwalle膜，妊娠第8周后由于原始输尿管腔内尿液和分泌物的积聚形成流体压力使之破裂。通常破裂的Chwalle膜逐渐消失不留痕迹．但如果部分破裂的Chwalle膜持续存在，则构成输尿管壁的瓣膜。膜形成学说可以解释输尿管下段瓣膜的形成或输尿管口囊肿的形成，却不能说明输尿管各水平的瓣膜及一管多瓣现象。而胚胎皱襞残留学说对于解释输尿管各水平瓣膜的形成及一管多瓣现象似乎更趋合理。此外，输尿管瓣膜有较高的泌尿系畸形伴发率，是不能完全以胚胎皱襞学说或膜形成学说解释的。Sant和Reinberg等认为本病仅能以输尿管胚胎发生畸形学说解释。因此输尿管瓣膜的形成可能是一个受多因素影响的复杂的病理过程，尚有待于进一步研究。

三、临床表现

先天性输尿管瓣膜一般无特异性的症状和体征，肾积水是最常见的临床表现，多继发泌尿系感染和结石等引起临床症状，患者常以腰部酸胀不适、腰痛、血尿就诊，且有逐渐加重的趋势。

四、诊断和鉴别诊断

当患者出现上述类似症状时，应引起重视，作进一步检查，包括B超、IVP及膀胱镜加逆行肾盂造影等，并和其他泌尿系疾病鉴别，将其列为术前诊断的线索。较典型的X线表现有：①输尿管腔平行于肾盂壁，形成“高位嵌入型梗阻”；②输尿管一侧壁产生的舌状、锥体状或叶片状充盈缺损嵌入狭窄节段的输尿管腔内；③输尿管相对的两侧壁各有一充盈缺损嵌入管腔，成为一对交锁瓣，或在合并结石时，逆行造影在受阻部呈倒“V”字形改变；④环瓣型呈典型的“古钱币状”、“算珠状”充盈缺损等征象。这些特征，均具有相对的特异性，对输尿管瓣膜症的术前诊断有价值。

由于输尿管瓣膜梗阻易致患侧肾功能减退，静脉肾盂造影对输尿管病变的形态往往显示不清。为使输尿管病变更好显示，除大剂量静滴和逆行肾盂造影外，在常规静脉肾盂造影时可适当延长造影时间或解压后立位摄片，尽量使造影剂通过狭窄段。必要时在静脉肾盂造影后即行逆行肾盂造影，以便充分显示输尿管瓣膜两端的输尿管形态。磁共振尿路成像（MRU）可多维成像，视野清晰，适合输尿管梗阻病变的诊断，有助于梗阻病变的定位、定性。

输尿管镜作为近些年发展起来的一项输尿管微创设备，对中、下段输尿管瓣膜的诊治具有重要的意义，不仅能直接窥见瓣膜并可取活检，还可作瓣膜切除，是本病最可靠的检查手段和治疗方法之一。

先天性输尿管瓣膜的诊断依赖于症状、体征及影像学检查，但确诊须依靠病理学检查，确诊瓣膜需要纵行或水平面的整体连续切片法切片和整体包埋。一个完整的先天性输尿管瓣膜症的病理诊断，应包括瓣膜的部位、类型、数目和伴随病变等。病理诊断通常依据Wall和Watcher标准：①输尿管黏膜有横行皱襞，内含平滑肌纤维束；②瓣膜以上的输尿管扩张，以下则正常；③无其他机械性或功能性梗阻因素存在。但另外一些学者提出，瓣膜内平滑肌束的存在不是诊断的必要条件，瓣膜基底的平滑肌存在足以确立诊断。Gosálbez等认为，组织学上诊断输尿管瓣膜必须有一层正常的移行上皮覆盖，只需在瓣膜基底部有平滑肌，而不是在瓣膜内部，因为它们是瓣膜状且是引起输尿管梗阻的唯一原因。Rabinowitz等报告了8例输尿管瓣膜症的患者经组织学确认的7例中，5例符合Wall等的严格标准，2例符合Gosalbez等的标准。因此主张将输尿管瓣膜症分为2种类型：Ⅰ型在瓣膜内部有平滑肌，Ⅱ型其在瓣膜基底部有平滑肌。

鉴别诊断：

1. 输尿管结石 腰部或腹部阵发性绞痛伴有肉眼或镜下血尿。如输尿管瓣膜伴有肾结石和输尿管结石时，鉴别困难。输尿管结石有绞痛史，泌尿系平片在输尿管行程有不透光阴影，逆行造影在结石部有梗阻，插管受阻。如果梗阻部位没有结石阴影，而有充盈缺损，应想到输尿管瓣膜的可能。

2．输尿管狭窄 有肾、输尿管积水，有腰痛、腹痛，尿路造影显示管腔狭窄变细。而输尿管瓣膜管腔狭窄不明显，而且有充盈缺损。

3．输尿管肿瘤 排泄性尿路造影显示输尿管有充盈缺损，梗阻以上有积水。但输尿管肿瘤多发生于40岁以上，以无痛性肉眼血尿为其突出症状；当肿瘤侵及输尿管外形成肿块时，可以从腹部触到；排泄性或逆行性尿路造影，显示输尿管管腔狭窄移位，内有充盈缺损，为圆形或卵圆形阴影，肿瘤表面光滑；尿液中可以找到瘤细胞。而输尿管瓣膜，病变位于输尿管内，无输尿管外压迫表现；尿中找不到瘤细胞；血尿很少见。鉴别困难者，可经活组织检查。

五、治疗和预后

先天性输尿管瓣膜可引起输尿管梗阻导致肾积水，治疗原则是及时解除梗阻，最大限度地保护肾功能。理想的治疗方法是解除梗阻的原发病因，恢复尿路通畅。对未引起继发性病变或无明显症状者，可不手术；当出现肾积水或并发结石时，行手术治疗。治疗上可归纳为以下几种方式：

1．单纯瓣膜切除术，或输尿管切开取石和瓣膜切除术。

2．瓣膜段输尿管切除，输尿管–输尿管端端吻合术。

3．输尿管镜下作瓣膜切除术。

4．患肾积水严重致肾功能严重受损或脓肾而不宜保留者，宜作患肾输尿管切除。

单纯瓣膜切除术需切至输尿管壁肌层，导致局部输尿管黏膜缺损，修复过程中易发生管腔的瘢痕狭窄。因此，单纯瓣膜切除仅适用于基底相对较窄的单瓣型患者，且术后必须放置双J管，以防止病变部位输尿管的再狭窄。切除瓣膜段输尿管加输尿管–输尿管端端吻合术效果最佳，尤其对环瓣型和多叶瓣型者。该方法可充分切除病变段输尿管，且吻合口输尿管黏膜具有连续性，不易发生术后输尿管吻合口再狭窄。术中输尿管吻合处必须放置支架管以利于输尿管上皮的生长和吻合口的修复，保证尿液引流的通畅。

Brannen等曾指出在输尿管手术时，留置输尿管支架管的粗细决定了再生输尿管口径的大小。术后输尿管内应放置F6～8的双J管，其优点是：①支架管可维持适当的输尿管口径；②引流上尿路通畅，防止尿外渗；③在局部黏膜上皮缺损时，支架管可起到桥梁作用，使周围上皮能沿管壁向缺损处生长；④放置内支架管较之外支架管术后泌尿系感染机会减少，放置时间也可延长，利于输尿管损伤的修复。术后应注意观察患者体温及尿液性状的变化，以抗生素预防感染。

双J管可以放置6～8周，不影响患者的生活和工作。外支架管与外界相通，护理要求高，一般放置2～3周为宜，放置时间长易引起造瘘口和肾内的感染，严重感染可使手术前功尽弃，应及时拔除。

相对输尿管镜手术而言，开放手术的患者创伤大、恢复慢，术后可能出现吻合口瘘、狭窄等并发症。输尿管镜下钬激光切除瓣膜术是近年发展起来的一种较理想的手术方式。输尿管镜上至输尿管瓣膜处，经输尿管镜操作腔道插入激光传导光纤，直抵瓣膜，“蚕食”状逐步将瓣膜气化切除至瓣膜的基底部。通常设置功率为1.0～2.0 J/15～20 Hz，具有穿透深度浅、止血好的优点，从而减少了对周围组织的损伤，很少有瘢痕形成。术后常规留置双J管，有利于尿液引流，保证通畅，防止并发尿路感染以及远期出现输尿管狭窄等并发症。患者创伤轻、痛苦小、恢复快，是一种安全、有效的腔内泌尿外科治疗方法。

（赵亮　涂响安）

第七节　输尿管囊肿

一、概述

输尿管口膨出亦称输尿管囊肿（ureterocele），为先天性输尿管口狭窄所致的膀胱壁内段输尿管囊状扩张。大小差别很大，直径从1～2 cm到几乎占据全膀胱；囊肿的外层是膀胱黏膜，内层为输尿管黏膜，两者之间为菲薄的输尿管肌层。

二、病因与发病机制

输尿管膀胱交界部的正常解剖是输尿管通过膀胱裂孔后，于膀胱黏膜下的隧道向下内侧走行，平滑肌管离开输尿管开口形成三角区浅肌，于膀胱三角区中部与三角区深肌融合，然后跨过膀胱颈形成尿道嵴。壁内段输尿管有来自逼尿肌的Waldeyer鞘包绕，隧道的后方为逼尿肌。输尿管膀胱内段有良好的抗反流功能。

输尿管口膨出可分为正位及异位2大类。

1. 正位输尿管口膨出　正位输尿管口膨出的解剖异常包括

（1）输尿管壁内段呈球囊状扩张，输尿管口呈针孔状，多位于球囊的下方。

（2）囊状扩张进一步加重将三角区浅肌抬高，可使对侧的输尿管膀胱壁内部受压移位，引起继发性梗阻，囊状扩张一般止于与三角区深肌的融合处，被局限于膀胱内。

（3）输尿管继发扩张使膀胱裂孔扩大，尿液排空障碍引起输尿管、肾积水。输尿管口膨出若发生在先天性肾输尿管重复的上肾段输尿管，囊状扩张的壁内部输尿管位于下肾的输尿管口内下方。

2. 异位输尿管口膨出　为儿童期严重尿路畸形，女性多见，常发生于双系统的上肾段输尿管，可分为：

（1）异位输尿管狭窄并膨出　多见，狭窄的开口位于囊状扩张的末端、上方或下方。

（2）括约肌部位输尿管口膨出　多见，终止于内括约肌处，管口正常或增大，开口于男性后尿道或女性外括约肌远侧，偶可伴有括约肌狭窄，狭窄的管口位于尿道基底或尿道之外。

（3）盲袋状输尿管口膨出　罕见，囊腔向输尿管口远侧的黏膜下伸延呈盲袋状。

（4）闭锁的异位输尿管膨出　罕见，没有输尿管口，其肾段严重萎缩。

（5）输尿管膀胱内外膨出　输尿管除向膀胱内膨出外，因后方的逼尿肌薄弱，还向膀胱外膨出，此类患者若只行囊肿揭盖，会形成开口宽阔的憩室，其远侧部分会引起膀胱颈梗阻。

输尿管囊肿的发病机制目前尚未十分清楚。先天性异常为输尿管鞘发育不全，致膀胱壁段输尿管黏膜松弛，形成囊肿。后天性输尿管囊肿多为输尿管周围炎症、水肿、输尿管黏膜膨胀及外伤等造成输尿管口狭窄、梗阻，因尿流的不断冲击形成囊肿。

三、病理

输尿管口膨出是一种相当复杂的先天性畸形，除输尿管口膨出及其所引起的膀胱壁、三角区损害外，肾脏也可能存在发育不全，因输尿管积水可能引起该肾脏或肾段萎缩及肾功能严重损害；膀胱也可有异常病变。

四、临床表现

本病的症状多样，主要是囊肿引起末端输尿管狭窄梗阻及继发感染引起，可出现肾和输尿管积水、腰痛、血尿、脓尿、膀胱刺激症状及发热等，严重时可致革兰阴性菌脓毒血症。双侧输尿管囊肿常可引起肾功能损害，如果囊肿巨大可导致排尿困难，甚至出现尿流中断及尿潴留，由于囊肿引起排尿梗阻，并造成尿液潴留，易形成结石。异位输尿管膨出是女孩严重下尿路梗阻中最多见的原因。小儿多于生后数月内就有尿路感染，女孩的输尿管膨出可间歇性地从尿道脱出，不常见有尿潴留，但当异位输尿管膨出经膀胱颈脱出时，可有尿潴留。女孩因大的异位于尿道的输尿管膨出括约肌松弛，故可有些尿失禁。

五、辅助检查

1. B超 为初诊输尿管囊肿的首选方法，同时可初步了解患者上尿路的情况。膀胱内囊样回声，动态观察时，囊肿随尿流的喷射呈节律性膨大和缩小为特征性表现，可以据此明确诊断，其特异性可达100%，但敏感性较差，有时囊内结石可被误认为膀胱结石。

2. IVP 是输尿管囊肿的基本检查方法，可了解患侧囊肿的大小、位置、肾功能情况及有无上尿路重复畸形。典型的表现为膀胱区可见“蛇头样”改变。但对于肾功能受损、患侧上尿路显影不佳的病例，IVP 就很难发现囊肿的存在或是将囊内结石简单地误认为膀胱或输尿管末端结石。

3. 膀胱镜检查 在本症诊断中有重要意义，诊断符合率较影像学方法均高。可发现输尿管口附近球形或椭圆形的黏膜隆起及狭窄的输尿管口表面光滑，有较清晰的血管纹理及节律性收缩，同时还可观察囊肿大小、部位、形态及对侧输尿管口情况，为手术方式的选择提供重要依据。但如果患者病程较长，反复慢性炎症刺激，导致囊壁明显增厚，囊肿失去其原有的特征性形态，而观察者经验不足时，就容易误诊为膀胱肿瘤。

4. CT 输尿管囊肿在CT显示为输尿管下端囊性扩大，输尿管及肾呈不同程度的积水，合并畸形可同时显示，但平扫有时不易分辨出囊肿真正的轮廓。

六、诊断与鉴别诊断

输尿管囊肿诊断并不困难，主要依靠临床症状、B超、IVP及膀胱镜检查，四者结合可提高诊断率。腹部B超是初检的首选方法，不仅可向上追踪有无输尿管肾盂扩张，而且可估计肾实质厚度。B超表现为输尿管末端的囊性肿物. 或同时伴有患侧输尿管扩张；IVP的典型表现为膀胱内可见“蛇头” 样改变，膀胱基底部有囊肿影及菲薄的囊肿壁与膀胱分开。膀胱镜检查可发现输尿管口附近球形或椭圆形囊肿，表面光滑，并有清晰的血管纹理及节律性收缩，如发现其表面有狭窄的输尿管口即可确诊。

七、治疗

输尿管囊肿的治疗目的是消除感染、梗阻及反流，以维持正常排尿，保护肾功能。其治疗常需个体化。对于小的单纯性输尿管囊肿，如无临床症状和上尿路改变者可不需要治疗；对于反复腰痛、上尿路感染及伴有上尿路结石者则行手术治疗以引流尿流，防止反流。术式选择应参考膀胱镜所见，对于囊肿直径<3 cm，首选经尿道囊肿低位横切开术，操作简单，患者痛苦较小，术后恢复快，并发症少；对于囊肿直径≥3 cm须行经膀胱囊肿切除，输尿管膀胱抗反流再植术。若异位开口输尿管引流的上半肾段无功能者，宜行上半肾段及输尿管切除术。近年来应用腹腔镜行上半肾及输尿管切除术，创伤小，恢复快，是一种很有前途的治疗方法。无论采取何种手术方式，术后随访是非常重要的。

八、预后和展望

单纯的输尿管囊肿采用腔内手术复发率很低，术后出现的暂时性反流可在8周左右自行缓解。而在重复肾、输尿管伴囊肿的情况下，腔内手术后有一定的再手术率，而且囊壁越厚复发率越高。据报道，厚壁的输尿管囊肿切开后的复发率达36%，经膀胱镜证实其原因为切开部位重新愈合，故对于厚壁囊肿要在镜下看到能保证充分引流的切开口。

（邓春华　刘贵华）

第八节　巨输尿管症

一、概述

巨输尿管症（megaureter）是Caukl（1923）首先描述的。目前泛指任何扩张巨大的巨输尿管，认为它是一般的概念而非特指任何一种特殊的疾病。巨输尿管症分为反流性、梗阻性、非梗阻非反流性及梗阻反流性4型，每一型又分为先天性和继发性。

二、病因与发病机制

1. 原发性和继发性反流引起的巨输尿管　主要病因是由膀胱三角区和壁段输尿管肌层的薄弱引起。任何引起壁段输尿管缩短的情况也是原因之一，但少见。也有家族性膀胱输尿管反流的报告，提示有遗传因子的介入。其原因包括：①先天性原因：a. 三角区薄弱（原发性反流）；b. 输尿管异常，包括完全性重复输尿管、异位输尿管开口、输尿管开口囊肿；②膀胱小梁；③继发于膀胱炎的膀胱壁水肿；④Prune-Belly综合征；⑤医源性原因：a. 前列腺切除；b. 膀胱颈部楔形切除；c. 输尿管口切开；d. 输尿管膨出切除；⑥膀胱挛缩。另外一小部分患者存在着既有梗阻又有反流的可能。对一组400例反流性输尿管的病例研究中，梗阻约占2%，明确病因很重要，因为梗阻的治疗方法与反流不同。

2. 原发性梗阻性巨输尿管　通常认为原发性梗阻性巨输尿管的原因是近膀胱0.5～4 cm节段的输尿管缺乏蠕动而不能使尿液以正常的速率排出，这种畸形的原因尚未阐明。很少发现有真正的狭窄，对各种不同的组织及超微结构研究发现有异常，包括肌肉错位、肌肉发育不全、肌肉增生以及腔壁的纤维化。在光镜、电镜研究中，经常可见过多的胶原纤维沉积。理论上，基质沉积的增加，改变了细胞-细胞连接并扰乱肌电的传播。至今仍未阐明为什么经常累及远端输尿管，可能与肌肉系统的发育受限有关。产生的功能性梗阻阻止了顺畅的尿流排出，当过多的尿流不能完全越过畸形的远端输尿管时，便产生了反流。如果集合系统不能对抗远端压力的升高时则输尿管动力学紊乱造成明显的肾实质损害。先天性的输尿管狭窄也可以是梗阻性巨输尿管罕见的病因，目前应用多普勒超声检查有助于区分梗阻与非梗阻改变。

3. 继发性梗阻性巨输尿管 这种巨输尿管的形成通常发生于神经源性或非神经源性排空障碍或膀胱输尿管梗阻如输尿管瓣膜。在膀胱输尿管连接处存在压力的升高（>40 cmH_2O）时，尿流的推进就发生困难。在压力持续升高的情况下，会发生进行性的输尿管扩张、反流和肾损伤。一旦膀胱内压力升高的原因被去除，大部分病例的输尿管扩张基本上可以自愈，如果输尿管一直保持扩张，则是由于顺应性遭到破坏或其蠕动功能永久性损伤。跨输尿管壁的瘢痕在一些病例中可能是由感染导致，在这些输尿管中，梗阻并不存在，但是它们对肾的缓冲作用被减弱了。

4. 继发性非梗阻性非反流性巨输尿管 继发性非梗阻性非反流性巨输尿管比以往更为常见，并且有明确的病因。明显的输尿管扩张可以因急性尿路感染引起，为细菌内毒素抑制蠕动而引发。可望通过合适的抗生素治疗来解决反流。当病理肾脏及其他的内科因素使尿量增加时可进行性加重输尿管的扩张。最典型的发生非梗阻性的输尿管扩张的病例，是Prune-Belly综合征，较为严重。

5. 原发性非梗阻性非反流性巨输尿管 一旦反流、梗阻和输尿管扩张的继发性原因被排除以后，可判定为先天性原发性非梗阻性非反流性巨输尿管，大多数的新生儿巨输尿管属于这一范畴。许多巨输尿管在成人中被发现，它们的远端输尿管梭形扩张。出生前胎儿肾脏产生的尿量比出生后多4～6倍，这与肾小球的滤过功能、肾血管的抵抗以及浓缩功能的差别有关，此时引起的输尿管扩张与多尿性肾病相似，特别是如果存在暂时性的输尿管梗阻时会更明显。胎儿输尿管皱襞持续存在而蠕动发育不成熟是一过性梗阻发生的可能原因。婴儿膀胱的顺应性较低而反射性高或暂时性输尿管梗阻造成的膀胱顺应性异常改变都可能与发病有关。输尿管顺应性和结构的改变也可能与弹性蛋白、胶原纤维以及其他不同的发展阶段的基质的产生和沉积有关。新生儿输尿管比成人输尿管的顺应性高，因此代偿性泵出尿液的能力较成人强，新生儿肾脏能缓冲部分或暂时梗阻的压力。

三、临床表现

一般因腰腹部疼痛、尿路感染、尿常规检查异常、血尿、结石、腹部包块和小儿发育异常就诊被发现。小儿病例症状一般较成年病例明显，肾功能损坏在小儿中较重，而成年病例肾功能损坏轻微或肾功能正常而保持相对平衡和稳定。

四、辅助检查

1. 超声 常规产前超声检查可发现泌尿系统畸形，以肾盂输尿管积水为最常见表现，胎儿发生率为0.1%～0.2%。B超检查能显示输尿管肾盂的结构及积水程度，可发现患者从肾盂部产生的蠕动波在向输尿管远端传播时振幅逐渐增大，到达梗阻部位时突然消失，部分患者可发现在输尿管远端出现不规则往复运动的蠕动波。最近有报道使用内腔超声设备，用导管让超声设备通过膀胱直接接触输尿管壁，可以直接观察到输尿管膀胱连接部的结构，分辨输尿管、逼尿肌和输尿管周围组织，避免传统的超声靠输尿管的扩张来判断梗阻部位的不足。

2. 排尿期膀胱尿路摄影 排尿期膀胱尿路摄影（VCUG）用来排除输尿管膀胱反流，评价膀胱和尿路情况，并排除由神经源性膀胱、膀胱出口梗阻、后尿道瓣膜症等常见原因引起的继发性梗阻。但反流和梗阻同时存在的患者，VCUG更容易发现反流而忽视梗阻，发现VCUG成像延迟，说明上尿路排泄缓慢，应排除并发输尿管膀胱连接段梗阻。

3. 静脉尿路造影、逆行尿路造影 静脉尿路造影（IVU）可以显示特异性纺锤状扩张的远端输尿管，扩张较少的近端输尿管和相对来说正常的肾盂，而肾盏可以没有扩张或者轻度扩张。新生儿肾发育不成熟和肠道气体影响，导致IVU质量达不到标准，所以，IVU一般不用于3～4周前的新生儿。虽然逆行尿路造影（RP）在成年人有较多的优点，但儿童做逆行尿路插管困难且需要麻醉，在儿童中使用较少。

4. 同位素尿路造影和利尿肾图 同位素顺行尿路造影适应证为：①对IVU造影剂过敏患者；②行输尿管逆行插管未成功者；③肾小管浓缩功能受损者，也可以精确显示梗阻部位。利尿肾图是目前评价梗阻情况的有效方法，对有肾功能损害儿童梗阻的判断特别实用。

5. CT和磁共振成像 可发现肾脏积水和皮质变薄，并发现输尿管明显增粗。磁共振水成像可显示输尿管增粗扭曲的情况。

五、诊断与鉴别诊断

多数先天性梗阻性巨输尿管症患者早期可完全无症状，是因泌尿系反复感染行检查时发现，或因积水严重，腹部发现肿块就诊时发现。但梗阻继续发展会引起一系列并发症，如肾功能损害、尿路感染、肾盂输尿管结石、高血压、血尿和疼痛等。梗阻的早期诊断非常重要，及时治疗可以避免梗阻和感染引起的肾功能损害。B超或腹部平片发现输尿管膀胱连接部以上扩张积水的患者，应排除继发性梗阻因素，如神经源性膀胱、输尿管膀胱连接部结石、膀胱以下尿路梗阻。

六、治疗及预后

目前对巨输尿管的治疗主张不一，有人认为所有巨输尿管应尽早施行彻底的外科手术，而另一些人对整复手术的结果不满意而感到失望。目前认为巨输尿管的治疗方案关键在于明确病变的类型，病变对肾和输尿管的影响程度，以及是否出现并发症。一般说来，新生儿期和婴儿期非梗阻性巨输尿管宜先观察，若改善，继续用药物治疗；治疗失败，单侧作输尿管造口，双侧作膀胱造瘘。儿童型先天性巨输尿管病情较急，发展快，并发症多，需用手术纠正。成人型病情发展相对稳定，对轻型且无显著并发症者，多数可采用保守观察和经内镜定期扩张有梗阻部分的输尿管，用抗生素控制感染，定期监测肾功能。巨输尿管导致单侧肾功能已经破坏可施行肾输尿管全切除术。肾功能严重受损或尿道明显改变，尤其合并感染者可先做姑息性、暂时性的输尿管皮肤造瘘或经皮肾穿刺造瘘术，控制感染，等待肾和巨输尿管恢复一定张力后才施行输尿管剪裁整复手术。输尿管皮肤造瘘应选择高位输尿管造瘘术，这样一方面能得到更为直接的引流，另一方面不致妨碍以后施行输尿管-膀胱交界处的手术。对继发性反流的治疗，除非有指征先进行尿道改道，否则应首先治疗下尿路梗阻，如内镜切除后尿道瓣膜，膀胱颈Y-V成形。膀胱排空的改善可使部分患者感染解除，临床症状消失及肾输尿管功能恢复。但在有狭窄的病例，原发病解除后，下一步则需要处理输尿管膀胱交界处或巨输尿管本身。继发于尿量大如尿崩症所致非反流、非梗阻性巨输尿管，对原发病的治疗和抗生素应用控制感染，肾输尿管功能可以得到明显改善，往往不需手术纠正。有1例因尿崩症导致肾输尿管全程扩张，肾功能损害，经内科保守治疗，定期随访10多年，扩张输尿管明显缩小，肾功能恢复，感染得到控制。

原发性巨输尿管梗阻是因肾盂输尿管连接处存在3～4 cm无蠕动段，尿液输送障碍，可因肌排列紊乱，肌发育不良，肌肥大或管壁纤维化，致功能性梗阻。梗阻段管腔无明显狭窄，其上方管壁扩张，管壁增厚，但无明显弯曲。因此，巨输尿管症的整形手术最重要的是切除末端病变输尿管而后再移植及建立抗反流措施。对于过度扩张的输尿管，由于输尿管壁肌层不能良好接合，输尿管失去正常蠕动功能，导致输尿管无法有效地引流和输送尿液，因此当扩张输尿管直径＞1.5 cm时需要进行裁剪。原发梗阻性巨输尿管壁厚、少弯曲、血供好，易剪裁，成功率高；继发性梗阻性或反流性巨输尿管常弯曲、变薄、血管不随输尿管增长，剪裁较难，功能较差；长期梗阻、高度扩张、反复感染或再次手术者，壁纤维化，肌退变预后较差，剪裁至足够口径，增长隧道以抗反流（长度=直径×5）。重建膀胱黏膜下隧道时，斜切开膀胱，容易损伤神经，造成新的动力性梗阻；向头侧切开肌层减少神经损伤，成功率高。

（邓春华　刘贵华）

第九节　膀胱输尿管反流

一、概述

膀胱输尿管反流（vesicoureteral reflux）是指尿液从膀胱经输尿管反流至上尿路，可分为原发性和继发性。原发性膀胱输尿管反流常为先天性发育不全引起，即膀胱输尿管连接部瓣膜作用不全，常在婴幼儿期发现，而继发性膀胱输尿管反流则是由于尿路梗阻及神经源性膀胱功能障碍等因素引起。继发性膀胱输尿管反流常见于成人，通常有较明确的病因，常见原因为膀胱颈及尿道梗阻、神经源性膀胱或外伤及手术后。原发性膀胱输尿管反流是儿童泌尿外科常见病，亦是令人感到困惑的疾病之一，尽管手术方法反复改进，但适应证、治疗标准目前尚无定论。随着研究的深入，对原发性膀胱输尿管反流的认识、了解及治疗策略也取得了较大的进展。

二、病因与发病机制

1．解剖与生理功能　正常输尿管推动尿液入膀胱必须满足3个条件：①输尿管肌层有效的蠕动；②膀胱压力必须足够低以确保尿液能顺利进入；③膀胱输尿管连接处在膀胱收缩时必须收缩以防止尿液逆流。正常的输尿管膀胱连接部可有效阻止尿液由膀胱反流至输尿管，这主要是因为膀胱黏膜下输尿管段具有活瓣样作用，该活瓣作用取决于膀胱黏膜下输尿管段的长度、三角区肌层维持该长度的能力和逼尿肌对该段输尿管后壁的支撑作用。正常无反流时，黏膜下段输尿管的长度与其直径的比例为5∶1，而有反流时仅为1.4∶1。膀胱输尿管作为一个整体，其复合功能是通过主动性与被动性协调来完成的，任何影响该机制的因素都可导致不同程度的膀胱输尿管排尿功能障碍。

2．病因　原发性膀胱输尿管反流多见于小儿，为膀胱黏膜下输尿管段的先天异常。继发性膀胱输尿管反流多见于成人，常继发于多种原因的膀胱颈及尿道梗阻、神经源性膀胱或外伤及手术后。国外研究表明婴幼儿膀胱输尿管反流是一常见家族性疾病，患者家族中约有半数同胞可见类似疾病，因此膀胱输尿管反流的发病与遗传、基因变异、多种细胞因子参与有关。

（1）先天性因素

1）三角区薄弱　是最常见的原因，一侧三角区的薄弱使同侧壁段输尿管关闭压降低而引发反流，范围广泛的三角区薄弱缺损可引起双侧反流。常见于女孩，男孩少见。成人女性反流也通常具有同样的解剖缺陷。

2）输尿管异常

a．完全性重复输尿管　通常为引流下肾段输尿管壁段长度异常缩短，同时合并周围肌肉薄弱，导致输尿管开口失代偿而反流。

b．异位输尿管开口　常见的异位开口位于三角区、膀胱颈部或尿道，其原因除了壁段长度异常外，还可能有输尿管管壁缺乏平滑肌纤维的缘故。

c．输尿管开口囊肿　单纯输尿管囊肿并不引起反流，但当合并重复肾时可引起反流。此外，输尿管开口囊肿切开也可引起反流。

3）Prune-Belly综合征　较罕见，腹肌下方有部分缺失，输尿管和膀胱平滑肌发育不全，通常显著扩张，伴有肾盂积水及隐睾。

（2）继发性膀胱病变

1）膀胱小梁　痉挛性神经源性膀胱和严重膀胱出口梗阻可导致膀胱小梁形成。严重的膀胱小梁导致膀胱黏膜在输尿管上方沿输尿管裂孔凸出而形成憩室或小囊，引起输尿管裂孔扩张，缩短输尿管壁段长度导致反流。

2）膀胱壁水肿　膀胱炎可致三角区和输尿管壁段黏膜水肿而损坏对抗反流的解剖瓣膜功能，另外排尿时膀胱内压力太高也是因素之一。这种情况在感染和炎症控制后反流可完全消失。

3）膀胱挛缩　间质性膀胱炎、结核、放疗、肿瘤、血吸虫等引起的膀胱挛缩可引起反流。

（3）医源性因素

1）前列腺切除　通常任何方式的前列腺切除都会影响到膀胱三角区的连续性，如果近端三角区上移将产生暂时性反流，但随着术后三角区连续性的重建，反流也将随之消失。

2）膀胱颈部楔形切除　膀胱颈部梗阻、肿瘤或功能不全而行膀胱颈部楔形切除时常因破坏了膀胱三角区的连续性而导致反流。

3）输尿管口切开　过度的输尿管口切开或广泛的膀胱肿瘤切除都可引起反流。

4）输尿管膨出切除　输尿管裂孔扩张，行输尿管膨出切除可引起反流。

5）输尿管镜检　国内有报道表明，输尿管镜检或镜下手术后，经造影证实，部分可出现暂时性膀胱输尿管反流，其原因可能是术中急性损伤输尿管口周围肌纤维而导致膀胱黏膜下输尿管段活瓣机制受损。此外，有报道表明，输尿管术后留置双J管患者在排尿期易发生膀胱输尿管反流，并且这种反流对狭窄的输尿管扩张具有积极意义。

三、病理

本病的形态学改变是输尿管膀胱壁内段黏膜下部分过短，或该段的纵行肌纤维减少，或两者都有。前者在外科手术时易于辨认，但无特异的组织学改变，后者在纵切面上可表现出组织学改变。大体表现为输尿管远端过薄，并呈透明状。

膀胱输尿管反流常引起反流性肾病，相关的肾脏改变包括：肾实质变薄，伴随实质萎缩的肾盏扩张以及局部的瘢痕或球形萎缩。

四、临床表现

许多新生儿并无特异性症状，高热症状也不常见。无菌性反流可表现为肾绞痛和膀胱充盈或排尿时腰肋部疼痛，合并感染时可有肋部疼痛和叩击痛。大多数伴有反流的患者初始时常伴有尿路感染症状，婴幼儿伴有发热、尿味臭、排尿困难、尿频、嗜睡，以及胃肠道症状包括恶心、呕吐，肾盂肾炎常导致腹部不确定性疼痛，而不是局限性疼痛。儿童及成人膀胱输尿管反流有时表现出腹部的疼痛不适。当反流未被发现而出现肾脏瘢痕时，不同年龄的儿童均会表现出肾功能不全、高血压或发育受影响。

五、辅助检查

1. 实验室检查 尿常规、尿培养检查以明确是否存在泌尿系感染。对已经进行排便训练的儿童，取中段尿培养，中段尿细菌的生长＞10^5CFU/mL为有意义。婴幼儿可通过导尿获得尿标本，尿液中细菌生长＞10^5CFU/mL即认为有意义。肾功能降低提示反流性肾病的发生，可表现为血尿素氮、肌酐升高，内生肌酐清除率下降等。

2. 超声检查 可作为怀疑有反流病的首选检查方法。泌尿系超声检查包括膀胱、肾脏，并提示肾脏的总体大小，有无瘢痕形成，以及对侧肾脏、输尿管的异常。残余尿以及膀胱壁的厚度对于怀疑有膀胱功能障碍的儿童有重要意义。但单纯超声不能有效辨别出反流，特别是不造成肾盂、输尿管扩张的轻度反流。Doppler超声使尿液在通过膀胱输尿管连接处时可见喷水样改变，彩色Doppler使得膀胱内的结构可视化。当严重的肾损伤减少喷尿样分泌发生的频率及强度时，Doppler检查不能明确诊断或排除反流的存在。

3. X线造影 静脉肾盂造影可显示肾、输尿管积水情况，评估肾实质的厚度和肾脏生长情况，了解分肾功能。曾经是伴有反流的肾脏显影金标准，目前已逐渐被更加精确的闪烁法所取代；排尿期膀胱造影可判断有无反流并判断反流程度。

4. 同位素肾图 肾闪烁法（用^{99m}Tc标记的DMSA）是检测肾盂肾炎导致肾损害最好的方法，且核素的摄取与肾小管的功能成正比，与肾小球滤过率相关性良好。肾盂肾炎损害肾小管的摄取，导致中心区光子的缺乏；高分辨率的SPECT（单光子发射电子计算机断层扫描）可与肾闪烁法联合，用以提高其对急性肾盂肾炎的检出率，更能提高对肾脏髓质功能减退的分辨功能。SPECT对肾脏损害的解剖学分辨更有意义。

5. 膀胱镜检查 可了解输尿管口的形态、位置、膀胱黏膜下输尿管的长度，有无下尿路梗阻，但其在反流的诊断价值有限。应掌握其适应证：①膀胱尿道造影无法显示整个尿道；②无法确定的输尿管异常如重复、异位和末端囊肿；③对上下尿路解剖经放射学检查无法确诊；④对输尿管外的憩室定位；⑤可疑的活动性感染。

6. 尿流动力学检查 可了解膀胱、尿道功能。尿流率检查可判断有无下尿路梗阻。尿流动力学检查对怀疑有继发因素引起的反流的儿童是有适应证的。完整的评价包括膀胱内压测量、肌电图检查。

六、诊断与鉴别诊断

1. 诊断 确立诊断依赖于个体的年龄、临床资料等。有尿路感染病史的儿童，其膀胱输尿管反流的发生率为29%～50%，大约30%的患者有肾脏瘢痕的证据，且与反流的严重程度成正比。具有以下3种情况时，发生反流的几率较大：①＜5岁有尿路感染病史的儿童；②尿路感染时有高热的儿童而不论其年龄大小；③任何一个有尿路感染病史的男孩。

通过排尿期膀胱尿路造影或同位素^{99m}Tc-DTPA间接法膀胱造影可确诊，按国际反流研究委员会（1981）制定的膀胱输尿管反流5级分类法分级，可对膀胱输尿管反流分级：Ⅰ～Ⅲ级为轻度反流，Ⅳ～Ⅴ级为重度反流。实验室检查、静脉肾盂造影、泌尿系B超、膀胱镜检查等有助于辅助诊断及鉴别诊断。

2. 鉴别诊断

（1）先天性巨输尿管症　症状以感染、腰痛为主，静脉尿路造影显示肾、输尿管积水，但无膀胱输尿管反流，扩张输尿管远端相对狭窄，呈纺锤样改变。膀胱镜检查可见输尿管口的形态、位置正常，膀胱三角区发育良好，逆行造影发现输尿管下段呈纺锤样或球状扩张，拔除导管后可见造影剂排空障碍和滞留。CT、磁共振成像可发现肾脏积水和皮质变薄，并发现输尿管明显增粗。磁共振水成像可显示输尿管增粗扭曲情况。

（2）梗阻性肾、输尿管积水　检查可发现原发病变如前列腺增生、后尿道瓣膜、输尿管下段及结石等，无膀胱输尿管反流。

七、治疗

1. 非手术治疗

（1）适应证　①青春期前的Ⅰ～Ⅲ级的儿童；②大部分的Ⅳ级患者，尤其是较小的儿童以及只有一侧病变的儿童；③尿路造影示上尿路正常和膀胱镜检示膀胱输尿管交界基本正常，膀胱造影仅显示暂时或仅在高压时反流；④后尿道瓣膜引起的反流；⑤女性反流患者，偶有性交后肾盂肾炎，通过抗感染后可快速治愈者。

（2）措施　①尿道扩张对尿道狭窄或男孩后尿道瓣膜引起的反流有效；②有尿路感染时应给予有效的抗感染治疗，随后可用呋喃妥因、复方新诺明、诺氟沙星等持续治疗6个月。每3个月复查一次尿常规和尿培养；③多次排尿和定时排尿时反流至输尿管和肾盂的尿液减少；④女婴如有明显上尿路扩张则留置导尿数月，目的是使扩张的输尿管、肾盂缩小，保护肾功能，在此期间可同时进行有效的抗感染治疗。

2. 手术治疗

适应证　①Ⅳ、Ⅴ级膀胱输尿管反流；②Ⅱ～Ⅲ级反流随访期间积水加重；③药物治疗不能有效控制感染或感染仍反复发作；④异位输尿管开口；⑤膀胱输尿管反流与输尿管膀胱连接处先天性畸形或梗阻相关；⑥进行性肾瘢痕中出现新的肾瘢痕或肾功能严重恶化。

3. 手术方式

（1）输尿管膀胱成形术

1）膀胱外延长输尿管壁段　即在膀胱外游离下段输尿管至进入膀胱处，切开膀胱浆膜层及肌层，将下段输尿管埋入膀胱切口，形成一段新的隧道，使黏膜下输尿管延长，达到抗反流的目的。

2）膀胱外游离下段输尿管至进入膀胱处切断，从一个新的位置将输尿管拖入膀胱，在膀胱黏膜下形成新的壁段。

3）Coher输尿管膀胱再吻合术　即打开膀胱，将病变输尿管游离一段，将此段输尿管埋入膀胱黏膜切口下，形成一新的隧道使黏膜下输尿管延长，达到抗反流的目的。

（2）内镜下治疗　近年来有一些报道采用硬化剂或固定剂经内镜注射到输尿管口黏膜下，改变输尿管口形态或紧缩输尿管开口达到抗反流的作用。这种方法具有简单、并发症少等优点，近期疗效较满意，远期效果尚待观察。

（3）尿流改道　当肾功能明显损害和输尿管明显扩张时，可行暂时性尿流改道，包括膀胱造瘘、留置尿管（适用于女孩）、肾造瘘或肾盂造瘘。之后可择期行确定手术方式以解除梗阻和行膀胱输尿管成形术；当反流是非可逆性或输尿管损害严重而毫无张力时必须行永久性尿流改道，如输尿管皮肤造口或输尿管回肠皮肤造瘘术（Bricker术）。

（4）其他　单侧肾严重损害而对侧肾正常时可行肾切除术；重复肾半肾已无功能可行半肾及输尿管切除；单侧反流时可将反流侧输尿管下端与正常侧输尿管吻合。

八、预后和展望

膀胱输尿管反流在许多儿童可自愈，其自愈率取决于初始反流的程度以及开始出现症状时的年龄。大多数分级低的反流可自行消退，Edwards等研究的结果显示儿童的自愈率达85%，而Smellie和Normand的结果为80%。在Ⅰ级的反流中，其自愈率为82%，而Ⅱ级反流的儿童中，经过5年的药物治疗，其自愈率达80%。Skoog等在长期的药物治疗后，Ⅰ～Ⅱ级反流的儿童自愈率为90%，Ⅲ级反流约50%的患者可自愈。

行输尿管膀胱成形术后的患者约93%反流消失，其中75%的患者在术后3～6个月不需要服用抗生素而保持尿常规正常，3%的患者术后产生膀胱输尿管交界处狭窄，需再次手术。近期Steffen等报告应用Politano-Leadbetter法行膀胱输尿管吻合术治疗720例儿童病例成功率达94.2%，而晚期输尿管狭窄仅0.3%，取得满意效果。O' Donnal及Puri报道内镜下注射硬化剂治疗膀胱输尿管反流成功率接近85%。

随着对膀胱输尿管反流自然病程认识的深入，以及内科治疗策略的改善、外科手术方式的改进，膀胱输尿管反流的治愈率将大大提高。

第十节　输尿管阴道瘘

一、概述

输尿管阴道瘘（ureterovaginal fistula）是输尿管损伤后的一种严重并发症，多数由妇产科手术引起，常见于子宫切除及盆腔淋巴结清扫术，尤以后者多见，多发生于术后3～30天。Hurd等总结报告，腹部和盆部外科开放手术导致输尿管损伤的发生率为0.1%～2.5%，其中源于妇科手术的输尿管损伤占75%。Mattsson对根治性子宫切除术后患者行IVU检查，证实36%患者有不同程度输尿管损伤，其中8%不能自愈。Ulmsten联合应用IVU和同位素肾扫描显像检查，证实输尿管损伤的发生率为46%。输尿管阴道瘘可导致漏尿、尿失禁、尿路感染、肾功能损害以及患者心理和生理上的痛苦，被认为是泌尿外科最为严重的尿瘘之一。

二、病因与发病机制

良性疾患的手术治疗（经腹、盆腔手术）仍是大多数输尿管阴道瘘的的原因。月经过多、子宫肌瘤以及盆腔松弛是最常见的与输尿管阴道瘘发生的相关疾患。输尿管阴道瘘多为妇科手术所致，因手术部位较深，显露困难，而局部炎症粘连或肿瘤浸润、推移的病理影响，使输尿管解剖改变。在分离肿瘤，游离子宫，处理子宫动脉、韧带时，操作不慎，或出血时慌忙止血等，可造成输尿管被钳夹、切割、结扎、缝扎或剥离过多输尿管周围组织及鞘膜致营养血管破坏等，均造成输尿管的直接损伤或血液循环障碍，输尿管缺血坏死。早期可在局部形成尿外渗及尿性囊肿，继而出现阴道漏尿；损伤部位多在输尿管下段、输尿管跨越子宫动脉处。

随着腹腔镜的发展，输尿管阴道瘘发生率明显降低，但输尿管损伤仍是妇科腹腔镜手术并发症之一。此外，术前放射治疗宫颈癌也是引起输尿管阴道瘘的另一重要原因，但近年发生率相对较低。

三、临床表现

医源性输尿管损伤仅有1/3患者在手术中被即时发现并处理，而2/3的患者是在术后出现尿漏、肾积水时才得以诊断。输尿管阴道瘘是因手术中输尿管损伤未被及时发现，术后数天或数周，当外漏尿液聚积到一定程度，穿破阴道残端经阴道流出而形成，它是妇产科手术引起输尿管损伤后的一种严重的并发症。早期患者出现发热、腰痛、下腹包块及患侧肾区压痛、叩击痛等，这与局部尿外渗形成的尿囊肿或尿路梗阻有关。一旦尿瘘形成，患者表现正常排尿的同时出现阴道持续漏尿，为输尿管阴道瘘的最具特征性的表现。尿瘘给患者所带来的危害除持续阴道漏尿所引起的并发症，如局部皮肤的皮疹、湿疹和感染外，还由于输尿管狭窄、梗阻引起尿路感染和肾功能损害。

四、辅助检查

1. 实验室检查　血常规、尿常规、肾功能等，有助于了解感染及肾功能情况。值得注意的是子宫颈癌淋巴结清扫术后，盆腔或阴道可能出现淋巴液渗漏，易与漏尿混淆，测定其中的肌酐、尿素氮可明确性质。

2. 泌尿系B超　B超具有无创、方便的优点，可作为早期诊断的辅助手段，对发现肾脏积水程度以及判断何侧输尿管损伤有一定提示作用。

3. 膀胱镜检查　可见患侧输尿管口蠕动及喷尿消失，逆行肾盂插管多于2～7 cm受阻失败。膀胱镜还可观察膀胱是否有瘘口，以排除膀胱阴道瘘。

4. 静脉尿路造影（IVU）　可了解患侧肾脏梗阻程度及肾功能。患侧肾脏可表现为显影迟缓，肾盂肾盏扩张，输尿管增宽并与膀胱连续性中断或造影剂外溢，严重者患肾不显影。

5. 静脉靛胭脂试验和膀胱注入亚甲蓝试验　阴道内放入无菌纱布，经导尿管给膀胱内注入亚甲蓝生理盐水200～300 mL。如阴道内纱布蓝染，说明有膀胱阴道瘘，反之应考虑输尿管阴道瘘。同理，静脉注射靛胭脂，如纱布蓝染，说明有输尿管阴道瘘。

五、诊断与鉴别诊断

临床上根据阴道漏尿并有正常排尿的症状，术后早期多有患侧腰部疼痛、发热，结合泌尿系B超、IVU及膀胱镜逆行输尿管插管、静脉靛胭脂试验，诊断较易确立。应同时了解双肾功能、形态和损伤部位。输尿管损伤的早期诊断较为困难，子宫手术损伤输尿管后，术后第1～2天均有损伤侧肾区胀痛主诉，但往往被医生以一般的手术后疼痛处理，没有重视和检查肾脏，待出现阴道有大量液体流出时，才考虑泌尿系损伤。尽管诊断上并不困难，但往往要与以下疾病相鉴别：

（1）膀胱阴道瘘　膀胱内注入亚甲蓝，膀胱阴道瘘阴道内尿液蓝染，而输尿管阴道瘘不蓝染；膀胱镜检查：膀胱阴道瘘可见膀胱内瘘口，且膀胱充盈不满意，双侧输尿管喷尿良好；输尿管阴道瘘膀胱内无瘘口，患侧输尿管不喷尿或喷尿差；B超：膀胱阴道瘘患肾和输尿管正常，瘘口较大时膀胱充盈不满意；输尿管阴道瘘病侧出现肾积水、输尿管扩张，膀胱充盈良好，有时膀胱后有积液；IVU：膀胱阴道瘘双肾输尿管显影良好，偶有造影剂膀胱外溢；输尿管阴道瘘双肾不显影或显影不良，肾盂和输尿管扩张。肾图检查亦可以帮助诊断，排除膀胱阴道瘘。

（2）压力性尿失禁　压力性尿失禁患者尿液不自主地从尿道流出，通常可因咳嗽、从坐位起立或抬重物等动作时诱发；此外可以通过窥器检查是否阴道内有尿液流出判定。

六、治疗

输尿管损伤的治疗目的是恢复正常的排尿通道，保护肾功能。修复的理想时机是损伤发生的当时，其组织处于最佳状态，成功的几率最大。

输尿管阴道瘘手术修复的时机目前尚有争论。有主张早期修复，也有主张瘘发生3个月后修复。主张延期手术者认为：应先作尿液引流，待局部炎症控制，输尿管供血改善后再行修复手术，这样会提高成功率；另外，延期手术可使部分患者瘘管自行愈合，避免再次手术。主张早期手术者认为：延期手术可增加因引流不畅或输尿管梗阻导致肾功能丧失的危险性，且局部炎症难以控制，瘘管不能自行愈合；患者要经受等待手术过程中，漏尿给身体和精神带来的巨大痛苦；早期修复与延期手术修复的成功率相等。因此大多数学者认为，只要患者的一般状态允许，早期修复是可行的。

输尿管阴道瘘外科治疗方法包括放置输尿管支架管、输尿管膀胱抗反流再植术、肾造瘘或肾切除术等，具体选择应视输尿管损伤的时间、程度、患者的一般情况及患肾功能而定。对于病程短、损伤轻、上尿路梗阻不明显的患者，可通过膀胱镜或输尿管镜放置输尿管支架管，保留4～8周。这样处理可能使损伤小的瘘口愈合，并且具有创伤小、费用低的优点。但是临床报道输尿管置管成功率不足10%。Selzman报道20例输尿管阴道瘘，输尿管支架管置管成功8例（40%），其中逆行肾盂插管6例，经皮肾造口顺行置管2例；拔除支架管后有7例患者获痊愈。他认为随着支架管、金属导杆、输尿管镜及尿路腔内技术的改进和发展，放置输尿管支架管将成为治疗输尿管阴道瘘大有前途的疗法。

手术方法的改进是早期手术修复成功的关键。早期手术主要的困难是局部组织炎症反应、组织水肿、脆弱及粘连等，过分分离易破坏局部血供，加重损伤。因此，应采用经腹腔手术途径。术中应注意：①游离输尿管时尽量保留周围组织，避免损伤输尿管外膜及血管，游离不应过长，若吻合有张力，可将膀胱向上牵引，固定于腰大肌上；②采用输尿管膀胱吻合，输尿管拖入膀胱1.5～2.0 cm，黏膜下潜行1.0～1.5 cm的吻合方法；③游离带蒂大网膜包裹填塞于吻合之膀胱外，具有改善局部血液循环及抗炎吸收作用；④放置输尿管支架管可迅速引流尿液，加快肾功能的恢复，防止尿外渗，有利于组织修复。

外科处理要求以简单易行、损伤少和术者技术熟练为原则，但无论选择何种手术方式均应遵循以下几点：瘢疤的充分切除，输尿管吻合口良好的血运，准确而无张力的吻合，良好的抗逆流措施，必要时留置支架管，及术后尿管引流通畅和局部炎症控制完全等。

七、预后与展望

输尿管阴道瘘严重影响患者的正常家庭生活、工作及社会活动，不仅给患者带来身体上的疾苦，而且精神上也增添了极大的痛苦。输尿管损伤的最好应对方法是预防，加强对输尿管损伤的认识是预防的关键。各种盆腔手术时应有良好的暴露，若暴露不满意，应延长切口，仔细分辨输尿管。妇产科医师必须熟悉局部解剖结构，尤其对输尿管、膀胱及子宫、卵巢的关系应十分了解，操作中要辨清生殖器官、泌尿器官与病变的关系，尤以恶性肿瘤浸润、炎症粘连时必须先行分离，力求看清解剖关系后再施行手术。术前应做好充分的术前准备，常规放置导尿管。对疑有病变累及输尿管或膀胱者，应请泌尿外科医生行膀胱镜及输尿管插管明确诊断，必要时可请泌尿外科医生一起处理。

最近已有作者报道采用腔内镜治疗输尿管阴道瘘，但尚未能广泛开展应用。原因是输尿管阴道瘘周围粘连严重，解剖结构不清，部分患者甚至合并输尿管长段缺损，这些都给腔内处理带来了一定困难。随着腔内技术的日益成熟，结合其创伤轻微、患者痛苦少和术后恢复快等优势，这一方法将可能是日后输尿管阴道瘘治疗的方向。

总之，膀胱、输尿管阴道瘘重在预防，同时随着手术技巧的提高和术后手术处理的改善，相信输尿管阴道瘘可有效地避免和得到妥善处理。

（邓春华　黄燕平）

第十一节　原发性输尿管腺鳞癌

一、概述

在原发性输尿管恶性肿瘤中，鳞状细胞癌（squamous cell carcinoma）及腺癌（adenocarcinoma）均少见。输尿管鳞状细胞癌占输尿管原发癌的4.8%～7.8%，患者70%是男性，年龄在22～82岁，60～70岁者最多见。输尿管腺癌更少见，自1906年首例报道以来，约有15例报告，其中8例是1970年以来报道的。输尿管腺癌患者发病年龄29～73岁，最多见于60～70岁，72%是男性。据统计国内1982～1999年原发性输尿管恶性肿瘤1 494例，鳞状细胞癌仅有7例，占1.2%，腺癌更少见。二者同时存在的病例则更为罕见，查阅国内近20年文献，仅见1例报道，国外文献未见同类病例报道。

二、病因与发病机制

输尿管鳞状细胞癌的组织发生，一般认为与黏膜上皮鳞状化生有关。通常认为输尿管鳞状细胞癌及腺癌均由结石及感染长期刺激所致。

三、病理

输尿管鳞状细胞癌的大体和组织学特点与其他部位的鳞状细胞癌相同，而输尿管腺癌则常合并肾盂或输尿管其他类型的恶性上皮成分。

四、临床表现

90%的患者出现血尿，多数为无痛性肉眼血尿，间歇发生；50%的患者出现腰痛和明显肿块；25%的患者有肾盂或输尿管结石。少见症状有尿频、尿痛、体重减轻、食欲下降和乏力等，并可能伴有右侧精索静脉曲张。输尿管鳞状细胞癌左、右侧受累情况相等，65%的患者发生在输尿管的下1/3。而输尿管腺癌67%发生在左侧，45%发生在输尿管远端。

五、辅助检查

1. 尿常规　可查见红细胞。

2. 尿脱落细胞学检查 尿沉渣中可能检查到肿瘤细胞，敏感性较低。

3. 静脉肾盂输尿管造影（IVP） 是上尿路肿瘤最重要的检查方法，典型表现为肾盂充盈缺损及扩张积水，充盈缺损外形毛糙、不规则。

4. 逆行肾盂输尿管造影 IVP患侧肾、输尿管未显影或显影质量不佳时，可选用逆行造影，可见输尿管充盈缺损或输尿管梗阻。逆行造影前还可留取肾盂尿做细胞学检查。

5. 膀胱镜检查 可发现患侧输尿管口向外喷血，并可观察到下段输尿管肿瘤向膀胱内突出及伴发的膀胱肿瘤等。

6. 输尿管镜检查 能直接观察肿瘤的形态、位置及大小，并可取活组织检查。

7. CT、MRI检查 对其他影像学检查可疑的部位可行3 mm薄扫，常可发现输尿管肿瘤，并了解肿瘤浸润范围以进行分期。在输尿管出现梗阻积水时，MRI可显示梗阻的部位。

8. B超 仅能发现输尿管较大占位性病变或肾积水。

六、诊断与鉴别诊断

1. 诊断 间歇性肉眼血尿伴长条状血块，影像学检查发现输尿管充盈缺损，尿脱落细胞学检查阳性或病理证实为输尿管腺鳞癌即可确诊。

2. 鉴别诊断

（1）输尿管结石 多见于40岁以下的青壮年，特点为绞痛，常与肾绞痛并存，多为间歇性镜下血尿。B超可见结石伴有声影。影像学检查结石呈高密度影，肿瘤呈软组织影。

（2）输尿管息肉 多见于40岁以下的青壮年，病史长，血尿不明显，影像学检查见充盈缺损，但表面光滑，呈长条状，范围较输尿管肿瘤大，多在2 cm以上。反复尿脱落细胞学检查阴性。

（3）输尿管狭窄 非肿瘤引起的输尿管狭窄无血尿史，影像学检查为单纯狭窄，而无充盈缺损。反复尿脱落细胞学检查阴性。

（4）输尿管内血块 具有易变性，不同时间的两次造影检查，可发现其位置、大小及形态发生改变。

七、治疗

1. 治疗原则 输尿管腺鳞癌的治疗原则同输尿管移行上皮癌。单侧输尿管腺鳞癌一般行开放或腹腔镜下根治性手术治疗，双侧输尿管腺鳞癌可保留功能较好一侧的肾脏。

2. 治疗方案

（1）对侧肾功能良好的输尿管腺鳞癌，一般主张行根治性手术治疗，切除范围为：患侧肾脏、肾脂肪囊、输尿管全长及输尿管开口周围直径2 cm的膀胱壁。若肿瘤很小，无周围浸润，也可考虑经输尿管镜行电灼或钬激光治疗，或输尿管节段性切除。

（2）双侧输尿管腺鳞癌

1）双侧上1/3输尿管腺鳞癌 双侧输尿管切除，肠代输尿管或自体肾移植。

2）双侧下1/3输尿管腺鳞癌 双侧输尿管中下段切除，输尿管膀胱再植或用肠袢与膀胱相连。

3）一侧上段输尿管腺鳞癌、一侧下段输尿管腺鳞癌 根据病变严重程度，病情严重的一侧行根治性手术；或做上段一侧的肾、输尿管及部分膀胱切除，另一侧做肾、输尿管皮肤造口，肠代输尿管或自体肾移植术。

（3）对孤立肾或有肾功能衰竭者，可行保守性手术　即将肿瘤蒂部所在部位输尿管部分切除，行输尿管再吻合术。保守性手术的相对指征为：①肿瘤很小，无周围浸润；②肿瘤有狭小的蒂或基底很小；③年龄较大的患者。

（4）激光治疗　在输尿管镜下对肿瘤进行激光治疗，技术要求高，其临床价值仍有待评估。

（5）化学治疗及放射治疗　晚期的输尿管腺鳞癌可采取放射治疗，效果欠满意，则可考虑化学治疗，常采用M-VAC、AFP、CFP等方案，但不良反应重。对行根治性手术后的患者，亦可采用辅助性化疗及放疗。

八、预后和展望

该病恶性程度高，预后很差。

第十二节　非特异性输尿管炎

一、概述

非特异性输尿管炎（non-specific ureteritis）好发于输尿管中下段，上段少见，病变范围2～15 cm。随着医学影像学等检查方法的进展，非特异性输尿管炎明确诊断逐渐增多。一般将非特异性输尿管炎分为原发性和继发性，后者多为梗阻的后果，称为梗阻性非特异性输尿管炎，国内文献报告较多，而前者是一种原因不十分清楚的、节段性或局限性的非特异性输尿管炎症。

二、病因与发病机制

本病病因不明确，可能病因有：①继发于泌尿系非特异性急性感染，未治愈迁延至慢性增生性炎性病变。②与输尿管损伤有关，如尿路结石长期刺激、多次ESWL治疗等。Dahl等认为其病因可能由既往的下尿路感染和前列腺炎症引起。也有证明膀胱与输尿管的上皮下组织直接相连，是细菌侵入输尿管的直接途径。另有一些学者认为可能与机体的免疫功能有关。

三、病理

病理学观察除有淋巴细胞、浆细胞和纤维母细胞等慢性炎症细胞浸润外，还有黏膜上皮增生或非典型增生，Brunn巢形成，平滑肌、血管、纤维组织增生。依慢性炎症细胞浸润和增生特点有几个特殊类型：①囊性输尿管炎；②滤泡性输尿管炎；③肉芽肿性输尿管炎；④腺性输尿管炎。根据病变的肉眼所见，可将其分为3种类型：①带蒂的或无蒂的炎症组织突入输尿管腔内；②管壁出现结节状肿块；③管壁弥漫性浸润，其长度为2.5～13 cm。以上3种类型中第2型最多见。组织学上表现为显微镜下输尿管壁呈现深浅不一的炎性细胞浸润，以淋巴细胞、组织细胞、纤维母细胞为主，毛细血管分布丰富，也可发生钙化，黏膜常充血或发生溃疡，病变有时呈肉芽肿变，因此称为肉芽肿性输尿管炎。另外，由于病变大多为局限性，也称作节段性输尿管炎。

四、临床表现

本病缺乏典型的临床表现，主要表现为上尿路梗阻症状。原发性非特异性输尿管炎的症状可表现为腰痛、腰酸（71%），尿频、尿急（35%），血尿（41%）和脓尿（18%），尿培养可有细菌（55%）。

五、辅助检查

B超只能显示肾、输尿管扩张积水，梗阻病变一般显示不清。IVU可显示肾盂和输尿管炎症部位以上的管腔扩张和炎症部位的黏膜面粗糙、充盈缺损，甚至狭窄，但大多数患者的症状和尿路造影表现不典型，且缺乏特异性。IVU多数患者肾、输尿管不显影，患肾功能良好时，也只能显示肾、输尿管扩张积水，多不能显示梗阻病变，但IVU能了解对侧肾功能情况，对决定治疗方式有帮助。作为IVU不显影补充检查方法的逆行造影和MRU，部分患者梗阻部位示较规则的节段狭窄，一般无充盈缺损。CT诊断价值较小，但对排除输尿管周围病变导致梗阻有帮助。另外，尿细胞学检查对判断梗阻病变的性质有重要价值。

六、诊断与鉴别诊断

本病术前诊断主要依靠影像学和内镜检查。术前无法明确诊断时，行输尿管镜检查及活检以明确诊断。无输尿管镜检查条件者，手术探查术中冰冻病理检查也可确诊。

七、治疗

非特异性输尿管炎虽属炎症，但黏膜上皮增生、化生致尿路梗阻的特点，决定了其治疗不同于普通尿路感染，应尽可能保护患肾功能尽量避免行肾输尿管切除。狭窄段<3 cm、梗阻轻、患肾功能正常者，可行输尿管镜电灼治疗。腔内气囊扩张及放置双J管也是治疗方法之一，但腔内处理存在病变不易根治、容易复发等缺点，尤其是腔内气囊扩张及放置双J管的治疗效果有待进一步观察。狭窄段<5 cm、梗阻重、患肾功能不良者，可行狭窄段切除，输尿管吻合术；如输尿管吻合不够长，行输尿管替代手术（膀胱壁瓣输尿管再植术或肠代输尿管等）。狭窄段>5 cm、梗阻很重、患肾功能丧失者，可行患肾输尿管切除，范围包括输尿管病变以明确性质。

其他对该病治疗的观点亦值得重视。Israel认为，炎症病变多累及输尿管的深层肌肉，病变部位将不再有弹性和收缩力，保留如此病灶是不正确的，因此不主张仅行肾或肾盂造瘘。Noring认为输尿管的任何成形手术都是无益的。大部分学者则认为手术方式的选择应根据病变的程度、部位和范围而决定。如果输尿管的病变较轻，输尿管尚未失去弹性和收缩力，可置管引流并滴注抗生素；如果输尿管的病变较重，范围较小者，可切除该病灶段后行输尿管再吻合或输尿管膀胱再植术。如果狭窄严重，长度>3 cm者，可采用膀胱瓣与输尿管吻合、回肠或阑尾代输尿管术、自体肾移植等方法。但后者术后并发症较多且严重，宜慎重考虑；如果客观检查显示患侧肾脏无功能，应行肾输尿管切除术。

八、预后和展望

慢性输尿管炎是输尿管癌的重要诱因，术后应定期随诊观察，及时发现可能的癌变。

（邓春华 卞 军）

参考文献

1 戴玉田，周志耀，陈承志，等．1993．先天性输尿管瓣膜症的治疗．中华泌尿外科杂志，14（3）：166–168.

2 董永超，王养民，乔够梅，等．2005．成人先天性巨输尿管症的诊断治疗．中华泌尿外科杂志，26（12）：835–837.

3 范本祎，曾向阳，齐范等．2002．非特异性输尿管炎5例报告．临床泌尿外科杂志，17：183–184.

4 方晓燕，徐虹，汪庆玲等．2008．排尿性膀胱尿路造影术在诊断儿童膀胱输尿管反流中的意义．临床儿科杂志，26（4）：280–282.

5 胡金斗，罗卫东，郭晓震，等．2009．输尿管囊肿的临床和影像学诊断．现代医用影像学，（5）：339–340.

6 胡少军，陈跃东，王钧，等．2008．先天性巨输尿管症的诊治（附17例报告）．现代泌尿外科杂志，13（2）：100–102.

7 李汉忠，王惠君，宋宗禄，等．2001．原发性非特异性输尿管炎的诊断与治疗．中华外科杂志，38（10）：761–763.

8 李美凤，王守学，周小庆．2009．输尿管囊肿的诊断和治疗．现代实用医学，21（8）：870–871.

9 李天明，刘德祥．2003．输尿管原发性腺鳞癌1例．罕少见病杂志，10（3）：50.

10 刘尚莹，曹晓明，冯建强．2001．医源性输尿管损伤的原因与处理．临床泌尿外科杂志，16（7）：315–316.

11 刘雨，孙光，韩瑞发，等．2004．非特异性输尿管炎（附11例报告）．中华泌尿外科杂志，25（11）：763–764.

12 梅骅．2007．泌尿外科手术学，北京：人民卫生出版社．

13 潘卫东，赵荣国，秦明伟，等．2005．腹膜后纤维化的临床及影像学表现．中华放射学杂志，39：774–777.

14 孙保胜，张潍平，赵立军．2001．尿路感染与原发性膀胱输尿管反流．实用儿科临床杂志，16（3）：183–184.

15 王学文，张敬悌，王盛兴，等．2009．小儿巨输尿管症的诊断和治疗（附41例报告）．现代泌尿外科杂志，14（2）：147–149.

16 文定军，张国富，林海岳．2006．子宫切除术致输尿管或膀胱损伤的手术处理．临床泌尿外科杂志，21（10）：768–769.

17 吴阶平．2005．吴阶平泌尿外科学．济南：山东科学技术出版社，

18 夏炜，何小舟，徐仁方，等．2008．输尿管囊肿的诊断与治疗（附12例报告）．咸宁学院学报．医学版，22（5）：393–394.

19 臧运江，仲基范，卢洪凯，等．1996．腔静脉畸形分支后输尿管一例报告．中华泌尿外科杂志，17：523.

20 张大宏，郑珉，王志敏，等．2005．腹腔镜输尿管吻合术．中华泌尿外科杂志，26（1）：42–44.

21 张慧玉，刘凤珍，刘瑞兰，等．2005．小儿尿路感染与原发性膀胱输尿管反流的关系．中国综合临床，21（4）：367–368.

22 Acharya SK，Jindal B，Yadav DK，et al．2009．Retrocaval ureter：a rare cause of hydronephrosis in children．J Pediatr Surg，44（4）：846–848.

23 Ameda K，Kakizaki H，Harabayashi T，et al．2001．Laparsocopic ureteroureterostomy for retrocaval ureter．Int J

Urol，8（2）：71–74.

24 Brannen GE，Bush WH，Lewis GP. 1988. Endopyelotomy for primary repair of ureteropelvic junction obstruction. J Urol，139（1）：29–32.

25 Campbell MF. 2002. Anomalies of the ureter. In：Campbell MF，Harrison JH，editors. Urology. 3rd ed. WB Ssunders，

26 Catanzaro F，Pizzoccaro M，Cappellano F，et al. 2005. Vaginal repair of vesico–vaginal fistulas：our experience. Arch Ital Urol Androl. 77（4）：224–225.

27 Chung BI，Gill IS. 2008. Laparoscopic dismembered pyeloplasty of a retrocaval ureter：case report and review of the literature. Eur Urol，54（6）：1433–1436.

28 Clark CP，Vanderpool D，Preskitt JT. 1991. The response of retroperitoneal fibrosis to tamoxifen. Surgery，109（4）：502–506.

29 Cogan E，Fastrez R. 1985. Azathioprine. An alternative treatment for recurrent idiopathic retroperitoneal fibrosis. Arch Intern Med，145（4）：753–755.

30 Dykes EH，Oesch I，Ransley PG，et al. 1993. Abnormal aorta and iliac arteries in children with urogenital abnormalities. J Pediatr Surg，28（5）：696–700.

31 Dykhuizen RF，Roberts JA. 1970. The ovarian vein syndrome. Surg Gynecol Obstet，130（3）：443–452.

32 Edwards D，Normand IC，Prescod N，et al. 1977. Disappearance of vesicoureteric reflux during long–term prophylaxis of urinary tract infection in children. Br Med J. 30，2（6082）：285–288.

33 Falandry L. 1992. Uretero–vaginal fistulas：diagnosis and operative tactics. Apropos of 19 personal casesJ Chir（Paris）. 129（6–7）：309–316.

34 Geringer AM，Berdon WE，Seldin DW，et al. 1983. The diagnostic approach to ectopic ureterocele and the renal duplication complex. J Urol，129（3）：539–542.

35 Gettman MT，Lotan Y，Cadeddu J. 2003. Laparoscopic treatment of ovarian vein syndrome. JSLS，7（3）：257–260.

36 Gosálbez R，Garat JM，Piró C，et al. 1983. Congenital ureteral valves in children. Urology，21（3）：237–241.

37 Hong JY，Choi MK，Uhm JE，et al. 2009. Palliative chemotherapy for non–transitional cell carcinomas of the urothelial tract. Med Oncol. 26（2）：186–192.

38 Hwang AH，McAleer IM，Shapiro E，et al. 2005. Congenital mid ureteral strictures. J Urol，174（5）：1999–2002.

39 Iwatsuki S，Kojima Y，Imura M，et al. 2009. Detection of ectopic ureteral insertion to vagina with hypoplastic ectopic kidney by three–dimensional computed tomography. Urology，73（3）：505–506.

40 Katz G，Meirow D. 1993. An incompletely identified combined urogynecological malformation presenting as anuria. J Urol，149（3）：610–612.

41 Kocaoglu M，Gok F，Kibar Y，et al. 2007. Retroiliac ureters with bilateral testicular microlithiasis：simultaneous MDCT visualization of ureters and iliac arteries with biphasic contrast injection. AJR，188：390–391.

42 Kumar S，Bhandari M. 1985. Selection of operative procedure for circumcaval ureter（type I）. A rational approach . Br J Urol，57（4）：399–401.

43 Lowe GJ，Canon SJ，Jayanthi VR. 2008. Laparoscopic reconstructive options for obstruction in children with duplex renal anomalies. BJU Int，101（2）：227–230.

44 Marcovich R，Wolf JS Jr. 1971. Laparoscopy for the treatment of positional renal pain. Urology，1998，52（1）：38–43.

45 Melnick GS，Bramwit DN. Bilateral ovarian vein syndrome. Am J Roentgenol Radium Ther Nucl Med，113（3）：

509–517.

46 Moroni G, Farricciotti A, Cappelletti M, et al. 1999. Retroperitomeal fibrosis and membranous nephropathy: improvement of both disease after treatment with steroids and immunosuppressive agents. Nephrol Dial Transplant, 14: 1303–1305.

47 Nguyen DH, Koleilat N, Gonzalez R. 1989. Retroiliac ureter in a male newborn with multiple genitourinary anomalies: case report and review of the literature. J Urol, 141（6）: 1400–1403.

48 Osborn DE, Rao PN, Barnard RJ, et al. 1981. Surgical management of idiopathic retroperitoneal fibrosis. Br J Urol, 53（4）: 292–296.

49 Puce R, Porcaro AB, Curti P, et al. 2000. Treatment of retroperitoneal fibrosis with tamocifen: case report of review of literature. Arch Esp Urol, 53: 184–190.

50 Reinberg Y, Aliabadi H, Johnson P, et al. 1987. Congenital ureteral valves in children: case report and review of the literature. J Pediatr Surg, 22（4）: 379–381.

51 Richard N, Schlussel RN, Retik AB. 2002. Ectopic ureter, ureterocele and other anomalies of the ureter. In: Walsh PC, Retik AB, Vaughan ED Jr, et al, editors. Campbell' s urology. 8th ed. Philadelphia: WB Sunders, 2007–2013.

52 Salerno MG, Masciullo V, Naldini A, et al. 2005. Endometrioid adenocarcinoma with squamous differentiation arising from ureteral endometriosis in a patient with no history of gonadal endometriosis. Gynecol Oncol. 99（3）: 749–752.

53 Sano K, Kitajima N. 1993. A case of ureteritis with a course of rapidly progressing stricture. Hinyokika Kiyo. 39（5）: 467–470.

54 Sant GR, Barbalias GA, Klauber GT. 1985. Congenital ureteral valves--an abnormality of ureteral embryogenesis? J Urol, 133（3）: 427–431.

55 Sato F, Nomura T, Shin T, et al. 2008. Retroperitoneoscopic treatment of ovarian vein syndrome. J Laparoendosc Adv Surg Tech A, 18（5）: 739–742.

56 Sillen U. 1999. Vesicoureteral reflux in infants. Pediatric Nephrology, 13（4）: 355–361.

57 Simforoosh N, Nouri-Mahdavi K, Tabibi A. 2006. Laparoscopic pyelopyelostomy for retrocaval ureter without excision of the retrocaval segment: first report of 6 cases. J Urol, 175（6）: 2166–2169.

58 Skoog SJ, Belman AB, Majd M. 1987. A nonsurgical approach to the management of primary vesicoureteral reflux. J Urol. 138（4 Pt 2）: 941–946.

59 Smellie JM, Normand IC, Katz G. 1981. Children with urinary infection: a comparison of those with and those without vesicoureteric reflux. Kidney Int. 20（6）: 717–722.

60 Tazi K, Moudouni S, Koutani A, et al. 2000. Uretero-vaginal fistula. Therapeutic alternatives concerning 10 cases. Prog Urol. 10（1）: 83–88.

61 Wakhlu A, Dalela D, Tandon RK, et al. 1998. The single ectopic ureter. Br J Urol, 82（2）: 246–251.

62 Wall B, Wachter E. 1952. Congenital ureteral valve: its role as a primary obstructive lesion: classification of the literature and report of an authentic case. J Urol, 68（4）: 684–690.

第四章　膀胱罕少见病

第一节　节育器异位致膀胱乙状结肠瘘或膀胱结石

一、概述

自20世纪70年代宫内节育器由Dalkom Shield推荐使用以来，其一直被证实是一种安全、有效、简便的节育措施，可在子宫内放置达10年之久而并发症少，主要并发症包括出血、环脱落、带环怀孕等。而节育环（intrauterine device，IUD）异位的发生率较低，约为1‰～3‰。统计资料显示IUD大多向前下方异位，约半数异位在膀胱，其次是向后至结直肠，待完全穿透时多已发生严重的并发症，因此，如何早期诊断非常重要。

二、病因与发病机制

节育器异位的原因较复杂，如异位在膀胱时必须考虑通过尿道误置的因素，但这种情况相当少见。复习文献节育器异位绝大多数为节育器穿透子宫所致，可将其发生机制归纳为两种：

1. 急性子宫穿透　即在放置节育器时已发生了子宫穿透，这主要与操作者技术水平有关，尤其是患者子宫处于后倾后屈位，术中置环方向错误或用力过猛造成损伤。

2. 慢性子宫穿透　术者将节育器放置在正确的位置，但经过长时间的慢性挤压，子宫壁组织坏死，最终导致节育器穿破子宫。常见的原因有：①放置时间掌握不好：哺乳期、绝经期和人工流产后子宫壁较薄，质软或子宫缩小，易造成损伤。②子宫壁肌肉强有力的收缩或子宫受压：各种原因引起的腹压增高可使子宫长期受压；性生活过度剧烈时子宫肌肉收缩，这些因素均可促使节育环逐渐嵌入子宫壁。③子宫本身病变：如子宫手术后，子宫炎症期。④节育环选择型号不合适：过大时可压迫子宫。⑤有文献报道节育器周围子宫组织嗜酸性粒细胞增多，IgE、IgA及IgM升高，考虑组织损害可能与免疫排斥反应有关。

正确的节育器异位分型是诊治方法选择的依据。1981年Zakin等曾将节育器异位以宫腔为中心分为5型及若干亚型，Ⅰ型IUD位于子宫腔内及肌层，其中又可分为以IUD位于腔内为主型及肌层为主型；Ⅱ型IUD完全位于子宫肌层，Ⅲ型IUD位于腹腔内及子宫肌层，其中可分为以IUD位于腹腔为主型及肌层为主型，Ⅳ型IUD贯穿腹腔和子宫腔，其中可分为以IUD位于腹腔内为主型、以肌层为主型及以子宫腔内为主型；Ⅴ型IUD完全脱离子宫。Zakin的分型是从临床治疗的角度考虑，较为实用，但未将节育器异位进入膀胱进行分类，而IUD异位至膀胱的比例很高，因此，节育器异位至膀胱可分为：A型IUD穿入膀胱壁，B型IUD穿透膀胱壁，C型IUD位于膀胱腔内有或无结石形成，D型IUD致膀胱与临近脏器形成瘘，如膀胱子宫瘘、膀胱结肠瘘等。

三、临床表现

节育器慢性穿透子宫的位置常在子宫前壁、后壁，向前损伤膀胱或游离于腹腔进而损伤腹腔脏器，向后损伤直肠、结肠。节育器进入膀胱可引起膀胱黏膜炎症甚至损伤输尿管口导致肾积水，节育器长期停留在膀胱中可引起钙盐沉积围绕节育器形成结石。

节育器置入时如发生急性子宫穿透，患者即感下腹部剧烈疼痛、阴道出血或有肉眼血尿等症状，但却常被误认为上节育器后的常见症状，经过一段时间治疗后可缓解。慢性子宫穿透时患者常无明显不适症状或症状无特异性，如下腹部或盆腔隐痛、阴道反复出血等，但穿透子宫壁后上述症状反而减轻或消失。

四、辅助检查

必需的辅助检查对早期诊断至关重要，当怀疑有节育器子宫穿透时可首选B超检查，妇科B超可判断节育器是否在子宫内，膀胱B超可判断节育器是否穿入膀胱及有无结石形成。但是当节育器部分穿透子宫时，B超不能做出早期准确判断，子宫造影、宫腔镜能准确判断出节育器的部分穿透，而CT在节育器嵌入的部位、深度、是否穿破子宫浆膜面进入腹腔以及是否有节育器断裂残留等方面均有很高的准确性。单纯的X线摄片检查能了解节育器所在的大概位置及有无膀胱结石形成但不能精确定位（图4–1）。

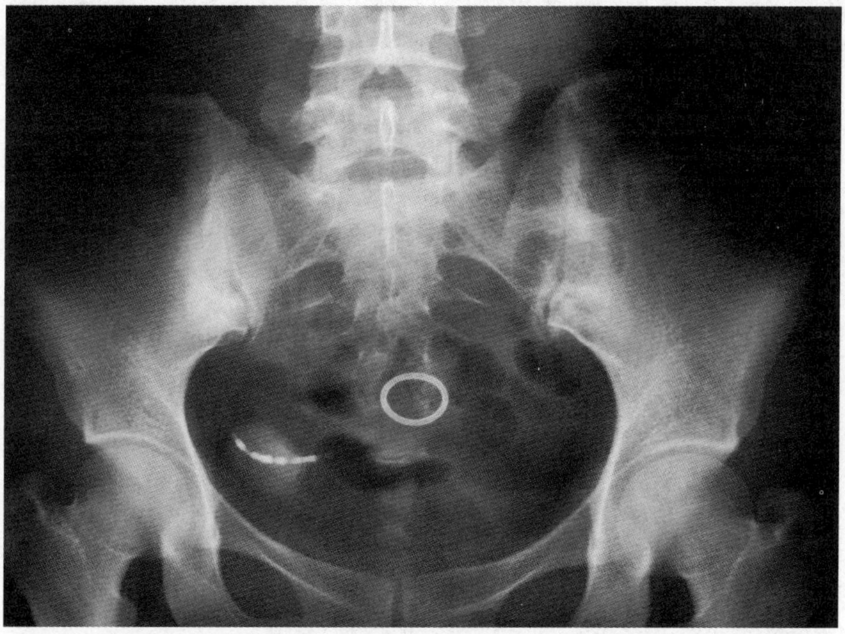

图4–1 腹部平片示膀胱内1个结石和盆腔内2个节育环，结石包绕T型节育环

五、诊断与鉴别诊断

节育器急性穿透子宫可在当时做出诊断，而文献报道节育器慢性穿透异位得出诊断的时间最早为上环后6个月，待节育器损伤邻近脏器后再做出诊断已产生严重并发症，因此如何早期诊断避免节育器异位后的进一步损害甚为重要。做好早期诊断可从以下几个方面考虑：①放置节育器

时如患者出现下腹部剧痛、阴道出血或肉眼血尿时即应考虑急性穿透的可能，特别是有高危因素存在时。②放置节育器后定期妇科检查了解节育器情况。③反复下腹部隐痛、盆腔炎症、阴道出血时要注意节育器部分穿透的可能。④放置节育器后意外怀孕时应考虑节育器是否已穿透子宫。⑤放置第2个节育器前一定要查清第1个节育器去向，避免重复放置。⑥女性患者出现难治性尿路刺激症状，反复复发的尿路感染、膀胱结石和下腹部疼痛等，结合盆腔炎的表现应考虑IUD异位的可能，特别是有粪尿出现时。

六、治疗

准确了解节育器异位的情况有助于选择正确的手术方式。Ⅰ型患者节育器部分穿透子宫时可在宫腔镜下取出节育器，如结合B超可提高手术的成功率；Ⅱ型患者需行腹腔镜或剖腹探查手术；Ⅲ型患者国外多主张在腹腔镜下取出节育器，对患者创伤较小；Ⅳ型贯穿型，IUD以子宫腔内为主型患者，主张在宫腔镜下取出节育器，其余两个亚型患者，IUD虽在宫腔可见但因可能已对临近脏器造成损伤，故需在腹腔镜下取出；Ⅴ型患者如出现节育器在腹腔内形成广泛粘连、邻近脏器损伤严重如肠梗阻和瘘等情况时需行剖腹探查手术，其余可在腹腔镜下取出。节育器异位至膀胱的病例，因有形成肠瘘和膀胱子宫瘘的可能（图4–2），故除C型IUD完全位于膀胱腔内且无瘘的表现的患者可在膀胱镜下将其取出之外，其余A型、B型、D型患者即使IUD在膀胱内可见也应行剖腹探查手术，以免漏诊。

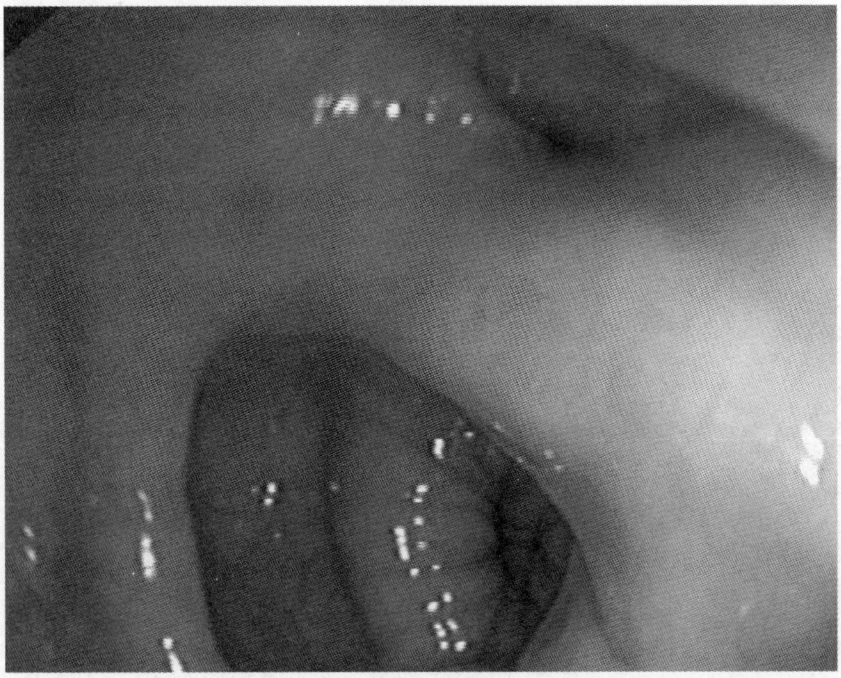

图4–2　肠镜检查见乙状结肠壁有一瘘口（右上角）

七、预后和展望

早期诊断、早期治疗能避免节育器异位造成的严重损害，预后大多较好。

（王文卫　涂响安）

第二节　膀胱嗜铬细胞瘤

一、概述

膀胱嗜铬细胞瘤（bladder pheochromocytoma）仅占肾上腺外嗜铬细胞瘤的10%，占膀胱肿瘤的0.06%～0.33%，女性发病率略高于男性，多见于10～30多岁的人群。

二、病因与发病机制

膀胱嗜铬细胞瘤来自膀胱壁副交感神经节细胞，本病发病机制尚不清楚，目前有两种学说：①膀胱嗜铬细胞瘤起源于膀胱壁肌纤维间的嗜铬神经结小巢；②瘤组织主要来源于主动脉旁副交感神经节组织，随交感神经埋植于膀胱壁中的亲铬组织中，肿瘤多局限于膀胱壁或仅向壁外生长，突向膀胱腔内的瘤体，表面黏膜依然完整。

三、病理

病理肉眼见肿瘤多位于膀胱壁，呈结节状或息肉状，大小不一，质硬，与正常膀胱组织分界明显，肿瘤邻近的正常肌肉大都遭破坏，表面可有溃疡。切开可见切面均质，呈褐色或黄褐色。显微镜下肿瘤细胞由较一致的梭形或多边形瘤细胞构成，胞浆富含可被铬盐染色的颗粒，细胞核有空泡但核分裂像很少见，细胞群呈小叶状、条索状或小巢状，间质富含毛细血管。肿瘤内含少量梭形支持细胞。膀胱嗜铬组织中，恶性嗜铬细胞瘤的发生率远高于肾上腺嗜铬细胞瘤，一般都具有较强的内分泌功能。当临床生化检查明显增高时，提示有恶性可能。因此，嗜铬细胞瘤良、恶性不依组织形态学而以生物学行为来分，血管浸润或周围组织破坏是嗜铬细胞瘤恶性的标志。

四、临床表现

根据临床表现的不同，膀胱嗜铬细胞瘤可以分为症状型、隐匿型和无功能型。常见的临床表现为肿瘤分泌大量儿茶酚胺所产生的全身症状，如头晕、头痛、高血压等，也有以血尿为主要症状。高血压可呈持续性和发作性。排尿时可出现典型的发作，其特点表现为膀胱胀满时出现阵发性高血压，脉快、面色苍白、头痛、出汗等，排尿时症状达高峰，可发生晕厥，排尿后症状逐渐缓解，这是由于膀胱壁伸张与收缩刺激肿瘤分泌儿茶酚胺所致。这种发作型血压升高持续时间很短，至临床检查时已正常。因此，膀胱嗜铬细胞瘤典型病例表现应包括嗜铬细胞瘤和膀胱肿瘤的症候群，即发作性高血压、间歇性肉眼血尿和排尿时典型发作三联征。根据这三联征表现一般可考虑到本病，但由于对本病认识不足，并且仍有部分的患者症状不典型，诊断比较困难。

五、辅助检查

本病定位主要依靠B超、CT、MR及膀胱镜检查。B超检查表现为较均质的实性肿块，轮廓清晰，血流丰富，肿块位于黏膜下，黏膜连续性正常。CT可更清晰显示肿块与膀胱黏膜、肌层及周围组织的关系。膀胱镜检查在定位诊断中作用更为重要。膀胱镜下可见球状或带蒂肿物，基底广，肿瘤较大时可突向膀胱腔内，将黏膜顶起，黏膜光滑完整，表面血管丰富，肿瘤周围的膀胱黏膜可以呈泡状水肿，约20%的患者膀胱镜检查呈阴性。检查中在冲洗水或检查镜的刺激下，血压可出现明显波动，但如果没有必要的抢救药物及器械，最好不要在镜检过程中反复刺激肿块。由于肿瘤血运丰富，多位于膀胱黏膜下或肌肉组织中，活检不但不易取到肿物，反而会引起大量出血；活检还会有一定的假阴性率，再加上活检有诱发血压骤增的危险，因此，对膀胱嗜铬细胞瘤的病例不应轻易活检，以免出现危险。放射性同位素碘苄胍（131I–mIBG）闪烁照相诊断异位嗜铬细胞瘤有较高的敏感性和特异性，并能发现CT和MRI不能分辨的或者多发的肿瘤，是诊断嗜铬细胞瘤最新而有效的定位诊断方法，已被广泛应用于临床。血、尿儿茶酚胺及其代谢产物VMA可用于膀胱嗜铬细胞瘤的定性诊断。

六、诊断与鉴别诊断

包括定性诊断和定位诊断两方面。①定性诊断：血、尿儿茶酚胺及其代谢产物的测定对膀胱嗜铬细胞瘤的定性诊断有较重要的意义，可表现为CA和VMA的升高。②定位诊断：B超、CT和MRI检查均对膀胱嗜铬细胞瘤的定位诊断有较高的敏感性。

良、恶性的鉴别：膀胱嗜铬细胞瘤在常规病理检查中很难鉴别，主要是靠其生物学行为来分类，但如果在病理检查中发现血管浸润或周围组织破坏，则是其恶性的标志。术前的B超、CT检查非常必要，通过这些检查可以发现是否有转移，特别要注意髂血管旁的淋巴结，因为恶性膀胱嗜铬细胞瘤最常转移的部位是髂血管旁淋巴结。

七、治疗

手术切除肿瘤是治愈膀胱嗜铬细胞瘤的唯一有效方法。一般主张采用膀胱部分切除，效果较好，很少复发。对于临床上有持续性高血压及瘤体较大的患者应警惕恶性嗜铬细胞瘤的可能性，位于三角区或范围广泛及浸润邻近组织的可作膀胱全切手术。对静止型肿瘤，无明显临床症状，肿瘤体积或基底部较小，也可行经尿道肿瘤电切（TUR–Bt）术。有报道也可行腹腔镜下膀胱部分切除术。与肾上腺嗜铬细胞瘤一样，手术中可引起剧烈血压波动，因此，术前降压、扩容、纠正心律失常是手术成功的关键，是减少围手术期死亡率的根本措施。可于术前2周开始服用酚苄明30～45 mg/d，如达不到降压效果，加用钙离子拮抗剂以阻断钙离子进入嗜铬细胞从而抑制儿茶酚胺的释放。心率较快时，加用β受体阻滞剂普萘洛尔等。术前1周开始扩容。术中注意检测中心静脉压和动脉压。注意降压及扩容同时进行，以防去瘤后因血容量不足血压骤降。注意术中操作轻柔，确切止血，力争早期结扎瘤体供应血管。避免挤压肿瘤，以减少儿茶酚胺释放入血管引起高血压。若分离肿瘤时血压急剧升高，难于控制，应终止手术，待做好充分术前准备，再施行肿瘤切除。有学者认为术前准备应达到以下几条标准：①血压控制在正常范围；②心率<90次/min；③血细胞比容<45%。

八、预后和展望

本病多为良性，手术效果好，预后佳。

（王文卫　涂响安）

第三节　膀胱子宫内膜异位症

一、概述

子宫内膜异位症（endometriosis，EMS）是育龄妇女的常见病，是指具有生长功能的子宫内膜组织在子宫腔以外的部位种植、生长、浸润，可发生于盆腔内外各个系统，引起相应的病理改变和临床表现。其组织学形态为良性，但生物学特性与癌瘤相似。异位子宫内膜最常见的部位依次是卵巢、阔韧带、子宫前后陷凹、子宫骶骨韧带等。发生于泌尿系统的子宫内膜异位症比较罕见，发病率仅为1%，但可发生于泌尿道的任何部位，最常累及膀胱和输尿管，其中约90%为膀胱病变，常见部位是后壁和顶部。尿路EMS起病隐匿，术前较难确诊。典型症状为周期性腹痛、膀胱刺激症状以及经期肉眼血尿等，确诊依赖病理检查。目前对此病的治疗尚缺乏疗效确切的方法，药物治疗效果不佳，往往需要手术切除病灶。

二、病因与发病机制

关于膀胱子宫内膜异位症的病因及发生机制尚未明确，目前主要有3种观点：

1. 经血逆流学说　Vercellini等认为膀胱子宫内膜异位症同腹膜表面的子宫内膜异位症一样，是随经血逆流的具有生长功能的子宫内膜细胞种植于膀胱腹膜表面，向膀胱逼尿肌浸润，同时刺激逼尿肌组织增生形成结节。

2. 胎生上皮由来学说（来源于苗勒管残迹）　Donnez等认为膀胱子宫内膜异位症起源于腹膜下的苗勒管残迹，是苗勒管化生的结果。

3. 移植学说　Thils I等认为膀胱子宫内膜异位症结节是一种腺肌症病变，是由来源于子宫的肌腺组织向外生长并侵犯膀胱组织而形成。

另外，激素影响、免疫以及局部环境等因素也起着重要作用，但它们只是改变内膜的归宿和异位发生的附加因素。此外，子宫内膜异位症患者腹腔中白介素-1（IL-1）、白介素-6（IL-6）、白介素-8（IL-8）、白介素-10（IL-10）含量均较正常妇女明显增高，有些因子如IL-2、IFN-α含量则减少。它们均反映了T细胞和NK细胞功能损害；血管内皮生长因子（VEGF）可刺激间质细胞中金属基质蛋白（MMP）的表达，VEGF、MMP都有利于内膜组织的异位种植。本病有表型良性、行为恶性的特征，具有远处转移和种植能力。子宫内膜组织无论是在子宫内还是在子宫外，只要受到雌激素刺激便会发生增殖，雌激素刺激停止后就会出血。异位的子宫内膜组织出血后，邻近组织会发生炎症反应，导致纤维化、粘连等，当病变累及泌尿系时可出现一系列与排尿和/或月经相关的临床表现。尽管EMS多发生于育龄妇女，但绝经后妇女亦可能发生EMS，并可能存在多年，因此，对于绝经后的妇女，如出现相应的临床表现，亦应考虑到尿路EMS的可能。临床发现，膀胱子宫内膜异位症的发生和剖宫产手术史、盆腔子宫内膜异位症手术史有一定相关性，但是与其他盆腔手术如子宫肌瘤、非子宫内膜异位症、卵巢肿瘤手术等无关。膀胱子宫内膜异位症多和其他盆腔子宫内膜异位症病变同时存在，60%～87.9%的膀胱子宫内膜异位症患者同时存在至少腹膜表面子宫内膜异位症、卵巢异位囊肿、深部浸润型子宫内膜异位症以及子宫内膜异位症盆腔粘连等病变类型的一种，因此认为膀胱子宫内膜异位症并不是一个独立发生的疾病。

三、病理

膀胱子宫内膜异位症是一种比较罕见的子宫内膜异位症，多为单个病灶，约90%位于膀胱后壁和顶部，个别位于输尿管入口的下方，病变呈结节状，主要由纤维组织、平滑肌组织和呈岛状或串状分布的子宫内膜腺体及基质构成。病灶在月经期前常表现为增大、隆起的黏膜下肿块，呈淡蓝色或紫蓝色，周围黏膜充血水肿；在月经期淡蓝色或紫蓝色肿物颜色加深，并可有渗血；在月经期后肿块变小，颜色变浅，呈滤泡状突起于膀胱黏膜下，有些滤泡因出血而成褐色。

四、临床表现

膀胱EMS可分为内在型（即病变累及膀胱逼尿肌）及外在型（即病变仅累及膀胱浆膜面），90%的病变位于膀胱后壁和顶部，约50%的病例有盆腔手术史，常表现为耻骨上挤压感，出现尿频、尿痛及血尿三联征，但有些患者的症状常被痛经掩盖，仅在查体时发现膀胱占位性病变。妇科检查在子宫内膜膀胱异位症的诊断中有重要的意义，约半数以上患者可在子宫前、子宫峡部前壁触及大小不等的结节。个别患者会出现性交疼痛，常在月经来潮前出现，持续至月经结束，并呈周期性发作，少数患者呈持续性下腹肿痛，无明显周期性。子宫内膜膀胱异位症恶变罕见，但有子宫内膜膀胱异位症恶变为膀胱子宫内膜肉瘤及膀胱移行上皮癌的报道，多见于绝经期后的妇女。阴道、腹部双合诊可能触及包块，约80%的病例为外在型，异位子宫内膜在输尿管周围组织产生炎性改变、纤维化粘连，引起输尿管狭窄、梗阻，进而引起肾积水；内在型者，其异位子宫内膜腺体存在于输尿管固有层和肌层，多需行输尿管部分切除、输尿管–输尿管吻合术。

输尿管EMS多为单侧，亦可累及双侧，多发生于输尿管远端1/3，左侧多于右侧，输尿管EMS症状不多，部分患者有反复腰背痛、痛经及月经紊乱等，有时腰痛可向会阴部放射，似输尿管结石的表现，应注意鉴别。随着病程的进展，逐渐出现输尿管梗阻、肾积水，导致肾功能损害，甚至肾功能丧失，尤其是双侧病变者，可能导致肾功能衰竭，应引起重视。

泌尿系子宫内膜异位症多表现为与月经周期有关的尿路刺激症状，因此，对于该种情况应想到本病的可能。本病累及肾脏者症状最为隐匿，以月经期腰痛和血尿为主；累及输尿管者则多表现为经期肾功能不良、腰腹疼痛及血尿，伴有高血压者提示存在上尿路梗阻；累及膀胱者则以尿频、膀胱区疼痛、尿痛和血尿为主要表现，经期明显或加重，但也可仅表现为膀胱阴道区不适或月经期不适症状。阴道检查对本病诊断十分重要，可发现触痛的包块或按压膀胱区不适感等。

五、辅助检查

本病实验室检查多表现为镜下血尿，偶伴脓细胞，偶见周期性肉眼血尿。卵巢癌相关抗原CA125及抗子宫内膜抗体的测定对诊断有一定的帮助。子宫输卵管及阴道造影有时可能发现形态异常或盆腔肿块。

超声检查简便、无创，对有盆腔手术史者，如反复出现膀胱刺激症状，应常规进行超声检查，以明确是否有肾积水、盆腔异常肿块等，尤其是对外在型膀胱EMS，超声检查更有意义（图4–3）。经阴道彩色多普勒超声检查对膀胱EMS有较高临床诊断价值，其典型的征象为膀胱腔内的不均质略高回声肿块，表面光滑，内部回声不均匀，肿块内部可见少量条状低速低阻型动脉频谱血流信号；肿块形态大小及回声强弱随月经周期而改变有较大诊断价值。

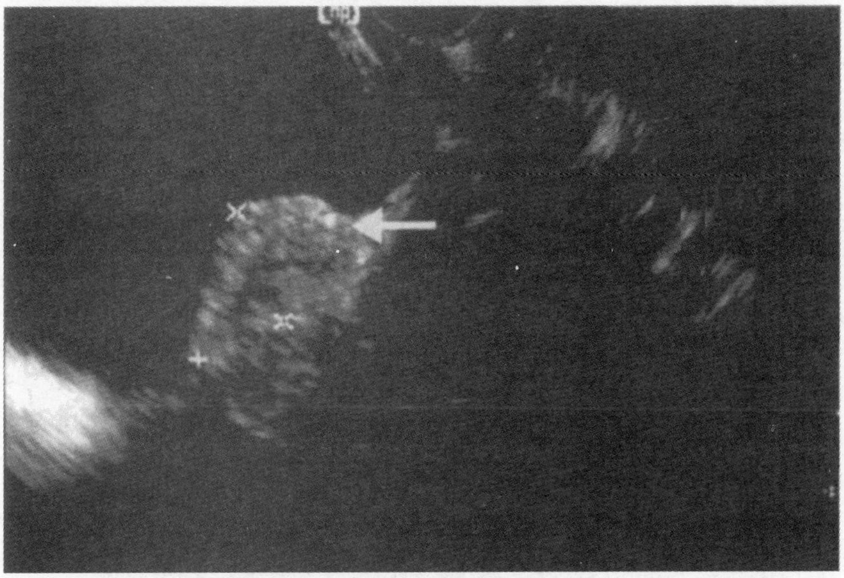

图4-3　膀胱壁肌层低回声光团声像

CT、MRI可较清晰地显示肿物的形态改变及其与邻近结构的关系（图4-4），CT上表现为膀胱内软组织影，增强后轻度强化；MRI上表现为多发的出血性囊性病变，在T_1加权相为高信号，在T_2加权相为低信号。有报道MRI在EMS中的诊断准确率仅63%，有些小的病灶很难被发现。

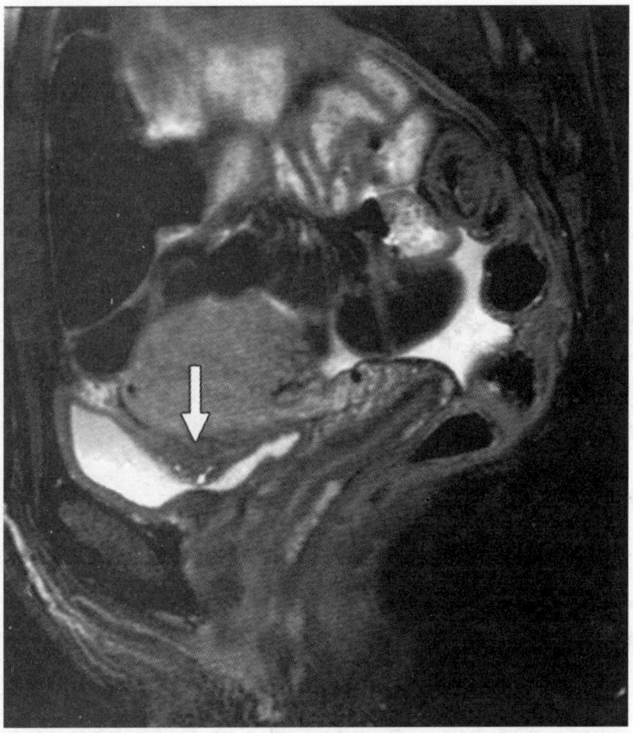

图4-4　MR可见膀胱子宫陷凹肿物，浸润膀胱壁

若异位的子宫内膜累及输尿管口，IVU可有肾、输尿管积水及肾不显影等表现。膀胱镜检查有较大价值，多数病例在膀胱镜下均有一定改变，病灶在月经期前常表现为增大、隆起的黏膜下肿块，呈淡蓝色或紫蓝色，周围黏膜充血水肿；在月经期淡蓝色或紫蓝色肿物颜色加深，并可有渗血；在月经期后肿块变小，颜色变浅，膀胱镜检查时可能不易发现病灶；组织活检时需取材较深才有意义。必要时应行经尿道膀胱肿物切除活检，阳性率较高（图4–5）。输尿管EMS非常少见，但常有不同程度的肾积水及肾功能损害。IVU或RPG可有肾积水、输尿管扩张、梗阻、充盈缺损等表现；B超、MRU可有肾积水、输尿管扩张的表现；输尿管镜检查对内在型输尿管EMS的诊断有较大意义，可发现腔内病灶，并可行活检。

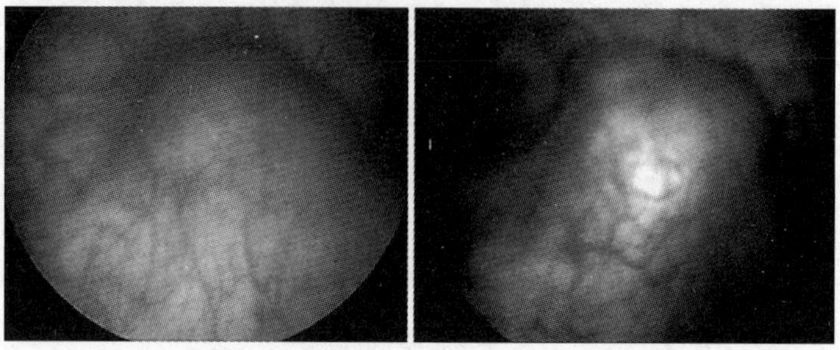

图4–5　膀胱镜检可见膀胱后顶部占位病变，表面有滤泡及坏死组织

六、诊断与鉴别诊断

典型症状为反复经期膀胱刺激症状、肉眼血尿以及排尿困难等，并进行性加重；不同部位、不同大小的病变其临床表现有一定差异。因多合并盆腔其他部位的子宫内膜异位症，大部分患者以痛经、盆腔痛、不孕等主诉就诊。部分患者行妇科检查可以在阴道前穹隆处触及触痛结节，质硬，边界不清，活动度差，外观呈紫蓝色。经阴道超声、膀胱镜、静脉肾盂造影以及核磁共振等影像学检查可提示膀胱壁局限的结节状病变或软组织影。尿常规检查可基本除外泌尿系感染或其他有症状肾病，血清CA125也可能有不同程度的升高。

膀胱平滑肌瘤（bladder 1eiomyoma）非常罕见，是来源于膀胱内平滑肌组织的非上皮性良性肿瘤，在膀胱肿瘤中不足0.43%，而膀胱子宫内膜异位症亦较罕见。二者皆好发于中青年女性，表现为膀胱刺激症状、慢性盆腔痛及盆腔包块，故在临床诊断上容易造成混淆。膀胱平滑肌瘤非常罕见，可发生于膀胱的任何部位，分为黏膜下、肌壁间、浆膜下3种类型，临床症状主要取决于肿瘤的生长部位及大小，常表现为排尿梗阻、排尿刺激症状和血尿。由于肿瘤呈膨胀性生长，常表现为下腹痛和腹部包块。同时，由于包块向盆腔内突出，与周围组织器官关系密切，有时较难判断肿瘤来源。对于少数患者，膀胱平滑肌瘤是引起顽固性盆腔痛的病因。其诊断主要依靠影像学检查。超声主要表现为中等或不均质回声肿块，边缘清楚，表面光滑或不平整；CT示软组织密度均匀肿块，边界清楚；MRI则显示结节状或分叶状的实性包块，信号均匀，邻近膀胱壁多无增厚表现。膀胱镜检查多为广基无蒂的半球形肿物，凸出于膀胱内，但表面多凹凸不平，可有出血、坏死或囊性变。

EMS病变主要在接近子宫或子宫膀胱反折处，主要表现为膀胱刺激症状或周期性血尿，75%的患者可有耻骨上疼痛。下尿路症状与月经密切相关。病因虽不确切，但约50%的患者有盆腔手术史，估计很可能是因医源性种植于膀胱浆膜面、浸润性生长所引起。其超声表现为膀胱与子宫之间的膀胱后壁出现圆形内膜样囊性肿块，与周围组织及宫体粘连，因缺乏包膜，故边缘模糊，不规则；在子宫后壁、骶韧带或子宫直肠窝处的单个或多个实性肿块或囊肿，边缘清晰，亦可与周围组织器官粘连，使界限不清。确诊需要活检病理证实子宫内膜腺体或间质的存在。因此，对盆腔子宫内膜异位症或有盆腔手术史的患者，如反复出现膀胱刺激症状，或子宫内膜异位症患者虽无症状，但影像学检查示膀胱有占位性病变或出现原因不明的泌尿系梗阻，均应考虑有发生膀胱部位子宫内膜异位症的可能，深入问诊，全面检查，才不至于遗漏病变。

七、治疗

膀胱子宫内膜异位症的治疗方法取决于患者的年龄、有无生育要求、病变的范围、泌尿系统症状的程度以及是否合并盆腔其他部位的子宫内膜异位症病变等。

1. 药物保守治疗　因膀胱子宫内膜异位症是一种深部结节型病变，病理表现类似腺肌症，因此常用的子宫内膜异位症药物如高效孕激素、避孕药及促性腺激素释放激素类似物的治疗效果并不理想，有效率仅33%左右，且停药后即有可能症状复发；仅用于病变范围较小，患者无泌尿系统症状或不适合手术者，将药物治疗作为姑息性手段。

2. 经尿道电切术　该手术方法操作简单、创伤小、恢复快、花费少，是早期治疗膀胱子宫内膜异位症的常用方法，但研究提示膀胱子宫内膜异位症是子宫内膜组织由膀胱表面向内浸润生长，表面的病灶大于深部病灶，而经尿道电切是由膀胱黏膜向外部切除，因此多不能做到彻底切除病灶，术后复发率高达36.9%，且此手术有导致膀胱穿孔的风险，目前不推荐作为膀胱子宫内膜异位症的治疗方法。

3. 膀胱部分切除术　这是目前膀胱子宫内膜异位症的首选治疗方法，包括完全切除病变及病变周围的炎性和瘢痕组织，因此病灶切除彻底，症状缓解率高达95%～100%，且几乎无复发。具体的手术方式有开腹和腹腔镜下膀胱部分切除术两种，与开腹手术相比，腹腔镜手术创伤小、恢复快，并且具有放大作用，能识别早期的以及深部的子宫内膜异位症病变，是膀胱子宫内膜异位症的首选手术方式。手术中根据患者的年龄、生育要求、探查情况等综合判断，可行保留生育功能、保留卵巢功能术式或根治性手术。腹腔镜下膀胱部分切除术的主要技术要点和注意事项：

（1）术前评估　膀胱子宫内膜异位症患者多数有盆腔手术史或合并其他盆腔子宫内膜异位症，因此其盆腔病变复杂、粘连重，术前应全面检查，充分评估病情以及手术难度，做好术前准备。术前为明确病灶所在的位置，可先行膀胱镜检查和活检，排除膀胱肿瘤的可能。

（2）膀胱病灶的切除　手术步骤：①术前膀胱镜检查：确定子宫内膜异位症病灶的位置以及与输尿管开口的解剖关系，并同时放置双侧输尿管导管。②盆腹腔探查：腹腔镜气腹针以及Trocar放置与常规盆腔手术相同，术中全面探查盆腹腔，详细记录同时合并存在的病变，先剔除卵巢囊肿、分离盆腔粘连，恢复解剖结构后再准备切除膀胱病灶。③暴露膀胱腹膜反折：在切除膀胱病灶前上举子宫，充分暴露出膀胱腹膜反折及其下方的病灶。④病灶切除：打开膀胱腹膜反折后，用抓钳夹住膀胱壁病灶，在超过病灶3～5 mm处切除病灶区域的部分膀胱壁，双极电凝止血。⑤膀胱切口缝合：检查膀胱黏膜和肌层，确定病灶已经切净，通过事先放置的输尿管导管看清输尿管开口后，0号微乔线连续缝合膀胱壁两层，腔内打结。⑥缝合后行膀胱镜检查：目的之一是确认切口缝合严密，可通过注入亚甲蓝检查有无膀胱、输尿管瘘；目的之二是观察输尿管开口的喷尿情况。结束手术前建议用大量生理盐水进行反复冲洗，以减轻盆腔的炎性因子，改善盆腔环境。手术关键是要完全切除病灶以及注意输尿管开口的解剖关系。膀胱子宫内膜异位症多位于后壁或三角区，所以手术中应特别注意和输尿管开口的关系。如果病灶未侵及输尿管开口，则手术切除和缝合较容易；如果病灶已侵及输尿管开口，完全切除病灶则会涉及输尿管，切除部分膀胱壁的同时需要切除输尿管膀胱壁内段，需要进行输尿管解剖和输尿管膀胱吻合术，手术难度较大，最好是妇产科、泌尿科医生一起进行该手术。膀胱壁可单层或两层缝合，体内打结。缝合后可通过膀胱镜检查或注入亚甲蓝检查有无膀胱、输尿管瘘。

（3）术后处理　术后尿管通畅是保证膀胱创口愈合的关键，主张用较粗的尿管，保持持续开放状态，留置尿管的时间为10～14天。期间嘱患者多饮水，并预防性应用抗生素3～5天，注意观察患者的体温及泌尿系症状，减少感染及膀胱功能受损的发生。如果膀胱子宫内膜异位症切除完全则术后不需要进行子宫内膜异位症的药物治疗；如果膀胱子宫内膜异位症病灶未能完全切除或合并其他盆腔子宫内膜异位症、子宫腺肌症等，应给予药物治疗，可根据病情给予达那唑、高效孕激素、口服避孕药或促性腺激素释放激素类似物治疗。术后定期随诊，根据泌尿系症状、盆腔检查以及超声检查等判断疾病有无复发。

（4）手术并发症　目前关于腹腔镜下膀胱部分切除术治疗膀胱子宫内膜异位症尚无膀胱、输尿管损伤等并发症的报道，但是，结合泌尿外科膀胱部分切除术的经验，手术有出血、输尿管损伤、尿漏、膀胱阵发性痉挛、切口感染、切口裂开或膀胱结石形成等并发症。膀胱子宫内膜异位症是一种良性病变，在熟练的手术技能和术后良好的护理支持下，可以明显减少并发症的发生。

八、预后和展望

膀胱行部分切除的患者，如果病灶切除完全，则复发机会很少。复发与患者手术时的年龄、手术史以及术后妊娠情况无关，主要与病灶的位置和病灶切除的范围有关，另外与子宫前壁的腺肌病灶切除与否有关。位于膀胱顶部的子宫内膜异位症切除较容易，病灶切除完全，术后几乎无复发，膀胱后壁以及隔膜处的病灶难以完全切除，术后36个月累计症状复发和临床证实复发率分别为24.7%和15.5%，如果同时合并子宫前壁腺肌症，完全切除膀胱病变以及邻近的子宫腺肌组织，症状和临床证实复发率明显低于单纯切除膀胱病灶，因此完全切除病灶以及邻近的子宫腺肌症、子宫内膜异位症组织，改善腹腔微环境可降低膀胱子宫内膜异位症的复发率。膀胱子宫内膜异位症是一种罕见的盆腔子宫内膜异位症，但是其症状重，容易漏诊，因此拟诊子宫内膜异位症的患者均应考虑到膀胱受累的可能，全面的问诊及检查，能明显提高疾病的早期诊断率。腹腔镜下部分膀胱切除术可完全切除病灶，症状缓解率高，复发率低，并且手术创伤小，术后恢复快，已成为目前膀胱子宫内膜异位症的首选治疗方式。全面的术前评估、解剖结构清晰、完全切除病灶、术后保证导尿管通畅是提高手术规范性、安全性、有效性的关键。

（何善阳　李小利）

第四节　嗜酸细胞性膀胱炎

一、概述

嗜酸细胞性膀胱炎（eosinophilic cystitis，EC）是一种罕见的膀胱炎性病变，由Brown及Palubinskas于1960年首次报道。van den Ouden报道嗜酸性膀胱炎发病年龄为5天至87岁，平均年龄41.6岁。成年男性占44%，女性占35%，儿童占21%（男孩14%，女孩7%）。

二、病因与发病机制

EC病因到目前尚未完全阐明，多数文献认为变态反应在本病发病中起主要作用，抗原物质进入膀胱壁，形成抗原抗体复合物，吸引嗜酸性粒细胞聚集在膀胱壁，IgE与多种抗原结合，激活巨噬细胞分泌IL-5，IL-5能增强嗜酸细胞核细胞毒性蛋白对组织的损伤作用。一些相关的危险因素有支气管哮喘、遗传性过敏性疾病、环境中的过敏原；某些化疗药物亦可致病，如丝裂霉素C、噻替哌。常与泌尿道某些疾病伴发（如膀胱癌），少数可独立发生。

三、病理

光镜下均表现为膀胱黏膜及肌层有大量的嗜酸细胞浸润，但肉眼或膀胱镜下表现为红斑、水肿、溃疡、天鹅绒样改变，当为增殖性损害时，可类似乳头状瘤或葡萄状瘤，病损类似胃肠道的嗜酸性肉芽肿

四、临床表现

嗜酸性膀胱炎的病程可以是急性、亚急性和慢性，但大多数为慢性。发病时常表现为尿频、尿急等尿路刺激症状，以及血尿和下腹部疼痛，炎症侵犯膀胱颈部和尿道时还可以表现为排尿困难和尿潴留。EC无特征性体征，可有耻骨上区的触压痛或可触及肿块。

五、辅助检查

1. **实验室检查** 尿常规以红细胞和蛋白尿最常见；尿培养小部分患者阳性，最常见的是大肠杆菌；部分患者外周血白细胞升高，外周嗜酸性细胞升高，但也有一部分患者不升高；少数患者红细胞沉降率和IgE升高。

2. **B超和放射影像学检查** 可发现膀胱壁增厚、膀胱占位和上尿路积水，类似横纹肌肉瘤的改变，有些病例甚至出现盆腔淋巴结肿大。

3. **膀胱镜** 局灶性病例膀胱镜检查表现为病变区肿块或溃疡形成，周围有黏膜水肿、增厚；弥漫性病例除膀胱壁水肿外，尚可发现广泛的黏膜小出血点，部分可见天鹅绒样的红色病变区。

六、诊断与鉴别诊断

嗜酸性膀胱炎缺乏典型的临床症状，影像学检查又不能确诊，膀胱镜检查亦无明显的特异性，但可取活检以明确诊断。膀胱镜与镜下活检是诊断嗜酸性膀胱炎的主要手段。

常易误诊为膀胱肿瘤。大多数因误诊为膀胱肿瘤而行膀胱部分切除。单凭肉眼观察难以鉴别，活检十分重要，是唯一能确诊的方法。嗜酸性膀胱炎需与结核性膀胱炎、间质性膀胱炎等炎症性病变和膀胱肿瘤相鉴别。

七、治疗

嗜酸性膀胱炎以保守治疗为主，包括去除过敏原、应用激素、抗感染、放疗和膀胱腔内硝酸银药物灌注等，可使症状好转或消失，疗效满意。若有严重肾积水或输尿管扩张、反流，可行手术，包括经尿道电切肿块、膀胱部分切除、膀胱全切加尿流改道，术后可予辅助药物治疗，如使用糖皮质激素类药物、抗组胺类药物和预防性使用抗生素。

八、预后和展望

嗜酸性膀胱炎多为良性病变，有自限性，但易复发，偶尔也可发展为恶性病变，定期随访是必要的。

第五节　间质性膀胱炎

一、概述

间质性膀胱炎（ interstitial cystitis，IC ）又称膀胱间质纤维化或Hunner溃疡，是一种慢性非细菌性膀胱全层的炎症性疾病，以中年女性多发、持续或间断膀胱刺激症状及耻骨上区疼痛为其临床特点。因为诊断标准和区域差异很大，所以各地的患病率差异很大，世界范围来说，在8/100 000 ~ 10/100 000。多发于女性和高加索人，平均发病年龄为42 ~ 48岁。男女症状并无明显差别。但近年来，儿童发病亦有增高趋势。

二、病因与发病机制

目前对IC的发病机制仍不清楚，可能与自体免疫、过敏、细菌感染等很多因素有关。近年来被广泛接受的观点认为，IC是由于覆盖在膀胱上皮上起保护作用的黏液层中的黏多糖复合物缺乏所致。正常的膀胱黏液层能够阻止尿液及尿液中的潜在毒性物质通过上皮组织损伤其下的神经和肌肉，而大多数IC患者由于黏液层破坏引起上皮渗透性增加，以钾离子为主的尿中潜在的毒性物质进入膀胱肌层，使感觉神经去极化，导致尿急、尿痛等临床症状。另一比较被认可的IC发病机制的理论是由于膀胱黏膜下肥大细胞活化，抗原暴露导致大量炎性因子释放，损伤膀胱平滑肌、血管上皮等。另外，心理因素、真菌和支原体感染、刺激性食物（咖啡、酒精等）也被认为与IC的发病有关。

三、病理

1914年Hunner对IC的病理改变作了进一步的描述，称为Hunner溃疡（Hunner's Patches，HP）。由于IC病变在黏膜下层和肌层，膀胱镜下活检率不高，只有少数患者可见到典型的HP。HP周围血管呈放射状，膀胱黏膜变薄，有小片状瘀斑或出血点；膀胱壁纤维化使膀胱容量缩小，输尿管膀胱连接处受累可导致膀胱输尿管反流甚至肾积水。组织学表现为黏膜变薄，甚至剥脱，固有层毛细血管充血、水肿，并有炎症反应，肥大细胞增多及淋巴细胞浸润。免疫病理学发现CD_4^+、CD_8^+淋巴细胞均增多，但上皮中以CD_8^+淋巴细胞增多为主，而固有层以CD_4^+淋巴细胞为主。

四、临床表现

IC典型的症状是在没有尿路感染的情况下患者出现尿急、尿频和/或盆腔痛，此称为典型的IC

三联征，但有些患者无下腹疼痛，仅表现为尿频，15%的患者仅有慢性盆腔痛而无泌尿系症状。另外，许多患者有性交不适和周期性经前或经期性亲密行为导致下腹痛加重。

五、辅助检查

①尿动力学：尿动力学检测显示间质性膀胱炎患者的初始排尿感觉和最大膀胱容量均下降，残余尿增加。②B超和CT排除盆腔部及泌尿系统肿瘤，尿脱落细胞检查以排除膀胱癌。③如果不能排除妇科疾病，应做腹腔镜以排除子宫内膜异位症、卵巢囊肿等。④泌尿科医生做膀胱镜同时取活检，麻醉下膀胱镜检查发现黏膜血管脉络清晰，反映黏膜层及黏膜下层变薄，膀胱黏膜红斑出现，随着时间延长红斑渐扩大至成片累及整个膀胱。

六、诊断与鉴别诊断

由于IC的症状与泌尿系统感染等非常相似，特别是我国尚无IC的诊断和治疗规范，因此无论是妇科还是泌尿外科医师大多对其认识不足，加上部分医生往往依靠经验做出慢性膀胱炎的诊断，使该病的首诊误诊率很高。诊断IC主要通过麻醉下膀胱注水扩张及病理排除其他疾病，镜下主要表现为红斑征及Hunner溃疡，同时取病理除外广泛原位癌和了解膀胱黏膜有无慢性炎症。1994年美国国家糖尿病、消化和肾脏病协会（NIDDK）颁布的IC诊断标准：①尿急、尿频或盆腔和会阴疼痛。②麻醉下水扩张后膀胱镜检查可见特征性黏膜下出血点或Hunner溃疡。③尿细菌培养阴性。④排除泌尿生殖器感染和前列腺炎。⑤排除膀胱增生性疾病和膀胱良性肿瘤。⑥排除放射治疗、结核及化学治疗药物（即环磷酰胺）导致的膀胱炎症。

七、治疗

常用治疗方法有口服药物治疗、水囊扩张膀胱+膀胱内药物灌注、神经刺激以及必要时外科手术治疗等。常用的口服药物：①硫酸戊聚糖；②抗组胺类药物；③三环类抗抑郁药；④免疫抑制剂。膀胱扩张术是目前应用最广泛的治疗IC的方法，主要是增加膀胱容量，减低排尿间歇时间。可明显缓解症状，尤其对于膀胱容量在150 mL以上的患者效果更好。水扩容是膀胱扩张术的一种，可减轻疼痛，首次膀胱镜检后采用水扩容。膀胱水囊扩张治疗的机制为机械扩大膀胱容积，同时导致膀胱壁内感觉神经缺血坏死而达到治疗目的。最近的研究发现，麻醉下膀胱水囊扩张，尿中HB-FGF（肝素结合表皮生长因子）增加，而APF（抗增殖因子）减少，从而有助于膀胱黏膜的生长。膀胱内药物治疗可使膀胱局部得到较高的药物浓度，减少全身的毒副作用，常用药物包括：二甲亚枫、肝素、硝酸银、卡介苗等。透明质酸是一种直键多糖，其治疗机制为促进形态上有缺陷的葡萄糖胺基聚糖层的恢复愈合，还可增强结缔组织的愈合，调节成纤维细胞和内皮细胞的增生，消除反应性氧，抑制免疫复合物黏附于多形核细胞等。IC的外科治疗方法较多，但应严格掌握适应证。术前应先进行系统的药物治疗。对晚期IC或膀胱挛缩患者可考虑行膀胱扩大术；对膀胱输尿管反流或输尿管狭窄导致肾积水或肾盂肾炎，引起肾功受损患者，应及时行尿流改道术。对怀疑IC患者，出现膀胱大出血（早期）者，则不应行开放手术，特别是不应放置耻骨上膀胱造瘘管。

八、预后和展望

对于间质性膀胱炎患者，大多数能通过保守治疗取得效果，若无效需行手术治疗。

（王文卫　涂响安）

第六节　女性膀胱颈梗阻

一、概述

女性膀胱颈梗阻（female bladder neck obstruction，FBNO）由Marion于1933年首先提出，故又称为Marion病。本病以中老年女性居多，是由不同的原因和发病机制所引起的膀胱出口梗阻综合征，以排尿困难为主要特征，是引起女性下尿路梗阻性疾病的原因之一。该疾病临床上少见，其在女性排尿异常疾病中的比例，Massey和Carr报道分别为2.7%和8.0%，国内报告分别为5.2%和10%。该病易与神经源性膀胱、远端尿道缩窄症、尿道息肉等疾病相混淆。但近几年来，因为尿流动力学的发展和膀胱镜的广泛应用，使FBNO能够得到早期诊断和治疗。

二、病因与发病机制

女性膀胱颈梗阻的病因及发病机制十分复杂，目前缺乏统一认识。有几个重要相关因素：①胚胎时期发育障碍，即膀胱间叶组织发育障碍致膀胱颈部括约肌增生增厚。②神经支配的失调，膀胱颈部括约肌不能与逼尿肌相协调产生功能性梗阻。③膀胱颈部长期慢性炎症，使黏膜充血肥厚，导致膀胱颈部平滑肌纤维增生，黏膜下层及肌层的纤维弹性组织增生与挛缩。同时膀胱颈部和后尿道存在丰富的α受体，长期炎症刺激在一定条件下影响逼尿肌和括约肌协调，加重膀胱颈梗阻。④中老年妇女因激素平衡失调而发生膀胱颈部周围腺体增生，导致所谓“女性前列腺病”而引起膀胱颈梗阻。

三、病理

病理示膀胱颈部组织均有不同程度的纤维组织和平滑肌增生，部分伴有淋巴细胞浸润等，纤维组织增生造成膀胱出口形状改变，破坏了正常的膀胱出口漏斗样结构，引起排尿不畅，导致尿路反复感染，引起膀胱组织炎性增生，进一步加重膀胱颈出口的梗阻。

四、临床表现

女性膀胱颈梗阻多发生于45岁以上，以尿路刺激症状为主，表现为尿频、尿急、尿痛及急迫性尿失禁等；以排尿困难为主，表现为排尿等待、尿线细、排尿费力、尿不尽、排尿中断等。体检一般无阳性体征，部分患者经阴道触摸膀胱颈可感觉到不同程度增厚。

五、辅助检查

B超检查简便易行，可首选B超测定残余尿量。残余尿量与膀胱颈梗阻呈正相关。膀胱镜检查是诊断本病的可靠方法。常见特征性改变为膀胱颈环形狭窄，膀胱与尿道有明显分隔；膀胱颈后唇呈堤坝状隆起；膀胱颈苍白僵硬，膀胱内可见小梁形成，可伴有憩室及膀胱结石形成。尿动力学检查是目前客观评价排尿状况最有用的指标，对本病具有重要的诊断价值，特别是压力–尿流率分析是目前唯一能准确判断是否存在膀胱出口梗阻的检查手段，它不仅能反映梗阻程度的改变，膀胱内排尿压力的变化，而且能了解逼尿肌功能，包括逼尿肌的稳定性和顺应性。FBNO尿动力学主要表现为梗阻性排尿，即最大尿流率降低，最大尿流率时的逼尿肌压升高。残余尿量与膀胱颈梗阻呈正相关。经直肠腔内超声的运用更为诊断FBNO病变提供了一种简便可靠的检查方法，但超声不能做出特异性诊断，同时需要结合膀胱尿道镜检和尿动力学检查。

六、诊断与鉴别诊断

中年以上妇女出现进行性排尿困难是FBNO早期诊断的关键。进行详细的病史询问和仔细的体格检查，排除神经源性膀胱、尿道功能异常、妇科相关疾病、相关手术并发症如抗尿失禁手术引起的膀胱出口梗阻等。诊断女性膀胱颈器质性梗阻应具备以下条件：①35岁以上女性，常有典型尿频、进行性排尿困难及急慢性尿潴留病史；②尿流动力学检查提示：PVR＞50 mL，Pdet＞50 cmH_2O，Qmax＜15 mL/s，并排除神经源性膀胱；③膀胱尿道镜检查见：膀胱颈部抬高或紧缩感，膀胱小梁增生和/或假性憩室形成。

七、治疗

1. 非手术治疗　主要是针对早期及轻度病例，适用于临床症状较轻、无上尿路积水、残余尿＜50 mL、膀胱镜检查膀胱颈后唇抬高较轻者，常用钙离子拮抗剂、α受体阻滞剂，同时辅以定期尿道扩张。

2. 手术治疗　一般认为当残余尿＞60 mL，临床症状较重，保守治疗无效时，应采用手术方法治疗。既往多采用经膀胱内口膀胱颈后唇V形切开或膀胱颈部Y–V成形术，也有人采用经尿道膀胱颈肌层切开术。前两者易导致尿道挛缩使尿道过短而发生尿失禁，尤其尿道短于3 cm者。后者损伤大，失血多，手术瘢痕重，易重新发生梗阻。目前认为经尿道膀胱颈电切术（TURBN）是最佳治疗方法，因经尿道电切术能满足以下几点：①切除隆起后唇，尽量使后尿道与膀胱三角处于同一水平，以利低位引流，对尿道内部分亦能满意切开；②同时切除膀胱颈缩窄环，使颈部正常开放、降低膀胱内压；③损伤小、安全性大。所以，该术式已逐渐取代开放手术成为治疗女性膀胱颈梗阻的常规术式，在国外已被列为首选。由于女性尿道较短，尿道外括约肌无明显的解剖标志，手术范围过大可能造成尿失禁及阴道损伤甚至尿瘘的危险。一般以5～7点处切开，于膀胱颈5～7点处切除膀胱颈肥厚部分，修整膀胱出口，深至肌层，消除膀胱出口处的“堤坝”及狭窄；切除输尿管间嵴肥厚部分，使后尿道与膀胱三角区接近同一平面。切除范围以长1～2 cm、深0.5～1.0 cm为宜，实际操作时当于电切镜下透过膀胱颈被膜的纤维可见脂肪组织时的深度是适宜的，不会发生膀胱阴道瘘。有学者认为必要时将左手食指、中指作阴道指诊可协助估计膀胱颈厚度及判断切除厚度，使手术更具安全性。

八、预后和展望

应重视术后随访，可用UFP和国际前列腺症状评分（IPSS）进行随访。

第七节 膀胱平滑肌瘤

一、概述

膀胱平滑肌瘤（bladder 1eiomyoma）为最常见的非上皮来源的膀胱良性肿瘤。文献报道其发病率约占膀胱肿瘤的0.5%，且女性多见，约占76%，约为男性的4倍，高发年龄为30～40岁。

二、病因与发病机制

该病病因尚不清楚，多数学者认为致癌因素导致了平滑肌瘤的形成。有学者提出了内分泌因素、胚源性因素、炎性刺激因素等假说。Furuhashi等在患者的瘤体组织中发现了雌激素和孕激素受体，提示该病的发生可能与性激素有关。

三、病理

根据肿瘤部位与膀胱壁的关系，病理学上分为膀胱黏膜下平滑肌瘤、膀胱壁间平滑肌瘤和膀胱浆膜下平滑肌瘤3型，其中以膀胱黏膜下型最为常见，约占63%，其次为浆膜下型，约占30%，膀胱壁间型占7%。肿瘤多包膜完整，表面有正常膀胱黏膜组织覆盖，多为球形，少数呈分叶状或结节状，偶有蒂。组织学上与子宫平滑肌瘤相似，呈白色或淡红色，多均质，内无坏死或出血。邻近的膀胱固有肌层不受侵犯。光镜下：由椭圆形或长梭形两端圆钝的细胞组成，排列成编织样。胞浆有轻度的嗜酸性染色。大部分细胞异型性小，无病理性分裂。偶见部分肿瘤有丝分裂活跃，有轻度的细胞核不典型增生。免疫组化：对肌源性标记如 SMA、Actin表达强阳性，Desmin、Vimentin呈阳性，CD34多呈阴性，S-100、c-kit均呈阴性。一般认为，膀胱平滑肌瘤不发生恶变。但有文献提出，膀胱平滑肌瘤与平滑肌肉瘤的镜下表现无明显界限，诊断主要根据细胞的异型性、有丝分裂的程度及是否有坏死。

四、临床表现

临床表现不一，主要取决于肿瘤的生长部位以及大小。黏膜下、壁间型者多产生膀胱刺激症状、血尿，体积较大或位于尿道口者多产生排尿困难，浆膜下型者则以盆腔肿块为主要表现。少数病例无任何症状，为体检或行其他手术时偶然发现。

五、辅助检查

辅助检查是确诊的重要手段。①B超：可判断肿瘤大小、部位和范围，且能从多个切面来了解肿瘤的部位与黏膜及周围组织关系，对诊断膀胱平滑肌瘤是最经济、实用的检查方法，应作为膀胱平滑肌瘤的首选筛查手段。通常表现为中等或不均质回声肿块，边缘清楚，肿瘤表面膀胱黏膜常为强回声，无声影，CDFI示瘤内血管不丰富。②CT：表现为膀胱内实质性肿瘤，表面被覆黏膜常较光滑，与膀胱组织有较清楚的界限，CT值在30 Hu左右，少数肿瘤可见中心坏死区，强化CT肿瘤可被不同程度的强化（图4–6）。③MRI：诊断原则与CT相同，突入膀胱的肿块和膀胱壁的局限性增厚在T_1WI上呈等信号或略高信号，T_2WI上呈低于尿液略高信号，可通过横断面、冠状面和矢状面扫描，确定肿瘤大小、部位和范围，也可了解邻近脏器情况。④膀胱镜检查：可见膀胱内半球形或团块状隆起，肿瘤表面多被覆正常的膀胱黏膜，少数病例肿瘤表面黏膜形成溃疡或糜烂容易误诊为恶性肿瘤。

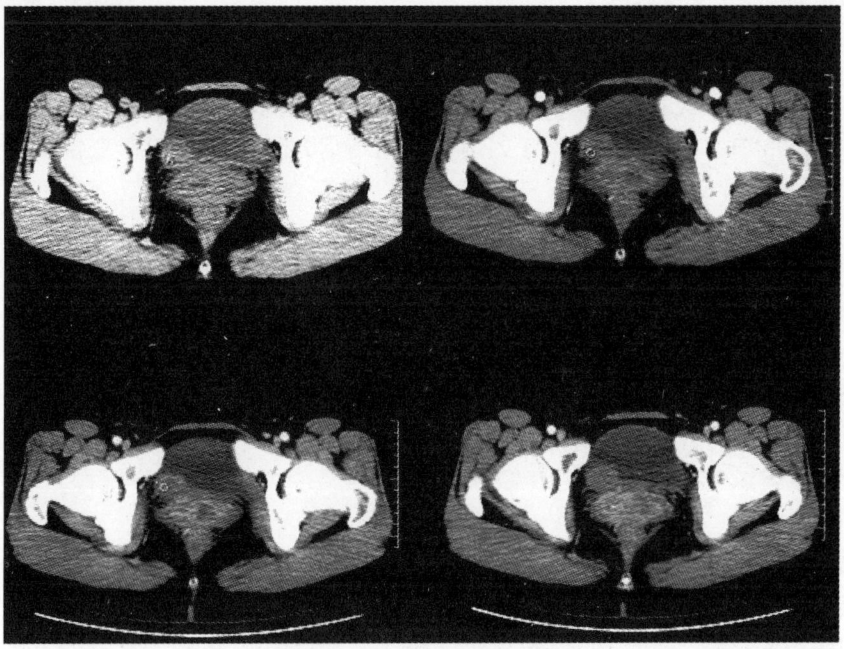

图4–6　膀胱平滑肌瘤

膀胱内实质性肿瘤病变，CT值提示为软组织密度，无论肿瘤大或小，边界均相当清楚、光滑，无侵蚀表现。膀胱壁走形柔和、自然，且壁周脂肪间隙清晰

六、诊断与鉴别诊断

膀胱平滑肌瘤的诊断主要依靠辅助检查，包括B超、CT、MRI、膀胱镜检查及镜下活检，以明确诊断。需与恶性肿瘤如移行细胞癌，尤其是平滑肌肉瘤相鉴别。

七、治疗

膀胱平滑肌瘤的治疗以手术治疗为主，可原位切除或彻底切除。肿瘤剜除术、膀胱部分切除术和TURBT都是常用的手术方法，手术方法的选择应根据肿瘤大小和位置决定。

八、预后和展望

膀胱平滑肌瘤属于良性肿瘤，预后良好，国内外尚未见该病复发和恶变的报道。但术后应采取积极的随访措施，每3~6个月进行尿细胞学及B超检查，对检测肿瘤复发及有无并发泌尿系恶性肿瘤有重要意义。

第八节　局限性膀胱淀粉样变性

一、概述

淀粉样变性（amyloidosis）系一种嗜伊红、透明均质、无细胞结构的糖蛋白复合物（称淀粉样蛋白）在脏器中大量堆积而产生病理变化并引起症状的代谢性疾病。淀粉样变性好发于舌、心肌、呼吸道和皮肤，偶见于泌尿生殖系统。病变发生于膀胱则称为膀胱淀粉样变性。膀胱局限性淀粉样变性临床罕见。1965年李炎唐等在国内首例报道原发性膀胱淀粉样变性。原发性膀胱淀粉样变性占泌尿系统淀粉样变性的50%。

二、病因与发病机制

淀粉样变性是多种因素诱发糖蛋白复合体沉着于组织中的一种代谢疾病。原发性膀胱淀粉样变性的发病机制目前还不清楚，可能与免疫功能异常有关。有学者认为其产生的病理基础可能是慢性复发性的膀胱炎引起淋巴细胞浸润，并分泌一种免疫球蛋白，免疫球蛋白的轻链部分及片段，对间胚叶组织亲和力较强，免疫功能低下或受到抑制时对淀粉样蛋白沉积有促进作用。

淀粉样蛋白至少有3种，其与临床分类有关：AL型蛋白：来源于免疫球蛋白轻链，包括λ型、κ型及其亚型，主要出现在原发性淀粉样变性病、局限性淀粉样变性病；AA型蛋白：来源于血清中的前驱蛋白，主要见于继发性淀粉样变性病；AF型蛋白：来源于某种变异的前清蛋白，主要见于家族性淀粉样变性病。

三、病理

淀粉样物呈红褐色，质松脆、可呈粉末状。显微镜下见移行上皮厚薄不一，薄处仅2~3层细胞，厚处达10层细胞，有少量核分裂；固有层及黏膜下层见均匀红染物质（淀粉样蛋白）呈三朵状片巢分布，其余有残余的脂肪组织；肌层及小动脉壁也有相同病变，红染物质中有少量钙质沉着，病变区见较多嗜酸性白细胞、少量淋巴细胞及多核巨细胞散布；黏膜和黏膜下层有片状出血。

四、临床表现

膀胱淀粉样变男女发生率等同，发病年龄26~80岁。该病的首发症状为肉眼血尿，其次为膀胱刺激症状。Malek统计42例，有肉眼血尿者占85%。这与病变部位淀粉样物质沉着，血管壁僵硬，弹性差，不宜收缩止血及膀胱黏膜灶性坏死有很大关系。

五、辅助检查

B超检查对了解病变的部位和范围有一定的意义，但对该病的确诊无特殊帮助。膀胱镜检查可见膀胱黏膜局灶性隆起、广基无蒂的肿块或多发花蕾样改变，中央部可呈灰白色或淡黄色，质地较硬，弹性差，可伴有渗血及膀胱黏膜灶性坏死。

六、诊断与鉴别诊断

膀胱淀粉样变性病的临床表现大多与膀胱肿瘤相似，均为全程肉眼血尿，少伴有膀胱刺激症状及下尿路梗阻症状。淀粉样变性的确诊主要依靠病理和特殊染色检查：①苯酚刚果红染色：光镜下淀粉样蛋白呈红色，荧光显微镜下呈橘红色，偏振光显微镜下呈黄绿色双折光。②硫代黄素染色：荧光显微镜下淀粉样蛋白呈强白色荧光。③高锰酸钾刚果红染色：可呈抵抗性，即淀粉样蛋白经高锰酸钾酸化后，刚果红染色呈阳性；可呈敏感性，即淀粉样蛋白经高锰酸钾酸化后，刚果红染色呈阴性。目前认为高锰酸钾刚果红染色是诊断AA型蛋白的简易而有效的方法。膀胱淀粉样变确诊以后，还应仔细查找全身其他脏器有无淀粉样变，全身淀粉样变常常伴有血沉增快、多发性骨髓瘤，患者尿本周氏蛋白阳性、肾功能不全、血尿酸升高、C反应蛋白升高等。

该病应与膀胱肿瘤相鉴别。膀胱镜下所见与浸润性膀胱肿瘤外观相似，如无病理学帮助几乎无法鉴别，但膀胱局限性淀粉样变性病多发于侧壁及顶部，几乎很少发生于膀胱三角区，这一点有助于区别膀胱癌。

七、治疗

该病目前尚无标准的治疗方案。膀胱淀粉样变是一种良性病变，但有易复发的特性，故在临床治疗上要根据病变部位及范围大小以及患者的全身状况等综合分析后制订治疗方案。总结原发性膀胱淀粉样变性的治疗方法有：经尿道电灼，经尿道电切除，区域切除，镭针插入，部分膀胱切除和输尿管膀胱再吻合术，全膀胱切除术。对直径＜2.5 cm的局限性病变应首选在膀胱镜下电灼、电切；对范围较大的局限性病变，经尿道电切除术十分困难的部位（如膀胱顶部），病变累及输尿管膀胱开口处明显且导致开口处狭窄、患侧肾盂输尿管积水扩张者，则须考虑行膀胱部分切除，同时游离患侧输尿管下段，切除后将输尿管残端与膀胱行输尿管膀胱抗反流吻合术。对直径＜1.5 cm多发性病变者可采用激光治疗；尽量避免行全膀胱切除术。若病变范围广泛，出血严重，难以控制或病变多而大，则可行全膀胱切除尿流改道或代膀胱术以达到根治的目的。另外，二甲基亚砜（DMSO）在体外试验中已证实对淀粉样纤维有降解作用，使临床症状得到改善，因此经尿道电切除后再行二甲基亚砜膀胱内灌注对治疗本病和防止复发有一定的意义。口服秋水仙碱能取得良好的治疗效果，具体作用机制目前尚不清楚。有报道利用高压氧舱治疗放射性出血性膀胱炎，疗效满意。

八、预后和展望

为良性病变，易复发，早期病变预后较好。

第九节　膀胱脐尿管瘘

一、概述

脐尿管未闭畸形为泌尿系少见的先天性疾病，多数为儿童发病，国内报道发病率约为出生人数的1/30万，以男性多见。脐尿管瘘（urachal fistula）约占脐尿管未闭畸形的15%。

二、病因与发病机制

膀胱脐尿管瘘少见，系脐尿管发育畸形所致。通常在胚胎长达40～50 mm时，泌尿生殖窦分为两部分，上方膨大部分演化成膀胱，其下段管形部分形成尿道，膀胱顶部扩展到脐部，与脐管相固定，随着胚胎逐渐长大，膀胱沿前腹壁下降，在此下降过程中，自脐有一细管即脐尿管与膀胱相连，以后退化成一纤维索，若脐尿管完全不闭锁，则在胎儿出生后膀胱与脐相通，造成脐尿管瘘。

三、病理

Fox分型将脐尿管畸形分为4种类型：①脐尿管瘘：脐尿管全段未闭锁；②脐尿管囊肿：脐尿管两端闭锁，而中间一处或几处未闭；③脐尿管憩室：仅与膀胱顶部相连部分未闭锁；④脐尿管窦道：仅脐端未闭锁。

四、临床表现

本病多见于男性，脐尿管瘘除脐孔有瘘口外，由于间歇性地排出尿液或管道分泌物刺激，常导致脐部感染或脐周湿疹，患者多以皮疹而就诊。沿瘘管有时可触及条索状物、瘘口边缘为皮肤或鼓起的红色黏膜，压迫瘘患者有尿意感，轻压痛。因此，脐尿管未闭，依据临床特征诊断不困难。

五、辅助检查

影像学检查对脐尿管疾病诊断具有重要意义。①脐尿管造影时窦道显示脐下呈一盲端；脐尿管瘘显示脐与膀胱之间通道，与肠道不相通，膀胱造影显示脐与膀胱之间通道，有造影剂从脐部流出；脐尿管囊肿合并感染、破溃，经皮肤瘘孔注入造影剂则囊腔显影，与膀胱和肠道不相通，膀胱造影显示膀胱顶部有压迹，若囊肿向膀胱破溃则显示膀胱顶部与囊肿相通。②B超检查：脐尿管瘘显示为下腹部中线处长条状无回声带，横断面为管腔结构的圆形无回声，与膀胱顶部有开口相通。

六、诊断与鉴别诊断

以下情况有助本病诊断：①脐部潮湿，反复渗液，长期不愈，抗感染治疗效果不明显者；

②婴幼儿脐带脱落后脐窝内一直渗液，潮红不愈者；③局部加压，脐部有渗液者；④经脐孔插管、注入亚甲蓝有蓝色尿液排出或经膀胱注入亚甲蓝观察脐孔有蓝染，行窦道或膀胱造影可确诊；⑤膀胱镜检查有时可见膀胱顶部瘘孔或憩室；⑥B超检查可发现脐与膀胱之间的腹壁深层低回声带状影或低回声囊腔，可作为重要的影像学诊断依据；⑦卵黄管未闭脐部漏出物为肠内容物，经瘘口造影，造影剂进入肠道，可与脐尿管瘘相鉴别。

脐尿管瘘须与卵黄管残留症鉴别：①脐尿管未闭，常形成瘘或囊肿，卵黄管残留症则形成窦或瘘；②脐尿管瘘或囊肿与膀胱相通；卵黄管残留症常与肠道相通；③脐尿管瘘口常间歇性排出尿液，而卵黄管残留症则排出黏液或含粪汁的恶臭分泌物；④脐尿管瘘，压迫下腹或肿块时患者有尿意感，而卵黄管残留症则无此征。另外，如果将造影剂注入瘘口，侧位摄X线片或作逆行膀胱造影检查，即可见瘘口与膀胱相通，排除脐孔溢液的其他疾病如脐瘘、脐窦、脐茸及急、慢性脐炎等。

七、治疗

由于残留的脐尿管任何部分均可以发生癌变，且脐尿管疾病恶变几率较高，因此脐尿管疾病一旦确诊，均应早期手术治疗，合并感染的病例应在感染控制后尽早手术。术中应尽可能彻底切除脐尿管和周围病变组织，同时应注意保持腹膜完整，以避免造成腹腔污染，合并感染与腹膜有粘连时，可连同粘连的腹膜一起切除，并应探查腹腔，对合并有其他异常者应一并加以处理。如感染严重，难以完整切除囊肿，应先行切开引流，待炎症消退后再行囊肿切除。有文献报道采用保留脐孔的手术方式治疗脐尿管疾病，认为此术式不仅保留了腹部正常的生理外观，也解除了患者精神上的压力。

八、预后和展望

早期手术治疗预后较好，晚期可发生恶变。

第十节 膀胱类癌

一、概述

类癌（carcinoid）属少见病，85%发生于消化道，10%见于支气管，其余发生于身体其他部位。原发性膀胱恶性类癌是一种罕见的神经内分泌性肿瘤，1979年由Anichkow首先报道。

二、病因与发病机制

其起源至今仍不确定，多数认为起源于膀胱黏膜中的正常神经内分泌细胞，但也有的作者推测其来源于膀胱的化生上皮，或者来源于多潜能的上皮细胞，以及神经嵴或神经外胚层的移位。

三、病理

类癌多数是来源于神经内分泌细胞的肿瘤。根据细胞分化程度不同，神经内分泌肿瘤分为典型类癌（高分化）、不典型类癌（低分化）和小细胞癌（未分化）等。类癌的生长模式为岛样、小梁样、腺样、未分化型和混合型。典型类癌肿瘤组织镜下观察：细胞银染后胞质内出现嗜银性颗粒，细胞呈梭形，束状规则排列，核异型性少，难见核分裂像。不典型类癌镜下见到核异型、核分裂像及坏死区增多，神经内分泌颗粒变小，细胞排列不规则，因此不典型类癌肿瘤细胞更具有侵袭性，较典型类癌更易出现远处转移。类癌被覆的尿路上皮显示囊性和腺性膀胱炎的特征。神经内分泌标记物嗜铬素A（chmlnogranlnA，Chr）、突触素（synaptophvsin，Syn）、神经特异性烯醇化酶（neuronspecificenolase，NsE）至少2种阳性。

四、临床表现

原发性膀胱恶性类癌主要发生于60～80岁，男女均可发病，多发生于膀胱顶部或三角区。临床症状和普通膀胱肿瘤相似，典型的临床表现为无痛性肉眼血尿、尿痛或排尿困难等。类癌综合征如面色潮红、心悸、腹泻等少见。类癌恶性度高，侵袭性强，预后差，播散和转移较快。不典型类癌肿瘤细胞更具有侵袭性，较典型类癌更易出现远处转移。

五、辅助检查

B超和CT提示占位性病变，行膀胱镜检查发现膀胱肿物。

六、诊断与鉴别诊断

类癌的诊断主要依靠组织学检查，包括光镜、电镜及免疫组织化学检查。结合以下4点可作诊断：①除外其他部位存在类癌。②肿瘤细胞具有典型的恶性类癌特点，即大小较一致，核圆形、卵圆形或梭形，较深染，核分裂像和坏死易见，浸润性生长，瘤细胞呈腺泡状、梁状或实性片状排列，可见菊形团样结构。③采用神经内分泌标记的免疫组织化学检查是目前确诊膀胱类癌的最有效的手段。免疫组化的神经内分泌标记物Chr、Syn、NsE至少2种阳性；神经内分泌标记物嗜铬素A、突触素、神经特异性烯醇化酶至少2种阳性。④电镜检查瘤细胞胞浆内可见大量的内分泌颗粒是确诊类癌的可靠证据。

本病尤其易与膀胱小细胞癌相混淆，在神经内分泌肿瘤中，两者可相互独立，也可混合生长，免疫组化嗜铬粒蛋白A、NSE染色均呈阳性反应；小细胞癌在光镜下表现为一致的小细胞，细胞分界不清，核圆形、梭形或多形性，染色质丰富，核分裂像多见，电镜下细胞质内神经内分泌颗粒较少；而类癌细胞形态较为一致，染色质均匀，核分裂像罕见，电镜下细胞质内神经内分泌颗粒较多，少见转移。由于类癌与小细胞癌恶性程度的差异，明确两者的区别对临床治疗具有指导意义。此外，膀胱类癌还应与转移癌、浸润性前列腺癌、嗜铬细胞瘤、异位良性前列腺组织等疾病鉴别。

七、治疗

治疗以手术切除为主，手术范围取决于肿瘤的大小、部位、浸润深度和淋巴结转移情况。典型类癌由于体积较小，一般可行TURBt切除，若有浸润表现，应行膀胱全切术或根治性膀胱/膀胱前列腺和盆腔淋巴结切除术。不典型类癌恶性度高，侵袭性强，预后差，播散和转移较快，治疗以手术切除为主，以彻底手术为佳。转移性类癌，由于肿瘤生长缓慢，如病灶局限仍可手术切除。

八、预后和展望

与其他类型的膀胱癌一样，临床分期是决定预后的主要因素。辅助治疗是否能够提高膀胱类癌的预后，目前尚未见报道。

（王文卫　涂响安）

第十一节　脐尿管腺癌

一、概述

脐尿管是膀胱顶部和脐部之间的胚胎期结构，在Retzius间隙内经腹横筋膜之间穿过，胎儿出生后逐渐退化成为一条纤维索，从膀胱前穹隆延伸到脐，位于腹膜外，为泄殖腔与尿囊等退化组织的残留。如发生残留或闭锁不全等异常情况，则会继发各种脐尿管病变。如脐尿管不闭锁或闭锁不全，则其下端与膀胱相通，尿液反复反流刺激产生脐尿管炎，且有形成结石的可能。如脐尿管两端闭塞而中段管腔未闭，由于管壁上皮层分泌液的积滞使管腔扩张形成脐尿管囊肿，这在各型脐尿管病变中最为常见，其症状因囊肿大小、位置不同及有无感染情况而定。脐尿管癌（urachal carcinoma）多继发于上述各种病变。

二、病因与发病机制

当脐尿管未闭锁时其组织学结构分为黏膜层、黏膜下结缔组织层和平滑肌层。脐尿管癌的组织发生于脐尿管黏膜层，结构为移行上皮，但腺癌却多于移行上皮癌，机制不很清楚，目前大部分学者认为是移行上皮化生的结果。未闭的脐尿管可发生炎症、瘘管、囊肿。由于慢性炎症的长期刺激，使脐尿管黏膜层的移行上皮化生为腺癌，且以黏液性腺癌及印戒细胞癌最为多见。约20%脐尿管异常者可发生脐尿管肿瘤，其中95%为上皮性肿瘤。在恶性肿瘤中90%为腺癌，并常常产生黏液。

三、病理

因脐尿管向下终止于膀胱顶部，所以发生肿瘤时，肿瘤位于膀胱顶部或前壁。肿瘤可沿Retzius向上、向下发展，肿瘤从膀胱外向膀胱内浸润，表现以膀胱外肿块为主。膀胱黏膜表面可完整。膀胱镜检查在按压耻骨膀胱区时，可明显看到肿瘤向膀胱内突出。肿瘤可浸润膀胱黏膜，在突起的中央可见到菜花样肿瘤或溃疡。Mostofi等提出脐尿管癌病理诊断标准为：肿瘤局限在膀胱顶部或前壁；肿瘤主体位于肌层内；残存脐尿管可见肿瘤；肿瘤侵犯膀胱壁，经Retzuis间隙侵犯下腹壁；肿瘤与膀胱顶部黏膜间有明显分界面；膀胱黏膜无腺性膀胱炎和囊性膀胱炎改变等条件。Henly提出肿瘤局限在膀胱顶部或前壁，膀胱黏膜无腺性膀胱炎和囊性膀胱炎改变，残存脐尿管可见肿瘤，已经具备脐尿管癌的诊断标准。目前认为Henly提出的诊断标准更实用。

四、临床表现

脐尿管癌多发于膀胱肌层内段，并不侵犯膀胱黏膜，因此早期脐尿管癌多无症状，表现为脐与膀胱顶部之间的肿块，易误诊为下腹部肿块而就诊于别科。当肿瘤浸润并突破膀胱黏膜时，可出现血尿，多为间歇性、无痛性，全程肉眼血尿可伴有血块。若合并感染时可出现有痛性血尿、脓尿。部分患者出现黏液尿和排出坏死组织。当肿瘤穿破脐部时，则有血性或黏液样分泌物流出。肿瘤较大时，耻骨上可触及肿块。脐尿管腺癌可以转移到肺、骨、肝、淋巴结、皮下和脑。局部转移常发生在Retzius间隙、膀胱顶部和脐的间隙、腹横筋膜和腹膜之间。

五、辅助检查

主要的辅助检查有膀胱镜检查、B超及CT扫描等。膀胱镜检查可发现膀胱顶部病变，B超及CT可了解脐尿管癌的大小、膀胱外侵犯程度和临床分期。而膀胱镜下所见肿瘤往往小于B超或CT扫描所见，从而可提示非单纯膀胱肿瘤，以免误行电切或部分切除术。

六、诊断与鉴别诊断

目前主要采用Wheeler和Hill提出的脐尿管癌的诊断标准，包括：①肿瘤位于膀胱顶部或前壁；②不存在囊性或腺性膀胱炎；③侵入肌层或深层组织带，有完整的尿路上皮或溃疡性上皮；④膀胱壁内或耻骨上肿块；⑤有脐尿管残迹；⑥肿瘤和表面上皮有明显界限；⑦肿瘤在膀胱壁肌层潜在生长并有通向Retzius间隙的分支。

七、治疗与预后

脐尿管癌治疗以手术治疗为主，根治性全膀胱切除术一直作为首选治疗方式，但近年来采用扩大性膀胱部分切除术受到重视。手术范围包括膀胱顶部、腹横筋膜、脐尿管和部分腹膜连同肿瘤整块切除。有人认为脐尿管腺癌膀胱部分切除术局部复发率高达51%，其中最常见的部位包括膀胱、切口及下腹壁，一般在术后2年内发生，认为宜行根治性膀胱切除术以避免复发。但也有文献显示根治性膀胱切除手术并不能提高患者的生存率。治疗效果关键在于首次手术治疗的彻底性，且扩大性膀胱部分切除手术在不影响患者生存率的情况下可以提高患者的生活质量。由于脐尿管癌对放疗、化疗不敏感，一般认为放疗和化疗对脐尿管癌术后复发的预防和治疗价值不大。但亦有人报道脐尿管癌术后复发、转移者接受放化疗后延长了生存率，建议对脐尿管癌复发、转移患者应采取积极的综合治疗。

第十二节　膀胱副神经节瘤

一、概述

副神经节瘤（paraganglioma）亦称为嗜铬细胞瘤或化学感受器瘤，起源于副神经节。按照

WHO软组织肿瘤组织学分类，嗜铬细胞瘤用于描述发生于肾上腺髓质的副神经节瘤，而化学感受器瘤则只能用于描述发生于具有感受周围血液中CO_2、O_2浓度及pH值变化而调节呼吸、心率的化学感受器副神经节瘤。其他部位的副神经节瘤按照解剖部位及功能命名，如“膀胱副神经节瘤，功能性（或非功能性）”。膀胱副神经节瘤是一种少见的膀胱肿瘤，可发生于膀胱壁任何部位，发病率占膀胱肿瘤的0.06%～0.60%。多为单个发生，多发极少见，国外文献报告以中青年多见，国内文献报告以10～29岁多见。女性发病多于男性。

二、病因与发病机制

副交感神经节瘤是起源于副神经节具有高度遗传性的肿瘤，常发生在自颈部至盆底的神经内分泌系统中。膀胱副神经节瘤起源于迷走神经到膀胱壁的副神经节细胞，10%～20%有家族性，而多数家族性副神经节瘤发生的主要原因是VHL（von Hippel landau基因）、琥珀酸脱氢酶亚单位复合体B（SDHB）、琥珀酸脱氢酶亚单位复合体C（SDHC）和琥珀酸脱氢酶亚单位复合体D（SDHD）基因位点发生的突变，这种突变同时也是非家族性副神经节瘤的标记片段，这几个基因位点编码形成线粒体复合体Ⅱ的亚组包括琥珀酸脱氢酶、琥珀酸辅酶Q以及氧化还原酶。线粒体复合体Ⅱ上发生的突变与副神经节瘤在不同解剖位置的发生具有相关性，但对于突变与病变发生部位之间的关系尚待进一步研究。

三、病理

肉眼见肿瘤外观呈圆形、椭圆形或分叶状，多有包膜，肿块大小不一，切面均质状，灰红色至褐色。组织学特点：①由较一致的多边形或圆形上皮样瘤细胞构成，明显排列呈条索、巢团及片状结构；②间质富含薄壁血管，部分血管无扩张呈血窦状；③大部分细胞较一致，核分裂像很少，散在少数胞体形状不规则、核大、深染的瘤细胞。根据瘤细胞内细胞的排列结构及间质血管的状态，可分为3种类型：实质状型、腺胞状型和血管瘤样型。免疫组化：神经特异性烯醇化酶（NSE）在绝大部分功能性副神经节瘤细胞中为阳性表达，Chro-mogranin亦多表达，另外儿茶酚胺合成酶类、各种肽类激素如脑啡肽、生长抑素、VIP、胃泌素、P物质等均可阳性。肿瘤支持细胞可表现S-100阳性。部分病例神经胶质纤维酸性蛋白（GFAP）阳性。病理上，副神经节瘤的奇异核出现和局部浸润不能作为肿瘤良性、恶性的依据，只有发生转移才能确诊为恶性。

四、临床表现

常见的临床症状包括：①阵发性高血压：约75%的膀胱副神经节瘤患者会出现阵发性高血压，尤其是在排尿时或排尿后，可能与膀胱逼尿肌收缩从而压迫肿瘤，释放儿茶酚胺类物质有关，血压可升高至高血压危像水平，同时伴剧烈头痛、头晕、视力模糊、潮红及大汗淋漓等症状，持续时间由数分钟至数十分钟不等。②无痛性血尿：约50%患者可出现无痛性血尿，多为终末血尿，也可表现为全程血尿；少数患者可无任何伴随症状，于体检或尸解时发现。

功能性膀胱副神经节瘤与嗜铬细胞瘤相似，实验室检查可表现为血、尿中儿茶酚胺及尿中的儿茶酚胺代谢产物VMA升高，Relgitine试验阳性等。影像学检查发现膀胱占位性病变，同时伴有排尿时或排尿后头晕、头痛、血压升高者，应高度怀疑功能性膀胱副神经节瘤。非功能性膀胱副神经节瘤患者，行膀胱影像学检查，往往易被误诊为膀胱癌或平滑肌瘤。

五、辅助检查

副神经节瘤多位于膀胱肌壁间。影像学表现为膀胱壁上凸向腔内的实性肿物，肿物边界清晰，基底较宽。超声表现：中等水平回声为多。彩色多普勒血流显像和CT增强扫描均显示肿瘤血供丰富。

六、诊断与鉴别诊断

功能性副神经节瘤因其有与排尿相关的高血压及血尿等临床表现，结合影像学资料不难诊断。由于其大体标本和光镜表现与嗜铬细胞瘤无法区别开，影像学表现亦相似，鉴别困难，但它们同属副神经节瘤，治疗方法相同，也无完全区分的必要。无功能性膀胱副神经节瘤诊断则较难。副神经节瘤一般有完整的包膜，影像学上表现为边界清晰、形态规则的肿物；而膀胱癌发生于膀胱上皮，呈浸润性生长，从而影像表现多为外形不规则，边界欠清晰的肿物。MRI能够显示包被在黏膜下肿物表面的肌层及上皮层。尽管当肿物突破黏膜层造成局部破坏、水肿时，显示欠清晰，但却可提示肿物侵及黏膜。目前其他的影像学方法则很难清晰定位膀胱肿物的来源层次。

本病鉴别诊断如下：

（1）膀胱小细胞癌　来自移行上皮基底层内多潜能干细胞，形态似肺雀麦细胞癌。瘤细胞呈弥漫性、片状、巢状分布，部分区域呈腺样、菊形团结构，细胞小，圆形或短棱形，胞浆少，核深染，核分裂像易见，有小片状坏死，为高度恶性。临床似移行细胞癌，老年男性多见。

（2）移行细胞乳头状癌　癌在肌层内浸润生长，成巢状，但缺乏纤细血管网，神经内分泌标记阴性。

（3）转移性大细胞神经内分泌癌　常见坏死，大量核分裂像及细胞的非典型性。虽神经内分泌标记阳性，但CK亦阳性可与副神经节瘤鉴别。

（4）恶性黑色素瘤　副神经节瘤可含黑色素颗粒、易误诊为恶性黑色素瘤。但后者细胞异型性明显，核分裂像易见。免疫组化神经内分泌标记阴性，HMB4阳性。

七、治疗与预后

膀胱副神经节瘤无论是有功能还是无功能，首选手术切除。根据肿瘤的大小、局部情况可选择膀胱部分切除，对于无功能性副神经节瘤可行经尿道肿瘤电切，切除的范围应同膀胱恶性肿瘤，范围应包括病变部位的膀胱肌层、距肿瘤1～2 cm的膀胱组织。有经验的医师应尽可能切至膀胱浆膜层以达到根治性效果。但是也有报道，术前尽管患者没有任何症状（包括高血压），但行经尿道电切肿瘤时，出现高血压危象，而放弃电切手术，因此术前疑为功能性副神经节瘤者，一般采用膀胱部分切除，术前可参考嗜铬细胞瘤的处理，应进行α受体阻滞剂如酚妥拉明的治疗，一般应用2～4周，达到控制高血压、扩充血容量的目的。应特别注意的是切除肿瘤时尽可能避免挤压，以免诱发高血压危象。为避免高血压危象的出现，术中一旦发生即予降压、利尿、扩血管等处理。对于功能性膀胱副神经节瘤，行经尿道电切要慎重，因电切肿瘤可诱发高血压危象。

对于恶性膀胱副神经节瘤，外科手术切除仍是唯一可能达到根治效果的治疗手段，术后应结合放疗和化疗。有研究发现T_1、T_2期患者肿瘤完全切除后无1例复发或转移，而超过T_3期者50%有局部或远处转移。对于肿瘤很大有恶性倾向的可以行膀胱全切甚至根治性膀胱全切；对于肿瘤小、膀胱容量大的也可行膀胱部分切除加双侧的盆腔淋巴结清扫；若病变累及范围广泛已失去手术机会，应以放疗、化疗为主要治疗手段。常用化疗方案为CVD［环磷酰胺（cyclophosphamide）、长春新碱（vincfisfine）、氮烯咪胺（dacarbazine）］，其有效率为57.1%。而Sharma等的研究表明，肿瘤细胞对放疗、化疗敏感者仅占14%。由于膀胱副神经节瘤术前很难确定其良性、恶性，除非出现转移，一般很难术前确定，因此目前大多数人认为应将膀胱副神经节瘤视为潜在恶性或低度恶性肿瘤。根据该肿瘤无包膜、在肌壁内浸润性生长的特点，建议手术不要按良性切除，应扩大范围行膀胱部分切除，尽管如此，有报道术后20年甚至40年仍有复发的。术后定期复查，10%～50%的副神经节瘤切除后可复发，应终身随诊，随诊内容应包括定期行B超、膀胱镜检查，长期监测血压。

（孙祥宙　刘贵华）

第十三节　膀胱黑色素瘤

一、概述

恶性黑色素瘤是一种能产生黑色素的高度恶性肿瘤，起源于表皮–真皮交界处的黑色素细胞，多发生于足底及肛门周围皮肤，黏膜黑色素瘤可出现在鼻腔、口腔、阴道及直肠。其病程进展快，常局部发展或沿淋巴管转移至淋巴结，以后经血循环转移，可转移到全身内脏器官，原发于内脏少见。原发性恶性黑色素瘤（primary malignant melanoma）发生在泌尿生殖道是非常罕见的病变，仅占恶性黑色素瘤的0.2%，泌尿道和阴茎是常见的原发部位。虽然恶性黑色素瘤膀胱转移常见，但膀胱原发性恶性黑色素瘤极为罕见，1966年Walsh首先报道，1992年国外文献报告仅11例，迄今为止国内外报道的膀胱原发性恶性黑色素瘤不到20例，仅占所有黑色素瘤的1%以下。多生长于膀胱三角区、颈部或前壁，症状以血尿为主。膀胱镜下不易与一般上皮癌相鉴别，组织学改变与皮肤发生的恶性黑色素瘤类似，细胞形态多样化。患者发病年龄为46～82岁，以60岁以上老年人居多，无明显性别差异。

二、病因与发病机制

恶性黑色素瘤为来源于神经嵴的黑色素细胞在多因素影响下恶变而形成的肿瘤。其生物学行为高度恶性，具有侵袭组织和持续增殖能力，逃避免疫监视，而且可产生肝素和成纤维细胞生长组织起源因子复合物，导致肿瘤新生血管大量形成，因而易于转移播散。关于原发性膀胱恶性黑色素瘤的组织学来源目前仍然有争议。目前，倾向以下3种观点：①来源于异位的或胚胎期发育不良的含黑色素细胞残件；②来自正常尿路上皮内的嗜银细胞；③来自尿路上皮的化生。

三、病理

肿瘤在膀胱底部、三角区、前臂以及侧壁等部位均可以发生，在膀胱腔内可呈息肉样的黑色新生物，表面不规则，肿瘤向膀胱壁浸润性生长，膀胱壁因肿瘤的浸润而增厚，有的肿瘤浸润周围的脂肪组织以及周围的组织结构，肿瘤进展后可发生脑、肝、肺等全身广泛转移。

肉眼观察肿瘤呈暗褐色至黑色息肉样或蕈伞状，为实性肿物，有些也呈扁平斑状或有浸润性生长。肿瘤大小不等，小者直径仅8 mm，大者可达8 cm。镜下观肿瘤由梭形和上皮样不典型的强着色的黑色素瘤细胞组成，有的分散，有的则聚集排列，呈圆形巢穴样或腺泡状分布，黑色素颗粒可见，往往大多数恶性黑色素瘤通过存在黑色素颗粒而被诊断。肿瘤细胞核大，呈圆形或不整形，有大的核仁，核分裂像多见，有时达到4～5/HP，胞浆浓染，内含不等量的黑色素。肿瘤细胞向膀胱肌层浸润，可见肿瘤内坏死，在肿瘤的边缘尿路上皮黏膜内可见不典型的黑色素细胞，黏膜上皮偶见鳞状化生。在膀胱周围可见丰富的肿瘤血管形成以及腹股沟、大动脉周围淋巴结以及腹腔内网膜的微转移灶形成。

免疫组化染色：可见在肿瘤细胞以及肿瘤边缘尿路上皮黏膜内不典型的黑色素细胞的胞浆中S-100蛋白、HMB-45染色呈强阳性染色，HLA-DR抗原是评价黑色素瘤预后的指标，染色阳性往往表明肿瘤的预后欠佳。用增殖细胞核抗原染色可见细胞增殖活性明显增强，细胞核抗原染色阳性增高也预示肿瘤的预后欠佳。

四、临床表现

原发性膀胱黑色素瘤早期症状可不明显，初始症状多表现为血尿和（或）排尿困难，也有表现为膀胱炎的症状。转移性膀胱黑色素瘤其他转移部位相关症状往往可作为首发症状，因而必须进行详细全身检查，才能确立原发病灶。本病在临床表现与膀胱移行上皮肿瘤相似，但具有以下特征：①发病年龄较大；②血尿常为晚期症状；③肿瘤恶性程度高，病情发展快；④膀胱镜检查肿瘤均为浸润性生长，广基无蒂，表面常有出血、坏死及溃疡；⑤IVU、CT及B超可见肿瘤部位膀胱壁增厚、僵硬，周围常有淋巴转移和浸润。

五、辅助检查

1. **实验室检查** 血常规、尿常规、肾功能、尿脱落细胞学检查等。

2. **泌尿系B超** 可同时检查肾、膀胱，了解肿瘤部位、大小及肾有无积水等情况。

3. **膀胱镜检查** 在膀胱肿瘤诊断中占重要位置，可以直接观察到肿瘤形态、部位、数目、大小，并可直接取活组织进行病理检查。

4. **静脉尿路造影（IVU）** 一方面了解上尿路有无肿瘤，另一方面了解肾功能情况。

5. **CT、MRI** 在诊断膀胱肿瘤中有一定价值，可发现肿瘤膀胱外浸润范围，淋巴结有无转移，是否侵犯相邻器官。此外全身其他部位的检查也有利于发现转移灶或原发灶。

值得一提的是，对转移性膀胱黑色素细胞瘤，系统全面的体格检查是非常重要的。

六、诊断与鉴别诊断

1. **诊断** 通过一般的临床资料以及病理结果，不难得出诊断。如果活检病理证实为恶性黑色素细胞瘤，必须首先除外转移性肿瘤。但有时其他部位的黑色素瘤转移到膀胱后原发部位的病变消退，所以诊断原发性膀胱黑色素瘤较困难。Stein和Kendall于1984年提出原发性膀胱恶性黑色素瘤诊断标准为：①既往无皮肤黑色素瘤或消退的黑色素瘤病变；②用Wood's光仔细检查全身皮肤的低色素区以除外自行消退的皮肤黑色素瘤；③彻底地检查以除外发生于其他内脏的黑色素瘤；④复发的类型与原发的一致；⑤膀胱肿瘤的边缘组织学检查应该包含有不典型的黑色素细胞，与原发于黏膜病变内的不典型黑色素细胞相似。

2. 鉴别诊断　在膀胱镜活检标本中，当肿瘤细胞不含色素或表现为透明细胞时诊断较为困难，需要与以下疾病进行鉴别：

（1）膀胱转移性恶性黑色素瘤　主要通过皮肤镜对全身皮肤以及CT、MRI对全身系统进行检查，往往可以发现原发病灶。肿瘤周围的膀胱黏膜内可见不典型的黑色素瘤细胞是鉴别原发性膀胱黑色素瘤和转移性膀胱黑色素瘤所必须的。而免疫组化及电镜观察对鉴别膀胱原发及转移恶性黑色素瘤没有意义。

（2）膀胱转移性肾透明细胞癌　当膀胱原发性恶性黑色素瘤呈透明细胞型时，需要与其鉴别。形态学上肾透明细胞癌异型性小，胞质透明，核呈圆形或椭圆形位于细胞中央，免疫组化Vim、CK7、CK8和CK18均为阳性，而S2100、HMB45、Melan2A均为阴性；电镜下核染色质分布较为均匀，胞质内可见大量糖原颗粒。

（3）膀胱原发透明细胞腺癌　当肿瘤细胞分化较好，呈管状、灶性乳头状排列时较易与原发黑色素瘤鉴别；而肿瘤细胞呈实性片状时，需要进行免疫组化染色进一步鉴别诊断。其免疫组化CK5P6、CK7、EMA均为阳性，而S2100、HMB45、Melan2A均为阴性；电镜细胞胞质内可见较为发达的粗面内质网及线粒体，而无黑色素小体。

七、治疗

治疗原则与浸润性膀胱癌相似，诊断明确后，应尽早行手术治疗，若条件允许时首先行根治性膀胱切除加盆腔淋巴清扫。本病化疗效果不确切，有效率≤30%。放疗不敏感，但可用于对不适合手术者。放疗、化疗的疗效不确切。

八、预后和展望

本病恶性程度高，预后不良，容易转移扩散，肿瘤扩散一般分为皮肤局部、皮内、区域性及远处转移4种，远处转移即为Ⅳ期。常见转移部位为肺、肝、胃肠、脑及骨。一旦转移，患者生存期中位值为4～8个月。2/3的患者在诊断后3年内死于转移，大部分患者术后1年内仍死于肿瘤转移。即便在术后行放疗、化疗，多数患者仍在3年内死亡。那些存活者的报道，随访时间均<2年。

第十四节　原发性膀胱印戒细胞癌

一、概述

印戒细胞癌（signet ring cell carcinoma）为黏液腺癌，多发生于胃肠道。膀胱腺癌占膀胱恶性肿瘤的2%，而作为膀胱腺癌中一种特殊类型的印戒细胞癌更为少见，仅占膀胱恶性肿瘤的0.24%。原发性膀胱印戒细胞癌临床罕见，国内外仅见少数报道。1955年Saphir首次报道2例原发性膀胱印戒细胞癌，国内除南京总院报道5例患者外，其余均为零星个案报道。至2001年国内外共报道70余例。原发性膀胱印戒细胞癌主要症状与其他膀胱肿瘤类似，以无痛性肉眼血尿和尿路刺激症状为主，但其生物学行为独特，恶性程度高，病程进展迅速，预后较差。

二、病因与发病机制

泌尿道原发性印戒细胞癌的组织学起源众说纷纭，有报道20%的膀胱印戒细胞癌来自脐尿管残存上皮，也有学者认为起源于化生的尿路上皮，常与长期局部刺激有关，如慢性炎症的继发改变（慢性膀胱炎Brunn巢、腺性囊性膀胱炎）。目前多数学者倾向于其来源于移行上皮的全能干细胞，而不是来自泄殖腔的残留物。由于慢性炎症刺激或泌尿道梗阻，Brunn巢发生囊性退变，形成所谓的腺性膀胱炎。经过尿液中致癌物质的作用，使其进一步演变，细胞失去分化能力，形成小型未分化细胞。黏液聚集于胞浆内，将细胞核挤向一侧，形成典型的印戒细胞。也有学者认为其亦可能由膀胱移行上皮肿瘤细胞转变而来。近年来有研究认为印戒细胞癌的发生与K-ras基因突变有关。

三、病理

原发性印戒细胞癌可以发生于膀胱的任何部位，但绝大多数位于膀胱三角区和后壁。肉眼观察常见黏膜水肿，部分病例表面呈溃疡状，但有时通过膀胱镜检查并不能发现癌变。多数病例呈弥漫性纤维化和皮革样膀胱壁增厚，肿瘤常常侵及周围软组织。

膀胱原发性印戒细胞癌专指几乎全部由印戒细胞组成，或由具有细胞内黏液，无丰富细胞外黏液的分化较差的圆形细胞组成的肿瘤。光镜下见大量印戒状癌细胞弥漫浸润，癌细胞中等大小，圆形、卵圆形或多角形，胞质淡染，核偏位，呈印戒状。常混有其他类型的癌，如移行细胞癌等，部分癌细胞破裂，黏液外逸形成黏液池。特殊染色：AB/PAS（+），以此与组织细胞、泡沫细胞鉴别，PSA、PAP阳性，以PSA最为敏感；免疫表型：CK（AE1/AE3）、CK7、CK20、CEA、EMA等上皮性标记物均阳性，LCA、a-SMA阴性。电镜观察，癌细胞内有大量圆形黏液颗粒，中等电子密度，黏液多糖物质呈细颗粒状态。

四、临床表现

膀胱印戒细胞癌缺乏特异的临床表现，其发病年龄和性别差异与膀胱移行细胞癌相似。通常发生于50岁以上的男性，临床表现也与移行细胞癌相似，血尿和尿路刺激症状是该病最常见的症状，其他症状有便秘、大便失禁、背部疼痛等，亦可出现少尿、肾功能不全等。因此诊断主要依靠组织学检查，包括光镜、电镜和免疫组织化学。

五、辅助检查

原发性膀胱印戒细胞癌辅助检查无特殊，与尿路移行上皮癌类似。

1. **实验室检查** 血常规、尿常规、肾功能、尿脱落细胞学检查等。

2. **泌尿系B超** 可同时检查肾、膀胱，了解肿瘤部位、大小及肾有无积水等情况。

3. **膀胱镜检查** 在膀胱肿瘤诊断中占重要位置，可以直接观察到肿瘤形态、部位、数目、大小，并可直接取活组织进行病理检查。常见黏膜水肿，部分病例表面呈溃疡状，但有时通过膀胱镜检查并不能发现癌变。多数病例呈弥漫性纤维化和皮革样膀胱壁增厚。

4. **静脉尿路造影（IVU）** 了解上尿路情况以及肾功能。

5. **CT、MRI** 在诊断膀胱肿瘤中有一定价值，可发现肿瘤膀胱外浸润范围，淋巴结有无转移，是否侵犯相邻器官。此外全身其他部位的检查也有利于发现转移灶或原发灶。

印戒细胞癌多发生于胃肠道，胃肠道发生的印戒细胞癌易沿淋巴道转移至胃肠周围及远处淋巴结，并沿腹膜种植转移，直接侵袭邻近脏器，发生盆底组织转移者常见，部分可转移到膀胱尿道，但非常罕见。因此，胃肠道的专科检查以及腹部、盆腔的CT、MRI检查对鉴别膀胱转移性印戒细胞癌与膀胱原发性印戒细胞癌也是十分必要的。

六、诊断与鉴别诊断

膀胱印戒细胞癌缺乏特异的临床表现，其诊断主要依靠组织学检查，包括光镜、电镜和免疫组织化学。但诊断本病必须与以下病变相鉴别：

1. 胃肠道转移性膀胱印戒细胞癌 ①原发性膀胱印戒细胞癌多见于中老年男性，最常见的症状是血尿。②转移癌常先有原发部位的临床表现，或者有相关的辅助检查结果支持。大便常规+隐血试验、全消化道造影检查，结果均无异常。③组织学上原发性癌组织中常混有其他类型的癌，如混有移行细胞癌，免疫组织化学示膀胱原发性印戒细胞癌AB/PAS（+），CEA（+），EMA（+），而消化道转移癌的成分较单一。④膀胱镜下转移癌侵及膀胱，穿透膀胱肌层累及膀胱黏膜者，常表现为膀胱黏膜呈泡沫状，僵硬，呈片状凹凸不平，与原发性膀胱癌呈菜花状形态不同。⑤胃肠道发生的印戒细胞癌易沿淋巴道转移至胃肠周围及远处淋巴结，或沿腹膜种植转移或直接侵袭邻近脏器，而转移至膀胱尿道者非常罕见。目前国内林国章等报道过胃印戒细胞癌术后出现膀胱转移病例，同时国外也有膀胱印戒细胞癌出现胃肠道转移的病例报道。

2. 前列腺腺癌浸润膀胱 前列腺癌容易侵犯膀胱，膀胱癌也可穿透膀胱壁侵及前列腺，诊断时容易混淆。但前列腺特异性抗原（PSA）和前列腺特异性酸性磷酸酶（PSAP）的免疫组化染色一般可以确立前列腺癌的诊断。虽然某些膀胱腺癌亦可呈PSAP（+），但这些肿瘤PSA（-）。

3. 卵巢癌、乳腺癌的转移 可结合免疫组化判断：CA125（+）支持卵巢癌的诊断；ER、PR（+）可作为支持乳腺癌的依据。

4. 黄色肉芽肿性膀胱炎 膀胱镜活检标本，黄色肉芽肿性膀胱炎时黏膜下层可见大量组织细胞增生，增生的组织细胞有时与印戒细胞难以区分，此时可以借助特殊染色AB/PAS及免疫组化CK、EMA、CD68、Lys等指标将二者鉴别开来。黄色肉芽肿性膀胱炎时，AB/PAS（-），免疫组化CK、EMA等上皮性标记（-）和CD68、Lys（+）。

七、治疗

关于原发性膀胱印戒细胞癌的治疗，鉴于其本身特殊的生物学行为，国内外多数学者认为原发性膀胱印戒细胞癌很难施行保留膀胱的手术，根治性膀胱切除加尿流改道是首选的治疗。一些学者认为即使初诊时肿瘤范围局限，也不宜采取姑息性部分膀胱切除术，但也有个别学者认为病变小而早时，可行经尿道电切术。普遍认为原发性膀胱印戒细胞癌对放疗、化疗或联合治疗均不敏感。但亦有疗效较好的个案报道，Hirano等报道1例T_{3b}原发性膀胱印戒细胞癌患者，单行动脉内卡铂化疗，疗效满意，患者存活44个月。Ota等报道1例原发性膀胱印戒细胞癌患者，行动脉内CDDP+MTX化疗联合放疗，疗效满意。Awakura等报道了联合应用5-氟尿嘧啶、亚叶酸、铂动脉插管化疗，明显地改善了膀胱腺癌的预后。但这些都是基于小样本之上的研究，尚缺乏足够的说服力，膀胱印戒细胞癌的放疗、化疗尚需进一步的研究。

八、预后和展望

膀胱腺癌是高度恶性的肿瘤，预后明显比移行细胞癌差，低于移行细胞癌三级，其5年生存率仅为18%～20%。而膀胱原发性印戒细胞癌属于低分化腺癌，恶性程度高于膀胱腺癌。高度恶性的原发性膀胱印戒细胞癌，浸润性非常强，常广泛浸润周围软组织，其临床发病率极低，无特征性临床表现，早期诊断困难，生物学行为特殊，临床进展迅速，多数患者发现时已属晚期，有报道65%的膀胱原发性印戒细胞癌患者发现时已处于D期，预后较差。

治疗以根治性膀胱切除术为宜，但仅靠手术切除不可能治愈，半数病例在诊断1年内死亡。因对传统的放疗、化疗均不敏感，复发率、病死率均较高。

Yamamoto等认为膀胱原发性印戒细胞癌患者血清CEA水平可作为其恶性指标，并可监测病情变化。早期诊断、早期治疗和综合治疗，有望提高本病的预后，因此有待于泌尿外科医生积极积累该病的诊治经验。

（孙祥宙　黄燕平）

第十五节　原发性膀胱粒细胞肉瘤

一、概述

粒细胞肉瘤（granulocytic sarcoma，GS）是一种由不成熟粒细胞系细胞组成的罕见肿瘤。由于在白细胞中髓过氧化物酶（MPO）反应为绿色，又被称为绿色瘤。GS由Rappaport于1966年首先报道，多见于25岁以下青少年，在濒死的白血病患者和尸检中，GS检出率分别为2.9%和4.9%。GS常同时发生于急性骨髓性白血病、其他骨髓组织增殖异常或骨髓细胞生成障碍综合征的病例。最常发生部位是软组织、骨膜、皮肤和淋巴结，也可发生于乳房、胃肠道、呼吸道、泌尿生殖道、中枢神经系统及周围神经系统等其他部位。原发于膀胱的髓外GS报道较少，国内外文献仅见个案报道，目前可以查到的文献中仅见3例报道。

二、病因与发病机制

粒细胞肉瘤好发于骨、内脏器官、皮肤、软组织及淋巴结等，通常与粒性白血病及骨髓增生异常综合征中向原始细胞转变期等骨髓增生性疾病相关。由于髓细胞系列白血病包括粒系、单核系、巨核系和红细胞系，其髓外破坏性浸润可有或无明显肿块，因此1988年Davey又称之为骨髓外髓细胞肿瘤（extramedullary myeloid cell tumor，EMT），其中包括孤立性GS（非白血病性GS）和白血病髓外浸润（白血病性GS）。原发性膀胱粒细胞肉瘤即为髓外GS的一种表现。

三、病理

原发性膀胱GS的组织学形态多种多样，取决于髓细胞分化成熟的整体水平，可分为3型：主要由原始细胞构成的母细胞型，由原始和早幼粒细胞构成的不成熟髓细胞型和由早幼及晚幼较成熟阶段粒细胞构成的分化型。GS多作为先前白血病［包括急性髓细胞白血病（AML）各类型或慢性粒细胞白血病（CML）］的复发表现，部分可与急性白血病同存，少数可在急性白血病发作前几周至几个月出现，极少数病例甚至不转化为白血病。出现粒细胞分化现象和中幼阶段嗜酸性粒细胞是其特征性病理改变，但50%～70%病例可无幼稚嗜酸性粒细胞。

四、临床表现

GS多作为先前白血病［包括急性髓细胞白血病（AML）各类型或慢性粒细胞白血病（CML）］的复发表现，部分可与急性白血病同存，少数可在急性白血病发作前几周至几个月出现，极少数病例甚至不转化为白血病。

五、辅助检查

B超、X线检查（静脉肾盂造影或膀胱造影）、CT、MRI、膀胱镜下所见与膀胱癌类似。骨髓检查可能发现急性或慢性白血病病理特征。

六、诊断与鉴别诊断

诊断：病灶单独发生于膀胱，病理证实为粒细胞肉瘤，骨髓和外周血液无阳性发现，诊断后30天内未发展为AML，即可诊断为原发性膀胱GS。

鉴别诊断：本病应与恶性淋巴瘤相鉴别。在HE切片中，瘤细胞核的分叶倾向、胞质的细颗粒状结构及常掺有嗜酸性粒细胞为形态学诊断依据。由于粒细胞中含有恶性淋巴瘤中没有的特异的原始颗粒（溶酶体型），因此MPO可作为GS的诊断标志，但需要与分化差的大细胞淋巴瘤、淋巴母细胞瘤及低分化癌相鉴别，因此诊断中加做LCA、CD43、CD68、CD20及CD56等以鉴别，LCA、CD43阳性者可排除低分化癌的可能；CD68和MPO作为重要标记物其表达阳性可以明确为GS，而CD20、CD56阴性可进一步证实GS的诊断。

七、治疗

该病常用的治疗方法有手术局部切除、局部放疗和全身系统化疗。未经治疗的原发性GS最终会向白血病转化；尽管放疗对部分肿瘤具有很大的敏感性，但是并不能延缓原发性GS向ANLL的转化和改善预后，这说明原发性GS是一种全身性疾病，需要进行全身治疗，故目前认为对于所有孤立性的GS，即使认为通过局部手术切除或放疗能够治愈，亦应该进行全身化疗。首选ANLL治疗方案，即蒽环类联合阿糖胞苷为基础的化疗，而治疗淋巴瘤的方案如COP或CHOP等疗效较差；对那些误诊为恶性淋巴瘤而采用COP或CHOP方案化疗的原发性GS，90%在12个月左右（8～23个月）发展成ANLL，而ANLL出现至死亡的时间仅3个月；故强调对误诊的原发性GS，即使已行COP或CHOP方案化疗，在确诊后亦应采取更加强烈的方案如大剂量阿糖胞苷化疗，或者进行造血干细胞移植改善预后。

非白血病性膀胱原发性GS的治疗以化疗、联合化疗加手术切除或放疗加骨髓移植为主。有病例报道，经膀胱肿瘤切除后给予化疗，随访18个月，未发现演变为白血病，无复发及转移，外周血常规未见异常。

八、预后和展望

非白血病性GS是否发展为白血病目前尚无定论，多数病例可在随后的1～49个月（平均10个月）出现粒细胞性白血病，但也有报道其未进展为粒细胞白血病，无进展存活时间最长者为16年。GS的正确诊断对于治疗以及延长患者生存时间非常重要。非白血病性GS在出现白血病症状前如果不予治疗几乎都会发展为AML；如果治疗GS采用与治疗AML相同的方案，患者将会获得较长的生存期，并会延缓GS白血病的发生。

第十六节　膀胱小细胞神经内分泌癌

一、概述

膀胱小细胞神经内分泌癌是一种比较罕见的膀胱非上皮细胞性肿瘤。膀胱小细胞癌（small cell carcinoma，SCC）也称神经内分泌癌（neuroendocrine carcinoma，NEC），自1981年Gramer等首次报道以来，目前国内外文献报告不足200例。研究表明SCC的发病率约占原发性膀胱肿瘤的0.48%～1%，常伴有移行上皮增生或移行上皮癌、腺癌、鳞癌，活检易漏诊或误诊。膀胱小细胞NEC主要见于男性，男女比例（2～7.6）：1，多见于老年人（40～89岁，平均68岁）。

二、病因与发病机制

膀胱小细胞NEC组织学起源有以下几种学说：①来自移行上皮基底层具有内分泌功能的多潜能干细胞，目前大多数学者支持这一观点。②黏膜下肌层有神经嵴细胞，故膀胱小细胞癌多在黏膜下层或肌层呈浸润性生长。③来源于低分化移行细胞癌化生，这可解释膀胱小细胞癌约2/3并存移行细胞癌。Liangcheng等发现小细胞癌和上皮癌成分共同起源于尿路上皮的同种细胞。

三、病理

小细胞NEC是一类能够将胺的前体（amine precursor）摄取，通过脱羧作用，从而合成和分泌胺及多肽激素的恶性肿瘤，其在组织病理学方面表现为类器官样的生长模式，瘤细胞具有嗜银性；在免疫组化检查方面有一组相关标志物，如NSE、CgA、Syn等；在电镜下观察其超微结构，可见致密核颗粒。这类肿瘤可发生于肺、食管、胃、胰腺、喉、下咽、唾液腺、鼻腔和副鼻窦、胸腺、大肠和小肠、子宫颈、子宫内膜、乳腺、前列腺、膀胱和皮肤等部位。

大体观与一般膀胱肿瘤无明显区别，广基性，可伴溃疡和出血。光镜下：小细胞癌一般呈弥漫片状或不规则巢状排列，也可有小梁带状排列，偶有菊形团形成，核分裂易见，往往有融合性坏死，细胞体积较小，深染，核仁不明显。镜下可分为：燕麦细胞型、中间细胞型、燕麦细胞与中间细胞混合型和复合型。约半数左右伴另一种癌成分，依次为：移行细胞癌、腺癌、鳞癌、肉瘤样癌、类癌和复合癌，也可伴移行上皮不典型增生或原位癌，所以其活检易漏诊和误诊。电镜下：最具特征性表现是可找到少量神经内分泌颗粒，直径150～250 nm，具有晕环，染色较淡。免疫组织化学是常用的确诊方法，显示NSE（90%）、Syn（50%）、CgA（50%）等内分泌标记物有一种或多种阳性，以NSE最敏感，其他标记物如CEA、EMA、CAM52、CA199等阳性率低，不具有特异性。

四、临床表现

临床表现主要为无痛性肉眼血尿（94.4%），少数可伴排尿困难、尿频、耻骨上疼痛等不适，偶有高钙低磷血症。肿瘤可发生于膀胱任何部位，多见于侧壁（54%），其次为后壁（20%）、三角区（10%）、顶部（8%）和前壁（8%）。其早期易发生转移，常见的转移部位是局部淋巴结、肝、骨和腹腔。

五、辅助检查

该病的辅助检查方法与膀胱移性上皮细胞癌相同。

1. 实验室检查

（1）尿常规检查　在肉眼血尿的间歇期仍可呈持续性镜下血尿。

（2）血常规　尿路感染有白细胞升高，出血严重的出现贫血。

（3）血沉增快　晚期病例血沉增快，是预后不良的指征之一。

（4）尿脱落细胞学检查　留取新鲜晨尿做细胞学检查，是可靠而简便的诊断方法。

（5）流式细胞学检查　是快速定量分析细胞DNA含量的一种检查膀胱肿瘤的细胞学方法。

2. 影像学检查

（1）X线检查　静脉肾盂造影是必不可少的检查。除了在排除上尿路肿瘤及了解双肾功能方面有价值，还可显示膀胱充盈缺损。膀胱造影对膀胱肿瘤的诊断有一定帮助。

（2）B超检查　B超检查可获得肿瘤的大小、数目、位置及基底部的宽窄等基本图像，准确地判断癌肿浸润膀胱壁的深度，对膀胱癌的分期有较大价值。

（3）CT检查　可以清楚地显示膀胱壁肿瘤发生的部位、大小、数目、浸润深度、有无转移等，为临床选择治疗方法提供依据。

（4）MRI检查　能很好地显示深肌层浸润情况，对膀胱壁外癌肿浸润有高度敏感性及特异性，邻近器官及盆腔淋巴结转移亦能较好显示。

六、诊断与鉴别诊断

膀胱小细胞NEC的诊断主要依据病理组织学检查，包括大体观、光镜、电镜、免疫组织学检查。尿细胞学检查可起到早期诊断的作用。

本病需与下列疾病鉴别：①低分化移行细胞癌：两者在预后及治疗方法上不同，必须鉴别。低分化移行细胞癌常有巢状排列倾向，细胞多形性较明显，核仁易找到，核染色相对较淡，核分裂像相对较少，而人为的核挤压变形现象几乎不见。免疫组化：小细胞癌表达NSE和CgA、Cyn，而移行细胞癌表达CD44变异6（CD44V6）。②淋巴瘤：主要在黏膜下浸润，但极少与移行上皮癌并发，可同时见于其他器官的肿瘤。瘤细胞核染色较小，细胞淡，梭形细胞瘤罕见。电镜下细胞质无NEC颗粒，免疫组化是常用的鉴别方法。③转移性小细胞癌：肿瘤形态上与其他部位如前列腺、肺、消化道等发生的小细胞癌膀胱转移无法区分，需结合病史、影像学检查以及是否合并上皮性肿瘤进行鉴别。另外，膀胱小细胞癌约半数为复合癌，小块膀胱组织活检往往诊断为单一癌，必须仔细检查切除标本以免漏诊。

七、治疗

治疗方案一般采用手术切除加化疗、放疗，手术治疗应列为首选。手术范围及方式取决于肿瘤的性质、大小、部位、浸润深度和淋巴结转移情况。手术方法包括：经尿道切除、膀胱部分切除、全切或根治性膀胱切除+盆腔淋巴结清扫术。肿瘤细胞对化疗多较敏感，但膀胱局部灌注不能有效地防止肿瘤转移，故现在多提倡早期全身联合化疗。顺铂和鬼臼已叉甙联合治疗是目前防止肿瘤转移的最佳治疗方案，而M-VAC联合化疗是近几年被证明有效的化疗方案，且对转移的膀胱小细胞癌更有效。

八、预后和展望

膀胱小细胞癌预后差，是一种快速生长、高度侵袭性的恶性肿瘤，它有特征性的病理学特征，以区别高分化移行细胞癌和淋巴瘤。临床上应警惕此病，减少漏诊和误诊，根据病情选择合理的治疗方案．以延长患者寿命，提高生活质量。与其他类型的膀胱癌一样，临床分期是决定预后的主要因素，但小细胞癌临床分期与术后生存期并无明显相关性，这表明肿瘤产生局部症状的同时即存在微小的转移灶。

第十七节　盆腔脂肪增多症

一、概述

盆腔脂肪增多症（pelvic lipomatosis）是一种以直肠、膀胱周围的脂肪组织非正常过度增殖，从而挤压、包绕、牵拉局部脏器，使器官变形或移位，造成以泌尿系及下消化道症状为主的少见良性疾病。盆腔脂肪增多症是Engles于1959年首先认识，Fogg等于1968年正式命名。盆腔脂肪增多症发病与种族和性别有关，男性多于女性，黑人多于白人，发病年龄9～80岁，多数在20～60岁，平均发病年龄48岁。本病临床罕见，美国1967～1975年该病发病率为0.6/10万～I.7/10万，近年随着对该病认识的提高，文献报道病例数有增加趋势。发病有种族和性别差别，黑人是白人的2倍，男女比为18：1。

二、病因与发病机制

盆腔脂肪增多症病因不明，一般认为与慢性泌尿系感染致盆腔长期炎症刺激有关，也可能与脂肪代谢障碍和内分泌代谢紊乱及先天性静脉血管异常有关；有学者认为本病是肥胖的局部表现。一组51例患者资料显示65%的患者有不同程度的肥胖，29%的患者没有肥胖，6%的患者体形瘦弱；也有学者认为本病与肥胖无关。Battista等动物实验证明带有截短的HMGI-C（high mobility group）基因的转基因大鼠表现为一种以腹部或盆腔脂肪增多症占优势的巨大表型，认为可能与HMGI-C基因有关；在人类包括脂肪瘤的各种良性间质肿瘤发现了解12号染色体上的HMGI-C基因发生易位。Tong等报道越南籍兄弟2人均患有盆腔脂肪增多症。国内报道1例合并先天性隐睾、多发性肠源囊肿。Kume等报道软骨发育不全并发盆腔脂肪增多症，而软骨发育不全属先天性遗传性疾病。因此，推测盆腔脂肪增多症可能与先天或遗传因素有关。

三、病理

盆腔脂肪增多症是一种少见的原因不明的良性瘤样病变，病理特征为盆腔脂肪组织大量堆积，特点是膀胱、前列腺及直肠周围脂肪组织不正常增生，无境界及包膜，罕见情况下可伴腹腔内及腹膜后脂肪增多。镜下可见为成熟的脂肪组织，有时在增生的脂肪组织中，可见纤维结缔组织增生及炎性细胞浸润。

四、临床表现

盆腔脂肪增多症没有典型的临床表现，常见为泌尿系和消化系症状，泌尿系症状占50%，消化道症状占22%，无泌尿系或消化道症状占16%。临床表现有腰痛、尿频、血尿、排尿困难等。

五、辅助检查

X线表现为IVU示双肾积水，双输尿管扩张并向中间移位；膀胱造影可见膀胱明显上抬，形状呈倒梨形、葫芦形、香蕉形、倒垂泪形等。骨盆平片示“骨盆透明”征。钡灌肠可见直肠伸直，乙状结肠伸直抬高，显示为“塔形”直肠。Moss将X线表现归纳为三联征：膀胱变形伸长，位置抬高；乙状结肠受压伸直和输尿管向正中移位。CT和MRI是诊断和鉴别诊断本病的主要手段，盆腔脂肪增多症CT表现为膀胱直肠周围有大量低密度脂肪影，CT值一般在-40～100 Hu，还能显示膀胱变形抬高，双输尿管扩张；前列腺、精囊和膀胱后壁之间的间隙增宽。MRI表现为膀胱周围有短T_1、长T_2信号，有人认为MRI是盆腔脂肪增多症的最佳影像学诊断方法（图4-7A、B、C）。

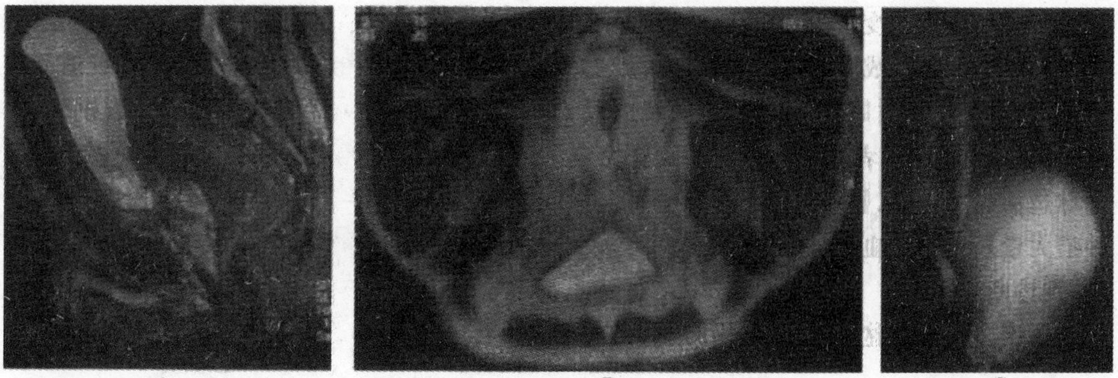

A　　　　　B　　　　　C

图4-7　盆腔脂肪增多症的MRI表现

A．膀胱变形拉长，前列腺抬高呈尖端向前的锥状改变；B．膀胱周围、直肠周围及盆壁可见增厚的软组织影，T_1、T_2高信号，信号较均匀；C．水成像膀胱呈倒梨形，膀胱颈有一对鱼眼样充盈缺损

六、诊断与鉴别诊断

由于症状无特异性，诊断主要依靠X线、CT或MRI检查。值得提出的是，当在临床工作中遇到不明原因的双肾积水，查体前列腺不能触及，膀胱镜不能进入膀胱内者应想到本病可能。诊断

盆腔脂肪增多症的关键是提高对该病的认识。

盆腔脂肪增多症应与盆腔畸胎瘤、脂肪瘤、腹膜后纤维化、脂肪肉瘤鉴别。前两者症状较局限，虽可见脂肪征像团块，但有完整包膜、边界清，且无膀胱形态改变；畸胎瘤密度欠均匀，常伴有钙化；巨大脂肪瘤可呈分叶状；腹膜后纤维化为腹膜后广泛病变，病变组织无脂肪特征。故主要应与脂肪肉瘤鉴别，脂肪肉瘤病情进展快，呈恶病质，早期血行转移，症状出现早，CT见病变范围广，其内常有软组织密度灶，而没有脂肪密度，有直接侵犯周围脏器征像，而非单纯压迫。CT、MRI较易对上述疾病鉴别，可作为首选。

七、治疗

由于本病的病因及自然病程不明，治疗存在争议，目前尚无公认的有效治疗措施。综合文献当前治疗主要分为保守治疗与手术治疗。

1. **保守治疗**　国内外虽有各种保守治疗方法获一定疗效的报道，包括长期口服抗生素、饮食控制等，但都为个案报道且随访时间短，疗效甚微且不确切。激素治疗和放射治疗国外有学者报道，效果不佳。由于曾有保守治疗过程中缺乏随访而出现尿毒症脑病的病例出现，目前主张对各种原因行保守治疗的患者，应规则随访及在不可逆病变发生前早期干预。

2. **手术治疗**　外科干预主要针对其尿路梗阻造成的严重积水或严重的乙状结肠梗阻，理想的方法为手术剔除多余脂肪组织，松解下段狭窄输尿管。但由于本症增多的脂肪组织血运较丰富，富含纤维且与盆腔脏器粘连，术中难以找到剥离平面，手术易造成盆腔脏器损伤。多数学者主张尿流改道、经尿道切除前列腺或膀胱颈口等手术。Klein等主张将患者分为年轻组和老年组，前者多较健壮，有膀胱形态改变及膀胱刺激症状，病情发展较快，较早出现尿路梗阻或尿毒症，应较早外科干预。后者病情发展较缓慢，可10年或更长时间无病情变化，应定期随访，半年进行一次肾功能检查，每2年一次造影检查及定期膀胱镜检，必要时手术。国内外有零星报道开放性盆腔脂肪切除术治疗后随访无复发，亦有在此术中采用整形外科的超声抽脂仪抽吸脂肪组织获得较好效果的报道。

本病手术治疗的关键为保护输尿管血运，但患者术后能否不再复发及进展，有待长期随访观察。

八、预后和展望

该病长期存在可能影响患者的生活质量，并可能导致肾积水，影响肾功能。但从目前文献报道来看手术效果不肯定，术后仍应密切随访。

（孙祥宙　卞　军）

第十八节　原发性膀胱淋巴瘤

一、概述

外周细胞淋巴瘤是一组异质性的成熟淋巴细胞来源的恶性肿瘤，常发生于淋巴结，也见于淋巴结外的器官。泌尿生殖系统淋巴瘤本已少见，原发性膀胱淋巴瘤（primary lymphoma of bladder）极其少见，自Evehe Chattey于1885年首次报道原发性膀胱淋巴瘤以来，所有文献报道病例仅约100例。原发性膀胱淋巴瘤发病率为膀胱肿瘤的1%，约占淋巴结外淋巴瘤的0.2%。此病好发于中、老年女性，发病年龄20～85岁，平均64岁左右，男女发病率比例约为1：6.5。

二、病因与发病机制

同其他外周细胞淋巴瘤一样，原发性膀胱淋巴瘤也是异质性的成熟淋巴细胞来源的恶性肿瘤，具体病因尚未明确。目前有文献认为：部分原发性膀胱淋巴瘤的发生与反复发作的慢性膀胱炎症有关，因为该类患者膀胱黏膜中可见大量淋巴样组织，但也应指出，并非所有原发性膀胱淋巴瘤的患者都有慢性膀胱炎性改变。

三、病理

原发性膀胱淋巴瘤多数起源于B细胞的非霍奇金淋巴瘤，目前报道仅有3例霍奇金病和其中1例原发性膀胱T细胞恶性淋巴瘤的病例。原发性膀胱淋巴瘤多为低级别淋巴瘤，主要类型为黏膜相关淋巴组织（muscosa-associated lymphoid tissue，MALT）型边缘区B细胞淋巴瘤，此类型预后较好。而高级别淋巴瘤中主要为弥漫性大B细胞淋巴瘤（diffuse large B-cell lymphoma，DLBCL），此类型预后相对较差。

四、临床表现

该病临床表现多样化，且无典型临床特征，确诊常需要依靠病理检查。据报道其常见临床表现为：最常见为无痛性间断性肉眼血尿或镜下血尿，其次为尿频和排尿困难。据报道约20%的患者可有“慢性膀胱炎”病史。少数患者可出现肾积水症状，由于膀胱内淋巴瘤靠近输尿管口或膀胱肌层普遍浸润，导致输尿管口狭窄，进而出现上尿路积水。大多数本病患者少有全身症状，体格检查无体表淋巴结及肝、脾肿大，除非膀胱淋巴瘤体积巨大而可在体表触及，一般无阳性体征。

五、辅助检查

1. **尿液细胞学**　可见红细胞，多未见淋巴细胞；尿液沉淀检查一般难以寻及肿瘤细胞。

2. **B超**　膀胱壁增厚，伴内生型或外生型肿块，肝、脾和浅表、深部淋巴结多数未见肿大，骨髓穿刺常见不到淋巴瘤细胞浸润。

3. **CT**　主要改变为膀胱壁环形增厚、肿瘤浸润和局部肿块等，增强检查可显示膀胱内肿块大小和范围。有报道若增强扫描发现体积较大的多小叶状和黏膜下肿块，则提示膀胱原发性膀胱淋巴瘤的可能。

4. **MRI**　T_1加权像可见中等信号强度的膀胱壁明显增厚，并向膀胱外脂肪扩展，T_2加权像可见中等信号强度的膀胱肿块。

5. **IVP尿路造影**　膀胱小叶充盈缺损，但这并不是原发性膀胱淋巴瘤的特异性改变。

6. **膀胱镜检查和病理检查是诊断原发性膀胱淋巴瘤的“金标准”**　可见膀胱内（主要位于三角区和近颈部侧壁）单一结节状肿块，广基无蒂，可见表面黏膜光滑、水肿，肿块常呈粉红色，质脆，有时也可见肿块破溃、出血。病理检查常见的类型为低度恶性MALT型边缘区B细胞淋巴瘤和高度恶性弥漫性大B淋巴细胞瘤。

六、诊断与鉴别诊断

临床上具有以下症状的患者应考虑原发性膀胱淋巴瘤的可能：

（1）病程短而膀胱内肿块较大。

（2）有发热及尿路刺激症状。

（3）主要位于三角区和近颈部侧壁、广基、无蒂、质脆的肿块。

（4）既往有慢性膀胱炎病史的女性膀胱肿瘤患者。

（5）B超或CT检查可见膀胱壁增厚，伴内生型或外生型肿块。

本病须与下列疾病相鉴别：①上皮来源的膀胱肿瘤：膀胱镜检查可见乳头状及水草状漂浮型新生物，病理检查膀胱上皮细胞形态和上皮来源的分子标记物可与原发性膀胱淋巴瘤鉴别。②慢性膀胱黏膜炎：多数患者同样有尿路刺激症状的病史，但尿液细菌培养患者多可为阳性，膀胱镜检和病理检查多数未见肿块。

确诊本病无疑需要组织病理学检查，由于其多数来源于B淋巴细胞，因此LCA和CD20等B细胞标记物染色可辅助诊断。而上皮细胞来源的标记物如细胞角蛋白，角蛋白7和CD45RO可以用来鉴别上皮来源的膀胱肿瘤。

七、治疗

原发性膀胱淋巴瘤目前主要使用手术治疗、化疗和放疗。但同时应该考虑患者的年龄，肿瘤级别和其他的合并疾病对治疗方案的耐受性。

1. 手术治疗 目前手术治疗原发性膀胱淋巴瘤仍备受争议，早期病例报道主要采取经尿道电切、膀胱部分切除及膀胱全切治疗，以达到切除病灶和缓解尿路刺激症状、血尿的目的。但由于淋巴瘤可能同时发生于其他组织器官，难以根治，且手术切除膀胱后明显降低了患者的生活质量。而对于高级别的原发性膀胱淋巴瘤而言，单纯手术切除病灶又远远不够，必须加用化疗等全身性治疗。

2. 化疗 原发性膀胱淋巴瘤对化疗敏感，特别是高级别淋巴瘤，系统性全身化疗可以治疗膀胱病灶，同时可以治疗转移的淋巴瘤。目前化疗方案主要有“CHOP，m-BACOD，Pro MACE-Cyta BOM，MACOP-B”等，其中CHOP方案在同等疗效中耐受性最好。此方案选用了环磷酰胺、多柔比星、长春新碱和泼尼松龙的联合化疗。

3. 放疗 低级别或局限性原发性膀胱淋巴瘤可以采取化疗方案，也可以将放疗用作辅助治疗，主张于手术切除局部病灶伤口愈合良好后开始局部、脾脏及临近淋巴结区照射，照射剂量一般为35～40 Gy。但因术后盆腔放疗可严重影响骨骼和性腺的发育，故对小儿原发性膀胱淋巴瘤的治疗不建议采取放疗。

八、预后和展望

原发性膀胱淋巴瘤的预后和淋巴瘤本身的病理分级和分期有关，多数原发性膀胱淋巴瘤的病理分级为低级别B细胞来源的非霍奇金淋巴瘤的MALT类型，且近期多数患者确诊时尚未出现疾病相关症状，预后较好，其中位生存时间可达32个月。但本病同所有恶性肿瘤一样，应定期随访。

第十九节 膀胱多形性脂肪瘤

一、概述

多形性脂肪瘤（pleomorphic lipoma）属于皮下软组织良性肿瘤，Evans等最早以非典型脂肪瘤命名，Shmookler和Enzinger于1981年将其正式更名为多形性脂肪瘤。多形性脂肪瘤好发年龄为50～70岁，多见于男性，男女比例约为4∶1。最常见的部位是肩背部和颈后区皮下，偶见于头部、四肢、胸壁、臀部等处的皮下，多形性脂肪瘤发生于膀胱极为少见。膀胱多形性脂肪瘤属于良性病变，但对其有正确的认识可减少误诊和患者的痛苦。

二、病因与发病机制

多形性脂肪瘤病因目前仍不明，有人认为是脂肪瘤的变异，而不是脂肪瘤的变性或正常脂肪组织的变性。而膀胱多形性脂肪瘤更罕见，病因亦难以明确。

三、病理

大体标本病理常可见：膀胱多形性脂肪瘤早期发生于黏膜下层，具有一定的局限性，与膀胱脂肪瘤相似，有包膜，表面可呈分叶状，切面灰黄色，或灰黄色和白色相间。晚期可侵及盆腔而与周围组织粘连，常表现为边界不清、表面不平、质地脆而易碎。组织学上常可见：瘤体由位于黏液样基质背景中数量不等的多形性单核和多核巨细胞、梭形细胞、成熟的脂肪细胞组织和部分条索状纤维束组成，脂肪组织常非常明显，但部分病例也可仅见少量脂肪组织。膀胱多形性脂肪瘤也具备特征性病理改变：花环样多核巨细胞，该多核巨细胞胞质丰富、嗜酸性、核深染排列在细胞的周边呈花环样，属于多形性脂肪瘤定性的重要特征。核分裂像罕见或缺乏，据报道近一半的病例找不到脂肪母细胞样细胞。肿瘤组织中梭形细胞无异型或轻度异型，然而类似于梭形细胞脂肪瘤中的梭形细胞仅见于25%的病例。多数病例可见局灶性的淋巴细胞、浆细胞、肥大细胞、巨噬细胞等炎性聚集。免疫组化显示：畸形单核巨噬细胞核花环样多核巨噬细胞表达CD34，且呈强阳性，仅部分脂肪细胞表达S-100蛋白。现有报道其基因检测MDM2和CDK4阳性率较高。

四、临床表现

通常多形性脂肪瘤位于皮下，可触及并感觉其增大，临床上常表现为生长缓慢的肿块或长期固定大小的肿块近期快速增长。因膀胱多形性脂肪瘤位于膀胱壁内，早期常无明显症状，但随着肿瘤增大，可出现尿频及肉眼血尿，或伴下腹部不适的症状；若肿瘤继续生长增大，膀胱多形性脂肪瘤晚期可出现相应的压迫症状，如膀胱储存量减少、尿频加重，严重者可因为肿瘤压迫双侧输尿管开口部造成上尿路积水，最终导致尿毒症。目前膀胱多形性脂肪瘤的诊断仍主要依据病理学检查。

五、辅助检查

1. 尿液常规 尿红细胞多呈阳性，可见白细胞增多。

2. B超 可测及膀胱内占位性病变，膀胱容量较少，部分晚期患者可有双侧输尿管积水，肾积水。

3. CT 大部分病变呈脂肪样低密度改变，酷似盆腔脂肪集聚，但其内有多数表现特异的条索影。增厚的膀胱壁内可见局限的条状低密度脂肪影，膀胱腔容积减小。当病变侵及盆腔时可检测到盆腔占位性病变。

4. 泌尿系造影 早期可见膀胱内充盈缺损，晚期膀胱充盈欠佳，双侧上尿路显影延迟或不显影。

六、诊断与鉴别诊断

膀胱多形性脂肪瘤早期无特殊临床症状，本病的诊断主要依靠病理检查。

1. 根据临床症状，本病需要与以下疾病鉴别

（1）膀胱脂肪瘤 也是一种少见的良性肿瘤，其主要局限在膀胱黏膜下层，具有完整的包膜，一般不侵及盆腔及输尿管，很少造成上尿路积水症状，病理检查可以排除。

（2）膀胱多形性脂肪肉瘤 可见各发育阶段的异形脂母细胞，瘤内基本无黏液成分，虽然局部见与多形性脂肪瘤相似的较多的巨核细胞（花冠样细胞），但膀胱多形性脂肪瘤几乎不见核分裂，也无出血、坏死，与多形性脂肪肉瘤明显不同。

（3）膀胱恶性肿瘤（膀胱癌、脂肪肉瘤等） 膀胱移行上皮癌是最常见的膀胱肿瘤，其临床表现主要是无痛性肉眼血尿，膀胱镜检查可见乳头状或菜花状新生物，病理检查可明确诊断。

（4）盆腔脂肪增多症 本病主要是脂肪组织弥散分布于盆腔，没有明显的包膜，可侵及膀胱壁、输尿管及盆腔其他脏器。病理检查主要是正常脂肪组织，缺乏膀胱多形性脂肪瘤的特征性病理改变。

2. 膀胱多形性脂肪瘤病理上还需要和以下疾病鉴别

（1）梭形细胞脂肪瘤 由成熟的脂肪细胞及排列整齐的温和的梭形细胞组成，梭形细胞无明显异型性，几乎无核分裂，可见肥大细胞核，致密的胶原纤维束排列在嗜碱性的黏液样基质中。而多形性脂肪瘤由小梭形细胞、核深染的单核及花环样多核巨细胞组成为特点。

（2）不典型脂肪瘤 成熟的脂肪组织由纤维分割成小叶状非常明显，花环样多核巨细胞虽可见，但常缺乏黏液样基质。

（3）分化好的硬化性脂肪肉瘤 组织形态与多形性脂肪瘤十分相似，可见黏液背景中有成熟的脂肪细胞、丰富的纤维束及花环样巨细胞。但肉眼观一般有不完整的包膜或无包膜，可呈侵袭性生长。

七、治疗

膀胱多形性脂肪瘤属于良性肿瘤，目前仍以择期手术切除为主要治疗方法，但无需术后膀胱灌注化疗和全身化疗，定期随访即可。

八、预后

多形性脂肪瘤预后良好，国内外文献报道均未见复发或转移。

（郭胜杰 赵良运）

参考文献

1 曹军，李友芳，陈琦. 2006. 盆腔脂肪增多症的诊断和治疗. 现代泌尿外科杂志，11（5）：289–291.

2 陈杰，高铁，徐丹枫，等. 2009. 膀胱原发性印戒细胞癌3例报道并文献复习. 中国癌症杂志，19（8）：634–636.

3 陈全兵，钱文晖. 2005. 脐尿管腺癌1例. 现代泌尿外科杂志，10（2）：91.

4 陈永和，郝钢跃，冀海军，等. 2004. 膀胱类癌的病理特征及诊治方法（附四例报告）. 中华泌尿外科杂志，25（6）：386–388.

5 邓远忠，苟欣，吴小候，等. 2007. 膀胱小细胞神经内分泌癌临床病理分析. 第三军医大学学报，29（14）：1443–1445.

6 范永毅，陈光. 2003. 女性膀胱颈梗阻的诊治进展. 广西医学，25（1）：38–41.

7 韩矿军，杜英林，郭艳民，等. 2008. 2003膀胱脐尿管腺癌2例报告. 现代泌尿外科杂志，13（1）：61.

8 黄海，姚友生，许可慰，等. 2007. 间质性膀胱炎治疗方案选择. 广东医学，28（4）：591–592.

9 姜先洲，张建伟，徐祗顺. 2006. 间质性膀胱炎16例的诊断与治疗. 中华外科杂志，44（2）：108–110.

10 郎景和. 2003. 子宫内膜异位症的研究与设想. 中华妇产科杂志，38（8）：478–480.

11 李会娟，杜红岩，张琰，等. 2007. 间质性膀胱炎的研究进展. 西部医学，19（4）：693–694.

12 李家兵，李锦秀，姚惠，等. 2009. 女性膀胱颈梗阻的诊断与治疗. 现代医药卫生，25（13）：1948–1949.

13 李文广，刘春雨，白铁男，等. 2009. 膀胱平滑肌瘤15例临床分析. 现代泌尿外科杂志，14（2）：133–135.

14 刘淑皎，李玉平，宋腾腾. 2000. 膀胱原发性恶性黑色素瘤一例. 中华病理学杂志，29（01）：42.

15 栾志敏，茅培新，聂卫星. 2001. 脐尿管腺癌（附10例报告）. 现代泌尿外科杂志，6（2）：16–17.

16 马建辉，寿建忠. 1999. 脐尿管腺癌（附12例报告）. 中华泌尿外科杂志，20（9）：542–544.

17 丘少鹏. 2000. 膀胱副神经节瘤（附五例报告）. 中华泌尿外科杂志，21（11）：667–669.

18 屈峰，肖亚军，郑金榆，等. 2006. 膀胱小细胞神经内分泌癌的病理及临床特征. 诊断病理学杂志，13（4）：284–287.

19 任福锦，汤忠木，翟梅娟. 2005. 膀胱恶性黑色素瘤一例. 中华外科杂志，43（18）：1232.

20 石群立，孙咏梅，严小娟. 1999. 泌尿道原发性印戒细胞癌. 中华泌尿外科杂志，20（4）：225–227.

21 陶然，张春宇，邓飞，等. 2006. 嗜酸性膀胱炎二例报告并文献复习. 中华泌尿外科杂志，27（3）：191–193.

22 田惠忠，陈晓，闫勇，等. 2006. 脐尿管疾病的诊断及治疗（附11例报告）. 临床外科杂志，14（8）：506–507.

23 王文忠，李炎唐. 2002. 原发性膀胱淀粉样变性（附3例报告并文献复习）. 山西医科大学学报，33（3）：250–251.

24 王艳艳，冷金花，李汉忠，等. 2009. 腹腔镜下膀胱部分切除术治疗膀胱子宫内膜异位症5例分析. 中国实用妇科与产科杂志，2（25）：131–132.

25 王焱，周晓军，孟奎，等. 2005. 多形性脂肪瘤临床病理观察. 诊断病理学杂志，12（4）：257–259.

26 王洋，施国伟，何家扬，等. 2007. 原发性膀胱粒细胞肉瘤一例报告及文献复习. 中华泌尿外科杂志，28（12）：823–825.

27 吴阶平. 2004. 吴阶平泌尿外科学. 济南：山东科学技术出版社.

28 徐刚，张关富，吴刚峰，等. 2008. 嗜酸细胞性膀胱炎2例报告并文献复习. 现代泌尿外科杂志，13（5）：371–372.

29 易路，杨罗艳，刘任，等. 2004. 脐尿管疾病的诊治研究及文献复习（附14例报告）. 临床泌尿外科杂志，19（11）：643–645.

30 曾斯慧，陈志光，梁碧玲. 2006. 罕见的膀胱平滑肌瘤一例并文献复习体会. 影像诊断与介入放射学，15（4）：200–202.

31 张绢厚. 1999. 原发性恶性黑色素瘤2例报告. 临床泌尿外科杂志，14（06）：247.

32 张丽珠. 2001. 临床生殖内分泌与不育症. 北京：科学出版社，420.

33 张淑红，张长淮，刘金香，等. 2003. 原发性膀胱恶性类癌的临床及病理观察（附4例报告）. 临床和实验医学杂志，2（4）：226–228.

34 章振保，齐范. 2001. 原发性局限性膀胱淀粉样变性（附1例报告及文献复习）. 罕少疾病杂志，8（4）：20–21.

35 赵晓俊，浦金贤，陈卫国. 2009. 嗜酸性膀胱炎5例诊疗体会并文献复习. 南通医学院学报，29（3）：202–203.

36 郑昌成，吴竞生. 2006. 原发性粒细胞肉瘤1例并文献分析. 临床血液学杂志，19（2）：70–72.

37 周芳坚，秦自科. 膀胱癌. 2008. 广州：广东科技出版社.

38 周科峰，王小宁，朱斌等. 2005. 膀胱脐尿管腺癌8例CT分析. 中国临床医学影像杂志，16（10）：578–580.

39 周秋敬，高锐. 2007. 膀胱类癌的诊治体会（附3例报告）. 罕少疾病杂志，14（1）：25–26.

40 周祥福，高新，方友强，等. 2005. 盆腔脂肪增多症诊治分析. 中华泌尿外科杂志，26（2）：125–129.

41 Agarwal SK，Walmsley BH，Marley NJ. 1995. Primary amyloidosis of urinary bladder. J R Soc Med，88（3）：171–172.

42 Aki H，Baslar Z，Uygun N，et al. 2002. Primary granulocytic sarcoma of the urinary bladder：case report and review of literature. Urology，60：345.

43 Banerjee K，Mittal S，Mishra R，et al. 2003. Bladder leiomyoma：rare presentation as a pelvic mass. J Obstet Gynaecol Res，29：239–242.

44 Brown C，Jones A. 2008. Bladder lipoma associated with urinary infection. ScientificWorldJournal，13（8）：573–574.

45 Chapron C，BoucherE，FauconnierA，et al. 2002. Anatomopathological lesions of bladder endometriosis are heteroge-neous. Fertil Steril，78（4）：740–742.

46 Cheng L，Pan CX，Yang XJ，et al. 2004. Small cell carcinoma of the urinary bladder：a clinicopathologic analysis of 64 patients. Cancer，101（5）：957–962.

47 Choong NW，Quevedo JF，Kaur JS. 2005. Small cell carcinoma of the urinary bladder. The mayo clinic experience. Cancer，103（6）：1172–1178.

48 Coskun U，Gunel N，Emglu A，et a1. 2002. Primary high grade malignant lymphoma of bladder. Urol On col，7：181–183.

49 Cuesta Alcala JA，Ripa Saldias L，Aldave Villanueva J，et al. 2002. Neuroendocrine small cell carcinoma of the bladder. Review of the literature and report of a case. Arch Esp Urol，55（4）：452–456.

50 Dandekar NP, Dalai AV, Tongaonkar HB, et al. 1997. Adenocarcinoma of bladder. Euro J Surg Oncol, 23: 157–160.

51 Defreitas GA，Zimmern PE，Lemack GE，et al. 2004. Refining diagnosis of anatomic female bladder outlet obstruc-

tion: comparison of pressure–flow study parameters in clinically obstructed women with those of normal controls. Urology, 64 (4): 675.

52 Donnez J, Spada F, Squifflet J, et al. 2000. Bladder endometriosismustbe considered asbladderadenomyosis. FertilSteril, 74 (6): 1175–1181.

53 Esmond Chi, David Rosenfeld, Thomas P, et al. 2005. Laparoscopic removal of an Intrauterine Device Perforating the Sigmoid Colon: A case report and review of the literature. Am Surg, 71: 1055–1057.

54 Fernandez AMJ, Martin RC, Lopez GAJ, et al. 1996. Primary malignant lymphoma of the bladder report of three cases. Pathol Res Pract, 192: 160–163.

55 Gillis, N Chhiv, S kang, et al. 2006. Case of Urethral Foreign Body: IUD perforation of the Bladder with calculus Formation. The California Journal of Emergency Medicine, 7: 37–42.

56 Liu Y, Dong SG, Dong Z, et al. 2007. Diagnosis and treatment of pheochromocytoma in urinary bladder. J Zhejiang Univ Sci B, 8 (6): 435–438.

57 Martignoni G, EbleJN. 2003. Carcinoid tumors of the urinary bladder. Immunohist ochemical study of 2 cases and review of the literature. Arch Pathol Lab Med, 127: 22–24.

58 Mostofi FK. 1955. Mucous adenocarcinoma of the urinary bladder. Cancer, 8 (4): 741–758.

59 Mou JW, Lee KH, Tam YH, et al. 2008. Urinary bladder pheochromocytoma, an extremely rare tumor in children: case report and review of the literature. Pediatr Surg Int, 24 (4): 479–480.

60 Mustafa B, Hoscan, Alim Kosar, et al. 2006. Intravesical migration of intrauterine device resulting in pregnancy. Int J Urol, 13: 301–302.

61 Safwat AS, Bissada NK. 2007. Pheochromocytoma of the urinary bladder. Can J Urol, 14 (6): 3757–3760.

62 Saphir O. 1955. Signet–ring cell carcinoma of the urinary bladder. Am J Path, 31 (2): 223–231.

63 Shmookler BM, Enzinger FM. 1981. Pleomorphic lipoma: a benign tumor stimulating liposarcoma. Cancer, 47 (1): 126–133.

64 Smith AK, Hansel DE, Jones JS. 2008. Role of cystitis cystica et glandularis and intestinal metaplasia in development of bladder carcinoma. Urology, 71 (5): 915–918.

65 Stein BS, Kendall AR. 1984. Malignant melanoma of the genitourinary tract. J Urol, 132 (5): 859–868.

66 Thils I, Bhal PS, Shaw R, et al. 2002. Isolated vesical endometriosis in theabsence of previous surgery. J Obstet Gynaecol, 22 (4): 448–449.

67 Torenbeek R. 1966. Primary signet ring cell carcinoma of the urinary bladder. Histopathology, 28 (1): 33–40.

68 Tunc B, Ozguroglu M, Demirkesen O, et al. 2006. Small cell carcinoma of the bladder: a case report and review of the literature. Int Urol Nephrol, 38 (1): 15–19.

69 Vercellini P, Frontino G, Pisacrteta A, et al. 2002. The pathogenesis of bladder detrusor endometriosis. Am J Obstet Gynecol, 187 (3): 538–542.

70 Walsh EJ, Ockuly EA, Ockuly EF, et al. 1966. Treatment of metastatic melanoma of the bladder. J Urol, 96 (4): 472–478.

71 Yamamoto S, Ito T, Akiyama A, et al. 2001. Primary signet–ring cell carcinoma of the urinary bladder inducing renal failure. Int J Urol, 8 (4): 190–193.

72 Yamauchi K, Yasuda M. 2002. Comparison in treatments of nonleukemic granulocytic sarcoma: report of two cases and a review of 72 cases in the literature. Cancer, 94: 1739–1746.

74 Zakin D, Stern WZ, Rosenblatt R. 1981. Complete and partial uterine perforation and embedding following insertion of intrauterine devices. Classification, Complications, Mechanism, Incidence, and Missing String. Obstet Gynecol Surv, 36: 335–353.

第五章　尿道罕少见病

第一节　后尿道腺瘤

一、概述

自1913年Randall报道首例“前列腺尿道良性息肉”以来，已有相当数量的病例报道已证实这种疾病的存在，但诸多学者对其称谓不一，有“腺瘤性息肉”、“前列腺乳头状瘤”、“尿道异位前列腺组织”、“前列腺肉阜”、“前列腺上皮性息肉”、“前列腺尿道乳头状瘤”和“尿道腺瘤”等。王共先等认为尿道腺瘤间质“缺乏平滑肌组织，显然不是前列腺组织的单纯异位，显微镜下亦无“肉阜”、息肉的组织学特征：“肉阜”中可见大量扩张的毛细血管、纤维组织，仅有少量的腺体组织；息肉由被覆移行上皮的纤维结缔组织组成，其间有平滑肌、神经纤维和血管。这种疾病具有腺瘤的典型特征：形态各异的腺泡堆积，排列紊乱，无一定的方向性，无典型的“腺泡–腺管”组合，无器官样结构，主要组成细胞为上皮细胞，间质细胞较少。

二、病因与发病机制

后尿道腺瘤的病因尚不清楚，其发病机制目前主要有以下3种假说：①炎性学说：由于后尿道局部循环障碍和炎性糜烂的刺激，精阜周围的前列腺腺泡和导管突向尿道内生长，并脱垂形成“前列腺肉阜”的腺瘤型。②尿道周围腺胚芽异常发育学说：尿道周围腺和前列腺的腺组织均起源于男性原始尿道周围的一系列胚芽，不同的是前列腺胚芽向尿道外长入丰富、致密的基质，二者相互诱导发育成前列腺的腺组织和基质，尿道周围腺的胚芽由于缺乏类似的基质，则形成单纯的腺体。如果尿道周围腺的胚芽在发育的过程中出现异常，本应内陷的腺上皮由于某种原因外突，就可能成为后尿道腺瘤发病的组织胚胎学基础。③异位前列腺组织学说：Buttrick等从光镜、电镜、组织化学3个不同角度证实后尿道腺瘤的上皮细胞与前列腺上皮细胞相似，认为该病变是异位的前列腺组织。

有学者应用免疫组织化学方法证实后尿道腺瘤中存在PAP（前列腺酸性磷酸酶）和PSA（前列腺特异抗原），从而确定后尿道腺瘤的上皮细胞与前列腺上皮细胞具有同源性，而前列腺的发生、发育、功能维持都依赖于雄激素，故认为雄激素在本病的发生和发展中具有十分重要的作用。

三、病理

膀胱尿道镜下观察：在精阜及精阜周围，可见无蒂的乳头或指状或叶状或绒状或毛刺状或息肉状结节突入尿道腔，呈粉红色，≤1 cm，有时可见瘤体及周围轻度充血。

常规病理切片镜下观察：瘤体表面由移行上皮被覆，其间为毛细血管及疏松结缔组织，下方为大小不等、形态各异的腺泡，腺腔由单层柱状上皮或立方形腺上皮构成，细胞核圆形或卵圆形，浓染，位于基底部，胞浆呈颗粒状红色淡染，胞浆及腺腔内偶尔可见均匀红染的淀粉样小体，腺上皮周围有小的、圆形基底细胞，腺泡周围为毛细血管及疏松结缔组织，有少量平滑肌细胞，无明显炎细胞浸润。

四、临床表现

后尿道腺瘤发病年龄多为16～42岁，平均年龄35岁左右。血精、血尿是该病最常见的症状，以血精就诊者最多，且多数是精液带血，颜色鲜红，血尿多为间断无痛性终末血尿，血尿量不大，多突发突止，不需治疗。Baroudy等在仔细分析病理切片后认为出现血精、血尿的原因是很自然的，细小的乳头状肿物中心都有纤细的毛细血管，这些乳头突入尿道腔易在有力的尿流或射精时受伤。Hara等强调血尿、血精是因性交、手淫或饮酒等致阴茎勃起所诱发，故血尿、血精多间断出现。Goldstein等发现此病常有尿道疼痛、睾丸疼痛、偶发的排尿困难等非特异性症状伴随出现。

五、诊断与鉴别诊断

因绝大多数的患者血尿都间断出现或偶发，故尿常规检查多数正常。尿道造影只能排除其他泌尿系病变，因这种细小的尿道病变即使良好的排尿尿道造影也难以发现。B超也不能发现这种膀胱镜下都易漏诊的病变，正确诊断完全依赖膀胱镜及组织病理学检查。张泓等推荐直视下插入膀胱尿道镜检查，避免镜鞘损伤后尿道导致的漏诊、误诊，并认为确诊的依据是组织病理结构及PSA染色阳性。

本病在尿道镜下易误诊为后尿道慢性炎症，有时也易诊断为精阜增生症、后尿道乳头状瘤。病理切片易误诊为肾源性腺瘤。

六、治疗与预后

Stein等认为作为一种诊断和治疗的手段，应经尿道将病变切除。Goldstein等认为如无症状，不必治疗，出现症状后，理想的治疗手段是电灼。因病变解剖位置接近于内括约肌及精阜，须仔细操作。张泓等认为经尿道电切加电凝是最有效的治疗方法。由于未发现恶变者，多数学者认为此病变为良性。Sato报道复发率为6.7%。stein等认为术后仍有血尿的原因为复发或切除不完全。

第二节 尿道尖锐湿疣

一、概述

尖锐湿疣（condyloma acuminatum，CA）是由人类乳头状瘤病毒（human papilloma virus，HPV）感染而引起的良性上皮性肿瘤，主要累及生殖器和肛门区的皮肤。尿道尖锐湿疣（urethral condyloma acuminatum，UCA）于1891年由Golderberg首先报道，占CA人群的0.5%～10%。病原多为HPV的第6亚型、第11亚型，由性行为传播，潜伏期6周至8个月，多见于男性，好发于性活跃人群。

二、病因与发病机制

本病的病原体是HPV，该病毒属DNA病毒，目前发现有30多种可侵犯泌尿生殖道，根据引起局部肿瘤的危险性将HPV分为3组。低度危险性：HPV-6，11，42，43，53，57；中度危险性：HPV-31，33，35，45，51，52，55，56，58，59，68；高度危险性：HPV-16，18。一般认为HPV感染后的发生、发展和消退与机体免疫应答有密切关系，特别是细胞免疫功能的变化。

三、病理

HPV侵入皮肤和尿道黏膜后，主要引起棘细胞层增生、角化过度及角化不全，呈乳头状增生。棘细胞和基底细胞有相当多的核分裂，类似鳞状细胞癌。但细胞排列规则，主要是棘细胞外层和颗粒层中可见较大的空泡细胞。

四、临床表现

发病前多有冶游史。临床表现为尿频、尿急、排尿疼痛、血尿、尿道溢血及血性分泌物、尿流改变等。严重的可累及膀胱，造成肾积水、肾功能损害、癌变。多合并有外生殖器CA和其他尿路感染，尿道内尖锐湿疣好发于远端尿道3 cm以内，尤其以尿道外口、舟状窝多见。

五、诊断与鉴别诊断

膀胱尿道镜加活检是诊断本病的主要手段。尿沉渣和尿道分泌物PCR检测可鉴定男性尿道内HPV感染。高频超声可以清晰地显示尿道腔内和腔外软组织的结构层次，对于尿道内细微的病变可清楚显示，适合尿道内尖锐湿疣的随访观察。

六、治疗与预后

尿道内尖锐湿疣多采用激光、电灼、冷冻、外科手术、局部外用细胞毒或腐蚀性药物等方法直接破坏或去除疣体。这些方法对尿道口疣体的治疗比较有效，但对尿道舟状窝及以上的疣体因暴露困难、尿道损伤易致狭窄等原因不适宜。随着腔内技术的发展，辅之以免疫治疗能明显降低复发率。电气化切除是电流通过汽化电极使组织加热至汽化点，将组织逐层汽化，每次汽化能产生3～4 mm的汽化层和1～2 mm的凝固层，不仅能完全切除CA病变组织，尽可能避免尿道穿孔等损伤，也使CA残留组织发生变性、汽化，减少局部复发率。钬激光是一种高能脉冲式固体激光，激光脉冲时间为0.25 ms，远小于组织的热传导时间1 ms，其瞬时峰值功率高达10 kW，具有极佳的切割和汽化功能。钬激光波长为2.1 μm，恰位于水的吸收范围，这决定了其为非选择性组织激光，对任何组织作用一致。其可通过光纤传输，在软组织中穿透深度仅为0.4 mm，同时由于其高能量在切除疣体的同时封闭了周围淋巴管，以上特点决定了钬激光在治疗尿道内尖锐湿疣中具有操作简便、快速、有效和安全可靠的特点。5% 5-Fu尿道灌注和阴茎浸泡可以治疗HPV的亚临床感染，预防复发。BCG灌注治疗，通过激活和增强T细胞释放淋巴因子如IL-2、IFN等，增强宿主免疫系统，防止潜伏感染复发。

（涂响安）

第三节　尿道恶性黑色素瘤

一、概述

尿道恶性黑色素瘤（urethral malignant melanoma，UMM）为罕见的高度恶性肿瘤，1896年Reed报道了首例女性原发性尿道恶性黑色素瘤，至今原发尿道恶性黑色素瘤共报告160余例，其中多是个案报道。尿道恶性黑色素瘤占尿道恶性肿瘤的4%，男女比例为1：3。发病年龄32～96岁，65～75岁高发。患者常被延误诊断而得不到及时治疗，早期发现和及时治疗是影响本病预后的重要因素。尿道外口出现结节或肿块，肿物呈黑色、蓝色或褐色，也有无明显色素者，肿块质地较软，表面可有糜烂、溃疡，如伴发感染可有恶臭，阻塞尿道可出现尿痛及排尿受阻，晚期可发生转移及黑色素血症和黑色素尿的特异性表现。本病在男性易误诊为移行细胞癌或尿道外口鳞状细胞癌，在女性易误诊为尿道肉阜或尿道黏膜脱垂。诊断主要依靠病理学依据。该肿瘤恶性程度高，术后复发率高，预后极差。早期诊断、及时治疗仍为本病的根本处理原则。治疗多主张行根治性切除，淋巴结清扫，并配合放疗、化疗。

二、病因与发病机制

病因未明确，黑色素细胞起源于胚胎时期神经嵴，后至表皮、真皮、脑脊膜和视网膜等处，恶性黑色素瘤亦好发于上述部位，如躯干、头颈和眼。恶性黑色素瘤发生在黏膜者少见，多发生在鼻黏膜、口腔内及唇，很少发生在泌尿系统。多数学者认为黑色素瘤的病因与人种（如白种人多，黄种人少）、家族遗传、长期暴露于日光照射下、长期摩擦、不彻底的电灼，或不正确的活检有关。目前大多认为与遗传倾向、基因突变、免疫缺陷、女性尿道外口易受微小创伤及感染、内分泌等因素有关。特别应注意的是黑色素瘤与妊娠的关系，有证据表明妇女在妊娠时色素痣会变得更黑、更明显，有文献报道在妊娠期间黑色素瘤可以明显地恶化。这些现象似乎提示恶性黑色素瘤可能与内分泌有关，然而目前尚难证明终止妊娠、切除卵巢等手术会使肿瘤有所缓解，但在5年存活率方面，不论妊娠与否，二者之间无显著性差异。

三、病理

尿道恶性黑色素瘤大体标本近似球形，中等硬度，部分为黄褐色，部分为灰褐色。镜下见瘤细胞呈梭形、多角形，胞质丰富，充满黑色素，细胞增生活跃，可见核分裂像，染色不均，黑色素染色呈阳性（图5-1）。早期水平生长不播散，进展期垂直浸润生长播散。本病转移方式有经淋巴和经血液两种，早期通过淋巴系统转移，首先达区域淋巴结、腹股沟淋巴结，最后累及盆腔内淋巴组织，晚期广泛血行转移。以周围皮肤卫星灶形成最早，全身器官均可受累。有人认为发生在黏膜的黑色素瘤因血运丰富较皮肤处更易通过血行途径转移。黏膜恶性黑色素瘤间变程度和多形性较皮肤恶性黑色素瘤更显著：组织学呈束状、巢状、小梁状、假乳头状等；间质呈纤维母细胞反应、黏液样变、炎细胞浸润、肉芽肿性变等。20%为无色素恶性黑色素瘤。无黑素性恶性黑素瘤的细胞形态结构具备恶黑特点，HE染色中无明显黑素，用多巴（Dopa）试验可呈阳性反应，银染色可显示少量黑素（图5-2）。

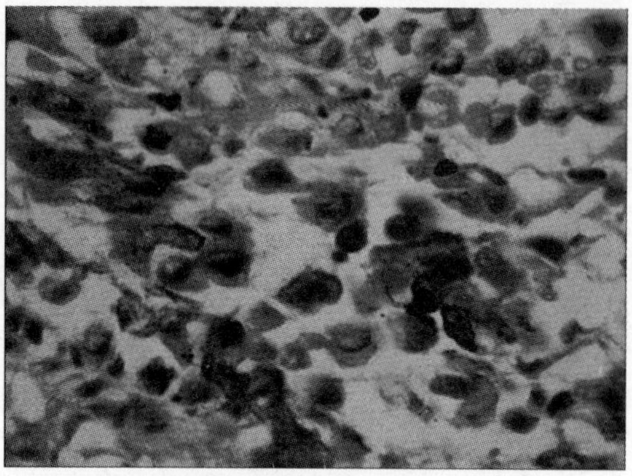

图5-1　尿道恶性黑色素瘤（HE染色）

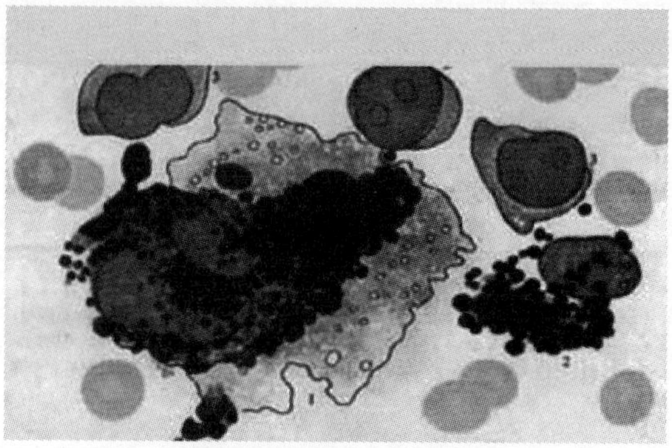

图5-2　尿道黑色素瘤细胞（银染）

四、临床表现

尿道恶性黑色素瘤多发生于老年人，女性明显多于男性。女性多生长于尿道口，病灶80%位于尿道远端或外口，直径0.8～6 cm，伴或不伴色素（典型色素病损仅26.7%）；男性多发生于舟状窝。临床表现为尿道口肿块、尿道出血及排尿困难，女性患者绝经后阴道出血，腹股沟淋巴结肿大，或无任何症状。体检可见黑色至蓝色或褐色不同颜色的肿物，以黑褐色为多，常伴出血，表面可有溃烂、坏死，伴有感染时可有脓臭分泌物，肿块周围常有黑色卫星灶，腹股沟淋巴结可因转移而肿大。晚期可出现两种特异性临床表现：①黑色素尿：强烈提示本病。新鲜尿澄清，氧化后呈黑色。②黑色素血症：外周血中黑色素颗粒被网状内皮系统细胞吞噬致全身组织器官呈黑褐色。

五、辅助检查

除一般常规检查外，主要有尿道造影、尿道膀胱镜检查、病理活组织检查确诊。随着免疫组化在病理检查诊断中的应用，研究发现30%恶性黑色素瘤细胞存在雌激素受体。免疫组化S100、HMB45、Vimentin、Melan-A、CK、PCNA呈阳性；LCA、Keratin、CgA、CD45、actin、EMA、Myg、Syn均阴性。HMB45&S100联合染色被公认为恶性黑色素瘤（MM）病理诊断的重要组件，可提高未分化或无色素恶性黑色素瘤的诊断准确率，10%～40%MM呈S100（+）而HMB45为（-），需结合Vimentin、A103、M2-7C10、Tyrosinase、Melan-A、KBA62、CD56、Ki67、NSE等诊断。

前哨淋巴结（sentinel lymph nodes，SLN）是首先接受恶性黑色素瘤淋巴引流的淋巴结，能早期发现亚临床型微转移，反映整个区域淋巴组织情况。对淋巴结无肿大及电子发射体层扫描（PET）/CT阴性者极重要。术中淋巴图可联用单光子发射计算机断层成像术（SPECT）/CT和g照相/低剂量CT闪烁图显示SLN转移途径或跳跃转移，提示清扫范围，阳性SLN活检检出率为95%。2.7%SLN阴性者区域淋巴结复发，S100& HMB45染色复查复发者原标本假阴性率31.8%。SLN阳性率与Breslow厚度呈正相关：Breslow厚度≤1 mm者SLN阳性率为7.3%，厚度在1～2 mm者SLN阳性率为19.7%，厚度在2～4 mm者SLN阳性率为33.2%，厚度>4 mm者SLN阳性率为39.7%，免疫组化结合RT-PCR检测恶性黑色素瘤淋巴结可提高准确率。PET早期显示恶性黑色素瘤敏感性及特异性高于CT及MRI，较SLN对分期更有意义，推荐术前常规应用。术后应联合PET-CT、骨扫描监测复发转移。

六、诊断与鉴别诊断

诊断尿道恶性黑色素瘤应注意：①首先排除其他部位恶性黑色素瘤（皮肤、眼）转移及邻近器官恶性黑色素瘤侵犯；②瘤旁黏膜交界活跃是证明原发性的可靠依据；③镜检具恶性黑色素瘤形态特点：电镜见胞质内黑色素小体和特异性前黑色素小体；④免疫组化S100、HMB45、Vimeitin（+）；LCA、Keratin（-）支持诊断，但S100、HMB45（-）不能排除诊断；⑤依靠免疫组化鉴别诊断：癌（会阴Paget's病侵犯尿道易误诊恶性黑色素瘤垂直生长期）、肉瘤、单一细胞形态肿瘤和良性肿瘤或瘤样病变（黏膜黑变病、不典型黑色素痣）等。

依据主要临床表现尿道外口黑褐色肿块，常伴有出血，表面可有糜烂坏死，伴感染时表面可有腥臭分泌物，肿块周围常有黑色卫星病灶，可向腹股沟淋巴结转移；并及时行病理检查以明确诊断。尿道恶性黑色素瘤可参考AJCC皮肤MM-TMN分期（表5-1）。

表5-1 AJCC皮肤MM分期（2002）

分期	肿瘤侵犯深度（mm）	溃疡	区域淋巴结转移	远处转移
IA期	≤1.00	-	-	-
IB期	≤1.00	+	+	+
	1.01～2.00	-	-	-
ⅡA期	1.01～2.00	+	-	-
	2.01～4.00	-	-	-
ⅡB期	2.01～4.00	+	-	-
	>4.00	-	-	-
ⅡC期	>4.00	+	-	-
Ⅲ期			+*	-
Ⅳ期				+**

注：*包括卫星转移；**包括远处淋巴结或其他部位转移

亦可根据临床和病理活检结果作临床分期，并根据手术标本病理所见进行复核。0期：局限于黏膜（原位癌）；A期：病变至黏膜下层，B期：病变侵入尿道海绵体；C期：直接扩展至尿道海绵体外组织或超过前列腺包膜；D1期：区域性转移包括腹股沟/盆淋巴结（原发瘤可为任何期）；D2期：远处转移（原发瘤可为任何期）。

对恶性黑色素瘤的组织学诊断除了确诊、分型外，还应观察其侵袭程度，瘤细胞侵犯愈深则预后愈差。通常采用Clork深度和Breslow厚度两个主要参数来表示。

（1）Clork分级　Ⅰ级：瘤细胞限于表皮内；Ⅱ级：瘤细胞侵入真皮乳头；Ⅲ级：瘤细胞充满真皮乳头；Ⅳ级：瘤细胞侵入真皮网状层；Ⅴ级：瘤细胞侵入皮下脂肪层。从Ⅰ级到Ⅴ级的5年存活率依次为99%，95%，90%，65%和25%。

（2）Breslow测定法　是用目镜测微器测量肿瘤厚度。肿瘤厚度与患者5年存活率的关系为：厚度<0.85 mm患者5年存活率为98%；厚度在0.8～1.69 mm患者5年存活率为90%；厚度在1.7～3.59 mm患者5年存活率为70%；厚度>3.6 mm患者5年存活率为45%。

临床上易误诊为尿道肉阜、尿道息肉和尿道黏膜脱垂等。亦应与尿道的其他肿瘤相鉴别，如尿道平滑肌瘤、血管瘤和尿道癌等。具体鉴别诊断如下：

1. 与引起排尿困难的疾病鉴别

（1）神经源性膀胱　可引起排尿困难、尿潴留或泌尿系感染等，但神经源性膀胱患者常有明显的神经系统损害的病史和体征，如下肢感觉和运动障碍，便秘，大便失禁，会阴部感觉减退或丧失，肛门括约肌松弛，收缩能力减弱或消失。患者除排尿困难外无其他症状，可排除此病。

（2）膀胱颈硬化　有膀胱颈梗阻症状，发病多见于青少年，膀胱镜检查可见膀胱颈后唇明显硬化，形成"正中嵴"，向膀胱内突出，尿道内口变形。做膀胱镜检查排除此病。

（3）后尿道瓣膜　此病多见于小儿，为后尿道瓣膜形成致排尿困难，做排尿性尿道造影及膀胱镜检查可确诊此病。

2. 与良性尿道非上皮性肿瘤鉴别

（1）尿道平滑肌瘤　病因不清，可能与内分泌、妊娠有关。是一种少见的尿道非上皮性良性肿瘤，多发于20～50岁，多发生于女性，男性极少。本病在尿道非上皮性肿瘤中最常见。临床表现为尿道外口无痛性肿物或反复发作的尿路感染，少数患者有排尿困难，尿道滴血，尿道后壁肿瘤可引起性交不适，个别患者因其感染使瘤体表面糜烂，易误诊为恶性肿瘤。大体上多呈圆形，表面光滑，质硬韧，界限清晰，小的肿瘤多呈广基，大者可有蒂。肿瘤切面为红色、乳白色或呈嫩肉色，镜下瘤组织由分化较好的平滑肌细胞构成，细胞呈梭形，胞质丰富，胞核呈长杆状，两端钝圆，少见核分裂像，瘤细胞聚集成束呈编织状、漩涡状和栅栏状。诊断依靠活检病理。本病预后良好，未见恶性报告，但有术后复发的报告。

（2）尿道纤维瘤　极少见，临床报道仅见于女性。临床表现为尿道内或尿道口肿物，多单发，肿瘤表面可有溃烂、分泌物，瘤体光滑，质硬，直径一般<3 cm，个别有体积巨大者，组织学表现为纤维组织，质地较硬。本病可有腹部不适、腹部坠胀等症状，也可有尿频、尿痛、性交不适等症状。病理检查瘤组织由纤维组织构成。本病为良性尿道非上皮性肿瘤，治疗以手术为主，预后良好。

（3）尿道血管瘤　罕见，分为毛细血管瘤和海绵状血管瘤，可发生于任何年龄，以20～30岁多见，男性多于女性。临床上以间歇性尿道滴血为主要表现，滴血呈鲜红色，发作间歇、持续时间长短不一，一般不伴有其他不适，但肿瘤较大时可出现排尿困难。尿道镜检查可见尿道内深红色、广基的肿物，呈扁平状或突出尿道黏膜，质软，触诊难以发现。本病良性，易复发，治疗应行肿瘤广泛切除术，必要时行尿道成形术。

（4）尿道毛囊漏斗瘤　为朝向毛囊漏斗分化的良性肿瘤，多发生于中年以上的女性，好发于头皮、颈部，发生于尿道者罕见，常与浅表性基底细胞瘤鉴别。

3. 其他　临床上还需与尿道肉阜、尿道息肉、移行细胞癌、肉瘤、肉瘤样癌、尿道淋巴瘤、尿道黏膜脱垂、尿道憩室、尿道旁腺囊肿等鉴别。

七、治疗与预后

恶性尿道黑色素瘤的治疗目前多主张以根治性切除手术为主，局部切除无效，术后辅以放疗、化疗、免疫治疗、生物治疗等。

1. 经典的根治术　部分外阴、尿道全切（包括阴道前壁和膀胱颈部）；膀胱造瘘和双侧腹股沟淋巴结清扫术；浸润超过3 mm的，可行全盆腔脏器切除和区域淋巴结清扫术，膀胱肌瓣代尿道，但该术式对患者的生活质量影响大。即使根治性手术，术后仍复发率高，必须辅以其他术后治疗。

2. 化疗　化疗为主。首选药物为达卡巴嗪（DTIC），二线药物为亚硝脲类，其他如5-FU、长春新碱、环磷酰胺、放线菌素D等亦有一定疗效。目前多主张二联或三联用药。

3. 放疗　放疗为辅。仅能起缓解症状的作用，近来报告大剂量分次照射400～800 Gy，每周3次，总量达3 000～4 000 Gy。

4. 免疫治疗　用于术后辅助及不能切除或已广泛转移者，是极有希望的手段，Bend用黑色素瘤疫苗治疗转移性黑色素瘤患者取得了一定的效果。近年来IL-Ⅱ、干扰素、转移因子、单克隆抗体、LAK细胞等亦被临床应用，取得了较好的效果。多数学者认为化疗和免疫治疗之间无交叉耐受，联合应用可增加缓解率，延长生存时间。

尿道恶性黑色素瘤恶性程度高，虽然治疗方案多，但预后极差。术后3年总生存率及肿瘤特异性生存率分别为27%及38%，总结文献，仅20例原发尿道恶性黑色素瘤存活4年以上，4年总生存率为12.5%。亦有报道1例80岁患者未行手术而保守治疗存活7年。文献报道患者多死于确诊后1年内。本病的结局有3种表现：①癌性恶病质。②黑色素症，为黑色素瘤转移灶崩溃，黑色素颗粒被网状内皮系统吞噬所致，表现为全身组织器官呈黑褐色。③黑色素尿，为黑色素颗粒进入尿液所致，表现为新鲜尿澄清，放置后因氧化而呈黑褐色。影响预后的因素：侵犯深度、溃疡、前哨淋巴结阳性率、外周血黑色素细胞出现率、有丝分裂率及治疗方法等。垂直结节性生长及病灶定位比浸润深度及溃疡对黏膜恶性黑色素瘤的预后影响更重要．区域淋巴结状态是决定复发及存活期最重要的因素。血清LDH、SIO0蛋白水平与恶性黑色素瘤转移呈正相关，后者特异性为93%，是独立的预后指标。

（庄锦涛　赵济全　涂响安）

第四节　精阜增生症

一、概述

1984年，Goodwin等报道一例接受男变女变性手术长期服用己烯雌酚出现精阜增大导致排尿困难的患者，病理显示为鳞状上皮化生导致的精阜肥大。国内针对“精阜增生症”（hyperplasia of verumontanum）也有较多相关报道。但对于增大的精阜，究竟如何命名，国际国内并不统一。精阜肥大还是精阜增生？参考良性前列腺增生症的名称和组织学改变的演化轨迹，我们认为这两个名词具有不同的组织学内涵。目前已经报道的增大精阜的病理类型包括腺瘤、腺体增生、息肉、纤维组织增生、鳞状上皮化生、慢性炎症、间质出血等。因此，根据现有的资料，所谓“精阜增生症”实质上是由多种病理因素导致的精阜增大，缺乏统一的组织学特点。该病临床少见，其真正病因不甚明确，有学者认为小儿患者与胚胎期雌激素紊乱有关，另有学者认为成年患者多与慢性炎症有关。

二、临床表现

该病常因下尿路梗阻，导致患者出现排尿困难、尿频等，常可并发泌尿系感染，继而出现上尿路积水、肾功能损害；也可因其引起患者的逆行射精或手术治疗后射精管的损伤、梗阻等而致患者就诊。

三、诊断与鉴别诊断

诊断依靠典型的排尿困难病史，结合尿路B超、静脉尿路造影（intravenous urogram，IVU）、排尿性膀胱尿道造影（voiding cystourethrogram，VCUG）与尿道镜检查多可明确，但实际上目前尚缺乏统一的诊断标准。同时要注意与先天性后尿道瓣膜症、尿道憩室、苗勒氏管囊性扩大使精阜隆起、神经源性膀胱等疾病相鉴别。

四、治疗

精阜增生症的治疗原则首要是解除梗阻，保护肾功能。结合患者具体情况以及术者的设备条件和个人经验，成年患者可采用开放手术或经尿道电切或电灼治疗，因经尿道精阜电切术治疗安全、简便、疗效可靠，宜作为优先推荐。儿童患者首先推荐经尿道电切或电灼治疗。

第五节　先天性尿道瓣膜

尿道的先天性梗阻是最具危害性的尿路畸形之一，甚至可以危及新生儿的生命。即便获得及时合理的治疗，通常仍会导致肾功能不全和尿失禁。导致先天性梗阻的疾病主要包括后尿道瓣膜、先天性尿道狭窄、尿道息肉、前尿道瓣膜等，其中后尿道瓣膜是最为常见的先天性尿道梗阻的病因。

● 后尿道瓣膜

后尿道瓣膜（posterior urethral valves）是先天性尿道梗阻性疾病中最常见的病变类型。Young于1919年首先详细描述了本症，通过对该畸形解剖学变异的详细研究，做出了合理的分型并沿用至今。后尿道瓣膜的发病率约为1/（8 000 ~ 25 000），国内施锡恩与谢元甫、黄澄如等均曾报道该病。

一、病理及胚胎学

按照Young的分类方法，后尿道瓣膜可分为3型。Ⅰ型最常见，约占引起梗阻瓣膜的95%。其形态似一对双叶状瓣膜，发自精阜的远端，走向前外侧球膜部尿道，两侧瓣膜会合于后尿道的背侧中线，一般并不融合。可顺行插入尿道探子，但排尿时，瓣膜向远端膨大突入膜部尿道，甚至可达球部尿道，造成梗阻。瓣膜厚度不均且缺乏肌性结构，组织结构为纤维组织外覆移行上皮，往往几近透明。病因尚不太清楚，可能是尿生殖窦发育不正常或中肾管迁移的遗迹异常。Ⅱ型，瓣膜从精阜走向后外侧膀胱颈，推测可能由于梗阻导致的膀胱三角区和前列腺尿道的肌性肥大，一般认为该型不造成梗阻。Ⅲ型，占梗阻性后尿道瓣膜的5%，该类瓣膜位于精阜远端呈环状隔膜样，中央呈现小孔隙。该型的胚胎学起源在于泄殖腔膜的分离不充分。尽管预后更差，但Ⅲ型后尿道瓣膜与I型的表现和处理均有很大相似性。

二、病理生理

后尿道瓣膜导致的梗阻的危害往往涉及梗阻水平以上的全尿路，包括近端尿道、前列腺、膀胱颈、输尿管和肾脏。于胚胎形成的早期就已出现，可引起泌尿系统及其他系统的发育异常和功能障碍。

1. 肺发育不良　患后尿道瓣膜的胎儿因肾功能差，排尿少，导致羊水减少，从而妨碍胎儿胸廓的正常活动及肺在子宫内的扩张并且缓解母体压力的机制受损，造成肺发育不良。出生后患儿常有呼吸困难、呼吸窘迫综合征、气胸及纵隔气肿。患儿多死于呼吸衰竭。有肺发育不良的患儿死亡率可达50%。

2. 肾脏发育不良和肾功能损害　后尿道瓣膜患者影响肾脏功能的因素主要有肾脏发育不良和尿路梗阻。肾脏发育不良的确切病因尚有争议，尿路梗阻、输尿管芽中肾管异位皆被认为是可能的病因。尽管后尿道瓣膜患者尚有许多因素可以影响肾功能，如感染、持续的梗阻、肾实质损害导致的超滤等，但和肾脏发育不良相比均属从属地位。肾脏发育不良不可逆转，其程度影响婴儿的肾脏生长和潜在功能以及患者最终的肾功能。反流使肾曲管内压力增高造成肾发育不良，破坏肾的集合系统，造成肾小管浓缩功能障碍。另外反复泌尿系统感染也使肾小球滤过率降低。

3. 膀胱输尿管反流及肾积水　后尿道瓣膜合并膀胱输尿管反流者占40%～60%。其原因是膀胱内压力增高，使输尿管抗反流机制失调。膀胱输尿管反流易发生反复泌尿系统感染，导致肾瘢痕、远期高血压、肾功能衰竭等并发症。后尿道瓣膜多合并不同程度的肾积水、输尿管扩张，其原因包括膀胱内压力增高、上尿路引流不畅等，其中左侧反流多见。

4. 膀胱功能异常　后尿道瓣膜患者中25%以上有不同程度的膀胱功能异常，主要表现为尿失禁。病理学研究显示，患后尿道瓣膜胎儿的膀胱逼尿肌表现为肥大和增生，并有间质成分的增多。膀胱排尿期高压导致膀胱输尿管反流、膀胱颈僵硬肥大括约能力降低、前列腺尿道扩张变薄，此时如果错误地切开膀胱颈，可以导致完全性尿失禁。即使切除了后尿道瓣膜后，相当一部分患者膀胱功能异常仍无好转。

5. 尿性腹水　大约40%的新生儿腹水由泌尿系疾病导致。管内压增高导致尿液自肾脏渗出进入腹膜后间隙，然后进入腹腔。在远端梗阻、下尿路压力增高的情况下，尿性腹水对发育中的肾脏具有保护作用。

三、临床表现

由于年龄和后尿道瓣膜梗阻的程度不同，临床表现各异，其基本表现为年龄依赖性，可以从危及生命的新生儿肾功能不全、肺功能障碍到较大儿童的轻度排尿功能障碍。产前超声检查可以发现羊水减少、肾盂输尿管积水、膀胱胀满和膀胱壁增厚，常常提示后尿道瓣膜。新生儿期可有排尿费力、尿滴沥，甚至出现急性尿潴留。查体有时可触及胀大的膀胱、积水的肾和输尿管，即使膀胱排空也能触及增厚的膀胱壁。如合并肺发育不良可有呼吸困难、气胸。腹部肿块或尿性腹水压迫横膈也可引起呼吸困难。婴儿期可有生长发育迟缓、营养不良等。学龄儿童多因程度不等的排尿异常就诊，表现为排尿困难、尿失禁、遗尿等。

四、诊断

产前超声检查可于胎儿期检出后尿道瓣膜，检出率约45%～66%，但妊娠24周前，大部分患者难以被超声检查发现。其主要特点为：①常为双侧肾、输尿管积水；②膀胱扩张并壁增厚；③前列腺尿道长而扩张；④羊水量少。由于很多疾病可以导致肾积水、膀胱扩张，因此，“在扩张的前列腺尿道上方扩张且增厚的膀胱”是超声学的特征性表现。如能于产前诊断后尿道瓣膜可尝试宫内手术，做膀胱尿液引流，防止肾功能进一步恶化，减轻肺发育不良。

产后诊断除根据临床表现外，排尿性膀胱尿道造影（voiding cystourethrogram，VCUG）、尿道镜检最直接可靠，经会阴超声检查作为无创性诊断方式也具有相当价值。VCUG被认为是后尿道瓣膜最重要的诊断手段，当该诊断有疑问时，要尽可能快地进行VCUG以明确诊断。典型表现可见前列腺尿道长而扩张，梗阻远端尿道极细，膀胱边缘不光滑，有小梁及憩室形成，约50%合并膀胱输尿管反流，其中80%的反流在左侧，原因不明。该检查可以有助于鉴别神经源性膀胱、尿道狭窄和前尿道瓣膜。尿道镜检常与手术同期进行。于后尿道清晰可见瓣膜从精阜两侧发出走向远端，于膜部尿道呈声门样关闭。静脉尿路造影、肾核素扫描可了解上尿路形态、引流情况以及分肾功能。对合作的患儿做尿流动力学检查，了解有无膀胱功能异常。

实验室检查包括肾功能和电解质检查，需要注意，由于母体的肾功能掩盖，新生儿出生48 h后上述检查才具有实际代表意义。

五、治疗

后尿道瓣膜患者的治疗原则是引流及解除下尿路梗阻、纠正水电解质失衡、控制感染。即便诊断尚有疑问，马上进行导尿处理也是必须的。若患者营养情况差，感染不易控制，或太小难以承受内镜治疗，导尿受限或失败时，需做膀胱造口或膀胱造瘘引流尿液作为暂时处理措施。极少数患者用以上方法无效，需考虑输尿管皮肤造口或肾造瘘。如果引流成功而且患者一般情况好转，则大部分患儿均可用尿道镜电切瓣膜。电切瓣膜后应定期随访，观察排尿情况、有无泌尿系感染及肾功能恢复情况。小儿一般情况改善较快，但膀胱形态及功能恢复要慢得多。后尿道瓣膜切除后，约20%～32%的膀胱输尿管反流可以消失，若术后观察无明显好转，仍有明显反流及顽固泌尿系感染，则可采用手术治疗。但要注意，如果膀胱功能尚未稳定，仓促进行输尿管再植往往失败。尿道瓣膜的切除可以使大约50%的肾积水消失，即便仍有积水者，大部分在膀胱出口和膀胱输尿管连接处水平也已经不存在梗阻。

六、预后

早期诊断、早期正确治疗是关键。一般认为，发病越早、预后越差。由于产前超声的应用，合并后尿道瓣膜的新生儿极为少见。新生儿合并肾发育不良者功能很难恢复。学龄发病者往往表现为较轻的尿路感染和排尿障碍，肾功能不全的发生率约为35%。

● 前尿道瓣膜及憩室

先天性前尿道瓣膜（anterior urethral valves）是男性患儿中并不常见的下尿路梗阻病因，明显较后尿道瓣膜少见。Firlit认为后尿道瓣膜7倍于前尿道瓣膜，而黄澄如则报道前后尿道瓣膜的比例为25：27，说明前尿道瓣膜在国内并不少见。Tank认为，尽管使用“瓣膜”二字，但该病更多地表现为尿道憩室，其一壁凸起而导致梗阻。

一、病因与发病机制

前尿道瓣膜形成的胚胎学病因尚不明确，但似乎和后尿道瓣膜具有完全不同的机制。前尿道瓣膜一般位于阴茎阴囊交界处，典型者由于尿道海绵体缺陷，该段尿道在排尿时出现扩张，憩室壁的远端边缘形成活瓣，妨碍尿液排出，造成近端尿道扩张。在少数患者前尿道瓣膜梗阻造成的泌尿系统及全身其他系统的病理生理改变可以达到与后尿道瓣膜相当的损害程度，但多数病例不像后尿道瓣膜那么严重。与后尿道瓣膜不同，该类患者由于尿管可以在憩室内盘曲而插入导尿管较为困难。

二、临床表现

患儿多表现为排尿困难、感染和尿失禁，膀胱内可查见大量残余尿。憩室被尿液充盈时，可于阴茎腹侧或阴茎阴囊交界处出现囊性肿物，排尿后用手挤肿物有尿排出。其他表现与后尿道瓣膜相似。

三、诊断

需要结合病史、症状和查体以及辅助检查。排尿性膀胱尿道造影可明确诊断，是最重要的辅助检查项目。造影示阴茎阴囊交界处前尿道近端扩张，伴憩室则见尿道憩室影像。梗阻远端尿道极细，膀胱可有小梁及憩室形成，可有膀胱输尿管反流。静脉尿路造影可以了解上尿路情况，尿流动力学检查可以了解尿道梗阻情况及有无膀胱功能异常。膀胱尿道镜检查能更直观、清晰地观察到瓣膜的形态、位置。

四、治疗与预后

治疗原则基本同后尿道瓣膜。如果憩室较小或有尿道活瓣，可行经尿道电切术，对合并有较大憩室的病例应采用开放性尿道重建。总体而言，前尿道瓣膜的梗阻和肾积水程度、肾脏衰竭发生率均低于前尿道瓣膜，研究显示，前、后尿道瓣膜发展为终末期肾病的比例分别为5%和30%。

（张　炎　邓春华）

第六节　Reiter病

一、概述

Reiter病又称尿道–眼–滑膜综合征，按3种病征发生的次序常为尿道炎、结膜炎及关节炎，但其中任何一种病征都可以首先发生。Reiter病由1916年Hans Reiter首先报道，其病例是一名年轻男性患者肠道感染痢疾后，继而发生尿道炎、结膜炎、皮炎和关节炎。后来报道类似的病例逐渐增多，因此称此病为Reiter病（或Reiter综合征）。

Reiter病是一种全身性疾病，发病较急，起初可伴有不同程度的发热、乏力、体重下降。临床表现轻重不一，可为一过性单关节炎，也可出现严重的多关节炎，甚至伴有明显的全身症状，到晚期关节病成为唯一的临床表现。多数患者罹患关节炎之前有肠道痢疾杆菌感染、泌尿生殖道感染如淋病或非淋菌性尿道炎史。因此人们也称Reiter病为“继发泌尿生殖道或肠道感染之后发生的关节病”。根据病因的不同，Reiter病可分为肠病型（流行型）和性病型（散发型）。Reiter病男性多见，文献报道男女比例为50：1，偶见于儿童。

二、病因与发病机制

1. 感染 Reiter病有时可检出许多有关病原体. 包括沙眼衣原体、鹦鹉热衣原体、淋球菌、支原体、副痢疾杆菌、肠炎杆菌、其他沙门杆菌等。也有布氏疏螺旋体（Borrelia burgdorferi）诱发Reiter病的报告。但由于Reiter病症状出现在肠病或尿道炎发作之后数周，粪便及尿道分泌物培养往往阴性，病原体已不能检出。目前很多研究表明，沙眼衣原体是引发Reiter病的病原体，从患者的尿道、眼、滑膜液及组织中可分离出沙眼衣原体，或在其血清及滑膜液中发现沙眼衣原体抗体滴度增高。有人将衣原体接种到猴子的关节中，能诱发出类似Reiter病的关节炎，都说明衣原体最可能是Reiter病的致病原因。

2. 遗传 Reiter病有家族聚集性的特点，患者家属中常有银屑病关节炎、骶髂关节炎或强直性脊椎关节炎等。研究发现Reiter病的HLA-B27阳性率约60%～90%，推测HLA-B27是Reiter病易感性的免疫遗传标记物，其抗原可能是病原体的受体，或是其基因产物促发对感染的异常反应。

三、临床表现

1. 尿道炎 约80%以上的Reiter病患者有尿道炎症状，急性期表现为尿痛、肉眼血尿、尿道脓性分泌物等。亚急性症状减轻，可伴有膀胱炎、前列腺炎或精囊炎。女性可发生阴道炎和宫颈炎。

2. 结膜炎 约半数病例有结膜炎的表现。通常发生于双眼，以下眼睑外角睑板结膜最严重。多数患者病情轻而短暂，偶尔严重化脓可出现球结膜水肿。有时以结膜炎为先导出现前色素层炎，但最常是发病数月、数年后才发生，一些病例反复发作，可造成失明。有人统计150例复发性虹膜炎患者中23%与Reiter病有关，因此复发性虹膜炎患者应排除Reiter病的可能性。角膜炎和角膜溃疡不常见，视神经炎极少见。

3. 关节炎 多数Reiter病患者可罹患多关节滑膜炎，持续几个月消退，但倾向复发。由性接触疾病感染引起的关节炎称为性获得性反应性关节炎（SARA）。关节炎一般波及下肢，特别是膝、踝、趾等小关节，关节肿胀，疼痛明显。急性发作时腰痛相当常见。骶髂关节有压痛，但早期X线摄片骶髂关节是正常的。有时波及多个关节，包括上肢、下颌和肋软骨关节。若为单关节受累，则多为膝关节，肿胀的膝关节有时可出现滑膜断裂，但不化脓，抽取关节液呈黄色，培养无细菌生长。关节X线检查早期显示软组织肿胀，骨质疏松，晚期广泛新骨形成，关节腔变窄，边缘骨质有破坏和硬化等改变。

4. 口腔损害 约有10%的病例发生口腔损害，最常见为腭、颊、齿龈和舌，多无自觉症状。在上腭为一稍隆起的乳白色斑，周围稍红。在舌部为圆形或卵圆形红色糜烂，境界清楚，或呈地图舌外观。

5. 皮肤损害 多见于淋菌性尿道炎引起的皮肤损害。多从足跖发病，为暗红色斑，继之形成水疱、脓疱，最终角化。角化过度斑块脱屑结痂，形成不规则蛎壳状皮疹，所谓脓溢性皮肤角化病。严重病例皮损扩展到四肢、躯干、头皮，类似蛎壳状银屑病，皮损组织病理改变为表皮角化过度、角化不全、表皮突延长，表皮内有大量白细胞浸润，形成海绵状脓疱，真皮内有大量白细胞浸润，加诸关节症状也与银屑病性关节炎相似，故有人认为Reiter病可能是银屑病的一种异型。

6. 生殖器损害　约1/3的病例有阴茎损害，其龟头和包皮内板黏膜受累，表现为表浅圆形红色糜烂，边缘稍高起，相邻损害融合成多环状，称为环状龟头炎。女性患者也有类似的外阴炎损害。女性患者除眼、口腔、皮肤及关节损害外，尚有外阴肿胀、糜烂及阴道口脓性分泌物等临床表现。

7. 其他系统损害　偶有发生。如心血管系统包括心包炎、心肌炎、主动脉炎以及下肢深静脉的血栓性静脉炎等；呼吸系统可有胸膜炎；网状内皮系统可有脾及全身淋巴腺肿大；神经系统不正常包括脑膜炎、多发性周围神经炎等。

四、诊断与鉴别诊断

Reiter病全身症状有疲乏不适、低热，少数患者可有中度发热甚至高热。患者发病前均有肠道或泌尿道感染史，说明肠道和泌尿道感染是Reiter病的主要诱发因素。患者可有尿频、尿急、尿痛等泌尿道感染症状，但这并不一定意味着该部位感染。痢疾后Reiter病可出现无菌性尿道炎。约半数患者有非感染性结膜炎或虹膜炎，常为急性、单侧受累。渐进性加重的非对称性下肢骨关节炎为Reiter病的主要表现，最常受累的关节为膝关节、踝关节和髋关节，也可累及肩、肘、腕及手足小关节。Reiter病常伴皮肤黏膜病变，溢脓性皮肤角化症和漩涡状龟头炎是具有特征性的病变，具有诊断价值。

急性期实验室检查可有中度反应性白细胞升高，血沉增快及C反应蛋白升高，慢性病例可出现轻度正细胞性贫血。实验室检查有中度贫血、轻度嗜中性粒细胞增多、血沉快、血浆蛋白升高，偶尔出现类风湿因子、抗核抗体、冷球蛋白、C反应蛋白和循环免疫复合物，狼疮细胞阴性。抗核抗体和类风湿因子多阴性。HLA-B27阳性对Reiter病诊断有一定意义，但阴性结果亦不能排除。影像学改变一般为关节周围软组织肿胀或有轻度骨质疏松。不典型的Reiter病要与类风湿关节炎、强直性脊椎关节炎、银屑病关节炎、痛风、淋菌性及其他感染性关节炎、急性风湿热、血清病的关节症状、系统性红斑狼疮、白塞综合征等鉴别。出现如下几项可排除Reiter病：①疾病开始即有指骨间关节炎；②类风湿皮下结节；③类风湿因子（+）。

五、治疗

Reiter病为自限性疾病，轻者数周可消退，一般不需特殊治疗，但慢性和复发性Reiter病则要考虑适当的对症疗法。对于出现骶髂关节炎的病例，非甾体消炎药是治疗Reiter综合征的首选药物。对应用非甾体消炎药效果不满意，而且症状严重的关节炎患者，可予小剂量激素短期治疗。虹膜炎患者应及时服用中等至大剂量激素，必要时可用激素局部注射。

1. 尿道炎　红霉素0.5 g，口服，每天4次，连续7天；或强力霉素0.1 g，每天2次，连续7～14天；或美满霉素0.1 g，每天2次，连续10天。若有淋球菌感染，可采用头孢三嗪0.25 g或大观霉素2.0 g，单次肌注。

2. 结膜炎　轻微的结膜炎可不予治疗，但急性虹膜炎或虹膜睫状体炎必须请专科医生给予适当的治疗。通常给予外用阿托品滴眼液散瞳和0.1%地塞米松滴眼液或醋酸可的松滴眼液滴眼，每天6次。

3．关节炎 注意休息，特别是下肢负重关节。关节肿痛可选用吲哚美辛75～100 mg/d或保泰松200～400 mg/d，分3～4次服用。如多关节受累严重伴全身症状时，每天口服皮质类固醇10～25 mg，用药剂量取决于关节炎的严重程度。随着关节症状的好转，可递减药物剂量。尽管Reiter病几个部位的症状不一定同时出现，但多主张几种药物联合应用，包括雷公藤多甙20 mg，每天3次，此药对关节及眼症状均有较好的疗效。

4．皮肤黏膜损害 轻者为自限性，可外用曲安奈德尿素霜或复方益康唑霜（派瑞松）。重者用甲氨蝶呤，每周15～25 mg，同时在服药的当天一次口服叶酸5 mg。对皮肤黏膜的脓溢性角化则以氨苯砜25 mg，每天3次。阿维A酯抑制中性粒细胞趋化，调节免疫，使角化正常，每天30～50 mg，治疗皮肤黏膜损害有效，也能减轻关节症状。但用上述药物均应定期监测肝、肾功能及血、尿常规。

第七节　尿道血管瘤

一、概述

血管瘤（hemangioma）是由血管组织构成的一种良性肿瘤，发生在尿道者极为少见。本病多发于中年，男性较女性多见。

二、临床表现

1．血尿或尿道血性分泌物 可表现为初始或终末血尿，有时可有血精或性生活后血尿。因尿液炎性及化学性刺激导致肿瘤破裂出血，阴茎勃起或排便时腹压升高导致尿道静脉回流受阻而引起肿瘤破裂出血。

2．排尿困难 当尿道血管瘤体较大时可堵塞尿道引起排尿困难，有的尿道口或舟状窝血管瘤，排尿时除有梗阻症状外，还可突出至尿道外。

3．尿路刺激症状 多合并尿路感染所致。

尿道膀胱镜检查是诊断尿道血管瘤的主要方法，膀胱镜下典型表现为肿瘤深红色或青紫色，边界清楚，基底部较宽，血管瘤多隆起于尿道黏膜表面，表面光滑，质地软，有时可见到瘤体表面出血，瘤体周围黏膜正常。女性尿道肉阜伴出血时，其外观亦可呈暗红色，易与血管瘤混淆。女性尿道肉阜一般多见于老年女性，多位于尿道外口，确诊有赖于手术切除后的病理检查。

三、治疗

尿道血管瘤治疗方法较多，应根据瘤体的位置、数目、大小及患者的一般情况，可选择经尿道电灼、电切，经尿道激光切除、放射治疗、瘤体内注射硬化剂或开放手术切除等。随着电切设备的不断改进和电切技术的成熟，经尿道肿瘤电切术是治疗尿道血管瘤的首选方法。此法简单实用，切除彻底，并发症少，患者恢复快，术后不易复发。其他治疗方法有：瘤体内注射硬化剂、尿道切开肿瘤切除术、NdYAG激光、放疗、尿道切除等。对于瘤体较大，基底部较宽，经尿道电切难以完整切除或术中难以彻底止血，可采用开放手术行尿道切开肿瘤切除术。若病变广泛而严重者，可切开尿道行放疗，再择期行尿道成形术。

第八节　先天性尿道上裂伴膀胱外翻

一、概述

先天性尿道上裂（epispadias）伴膀胱外翻（bladder exstrophy）是集多种缺陷于同一区域的罕见的泌尿生殖系先天畸形。这种外翻畸形是由于胚胎发生时期泄殖腔外翻到远端尿道上裂引起一系列异常，有学者认为由于胚胎时期泄殖腔膜发育异常，阻碍间质组织向中线生长，影响下腹壁发育。也有学说认为脐以下区域由于中胚层病变导致发育延迟而使下腹壁关闭不全。泄殖膜破溃的位置和时间的不同决定了外翻畸形类型的各异，包括尿道上裂、膀胱外翻以及泄殖腔外翻。据文献报道，约2万～5万新生儿中有1例，男女比例约为（2～3）：1。

二、临床表现

1．尿道开口异常　尿道上裂是显性畸形，容易明确诊断，但男性不完全型尿道上裂合并包茎者则容易漏诊。尿道上裂的阴茎短而扁平，包茎者虽不能直接看到尿道裂口，但其两侧阴茎海绵体裂开，检查时容易触到两侧阴茎海绵体之间的纵行沟槽。阴茎发育差者沟浅，阴茎发育好者沟较深，其海绵体发育不全或缺如。女性尿道上裂则表现为尿道开口的远端尿道缺如。女性完全型尿道上裂伴有膀胱黏膜脱出者应与尿道黏膜脱垂、输尿管囊肿脱出鉴别。尿道上裂的临床分型各家意见不同，男性可分为阴茎头型、阴茎型和完全型，而女性则分为部分型（前庭型）、耻骨联合下型（完全型）和耻骨联合后型（严重型）。由于尿道上裂病变程度的不同，因此临床很难找到明确界线予以准确分型。国内张凤祥按病变解剖特点和临床治疗需要，根据尿道开口的部位、耻骨分离的宽度、尿失禁的程度及有无腹壁缺损等，将男女统一分型为不完全型（阴茎头和阴茎型）、完全型（耻骨联合下型）和复杂型（伴有膀胱外翻）。复杂型尿道上裂尿道完全裂开，位于阴茎海绵体背侧，尿道开口在分离的耻骨之间，两侧阴茎海绵体在尿道腹侧汇合，两侧阴茎海绵体脚随裂开的耻骨支分离到两侧，阴茎明显缩短扁平上翘，伴有明显的耻骨分离和完全性尿失禁，并合并有腹壁缺损和膀胱外翻。女性则无尿道开口，尿道完全裂开，尿道黏膜与外翻的膀胱黏膜相连接而翻露于外。

2．尿失禁　男性尿道上裂中，阴茎头型及轻的阴茎型可无尿失禁，重的阴茎型有不完全性尿失禁，耻骨下型则有完全性尿失禁。女性尿道上裂前庭型可出现压力性尿失禁，耻骨下型则表现为部分或完全性尿失禁，耻骨后型则产生完全性尿失禁。不完全性尿失禁多因膀胱容量小，当膀胱充盈或患者咳嗽、腹压增加、站立时发生。完全性尿失禁则有尿液持续流出。由于不同程度尿失禁导致患者会阴皮肤持续受到尿液或尿布刺激而出现湿疹。出现尿失禁的主要原因是由于尿道外括约肌及膀胱颈后尿道内括约肌结构的缺损和丧失，其次膀胱发育不良容量小以及尿道变短而使尿道阻力降低也是尿失禁的原因之一。

3．外生殖器畸形　男性尿道上裂患者阴茎发育差，阴茎头扁平，阴茎体短而宽，背侧包皮分裂，包皮冗长悬垂于阴茎腹侧。由于阴茎背侧皮肤短缩、阴茎耻骨韧带短、尿道索带发育不全和阴茎海绵体畸形，使阴茎短缩背翘，勃起向腹壁成锐角。女性尿道上裂则由于耻骨联合分离使阴阜扁平而下陷，大小阴唇前联合分开，小阴唇发育差，阴蒂及包皮分离。

4．耻骨联合分离　男性耻骨下型、女性耻骨下型和耻骨后型均有不同程度的耻骨联合分离。Muecke推荐前后位骨盆照片，发现耻骨分离是诊断此病的重要线索。

三、治疗

一般认为，男性尿道上裂外科治疗的目的是修复尿道裂口，重建尿道，治疗尿失禁，矫正外生殖器的畸形，恢复正常控尿和排尿，建立一个为正常性交所需要的足够长度伸直的阴茎。关于手术时机的选择，Kramer认为纠正尿失禁应延迟手术至患者3岁以后，以便有一个发育较好、有适当容量和肌肉的膀胱。另有学者认为手术年龄推迟至3～5岁或更晚，这样有利于手术操作及术后患者练习控尿，因为较好的控尿功能不仅取决于手术，同时有赖于患者术后正确持久地练习。

根据尿道上裂分型的不同，张凤祥提出各型尿道上裂的相应矫治术式如下：不完全型尿道上裂，若尿道及阴茎畸形轻，无尿失禁，可不予手术；如有外观要求，可作阴茎伸直术和尿道裂口修复术，不作抗尿失禁手术；完全型尿道上裂作阴茎伸长术和抗尿失禁手术；复杂型尿道上裂则行阴茎伸长术、抗尿失禁手术和膀胱外翻修复术。女性尿道上裂因前庭型很少被发现，耻骨下型及耻骨后型大多有完全性尿失禁，故主张手术治疗。

1. 外生殖器畸形矫正 女性外阴畸形矫正比较简单，而男性阴茎畸形矫治则要求达到恢复男性勃起功能。任何轻型男性尿道上裂均须手术矫正，而不应仅修复尿道裂口。必须注意尿道上裂近段尿道虽未裂开，但该段尿道向背侧移位至分离的两侧阴茎海绵体之间，且尿道背侧和耻骨联合有纤维条索连接。当阴茎勃起时该纤维条索牵拉阴茎部尿道，致使两侧阴茎海绵体呈弓形向腹外侧膨出，因此不完全型男性尿道上裂应作阴茎伸直手术。手术需要切除尿道背侧纤维条索并切断阴茎悬韧带，游离尿道并复位到阴茎腹侧。两侧阴茎海绵体在尿道前并拢合并修复阴茎头，将阴茎腹侧皮肤转移到背侧。由于男性尿道上裂两侧阴茎海绵体分离和阴茎头裂开，由此隔断两侧阴茎背动脉末端吻合弓的交叉供血，分开两侧阴茎头海绵体内的自身血运交通，阴茎头血运只靠同侧阴茎背动脉供血，加之尿道上裂处的尿道海绵体发育不良，致使分布于尿道海绵体的尿道球动脉和尿道动脉对阴茎头供血差。手术时一侧阴茎背动脉不慎被缝扎则可造成该侧阴茎头血运障碍，因此缝合两侧阴茎海绵体时，要注意观察阴茎头的血运变化。

2. 抗尿失禁 一般主张采用Young-Dees手术，以延长后尿道，重建膀胱颈，术后可有效地控制尿失禁。也可采用不作输尿管口移植的Leadbetter术式。Leadbetter原法为了增加后尿道的长度而向上移植输尿管开口，从而利用膀胱三角区作成形肌管，长度为3.5～5.0 cm。Leadbetter起初认为成形肌管长度与控制排尿有关，但经术后膀胱尿道造影和膀胱镜检查，得知控制排尿不取决于肌管的长度，而是膀胱三角区肌肉形成新膀胱颈的括约作用，后来Leadbetter简化了手术操作，不作输尿管移植，这样可避免术后膀胱容量缩小。近年也有采用Marshall膀胱颈尿道悬吊术，作为女性尿道上裂抗尿失禁的方法。

3. 修复膀胱外翻 膀胱外翻的修复一直是泌尿外科最具挑战性的手术之一，手术困难而且复杂。手术治疗方式包括膀胱外翻功能性修复和膀胱切除加尿流改道。膀胱外翻功能性修复应作为首选，其修复目的和要求：关闭外翻膀胱和修复腹壁缺损，较好地控制排尿，保护肾功能。随着术式的改进和经验的积累，膀胱外翻采用功能性修复治疗，文献报告控制排尿率可达86%，因此增加了患儿恢复正常排尿和性功能的机会。对于膀胱容量过小、膀胱壁僵硬、伴有复杂畸形、功能性修复失败或术后远期不能控制排尿者，可行膀胱切除和尿流改道手术。

（肖恒军　邓春华）

参 考 文 献

1 陈志强，赵建国，杨为民，等. 2001. 尿道血管瘤的诊断和治疗. 临床泌尿外科杂志，16（3）：140–141

2 冯照晗，王廷基，鹿尔驯，等. 2001. Nd：YAG激光治疗男性尖锐湿疣224例. 中华男科学杂志，7：274

3 郭应禄，胡礼泉. 2004. 男科学. 北京：人民卫生出版社，1819–1823

4 韩青江，刘继红，喻华，等. 2005. 尿道血管瘤六例治疗体会. 临床外科杂志，13（8）：528

5 洪宝发. 2006. 泌尿外科疾病病案分析. 北京：科学出版社，117–123

6 胡宝友，乔着意，孙丹宁，等. 2002. 经尿道电气化术治疗尿道内尖锐湿疣. 临床泌尿外科杂志，17（9）：509–510

7 黄澄如，白继武. 1990. 先天性前尿道瓣膜及憩室：附50例分析. 中华小儿外科杂志，11（3）：134–135

8 金锡御，吴雄飞. 2003. 尿道外科学. 第二版，北京：人民卫生出版社，477–502

9 金锡御，吴雄飞. 2003. 尿道外科学. 第二版. 北京：人民卫生出版社，329–330

10 邵长庚，靳培英. 2003. Reiter综合征. 中华皮肤科杂志，36（1）：56–58

11 邵长庚. 1992. 性传播疾病（九）——Reiter综合征. 中国皮肤性病学杂志，6（2）：124–125

12 王共先，熊礼生，唐金明. 1995. 尿道腺瘤（附3例报告并文献复习），临床泌尿外科杂志，10：134–136

13 王共先，熊礼生，唐金明. 1995. 尿道腺瘤（附3例报告并文献复习）. 临床泌尿外科杂志，10：134–136

14 王蓉蓉，刘琨煜，祝文杰. 2006. Reiter综合征8例报告. 山东医药，46（22）：31

15 王学文，张敬悌，刘浩. 1998. 小儿先天性精阜增生症. 中华小儿外科杂志，19（5）：279–281

16 吴阶平. 2004. 吴阶平泌尿外科学. 济南：山东科技出版社，512–519

17 肖明朝，荀欣，何梓铭. 2002. 尿道尖锐湿疣的诊断和治疗. 中华男科学杂志，8：112–114

18 杨槐，何恢绪，胡卫列，等. 2003. 改良Mitchell术式修复尿道上裂. 中华整形外科杂志，19（3）：180–182

19 尹光明，汤育新，黄凯，等. 2009. 使用输尿管镜钬激光治疗尿道内尖锐湿疣. 中国男科学杂志，23：48–49

20 张大虎，罗晓青，张小平，等. 2003. 女性尿道原发性恶性黑色素瘤3例报告. 临床泌尿外科杂志，18：413–414

21 张凤翔，康春生，王晓路. 1995. 膀胱外翻外科治疗20年回顾. 中华泌尿外科杂志，16（2）：99–101

22 张泓，梁学志，张雁钢，等. 1999. 后尿道腺瘤（附121例报告），中华泌尿外科杂志，20：428–430

23 郑少斌，吴碧之，张兆武. 1995. 精阜炎性增生症20例报告. 临床泌尿外科杂志，10（4）：201–202

24 朱家安，胡兵，张炯，等. 2007. 男性尿道内尖锐湿疣的超声评价. 中华医学杂志，85：73–776

25 Ayzouki I，Nader N，Ludwig L，et al. 1999. Obstructive malformation of the verumontanum . Prog Urol，9（6）：1120–1122

26 Baird AD，Frimberger D，Gearhart JP. 2005. Reconstructive lower urinary tract surgery in incontinent adolescents with exstrophy/epispadias complex. Urology，66（3）：636–640

27 Belhocine T，Pierard G，De Labrassinne M，et a1. 2002. Staging of regional nodes in AJCC stage I and II melanoma：18FDG PET imaging versus sentinel node detection. Oncologist，7：271–278

28 BroudyAC. 1984. Papillary adenoma of the prostatic urethra. J Urol，132：120–122

29 DiMarco DS，DiMarco CS，Zincke H，et a1. 2004. Outcome of surgical treatment for primary malignant melanoma of the female urethra. J Urol，171：765–767

30 Efthimiou I，Kavouras D，Vasilakis P，et al. 2009. Hemangioma of penile urethra–treatment with simple transurethral excision：a case report. Cases J，2：6199

30 El–Sherbiny M，Hafez AT，Ghoneim MA. 2002. Ureteroneocystostomy in children with posterior urethral valves：Indications and outcome. J Urol，168：1836

31 Firlit RS, Firlit CF, King LR. 1978. Obstructing anterior urethral valves in children. J Urol, 9（6）: 819–821

32 Goldstein AMB, Bragin SD, Terry R, et al. 1981. Prostatic urethral polyps in adults: histopathological variations and clinical manifestations. J Urol, 126: 129–131

33 Goodwin and Cummings. 1984. Squamous metaplasia of the verumontanum with obstruction due to hypertrophy: Long–term effects of estrogen on the prostate in an aging male–to–female transsexual. J Urol, 131: 553–554

34 Hara S, Horie A. 1977. Prostatic caruncle: a urethral papillary tumor derived from prolapse of the prostatic duct. J Urol, 117: 303–305

35 Kramer SA. 1989. Augmentation cystoplasty in patients with exstrophy–epispadias. J Pediatr Surg, 24（12）: 1293–1296

36 McClay EF, McClay ME, Monroe L, et a1. 2000. The effect of tamoxifen and cisplatin on the disease–free an d overall survival of patients with high risk malignant melanoma. Br J Cancer, 83: 16–21

37 Mitchell ME. 2005. Bladder exstrophy repair: complete primary repair of exstrophy. Urology, 65（1）: 5–8

38 Mouriquand PD, Bubanj T, Feyaerts A, et al. 2003. Long–term results of bladder neck reconstruction for incontinence in children with classical bladder exstrophy or incontinent epispadias. BJU Int, 92（9）: 997–1002

39 Murata H, Adachi Y, Ebitsuka T, et al. 2004. Reiter's syndrome following intravesical bacille biliE de Calmette-GuErin treatment for superficial bladder carcinoma: report of six cases. Mod Rheumatol, 14（1）: 82–86

40 Olivia E, Quinn TR, Amin MB, et al. 2000. Primary malignant melanoma of the urethra: a clinicopathologic analysis of 15 cases. Am J Surg Pathol, 24: 785–786

41 Parker CT, Thomas D. 2000. Reiter's syndrome and reactive arthritis. J Am Osteopath Assoc, 100（2）: 101–104

42 Parshad S, Yadav SP, Arora B. 2001. Urethral hemangioma. An unusual cause of hematuria. Urol Int, 66（1）: 43–45

43 Rao AR, Motiwala H. 2005. Urethral hemangioma. Urology, 65（5）: 1000

44 Raspagliesi F, Ditto A, Paladini D, et a1. 2000. Prognostic indicators in melanima of the vulva. Ann Surg Oncol, 7: 734–742

45 Rikaniadis N, Konstadoulakis MM, Kymionis GD, et a1. 1998. Long–term Aurvival of a female patient with primery malignant melanoma of the urethra. Eur J Sury Oncol, 24（6）: 607

46 Saito S. 2008. Posterior urethral hemangioma: one of the unknown causes of hematuria and/or hematospermia. Urology, 71（1）: 168. e11–14

47 Tank ES. 1987. Anterior urethral valves resulting from congenital urethral diverticula. Urology, 30（5）: 467–469

48 Wu IB, Schwartz RA. 2008. Reiter's syndrome: the classic triad and more. J Am Acad Dermatol, 59（1）: 113–121

49 Yates JA, Stetz LC. 2006. Reiter' s syndrome（reactive arthritis）and travelers' diarrhea. J Travel Med, 13（1）: 54–56

50 Young HH, Frontz WA, Baldwin JC. 1919. Congenital obstruction of the posterior urethra. J Urol, 283: 289

51 Zeidan S, El–Ghoneimi A. 2009. Exstrophy–epispadias complex associated with complete urethral duplication: preoperative diagnosis is a must. Urology, 74（6）: 1228–1229

第六章　前列腺精囊罕少见病

第一节　前列腺热疗后医源性射精管梗阻

一、概述

射精管梗阻（ejaculatory duct obstruction，EDO）是无精子症的病因之一，发病率占男性不育的1%～5%。精浆生化检测技术和经直肠前列腺精囊高频超声技术（TRUS）的应用使越来越多的射精管梗阻性无精子症患者得以确诊。射精管梗阻的病因至今仍未能完全明确，以先天性发育异常为主，而继发性梗阻的病因常为：泌尿生殖腺感染、导尿术以及后尿道、会阴部手术所致医源性损伤，后者较少见。而前列腺热疗后继发的医源性射精管梗阻除本文作者报道3例外，国内外皆罕见报道。

二、病因与发病机制

射精管左右成对，由输精管壶腹与精囊腺排泄管汇合而成，贯穿前列腺，开口于精阜两侧。可分为最近段、中间段和远段（即开口末段）3个区域，是排精管道中最细、最短的一段。前列腺热疗后继发医源性射精管梗阻病因与国外报道的长期留置导尿管、前列腺手术、盆腔及直肠手术等常见医源性继发梗阻病因不同，明确为因经尿道前列腺热疗所导致。

三、病理

经尿道前列腺微波热疗法是一种高频电疗法，治疗温度应当维持在41～43 ℃。经尿道前列腺射频治疗法则是利用小的管状电极与大面积电极间电场作用，使管状电极周围温度升高至41～50 ℃。其目的是使前列腺温度均匀升高，改善局部血液循环，加速代谢，促进炎症吸收，消除水肿，减轻盆底肌痉挛。但实际操作中治疗温度有时难以精确控制，若温度升高超过60 ℃，可致其周围前列腺组织凝固、坏死和液化，引起严重并发症。本组中患者应用经尿道微波热疗、射频治疗时温度达60～70 ℃，导致前列腺组织损伤、瘢痕增生，继而致射精管梗阻、后尿道狭窄。此外，睾丸对微波很敏感，治疗时必须保护睾丸不受照射。而电极导融术利用电反应使所作用范围内前列腺组织升温至70～90 ℃，进而致其变性坏死，仅可用于前列腺增生症患者。因在老年患者，前列腺增生致移行区增大，压迫外周带、中央区向外、向前尿道移位，故治疗时作用于移行区。而育龄期前列腺炎患者为腺体组织充血，治疗范围无可避免包含了中央区，导致该部组织萎缩、瘢痕增生，其内射精管也随之变形、梗阻，导致少精子甚至无精子症。此外，还可因损伤膀胱颈、尿道膜部而导致逆行射精、尿失禁。所以对前列腺炎患者施行前列腺热疗时必须慎重考虑适用人群，未生育者应禁用。操作时必须精确控制治疗温度、时间，避免医源性损伤。

四、临床表现

患者多于接受前列腺区域的腔内热疗2～3个月后出现逐渐加重的排尿困难，伴发有射精和射精后前列腺区域疼痛，可向阴囊放射，并出现精液体积减小、稀薄、半透明，多伴发有数次血精，可经抗炎治疗后缓解。部分患者可出现一过性或长期大便困难和里急后重感等不适。精液检查发现患者热疗后精液内无精子。

部分患者行尿道扩张后排尿稍通畅，但反复精液检查仍无精子。

患者体查显示男性第二性征明显，阴茎无异常，至少一侧睾丸、输精管可扪及、无异常。直肠指检：前列腺大小正常，质韧偏硬，欠光滑；双侧精囊可有增大，无压痛。

五、诊断与鉴别诊断

与诊断其他病因的射精管梗阻患者一致，医源性射精管梗阻患者首先应当属于结婚2年以上，经3次以上精液检查确诊为无精子症的男性不育症患者，并经检查排除配偶不育因素。诊断依靠病史、体查、实验室检测、影像学检查、尿道镜检。

（一）诊断

1. 病史 患者有明确接受前列腺区域的腔内热疗的历史，治疗后出现较治疗前明显的精液体积减少、稀薄、半透明，可伴发排尿困难、射精痛、血精、大便困难和里急后重感等不适。既往有配偶妊娠史或精液检查确认有精子史。

2. 体查 患者男性第二性征明显，阴茎无异常，至少一侧睾丸、输精管可扪及、无异常。直肠指检：前列腺大小正常，质韧偏硬。

3. 实验室检测

（1）血睾酮、FSH、LH等性激素检测结果正常。

（2）精液检查　无精子，单次射精量少于2 mL，精液pH＜7.2，一次射精精浆果糖＜13 umol，即精液分析的“四低”征。

（3）无须行睾丸活检证实睾丸有精子生成功能。

4. 影像学检查

（1）经直肠前列腺精囊高频超声技术（TRUS）应具备以下标准之一：①精囊扩张＞1.5 cm；②射精管扩张直径＞2.3 mm；③精阜内或射精管钙化结石形成；④在近精阜中线或偏离中线处有囊肿（Müllerian管囊肿或Wolffian管囊肿）。

（2）核磁共振（MRI）可显示精囊扩张、射精管扩张而远端不能显影等检查使其诊断明确。

（3）无需行输精管、精囊造影等有创性检查来确诊。

5. 尿道镜检 多见尿道括约肌环僵硬，膀胱颈口瘢痕狭窄，前列腺部尿道大量瘢痕增生、狭窄，尿道凹陷，延长至4.0～4.5 cm，可见尿道扩张所致的假道通向膀胱颈。前列腺中央区缩小硬化，精阜完全失去正常形态，难以分辨。

（二）鉴别诊断

本病应与其他泌尿生殖系感染后继发引起的射精管梗阻鉴别，可通过详细询问病史、体格检查，完善相关实验室检查以及尿道镜检查等进行鉴别。

六、治疗

自Fatly和Barnes于1973年开展第一例经尿道射精管切开术（transurethral resection of the ejaculatory duct，TURED）以来，因其安全性高、疗效满意（精液改善率达33%～83%，术后配偶受孕率约10%～25%）、并发症少，该术式已成为治疗射精梗阻的经典疗法。

手术适应证：典型“四低”精液改变和（或）射精、射精后前列腺区域疼痛、血精，并且有上述典型的TRUS、MRI特征或经输精管造影确诊。

禁忌证：患者合并严重的心、脑、肺等全身性疾病及凝血功能障碍时不可手术，各种泌尿生殖系急、慢性炎症，及结核未控制时属手术禁忌，确诊射精管梗阻合并长段输精管梗阻时亦不能行此手术。

患者经常规术前准备后于腰硬联合麻醉下行经尿道射精管切开术（TURED）。手术方法：患者皆取截石位，常规消毒，铺无菌巾。前列腺热疗后射精管梗阻患者后尿道狭窄，加之有尿道扩张损伤、假道形成，术中必须直视下进镜。而前列腺部尿道已变形、瘢痕增生，尿道括约肌环僵硬，精阜难以分辨，同其他TURED术中所见差距大，手术定位困难。而且坏死吸收后的前列腺组织（多为0.8～1.0 cm）远较前列腺区无瘢痕患者（1.5～2.0 cm）要薄，手术中须仔细，防止切穿包膜、损伤尿道括约肌，但是切除过浅又无法切除瘢痕至射精管扩张部位。对此，笔者经验如下：

（1）术中必须用手指经直肠挤压精囊，通过增加射精管内压力，使之扩张加重，引导手术定位精阜、射精管，并可通过有否精液（多浑浊或带血性）喷出而确定射精管是否切开、通畅。可在助手经直肠指检前列腺辅助下仔细清除瘢痕，用手指经直肠挤压双侧精囊，见距尿道外括约肌环约1 cm处尿道黏膜突起，该部即为原精阜处，即手术定位点。

（2）术中手指触诊前列腺可判断电切环与前列腺包膜间距，但本组患者前列腺因瘢痕质韧偏硬，触诊指感精确度差，电切时必须施行薄层（0.5～1.0 mm）电切，防止切穿包膜及损伤括约肌、直肠。

（3）根据射精管解剖，电切时应自精阜部呈40°～60°向膀胱颈下方电切5～7点位前列腺组织至看到“猫眼状”射精管口（若瘢痕化严重则可变为其他形状，如三角形等，需要挤压双侧精囊辅助确定），并防止损伤膀胱颈致术后逆行射精（图6–1、图6–2）。

切开射精管后须仔细止血，放置F16三腔气囊导尿管，持续膀胱冲洗。

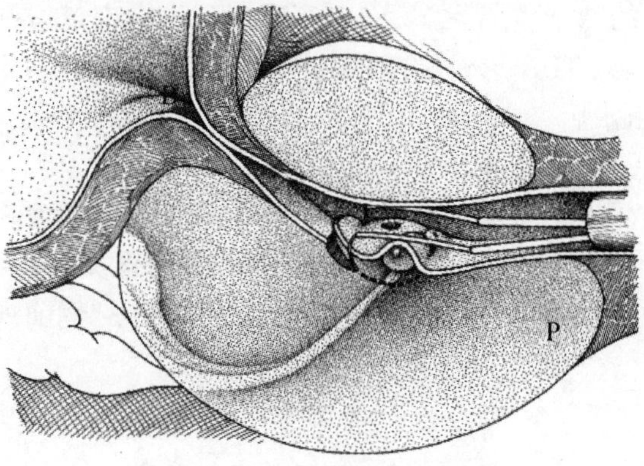

图6–1 TURED手术示意图

B：膀胱；P前列腺

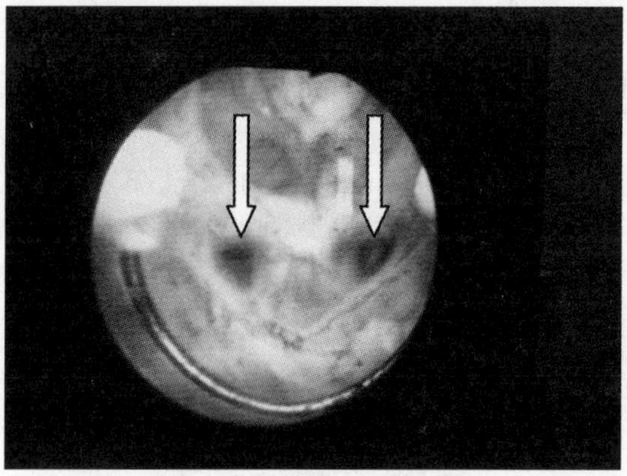

图6–2 TURED术照片

箭头指向变形的射精管开口

前列腺热疗后继发医源性梗阻患者有后尿道狭窄，加之TURED术后中央区形成一凹槽，导尿管易于该部打折、卷曲难以置入膀胱。笔者建议：①先经电切镜腔放入F4输尿管导管，剪除导尿管气囊前0.1 cm部分硅胶头，以输尿管导管为内芯引导置入导尿管。②应用铜丝、铁丝为导尿管内芯，沿尿道前壁放置尿管。

前列腺热疗后继发性射精管梗阻患者已发生前列腺组织变性、坏死等炎症反应，术后防止感染、瘢痕增生、尿道再狭窄治疗非常重要，应停留导尿管2～3周，并足量、长疗程抗生素治疗，多应用广谱抗生素至拔除导尿管后1天。6～8周内禁止性生活。但原先热疗损伤严重者术后前列腺部尿道再狭窄可能仍难以避免。

七、预后

继发医源性射精管梗阻患者TURED术后精液中精子出现率（可达100%）远较其他病因的射精管梗阻患者（40%～70%）要高。作者分析因其他患者病因以原发性（先天性发育异常）为主，而目前国内外的诊断依据仍为精液分析“四低”和经直肠B超检查，除射精管梗阻外还可能存在输精管、附睾部梗阻，并有精囊先天发育不良及术后组织收缩、排精功能障碍可能，这与国外报道一致。

（赵良运　涂响安）

第二节　肉芽肿性前列腺炎

一、概述

肉芽肿性前列腺炎（granulomatous prostatitis）是一种罕见的疾病，多为非特异性，常与近期的尿路感染有关。多半病例直肠指诊可及前列腺硬结或弥漫性硬块，与前列腺癌不易区分。本病曾称为“前列腺肉芽肿”、“慢性纤维性巨细胞前列腺炎”、“嗜酸细胞肉芽肿性前列腺炎”等。1943年，Tanner和McDonald首先描述了37例不明原因的肉芽肿性前列腺炎，以后被Symmers（1950）称为非特异性肉芽肿性前列腺炎，以与微生物感染引起的特异性者区分。1951年Melicow提出过敏性前列腺肉芽肿。1972年Towfighi描述了继发于经尿道切除（TUR）术后的肉芽肿性前列腺炎。1984年Epstein和Hutchins将本病分为4类，即：非特异性、TUR术后、特异性和过敏性肉芽肿性前列腺炎。1987年Stillwell将第4类统称为系统性肉芽肿病，包括过敏性肉芽肿和Wegener肉芽肿。

肉芽肿性前列腺炎约占前列腺良性疾病的0.8%，发病年龄18～86岁，2/3的患者年龄在50～70岁。Kelalis（1964）统计1 100例经手术治疗的前列腺炎，其中肉芽肿性前列腺炎108例（9.8%）。北京医科大学泌尿外科研究所马文香（1990）在580例前列腺针吸细胞学和532例前列腺标本分别发现本病12例（2%）和9例（1.7%）。

二、病因与发病机制

Stillwell（1987）将肉芽肿性前列腺炎按病因分为4类：①非特异性肉芽肿性前列腺炎，占

70%，常继发于近期的尿路感染。②经尿道术后或针吸活检后肉芽肿性前列腺炎，占24%。经尿道手术包括TURP和TURBt，半数在术后6个月内发病。③特异性肉芽肿性前列腺炎，占3%。病原微生物包括细菌、结核菌、布氏杆菌、梅毒螺旋体、病毒及霉菌等。其中膀胱肿瘤电切术后灌注卡介苗并发肉芽肿性前列腺炎受到广泛重视，作为膀胱灌注卡介苗的并发症其发病率为0.9%～1.3%，仅次于膀胱炎和发热的发病率。也有人对膀胱灌注卡介苗患者的前列腺进行病理检查，发现本病的发病率实际上很高（41%～75%）。从开始灌注到发现本病平均约1年时间（3～25个月）。④系统性肉芽肿病，占3%，为累及全身多器官的肉芽肿性疾病在前列腺局部的表现，包括过敏性肉芽肿病（Churg-Strauss综合征）和Wegener肉芽肿病。前者常与多器官肉芽肿和哮喘有关，因肉芽肿内有明显嗜酸细胞浸润故又称嗜酸细胞性肉芽肿性前列腺炎；后者为遗传性疾病，多合并呼吸道肉芽肿及脉管炎。

肉芽肿性前列腺炎的发病与局部强烈的异物反应有关。前列腺导管阻塞是首要因素，原因包括细菌感染引发的炎症过程或外科创伤造成的组织坏死，前列腺增生也可能造成或加重前列腺导管的梗阻。感染和炎症破坏导管和腺体上皮，细胞碎片、细菌毒素和前列腺分泌物进入组织间隙，成为基质内异物，激发肉芽肿性炎症反应。肉芽肿性炎可能是局限的，也可能累及整个前列腺。炎症缓解慢，约需2～3个月，局部被纤维结缔组织替代，质地发生变化。

三、病理

前列腺大体标本表面可呈结节状，切面呈结节分叶状，部分腺体有小囊腔，或可见灰白色致密区域。所有肉芽肿性前列腺炎中，结节性病变和弥漫性病变分别占40%和60%。镜下观察非特异性肉芽肿性前列腺炎为多发的、小的、非坏死性病灶，局部前列腺腺体和基质被破坏，代之以大量组织细胞、上皮样细胞和各种炎症细胞形成的结节。上皮样细胞排列杂乱，或呈栅栏样排列，可见灶状泡沫组织细胞和淋巴细胞浸润。结节外有淋巴细胞、嗜酸细胞和多核白细胞。有时大片向基质“浸润”的上皮样细胞可能与前列腺癌混淆，免疫组化染色有助于诊断，肉芽肿性前列腺炎溶酶体染色阳性，而前列腺癌PSA、PAP和细胞角质素阳性。

经尿道切除后发生的肉芽肿性前列腺炎病灶内含有风湿小结，中心为纤维素样坏死，外周环绕栅栏样排列的上皮样组织细胞、淋巴细胞和巨细胞。部分病例有大量的嗜酸细胞，以前曾称之为“嗜酸细胞性肉芽肿性前列腺炎”，目前为避免混淆，已将此名称专用于过敏性肉芽肿性前列腺炎。

特异性肉芽肿性前列腺炎经特殊染色可能找到病原菌或特征性改变，如抗酸杆菌和干酪样坏死。膀胱灌注BCG并发本病可能有或无干酪样坏死。有干酪样坏死者病灶内更易发现抗酸杆菌，且多见于灌注早期发病的患者，一般为开始膀胱灌注3个月内；无干酪样坏死的病例多为已灌注4个月以上者。肉芽肿性前列腺炎合并慢性前列腺炎者约6%，故二者关系不大。合并前列腺癌者占6.5%。

四、诊断

1. 症状 70%患者有尿路感染的病史，表现为急性膀胱炎或急性前列腺炎，部分患者症状为爆发性。最常见的症状为发热、寒战和尿路刺激，下尿路梗阻、急性尿潴留也常见。血尿较少见。个别患者表现为感冒的症状，也有无症状而在体检时发现者。

2. 体征 半数以上患者直肠指诊可触及前列腺单发或多发硬节，或整个前列腺弥漫变硬，其中部分病例结节或前列腺坚硬固定酷似前列腺癌，也可能软硬不一，有弹性。少数患者前列腺及结节质地并不硬，同其他良性病变。

3. **实验室检查** 常规化验对诊断多无帮助。部分患者血白细胞增多，血沉加快。血嗜酸细胞增加者少见，意义甚小，因除过敏性肉芽肿性前列腺炎外，其他部位真菌或寄生虫感染也有可能。大部分患者有脓尿，半数患者有镜下血尿。尿培养可见革兰阴性菌。血酸性磷酸酶和碱性磷酸酶增高者很少见。

血PSA可一过性升高，更易与前列腺癌混淆。Speights（1996）报告10例病理证实的非特异性肉芽肿性前列腺炎，4例血PSA＞4.0 ng/mL，其中3例PSA在4.0～6.0 ng/mL，1例为10.1 ng/mL。随诊1年以上全部病例PSA均恢复正常。但需注意对PSA持续异常的病例应反复活检，除外前列腺癌。

4. **影像学检查** 经耻骨上B超或经直肠B超可见前列腺内低回声结节，或前列腺回声不均匀，与前列腺癌相似。其他B超所见有前列腺增大、形态不规则但包膜完整等。MRI对诊断帮助不大。

5. **活检** 过去多用针吸活检，目前在B超引导下行前列腺穿刺活检可明确诊断，需注意发现个别与本病并发的前列腺癌。此外，即使已获得本病的诊断，在随诊中如发现可疑前列腺癌的证据，仍需再次活检。近期发生急性尿路感染，继而下尿路梗阻缓解，硬结可消失，如不消失可能存在病灶，同时前列腺迅速增大、变硬，出现硬结，血PSA可能升高，B超发现前列腺内低回声结节或前列腺增大、密度不均，应考虑到肉芽肿性前列腺炎的可能，需在B超引导下行前列腺穿刺活检以明确诊断。综合国内外作者的经验，肉芽肿性前列腺炎与前列腺癌的鉴别要点是：肉芽肿性前列腺炎多有下尿路感染的症状，结节发生于感染症状过程中或之后，发展快，大而弥漫，有弹性，软硬不一。抗炎治疗后症状好转，结节缩小变软，PSA缓慢下降。病理活检对鉴别诊断非常必要。个别病例镜下仍不易区分，需行免疫组化染色。

五、治疗

肉芽肿性前列腺炎中多数病例可以观察，不做处理而自愈，但硬结的消失需要数月至数年。

一般治疗包括热水坐浴、防治便秘等。胎盘组织浆（2 mL肌注，每周2～3次，持续1个月）有助于促进硬结消失。有明显尿路感染者可抗炎治疗至少4周。对特异性感染者需针对病原微生物治疗。如抗痨治疗，一般口服异烟肼和利福平3～6个月。绝大多数BCG膀胱灌注后发生的本病无须治疗。

Wegener综合征患者需用环磷酰胺和类固醇激素，而Churg Strauss综合征患者只用类固醇激素。少数有严重梗阻症状的患者需行前列腺切除。需注意前列腺粘连严重，开放手术操作困难，应首选TURP。

六、预后

肉芽肿性前列腺炎预后良好。本病极少复发。有患者在本病症状缓解数年后发生前列腺癌，需引起注意。

第三节　前列腺肉瘤

一、概述

前列腺肉瘤（prostate sarcoma）少见，1892年由Staford首先报道，曹晨涛（1930）报道国内首例。国外报道，原发前列腺恶性肿瘤中，肉瘤占不足0.1%，国内报道则为2.7%～7.2%。这种显著差异可能与西方国家前列腺癌发病率高，而国内前列腺癌发病率低有关。前列腺肉瘤任何年龄都可发病，以青年人居多，50%～75%发生在40岁以内。

二、病因与发病机制

前列腺肉瘤起源于生殖束之中胚层，包括午非氏管及苗勒管之终末部分，并可从尿生殖窦之环肌层而来。其病因可能与胚胎发生、发育畸形、前列腺炎和会阴部创伤有关，但激发因素以何者为主迄今尚未阐明。放疗可能是引起前列腺肉瘤的一种诱因。

三、病理

前列腺肉瘤分3种病理类型：①肌肉瘤：平滑肌肉瘤和横纹肌肉瘤。②梭形细胞瘤：纤维肉瘤和梭形细胞肉瘤。③其他：包括脂肪肉瘤、骨肉瘤、神经源性肉瘤等。其中以横纹肌肉瘤居多，约占42%；其次为平滑肌肉瘤，约占25%；前者好发于青少年，约50%发生在5岁以内，而后者多见于老年人。Ghavimi根据肿瘤范围及是否能切除将前列腺肉瘤分为4期：①Ⅰ期：肿瘤局限，能完全切除，区域淋巴结阴性（Ⅰa：切缘镜检阴性；Ⅰb：切缘镜检阳性）。②Ⅱ期：肿瘤浸润到邻近组织，不能完全切除而区域淋巴结镜检阴性。③Ⅲ期：肿瘤扩散到邻近组织，不能完全切除，区域淋巴结镜检阳性。④Ⅳ期：远处转移。

四、临床表现

本病早期可以不出现症状。多数患者就诊时肿瘤已经超出前列腺而发生局部浸润，常可侵及膀胱、直肠及盆底肌肉。若肿瘤压迫或侵犯膀胱及尿道，可导致血尿、排尿困难，甚至尿潴留。若肿瘤压迫或侵犯会阴或直肠，可出现排便困难。经血循环转移出现早，肝、肺及骨骼是常见的转移部位。淋巴转移也较常见，20%～40%的病例在诊断时就已经发生淋巴结转移。综合起来主要有以下表现：①进行性排尿困难，严重者可引起急性尿潴留，侵犯会阴或直肠时可出现排便困难；②膀胱刺激征：尿频、尿急、尿痛；③血尿；④晚期患者局部疼痛明显并可放射至会阴部及腰骶部，可出现腹水、阴囊及下肢水肿等。直肠指诊可触及前列腺肿块，常较大，无压痛，表面光滑，质柔韧，可有波动感。实验室检查可有镜下血尿，血清碱性磷酸酶和酸性磷酸酶均可正常，绝大多数病例血清PSA正常，少数轻度升高。

五、诊断与鉴别诊断

任何年龄特别是儿童或50岁以内有排尿困难病史，尤其合并便秘，直肠指诊发现无痛性前列腺肿块、有波动感，应考虑前列腺肉瘤可能。B超对前列腺肉瘤有诊断价值，并有助于确定瘤体与邻近正常组织的关系，也可用于发现出血及坏死。X线骨盆平片及ECT骨扫描可显示溶骨性破坏，有助于了解有无骨转移及鉴别诊断。CT可见前列腺增大，形态多不规则，且有前列腺包膜中断，侵犯周围脏器和盆腔淋巴结转移，对发现局部转移灶及判断病变临床分期有重要价值。MRI对诊断前列腺肉瘤非常有价值，可见肿瘤内部信号不均匀，生长迅速，较早出现区域淋巴结转移。前列腺肉瘤的确诊及具体病理类型的确诊有赖于穿刺活组织病理学检查及免疫组化：平滑肌肉瘤显微镜下呈编织束状梭形细胞，核呈末端钝圆的杆状核，胞浆嗜酸性，核的不典型程度可有不同，常见肿瘤坏死和出血，而核不典型和核分裂像具有诊断价值，免疫组化和电镜可以确定其是否平滑肌来源；横纹肌肉瘤65%以上为胚胎型横纹肌肉瘤，显微镜下见由圆形至梭形成片细胞构成，细胞核深染，可见蝌蚪状和带状细胞，胞浆红染，有横纹，免疫组化Myoglobin和Desmin有助于鉴别诊断。

前列腺肉瘤需与以下疾病相鉴别：①前列腺癌：前列腺癌好发于老年患者，且前列腺肿块质硬，血PSA升高，如前列腺癌有骨转移，常为成骨性破坏，而前列腺肉瘤的骨转移则为溶骨性缺损病变。②前列腺脓肿或囊肿：前列腺肉瘤时有膀胱刺激征或伴有发热，而肛检前列腺大且有波动感时，易误诊为脓肿或囊肿。但前列腺脓肿多有压痛，前列腺囊肿可行穿刺，如穿刺无脓液或抽吸活检多能鉴别。③前列腺肉瘤常伴排便困难，但常继发于尿路症状之后，故易与直肠肿瘤鉴别。④前列腺肉瘤早期均出现下尿路梗阻症状，因此在老年人，易误诊为前列腺增生而延误治疗，故对诊断前列腺增生的老年患者，药物治疗无效且症状加重，肛检前列腺增大迅速且质软者，应考虑本病的可能性。

六、治疗

前列腺肉瘤的治疗方法有手术治疗、放疗、化疗和综合治疗。术式有根治性膀胱前列腺切除术、前列腺根治术、单纯膀胱造瘘术等。疾病早期手术切除是最佳治疗方法。对局限于前列腺包膜内而无局部浸润的前列腺肉瘤即Ⅰ期者，首选根治性前列腺切除术；对伴有尿道、膀胱或直肠局部侵犯而无远处转移即Ⅱ期者，若患者全身情况允许可试行盆腔廓清术，术后再配合适当的化疗和放疗；对已有转移或局部浸润固定切除困难即Ⅲ期、Ⅳ期者，可行姑息性手术缓解症状，包括经尿道前列腺电切除术或单纯膀胱造瘘+化疗或放疗。纤维肉瘤唯一可能有效的治疗为手术根治。化疗对儿童横纹肌肉瘤较成人横纹肌肉瘤效果好，常用的化疗药物包括氮烯咪胺、长春新碱、环磷酰胺和阿霉素等。近年来开展的介入化疗（髂内动脉插管）及淋巴化疗（腹股沟淋巴结穿刺）可在提高化疗药物剂量增强疗效的同时，降低毒副作用，对前列腺肉瘤的治疗具有积极意义；而近年来开展的免疫治疗恶性肿瘤也取得显著疗效，因此，根治术后配合免疫治疗如肌注α-2b干扰素、白介素-Ⅱ、胸腺肽等，对前列腺肉瘤的治疗也具有积极意义。放疗则是一种重要的辅助治疗措施，可于术前或术后配合应用，放疗对平滑肌肉瘤、淋巴肉瘤较横纹肌肉瘤和纤维肉瘤敏感。

七、预后

前列腺肉瘤早期确诊困难，病程发展极快，预后不良，儿童患者尤甚。横纹肌肉瘤的恶性程度更高，往往在就诊时，其瘤体可以很小，局限在前列腺内，但生长极快，很快可侵及周围软组织及膀胱，并在瘤体内出现坏死。10%～20%的患者在诊断时就已经发生转移，而且术后局部易复发，故患者几乎皆在1年内死亡。平滑肌肉瘤预后相对较好，20岁以上患者平均生存2～3年。近年来采用手术、放疗及化疗，使儿童横纹肌肉瘤的预后明显改善。但总体来说，前列腺肉瘤的临床治疗效果仍不理想，早期诊断、早期手术，同时结合放疗或化疗的综合治疗可使部分患者的预后改善。

（邓立文　涂响安）

第四节　前列腺基底细胞癌

一、概述

前列腺基底细胞癌（basal cell carcinoma，BCC）又称腺样囊性癌（adenoid cystic carcinoma，ACC），是一种罕见的肿瘤，在前列腺恶性肿瘤中比例不足0.01%。1974年由Frankel和Craig首次报道时称为前列腺腺样囊性癌，其特征表现为正常前列腺腺体间广泛浸润的基底细胞样细胞巢。因为在命名上并没有统一，之后的文献报道名称较混乱，包括基底细胞癌（BCC）、腺样囊性癌（ACC）、腺样囊样肿瘤（adenoid cystic-like tumor）、腺样基底细胞肿瘤（adenoid basal cell tumor）以及基底细胞样肿瘤（basaloid tumor）。Randolph等将这类疾病归类为前列腺AC/BC（AC/BC of the prostate，ACBCP），并认为这类肿瘤生物学潜能较弱，预后较前列腺腺泡腺癌好。

二、病因与发病机制

前列腺上皮由3种细胞组成：分泌细胞、神经内分泌细胞和基底细胞。基底细胞可能是前列腺的干细胞，可以向不同方向分化，并保持分泌细胞受激素调控。而前列腺基底细胞增生和基底细胞腺瘤则可能是基底细胞癌的癌前病变，具体的机制和原因仍不清楚，基底细胞的生物学功能尚需进一步研究。

三、病理

来源于前列腺基底细胞的肿瘤可分为两大类。一类为良性肿瘤，即典型的基底细胞增生（basal cell hyperplasia，BCH）；另一类为恶性肿瘤，有两种相似的类型，为腺样囊性癌（adenoid cystic carcinoma ACC）和基底细胞样癌（basaloid carcinoma，BC），可单独存在或混合存在。WHO肿瘤分类将其均归为基底细胞癌（BCC）。

基底细胞癌通常位于移行带，也有部分位于外周带。其病理特征表现为前列腺腺体间基底细胞样细胞巢的弥漫浸润。镜下可见基底细胞样细胞呈不规则的实性簇状、柱状和较大的细胞团块排列。细胞巢周围可见栅栏样结构、透明样变和筛状结构。瘤细胞体积较小，细胞核大小相似，体积较大，呈圆形或卵圆形，核分裂少见，胞浆较少。

四、临床表现

目前报道前列腺基底细胞癌发病平均年龄为64岁，28～87岁均有发病报道。其主要临床表现为梗阻性下尿路症状（LUTS），包括夜尿症、尿急、急性尿潴留及膀胱出口梗阻等，无明显特异性。有研究报道直肠指检可及增大的前列腺，富有弹性。

五、辅助检查

目前报道尚未见较好的影像学方法诊断前列腺基底细胞癌。有报道认为经直肠超声可发现肿瘤多发微囊结构。

对于单纯前列腺基底细胞癌患者，血PSA一般不升高；如果PSA升高应考虑合并前列腺癌可能。

六、诊断与鉴别诊断

前列腺基底细胞癌的诊断多为偶发性，常在前列腺穿刺或切除术后病理检查中发现。临床表现无特异性。

需要鉴别诊断的疾病主要有：

（1）前列腺基底细胞增殖　主要包括基底细胞增生和基底细胞腺瘤。前列腺基底细胞增殖与其恶性肿瘤的鉴别诊断尚无统一标准，且经常与基底细胞癌同时存在。目前前列腺基底细胞恶性肿瘤的形态学特点包括：坏死、神经周围浸润、累及前列腺外周以及远处转移。有文献报道核异型性及高Ki–67、bcl–2表达进一步提示肿瘤恶性可能。Rajinikanth Ayyathurai和Francisco Civantos等总结以前的文献，认为基底细胞良性、恶性肿瘤在组织学上可以从以下几个方面鉴别（表6–1）。

表6–1　前列腺基底细胞良性、恶性组织学鉴别要点

基底细胞增生	腺样囊性癌/基底细胞样癌
年纪更大	年纪相对小
没有浸润	多有浸润
没有侵犯周围神经	侵犯腺体周围
无前列腺外扩展	前列腺外扩展
同时存在前列腺增生	常常无
没有或极少筛状结构	腺样囊性癌有筛状结构
鳞状细胞化生	常常没有
中心透明样化	腺样囊性癌大量细胞透明样化
有胞浆小体	无
管腔内钙化	罕见钙化

（2）前列腺癌　前列腺癌形态学特点与基底细胞癌差异较明显，有时可同时发生。免疫组化检测PSA和PAP表达可较容易区分前列腺腺癌，而绝大多数基底细胞癌为阴性。

七、治疗

因为前列腺基底细胞癌较少见，其治疗方式多参考前列腺癌的治疗。

手术方面可选择的治疗方案有TURP、根治性耻骨后前列腺切除术（RRP）以及腹腔镜前列腺根治性切除。

在早期，因为认为前列腺基底细胞癌生物学潜能较弱，属于低度恶性肿瘤，临床上报道多为局部浸润，较少出现远处转移，一般不推荐过于积极的治疗。但因为病例较少，而且诊断标准比较模糊，尚无统一的标准治疗方案。近期有报道认为前列腺基底细胞癌的两种类型中，ACC的恶性度较BC高，但均有发生局部浸润及远处转移的可能。对于早期病变，根治性手术治疗可能为较好的治疗手段。这种观念改变可能与诊断标准的变化有关。

另外也可以选择与前列腺癌相同的辅助治疗方式，如外放射、化疗等。

八、预后和展望

目前虽然认为前列腺基底细胞癌为低度恶性肿瘤，生长缓慢，发生转移较晚，预后较好。但近期大宗病例的文献复习提示两种类型基底细胞癌均有局部浸润和远处转移可能，因此推荐的治疗方式为前列腺根治性切除。但该肿瘤的生物学行为尚不完全清楚，所报道的各种诊疗方法效果尚不一致，仍需要长期的随访和进一步研究。

第五节　精 囊 囊 肿

一、概述

精囊囊肿（seminal vesicle cyst，SVC）临床少见，但随着影像学的发展及对本病认识的深入，病例报告逐渐增多。1872年Smith首次报道此病，国内贺宗礼于1956年首次报道此病，至2009年底国内共报道约200例。

二、病因与发病机制

精囊囊肿可分为先天性和后天性2种。

1．先天性精囊囊肿　先天性精囊囊肿的形成和中肾管末端发育异常所导致的射精管先天性闭锁有关，因此常伴有其他中肾管来源器官的发育异常。1914年Zinner首次报道了精囊囊肿合并同侧肾发育不全的病例，并指出精囊囊肿可合并其他生殖系统畸形，如输精管缺如或发育不全、同侧睾丸缺如等。King（1991）、Umit Blete（2002）等报道先天性精囊囊肿的发生与常染色体显性遗传多囊肾病（autosomal dominant polycystic kidney disease，ADPKD）有关，这主要是胚胎期中肾管的基底膜缺陷引起的。有报道称40%～60%的成人多囊肾患者合并精囊囊肿，且先天性精囊囊肿以单发囊肿居多。

2．后天性精囊囊肿　多见于成年人，主要因为炎症引起射精管或精囊憩室口的狭窄、闭锁导致精液引流受阻，精囊内压升高而形成囊肿，可合并精囊内结石形成。有报道表明良性前列腺增生、前列腺手术以及前列腺肿瘤患者可合并精囊囊肿，均与获得性梗阻因素有关。

三、临床表现

先天性精囊囊肿常在20～40岁出现症状，这阶段正是性活跃期。体积小的精囊囊肿通常无症状，囊肿较大时可因继发感染及压迫邻近器官而引起相应症状。

血精：为最常见症状。以血精为首发症状的就诊者占40%左右。精液外观呈粉红色、暗红色或咖啡色，可持续数年，常不合并射精痛。囊肿合并精囊结石者，在排出血性精液时常有小结石排出。张波等研究16例精囊囊肿发现75%患者有血精病史，6例射精后有肉眼血尿。Furuya等研究了21例血精患者，发现52%的血精来自精囊病变，其中精囊异常（精囊扩张、精囊囊肿和精囊淀粉样变）者达82%。

血尿：初始或终末血尿较常见，尤以排精后初始血尿多见。出血量较大时，可出现全程血尿。

精囊囊肿常可引起继发感染，以前列腺炎或附睾炎就诊。同时，慢性细菌性前列腺炎也可引起精囊炎和精囊囊肿，患者可表现为会阴部疼痛或顽固性慢性盆腔疼痛。疼痛也可位于下腹部、腰部、盆部或阴囊，射精或排尿时疼痛可加剧。精囊囊肿急性感染时可进展为精囊脓肿，会出现会阴部疼痛剧烈、发热，并可有全身脓毒症表现。

囊肿压迫膀胱颈及后尿道可引起排尿困难，困难程度与囊肿大小及位置有关，国内报道精囊囊肿引起排尿困难者占9.1%。部分患者有尿频、尿急等膀胱刺激症状。当囊肿压迫输尿管时，可导致肾盂积水；当囊肿压迫射精管时可引起射精痛或附睾炎；压迫直肠则可以引起里急后重、便秘等症状。

精囊囊肿还可导致不育。除与先天性精囊发育异常有关外，还与射精管梗阻或狭窄所引起的梗阻性无精子症或弱精子症有关。长期慢性精囊炎导致精囊挛缩，功能减退，生育力也会降低。部分患者还合并有慢性附睾炎，影响精子成熟。国内统计精囊囊肿合并不育占6.8%。

四、辅助检查

1. 超声 B超可以清晰显示膀胱后结构的轮廓，同时又能区分实性或囊性结构，是精囊囊肿首选的诊断方法。精囊囊肿的超声表现为囊性结构，呈无回声特征，易与实质性肿瘤鉴别，并了解囊肿大小。多房型囊肿可见精囊边缘呈分叶状，内见多个大小不等、形状不一的囊性无回声区，囊壁薄、均匀，多切面扫描可见各房腔相通。同时超声可了解同侧肾、输尿管是否缺如或发育不良。经直肠超声可提高诊断的准确性。直肠超声引导下可行穿刺引流，帮助诊断，囊液中通常可见衰老的红细胞和变性的精子，果糖阳性。还可经穿刺针注入造影剂，进行精囊造影检查。

2. CT 精囊囊肿CT表现差异较大。典型者表现为单腔薄壁囊肿，边界清楚，水样密度，较大的囊肿可突入膀胱。由于出血或感染，可表现为密度不均，有时可见囊内结石。增强CT可用以鉴别精囊囊肿与精囊肿瘤。

3. MRI 较CT能更好地反映病变内部结构，准确性高。一般单纯性囊肿T_1加权为低信号，T_2加权为高信号。囊内含有精子等其他物质或出血时，T_1加权为中等信号。若囊内液体蛋白含量较高，囊内容物与囊壁的密度接近，易误诊为实质性肿物。MRI可清楚显示盆腔内各脏器解剖及其与囊肿的关系，部分患者甚至可见前列腺内扩张的射精管。Cho等研究表明用直肠内线圈进行MRI检查，可以更清楚地认识前列腺和精囊的解剖结构，对精囊、射精管及前列腺的病变检测具有更高的灵敏度，优于直肠超声。

4. 静脉肾盂造影 可以了解有无同侧肾缺如、肾发育不良及膀胱受压变形，对精囊囊肿诊断提供进一步参考。

5. 精道造影 精道造影检查对精囊囊肿有重要价值，有经直肠超声引导下精囊穿刺造影和经阴囊皮肤输精管穿刺精道造影两种方法。目前国内多采用经皮输精管穿刺造影，国外则多采用前者。精道造影可显示精囊囊肿的位置、形态、大小、有无精囊结石、精道有无狭窄，以及是否合并精道畸形等情况。

五、诊断与鉴别诊断

精囊囊肿的诊断主要依靠临床表现、直肠指检及影像学检查。对20～40岁性活跃期男性有血精或血精病史的患者应考虑本病的可能，对于难以解释的会阴部不适、尿频、排尿困难、射精痛及男性不育患者也应怀疑本病的可能。

直肠指检是重要的诊断手段，在前列腺上方、中线外侧可触及囊性肿块。囊肿较大时双合诊阳性，有时按压囊肿可获分泌物。直肠指检不仅可以触及病变，还可以了解前列腺及直肠内情况。Ouden等报道直肠指检的诊断率达79%，张波等报道约81%（13/16）可经直肠指检触及包块。但由于囊肿张力不同，难以区分其囊性、实性，需通过影像学或穿刺来进一步诊断。

精囊囊肿主要与精囊囊腺瘤、乳头状瘤及膀胱后和前列腺区的囊肿鉴别。

精囊囊腺瘤与乳头状瘤均为精囊内的良性肿瘤，临床表现与精囊囊肿相似。影像学检查为囊实性或实质性病变，精道造影显示为精囊内充盈缺损。

膀胱后和前列腺区的囊肿主要有苗勒管囊肿、射精管囊肿和前列腺囊肿。苗勒管囊肿位于中线上，呈上宽下窄的倒水滴形，体积较大，有时可突入盆腔而压迫膀胱和直肠。射精管囊肿形态与苗勒管囊肿相似，但一般体积较小，位于一侧射精管径路上，几乎均合并射精管梗阻。前列腺囊肿呈类圆形，位于前列腺实质内，体积较小，通常无明显症状。扩大的前列腺囊肿位于中线上，尿道造影常可显示，而精囊囊肿不能显示。

六、治疗

治疗方式的选择根据囊肿的大小、临床症状及有无并发症来决定。

无症状的精囊囊肿不需治疗，但应定期检查。精囊囊肿可影响精囊的容积和精子的转运，从而影响生育功能。精囊囊肿手术治疗的主要目的是消除症状，明确诊断，预防并发症和保护精囊的生理功能。Manousakas等认为保留部分正常的精囊对保护患者的生育能力具有重要意义，并应定期随访，尤其对于男性不育患者更为重要。

保守治疗：适用于囊肿较小、症状轻的年轻患者，并应定期随访。对合并感染、有血精症状者，应予以口服抗生素、止血剂治疗。因精囊是雄激素依赖性器官，故必要时应用5a–还原酶抑制剂可减轻精囊炎症，缓解血精症状。

手术治疗：适用于囊肿较大，合并结石、症状明显且难以治愈者。可选择行囊肿切除或患侧精囊切除、耻骨上“袋形缝合术”，经尿道囊肿去顶术，其中经膀胱、膀胱后以及经会阴等手术入路均被证明能够成功治疗精囊囊肿，且并发症较少。亦可行腹腔镜下手术治疗。

囊肿穿刺：经直肠或会阴抽出囊液后注入无水酒精或四环素液，可使囊肿缩小。因抽吸术后容易复发、继发感染，选择时需谨慎。文献报道短期内缓解精囊囊肿压迫周围器官症状较好。

经尿道手术：对射精管狭窄、闭锁所致精囊囊肿应行经尿道射精管口切开或精阜切除术，以解除梗阻，充分引流。若精囊囊肿比邻膀胱颈，可经尿道在膀胱颈5点或7点处切开，行精囊囊肿去顶术。因该手术可引起尿液反流、尿路感染及逆行射精等并发症，故较少采用。

七、预后和展望

精囊囊肿为良性病变，手术后预后较好。目前腹腔镜手术和机器人辅助手术均能成功切除囊肿，并能同时处理伴发的同侧输尿管和肾脏等畸形，这种微创、安全的治疗方式可能会进一步发展。

（叶云林　邓立文）

第六节　苗勒管囊肿

一、概述

苗勒管囊肿（müllerian duct cyst，MDC）是一种少见的疾病，它是由于胚胎男性性分化过程中苗勒管尾侧融合部退化不全所致。目前认为其发生与促使向男性方向发展的雄激素水平不足及促使苗勒管退化的苗勒管抑制因子（MIF）缺乏有关，另外雄激素受体缺陷，使苗勒管融合末端退化不全和（或）尿生殖窦男性化不全亦可导致该病的发生。它与射精管不相通，囊内不含精子，学者们常将苗勒管囊肿和射精管囊肿合称为前列腺中线囊肿。该病为苗勒管残存的表现，Devine等的报道中，有关苗勒管残存的术语有很多，有人称之为与女性子宫对应的“前列腺子宫”，或称“男性阴道”，但更多的作者称之为苗勒管囊肿。1988年Ritchey等将苗勒管残存分为扩张型和囊肿型，扩张型约90%左右患者伴有尿道下裂或两性畸形，多见于小儿，囊腔与后尿道相通；囊肿型多见于成年男性，有正常的外生殖器，囊腔不与后尿道相通。但文献中多数作者都将这两个名称通用，不再作进一步的分类。该病通常没有症状，但可压迫射精管，引起射精管梗阻，从而导致梗阻性无精子症；部分患者还可出现尿潴留、泌尿道感染及血精等症状。总体来看，该病多发生于30～40岁男性，婴儿期患者较少。

二、病因与发病机制

在胎儿性未分化期，胎儿有两对生殖管道，即中肾管（Wolff管）和副中肾管（Müller管）。副中肾管的尾侧部分跨到中肾管腹侧，在正中互相合并成Y形子宫、阴道原基，或称子宫阴道管，此管尾侧突入尿生殖窦背侧，形成隆起，称为窦结节（即Müller氏结节），并发育成男性精阜，中肾管在其两侧进入尿生殖窦。正常情况下，苗勒管抑制因子（MIF）促使胚胎在第10周左右发生苗勒管退化，当苗勒管抑制因子分泌不足或尿生殖窦男性化不足时，苗勒管可退化不全，形成苗勒管囊肿或前列腺囊。有学者认为二者的区别在于，苗勒管囊肿仅由副中肾管融合末端退化不全而形成，临床上苗勒管囊肿为一孤立的囊肿，与精阜相连但与后尿道不通，尿道造影时囊肿不显影，症状出现较晚，且有正常外生殖器；而扩大的前列腺囊是一复合器官，除了副中肾管融合末端退化不全外，还有苗勒结节（尿生殖窦）不完全男性化，因此是由尿生殖窦与苗勒管共同形成，形成与前列腺尿道相通的囊性扩张，即前列腺囊。

三、病理

组织学上，苗勒管囊肿内衬柱状上皮或立方上皮，囊壁含纤维组织，有时含平滑肌；囊内多有陈旧性血液和细胞碎屑，未见开口的囊肿，有时可见一纤维束与尿道相通。

四、临床表现

苗勒管囊肿的临床表现取决于肿块大小，有无合并感染、继发性病变以及是否合并其他畸形，常表现为尿路感染、反复发作的附睾炎、下尿路刺激症状、不育。如肿块压迫可导致排尿困难或尿潴留，巨大肿块可在腹部触及。本病绝大多数无特异性症状，因此，临床上对不明原因的反复发作性附睾炎、尿频、血尿等疑似后尿道病变者，要考虑本病的可能性。

五、辅助检查

1. B超 随着经直肠超声（TRUS）的应用，苗勒管囊肿的诊断更为准确。在TRUS检查中，当发现位于中线部位的囊肿时，应观察其位置（射精管囊肿与尿道后侧之间存在前列腺组织，而苗勒管囊肿却紧贴尿道后侧），并且可调整探头，观察囊肿与精道的关系。若观察到射精管位于囊肿前方，则多考虑为苗勒管囊肿；若发现囊肿位于射精管行程，与精囊腺或者射精管相通，则可诊断为射精管囊肿。TRUS简便、安全、准确，可反复多次使用，因此目前是诊断苗勒管囊肿的首选方法。

2. MRI MRI具有无创伤，可进行三维任意切面成像，软组织对比度好，对液体性质可做出一定的判断等优点。MRI图像常显示苗勒管囊肿位于前列腺中线部位，边界光滑清晰，周围结构清晰无水肿，与膀胱内尿液信号相似。

3. CT 薄层CT扫描对苗勒管囊肿的诊断亦有一定价值，对囊肿定位有较大帮助。

4. 尿道造影 苗勒管囊肿为一孤立的囊肿，与精阜相连但与后尿道不通，尿道造影时囊肿不显影。

六、诊断与鉴别诊断

1. 诊断

根据患者年龄多在30～40岁，有尿路感染、反复发作的附睾炎、下尿路刺激症状、腹部包块、不育等症状，体检时可于直肠壁触及肿块，结合TRUS、CT、MRI等辅助检查发现紧贴于尿道后方及射精管后方的前列腺中线囊肿，即可明确诊断。

2. 鉴别诊断

苗勒管囊肿较大时，可向上扩张突出于骨盆腔，需与重复膀胱、膀胱憩室、后腹膜囊性肿块相鉴别。鉴别要点：苗勒管囊肿本身不与膀胱相通，不伴有输尿管，仅在根部有一小孔与后尿道相通；重复膀胱无论是完全性或不完全性重复膀胱，其每一个腔隙都有各自的输尿管；而膀胱憩室是膀胱局限性薄弱区域向外的突起。

小的苗勒管囊肿还需与精囊囊肿、射精管憩室、前列腺潴留囊肿等相鉴别，前者的特点是囊壁薄，不含肌层，内含精液，小儿较少见。这几种疾病通常借助TRUS即可进行鉴别。苗勒管囊肿和射精管囊肿的鉴别主要是根据囊肿的位置及其是否含有精子，前者通常不含有精子。

七、治疗

苗勒管囊肿治疗方案的选择主要取决于囊肿大小以及有无并发症。对囊肿小、无症状的患儿，通常可以不必治疗，只需随访观察即可，Coppens等建议苗勒管囊肿的治疗最好仅限于有症状或不育的患者。目前的治疗方案包括TRUS引导下穿刺抽液、硬化剂治疗，手术治疗包括经尿道囊肿切开引流术、开放性囊肿切除术或腹腔镜下囊肿切除术。TRUS引导下抽液、硬化剂治疗作为一种微创治疗方法，具有操作简便、术后并发症少等优点，它的缺点是术后容易复发。经尿道囊肿切开引流术是一简单而有效的治疗方法，手术创伤小，恢复快，在囊肿得到充分的引流后射精管梗阻的问题可以得到很好的解决；并且其他由苗勒管囊肿引起的症状如血精等也可以消除，但该方法存在着术中损伤精阜及术后尿道狭窄、逆行性感染的风险，故术中操作要轻柔细致以减少术中、术后并发症。开放性囊肿切除术对囊肿的治愈率很高，术后不易复发，但手术创伤较大，对于较大的苗勒管囊肿表现为盆腔或腹部包块者，可以采取手术切除。腹腔镜手术具有患者损伤小、出血少、康复快等优点，而其缺点是手术费用相对高，因此对于较大的苗勒管囊肿表现为盆腔或腹部包块者，可以采取腹腔镜下苗勒管切除术。对全部切除有困难的苗勒管囊肿，可作囊肿次全切除手术或行囊肿去顶术，但术后可能出现囊肿复发。

八、预后和展望

苗勒管囊肿通常为良性病变，有个别合并囊肿内发生腺癌的病例报道，当苗勒管囊肿引起明显症状或不育、体积较大或疑为恶变时，应采取手术切除治疗，术后效果较好。

（卞　军　邓立文）

第七节　原发性精囊恶性肿瘤

一、概述

精囊肿瘤较少见，可分为原发性和继发性，原发性肿瘤又可分为良性肿瘤和恶性肿瘤。原发性精囊恶性肿瘤是泌尿生殖系统非常罕见的恶性肿瘤，目前国内仅有20余例报道。恶性肿瘤以乳头状肿瘤为主，肉瘤较少，精囊腺肉瘤临床罕见，而普通人定期体检，很少行包括前列腺、膀胱区的B超，更难早期发现本病。

二、病因与发病机制

同大多数恶性肿瘤一样，本病病因不清。精囊的原发肿瘤多发生在精囊上皮或间质，来源于精囊上皮的良性肿瘤有精囊腺瘤和精囊囊肿等，恶性的有精囊腺癌等；来源于间质的良性肿瘤主要有平滑肌瘤、纤维腺瘤和血管上皮瘤，恶性的主要是精囊肉瘤。

三、病理

精囊腺腺癌为起源于精囊腺内衬上皮的恶性肿瘤，大体标本可见肿瘤包膜完整或有假包膜，与周围组织界限清晰，肿瘤切面可呈灰黄、褐色，晚期者可见明显出血坏死；镜下病理检查可见肿瘤组织呈巢状，有腺腔形成，细胞核深染，大小不等，可见核分裂像。免疫组化检查显示多数肿瘤细胞抗卵巢上皮癌细胞株抗体（CA125）阳性，而人绒毛膜促性腺激素（HCG）阴性，角蛋白7（CK-7）可阳性，且患者血清CA125处于一个高水平并随肿瘤生长、切除、复发而波动。

精囊腺肉瘤极少见，病理多为精囊平滑肌肉瘤。病理见切面多呈鱼肉样组织，暗红色、质脆，镜下可见肿瘤细胞呈多形性，细胞核深染，多见核分裂像。

四、临床表现

国外原发性精囊恶性肿瘤50岁以上多见，国内报道的患者发病年龄较轻。本病初期症状不明显，也无血尿，由于精囊的位置较深，精囊肿瘤的症状不易被早期发现，因此早期诊断困难，一经发现多已到了中晚期。部分患者可早期出现尿频、尿急、尿痛、血尿、血精和排精困难等症状，易与前列腺炎和肿瘤相混淆；后期可有排尿困难、血精、血尿、尿痛、直肠会阴区及腰骶部痛或坠胀不适感甚至便秘。

体检时体表常无特殊改变。直肠指检是精囊肿瘤最简单易行而重要的诊断方法，常可于前列腺区患侧扪及肿大、质地硬的不规则肿物，与对侧囊性精囊对照有明显不同。

五、辅助检查

血CEA可升高或正常，血PSA、PAP常正常。经直肠超声检查（TRUS）可直接显示精囊肿物的大小、回声及周围组织浸润程度，常见到患侧精囊增大、扩张，精囊内有实性肿物，肿块内有低回声或稍强回声区肿块内可有少许点条状血流。经直肠超声引导进行穿刺活检精液脱落细胞学检查对该病的诊断有一定的意义，但精囊穿刺可能导致肿瘤沿穿刺针道转移，故不应作为首选诊断方法。精囊造影检查可见到患侧精囊阻塞、变形或精囊内有充盈缺损。CT、MRI可显示肿物的位置及与周围组织器官的关系，增强检查有助于判断良性、恶性，但要与前列腺癌、膀胱癌等疾病晚期侵及精囊相鉴别。多数原发性精囊囊腺癌的病理免疫组化结果显示：CA125、CK-7或CK-20多呈阳性。

六、诊断与鉴别诊断

膀胱癌、前列腺癌、直肠癌等盆腔恶性肿瘤易侵犯精囊，故临床上难以鉴别肿瘤是否原发于精囊。原发性精囊恶性肿瘤的确诊必须依靠解剖部位和病理检查证实肿瘤局限于精囊内或肿瘤的中心位于精囊内，并须经全面检查确定无其他部位的原发肿瘤。精囊腺腺癌主要与以下疾病鉴别：①前列腺癌：大体标本可看到肿瘤应当与精囊腺直接相连；免疫组化检查PSA和PAP在前列腺癌应为阳性，而在精囊腺腺癌则为阴性。②膀胱腺癌：精囊腺腺癌的肿瘤应主要在膀胱壁外的精囊腺区，膀胱黏膜多完好但晚期诊断困难。③精囊腺上皮退行性变：该病变组织导管内虽被覆异型大细胞，核大深染，但只局限于表层上皮，胞质多，未见核分裂像。

七、治疗与预后

对于精囊恶性肿瘤的治疗主要以手术治疗为主，通常以双侧精囊、前列腺切除为基础，若肿瘤浸润膀胱、直肠等周围器官，则行直肠、膀胱、前列腺及精囊根治性切除，盆腔和腹股沟淋巴结清扫。术后患者可加行放疗、化疗。

肉瘤患者多年轻未育，只将患侧精囊及肿瘤切除，术后可辅助给予放疗、化疗和内分泌治疗，但预后多不良。

由于该病少见，无法确切统计精囊恶性肿瘤术后复发率。精囊的恶性肿瘤主要以直接浸润周围器官、淋巴和血行转移为主，骨转移也可发生但很少出现。国外有晚期患者术后出现肺转移并死亡的报道，所以该病的早期诊断尤为重要。

第八节　精囊囊腺瘤

一、概述

精囊肿瘤临床少见报道，精囊囊腺瘤（seminal vesicle cystadenoma）更为国内外罕见的良性肿瘤，因临床表现与影像学检查酷似单纯性精囊囊肿，极易误诊、误治。

二、病因与发病机制

精囊囊腺瘤起源于胚胎残基，常为单侧发生，病程长，肿物逐步增大，目前尚未见到恶性变的报道。

三、病理

精囊囊腺瘤大体标本为精囊孤立性囊性肿物，与输精管壶腹、前列腺分界清晰，无局部侵袭改变。与单纯性精囊囊肿区别的关键是病理显示并非扩张的精囊腺管，而是腺瘤样组织增生。

四、临床表现

体积较小的精囊囊腺瘤几乎无自觉症状，肿瘤增大时才可出现症状，中青年患者常以血尿为首发症状，老年男性可出现尿频、排尿不畅，尿急、尿痛少见，可伴下腹及腰骶痛，部分患者可出现性交后疼痛加重。

体格检查：腹部平坦，无压痛，膀胱、肾区无叩击痛。肛门指诊：前列腺表面光滑，无硬结、压痛，前列腺后上方患侧可触及质韧或囊性肿物，表面光滑，无结节，无压痛或仅有轻度触痛，移动度不大。

五、辅助检查

尿常规检查常显示白细胞升高，可有尿红细胞升高或隐血。精液细胞学检查示有成熟精子，红细胞升高。

国内外对精囊腺疾病诊断的文献报道较少，临床目前尚无能精确诊断的影像学检查方法。B超检查示前列腺后方患侧可见无回声暗区，其内可见分隔光带，边界清。若使用经直肠B超（TRUS）、MRI检查则可较清晰显示三维图像改变，多为患侧精囊内的囊性肿物，但囊壁较单纯精囊囊肿厚或囊壁不均匀，包膜光滑、清晰。CT检查常示膀胱后方与直肠之间的囊性包块，囊壁为组织密度，其基底与前列腺后上方相延续，包膜完整。

经直肠B超引导下细针穿刺抽吸、活检可确诊本病，但若为精囊结核、恶性肿瘤则可引起穿刺针道迁延不愈或转移，这也成为难以确诊的原因。

六、诊断与鉴别诊断

临床医生对精囊腺疾病诊断常较困难，肛门指诊为最简单易行的初筛方法，但只有当精囊腺明显肿大时才能触及，精囊腺位于盆底，位置隐藏于膀胱后下方、前列腺后侧，传统的经腹B超检查由于受切面及扫查角度的限制，加之受膀胱充盈状况、肠气干扰及耻骨联合的影响，难以显示完整清晰的声像图。TRUS、MRI目前被公认为诊断本病的较好方法，但须指出，仅依靠影像学检查常无法与单纯性精囊囊肿鉴别。

精囊囊腺瘤临床常易误诊为单纯精囊囊肿，而对精囊囊肿行经皮或直肠穿刺置管引流；引流术后临床症状可缓解、消失，但引流时间较长（1～2个月），且远期疗效不确定，可有复发。曾有报道误诊为前列腺炎、尿路感染，但口服、静滴抗菌药物疗效不佳或很快复发，精囊肿物也不会减小，可鉴别。

七、治疗与预后

手术切除是本病首选的治疗方法，预后较好。

须在予抗生素控制感染后再手术治疗，多用硬膜外麻醉。取下腹部正中切口，逐层切开，将腹膜反折向后上方推开后可见膀胱与直肠之间（腹膜外）有囊性肿物，囊肿内有淡褐色液体。尽量完整剥离囊肿，为防止囊肿破裂，也可先吸出囊液，将囊肿壁以碘酊涂抹后剥离，若与前列腺粘连，可一并切除。也有报道取下腹正中切口，先双侧输尿管插管，后于正中纵行切开膀胱暴露精囊。

曾有报道对精囊囊肿行经皮（会阴部）穿刺置管引流，引流时间较长（1～2个月），引流术后临床症状可缓解、消失，但远期疗效不确定，可有复发甚至恶变可能，故对无生育要求的患者仍建议行囊肿或患侧精囊摘除或切除术。

（赵良运　涂响安）

第九节　前列腺副神经节瘤

一、概述

副神经节瘤（paraganglioma）亦称为嗜铬细胞瘤或化学感受器瘤，起源于副神经节，大多为非功能性，少数也可分泌去甲肾上腺素。按照WHO软组织肿瘤组织学分类，嗜铬细胞瘤用于描述发生于肾上腺髓质的副神经节瘤，而化学感受器瘤则只能用于描述发生于具有感受周围血液中CO_2、O_2浓度及pH值变化而调节呼吸、心率的化学感受器副神经节瘤。其他部位的副神经节瘤按照解剖部位及功能命名。副神经节瘤可以位于除皮肤以外的全身任何部位，主要沿中轴两侧对称性地分布于颅底到盆腔各处，71%分布于腹主动脉旁神经丛，12%分布于胸腔，9.8%分布于膀胱壁，其他常见部位还有甲状腺、迷走神经、颈动脉体、胆囊、乙状结肠、子宫、骶骨等。腹膜后副神经节瘤多以功能性为主，而头颈部则多为非功能性。原发于前列腺的副神经节瘤罕见，目前仅有少数病例报道，尚无流行病学调查。

二、病因与发病机制

副神经节瘤来源于机体的副神经节组织。副神经节系统是由无数散在于全身的神经上皮细胞群组成。副神经节瘤病因机制目前不明确，有报道称颈动脉体瘤是一种少见的化学感受器肿瘤，也属副神经节瘤，长期以来认为慢性低氧症是主要致病原因，生物学研究发现氧感受器基因突变是另一个病因。而前列腺副神经瘤极为罕见，目前仅有少数的病例报道，病因机制仍未阐明。

三、病理

肉眼见肿瘤外观呈圆形、椭圆形或分叶状，多有包膜，肿块大小不一，切面均质状，灰红色至褐色。镜下见瘤细胞排列成巢状，部分可排列成腺泡样或条索状，形成典型的“细胞球”（cellballen）。嗜银染色网状纤维包绕在巢周边，细胞间无网状纤维。瘤细胞呈多边形或卵圆形，胞浆量中等至丰富，淡染或嗜酸性微颗粒，有些区域可见胞体形状不规则、核大、深染的瘤细胞，甚至畸形核或核分裂，不能作为恶性依据。间质血管丰富，多为扩张的薄壁血窦，围绕瘤细胞形成器官样结构。根据瘤细胞内细胞的排列结构及间质血管的状态，可分3种类型：实质状型、腺胞状型和血管瘤样型。

免疫组化：神经特异性烯醇化酶（NSE）在绝大部分功能性副神经节瘤细胞中为阳性表达，Chromogranin亦多表达，另外儿茶酚胺合成酶类及各种肽类激素如脑啡肽、生长抑素、VIP、胃泌素、P物质等均可阳性。肿瘤支持细胞可表现S-100阳性。部分病例神经胶质纤维酸性蛋白（GFAP）阳性。

四、临床表现

肾上腺外副神经节瘤按儿茶酚胺含量和释放的活跃性差异分为功能性副神经节瘤和非功能性副神经节瘤。非功能性副神经节瘤多无特异性临床表现，因肿瘤对周围组织的压迫、梗阻等引起相应症状、体征和影像学表现，肿瘤的过度生长可引起瘤体出血、恶液质等。功能性副神经节瘤除上述表现外还有儿茶酚胺释放引起的相应症状，如阵发或持续性血压升高、心悸、头晕、头痛、晕厥、视物模糊等，与嗜铬细胞瘤相同。实验室检查可发现血、尿儿茶酚胺及其代谢产物增高。功能性前列腺副神经节瘤可表现为排尿和大便时会阴部疼痛，尿VMA较正常增高数倍，血浆多巴胺、肾上腺素和去甲肾上腺素升高。非功能性前列腺副神经节瘤的临床表现包括肿瘤出血引起的血尿和肿瘤压迫引起排尿困难。指诊前列腺质地较硬，均未触及结节。局部浸润肿瘤有时难以与前列腺腺癌在影像学上相区别。血PSA显著增高，可能与肿瘤压迫和浸润前列腺腺体有关，如此高的PSA水平临床易误诊为前列腺腺癌。对于伴发良性前列腺增生，血PSA升高需要通过影像学及其他检查以排除前列腺癌。通常，前列腺副神经节瘤，特别是无功能性副神经节瘤，临床诊断较困难，必须依靠病理检查确诊。

五、辅助检查

功能性膀胱副神经节瘤与嗜铬细胞瘤相似，实验室检查血、尿中儿茶酚胺及尿中的儿茶酚胺代谢产物VMA水平及Rigitin试验等。CT检查的优点是密度分辨率高，可显示肿瘤的坏死、囊变及钙化；副神经节瘤的CT平扫表现为与肌肉密度相近或稍低的卵圆形或类圆形软组织密度肿块，密度多不均匀，增强后明显强化且包膜强化更加明显。副神经节瘤瘤体富含水分，血供丰富，细胞团之间存在大量血窦。因此CT扫描对于副神经节瘤的术前诊断具有非常重要的价值。

前列腺副神经节瘤应与膀胱副神经瘤相区别，副神经节瘤可发生在膀胱的各个部位，此外当临床高度怀疑嗜铬细胞瘤并存时，应由近及远行搜索性扫描，扫描范围以膈与肾下极之间为主，为尽可能发现异位病灶，膀胱、前列腺部位扫描是必不可少的。

MRI诊断在前列腺副神经节瘤的诊断价值不如CT。血管造影能够立体直观地显示病变与周围血管的关系。B超可作为常规性筛查诊断，但诊断价值较小。

六、诊断与鉴别诊断

（一）诊断

功能性副神经节瘤与嗜铬细胞瘤相似，其有与排尿相关的高血压及血尿等临床表现，实验室检查可表现为血、尿中儿茶酚胺及尿中的儿茶酚胺代谢产物VMA升高，rigitin试验阳性等。结合影像学资料不难诊断。无功能性前列腺副神经节瘤诊断则较难。单纯从肿瘤组织形态难以判断前列腺副神经节瘤的良、恶性，主要应看肿瘤的生物学行为，具有以下特征的前列腺副神经节瘤可诊断为恶性：①肿瘤复发；②肿瘤发生转移；③肿瘤侵犯、破坏包膜；④肿瘤破坏血管壁或血管腔内有瘤栓存在。

（二）鉴别诊断

副神经节瘤可以发生于除上皮以外的任何部位，主要趋于中轴分布。目前CT扫描是副神经节瘤定位定性诊断中有价值的影像方法，对于有典型临床表现的病例多可提示副神经节瘤的可能；对于一些少见发生部位的无功能型副神经节瘤则多依靠病理以明确诊断。在区分良性、恶性方面，CT显示肿瘤形态规则，边界清晰，但病理显示肿瘤已侵犯包膜及血管，因此良性、恶性副神经节瘤鉴别诊断有时相当困难。

前列腺副神经节瘤，特别是无功能性的前列腺副神经节瘤需要与以下疾病进行鉴别：

1. 前列腺腺癌　功能性前列腺副神经节瘤可通过临床症状和内分泌实验室结果鉴别，无功能性副神经节瘤则主要通过影像学如CT、MRI，结合血PSA结果，可以鉴别部分腺癌。但对于伴发良性前列腺增生，当血PSA显著增高可能与肿瘤压迫和浸润前列腺腺体有关，而影像学亦难于区分时，病理结果分析可以做出最后诊断。

2. 膀胱肿瘤　膀胱颈部或三角区局限性乳头状软组织灶，增强扫描呈轻度强化。结合肛门指诊及辅助B超、MRI等检查，鉴别诊断不难。

七、治疗

副神经节瘤对放疗、化疗均不敏感，因此早期彻底清除肿瘤组织是治疗副神经节瘤的有效途径。国内报道的数例膀胱副神经节瘤在行膀胱部分切除术后，均得到根治，肿瘤不再复发，其中功能性副神经节瘤患者在切除肿瘤后，心血管症状立即消失，各项实验室检查指标亦恢复正常。国外曾报导前列腺副神经节瘤在使用肾上腺受体阻断剂治疗3周后行前列腺根治性切除加盆腔淋巴结清扫术，随访5年未复发。亦有报道发生局部扩散，因年龄偏大，未行手术，予以介入栓塞加局部化疗，效果亦较好。

八、预后和展望

副神经节瘤发病隐匿，而前列腺副神经节瘤一般生长缓慢，预后良好。此瘤有复发倾向，多主张行根治性前列腺切除。术后亦应定期随访，功能性副神经节瘤检查血、尿儿茶酚胺及其代谢产物可以监测有无复发。对术后复发者可行二次手术切除。如肿瘤完全清除而无术前转移，其他部位无同样的原发瘤存在时，术后数天至数周内患者各种症状均可完全消失，各项实验室指标可恢复正常。术后应定期复查，终身随诊。

（黄燕平　邓立文）

第十节　前列腺上皮内瘤

一、概述

前列腺上皮内瘤（prostatic intraepithelial neoplasia，PIN）是指前列腺导管、小管和腺泡上皮细胞的异常增生，其变化包括上皮细胞含有丰富的胞质，细胞核增大且染色深，具有细小的核染色质。

1992年，Mostofi主持召开的名称统一会议，将前列腺腺体和导管分泌上皮组织形态学上具有一定异型性，但仍然保存原有的腺体结构或基底细胞层，没有间质浸润的一类病变称为前列腺上皮内瘤（PIN），取代以往诸如间变、导管内非典型性增生、异型增生等描述性名称。PIN分为2级，即低级别PIN（LGPIN）和高级别PIN（HGPIN），将原有的2～3级并入HGPIN。由于LGPIN在细胞学上只有轻度异型性改变，判定上存在一定的主观性，且临床意义不大，一般可以不报告。根据WHO肿瘤组织新分类，它应列入非典型性增生。因此，目前通常所说的PIN就是指HGPIN，它是公认的前列腺癌前病变。HPIN除PIN的上述改变外，还具有明显增大的核仁，或有多个小核仁，或核仁大小、形态及数目不等。

二、病因与发病机制

PIN的发病机制尚不清楚，但是随着肿瘤分子生物学研究的深入，发现细胞粘连分子E-cadherin、生长因子及受体HER-2和EGFR表达异常，癌基因和抗癌基因如ras、c-myc、p53和Rb等突变和表达异常均在HGPIN细胞中可见。而上述这些分子生物学异常改变与前列腺癌的发生、发展密切相关，提示PIN可能参与前列腺癌的形成。

三、病理

PIN在前列腺各区的发生率为：外周区75%、移行区20%、中央区5%，与前列腺癌在各区的发生率非常接近，而且PIN绝大多数是多病灶性。HPIN常紧邻于前列腺癌的病灶，多位于癌结节周围2 mm范围内。

在细胞学上，HGPIN主要表现为分泌层细胞明显增生，细胞排列拥挤、紊乱，层次增多；多数细胞核体积增大，核仁明显或染色加深，可以有一个或多个，且常为偏心性。细胞嗜碱性增强。PIN中腺腔的基底细胞层可以完整或间断存在，但基底膜通常未受侵犯，这是与前列腺癌的重要区别点。HGPIN组织结构有4种不同形态：簇状、微乳头状、筛状和平坦状。大多数病例表现为多种形态，但以簇状最多见，约占97%。

四、临床表现

PIN是一种较常见的病理现象，没有明显的症状和体征。它不仅与前列腺癌同时伴发，而且可以广泛存在于良性前列腺增生（benign prostate hyperplasia，BPH）中，在正常人群中也有一定的发生率。从PIN发展到前列腺癌约需5年以上的时间。

在流行病学方面，HGPIN与前列腺癌相似，开始发生于40～50岁，随着年龄的增长，HGPIN的发生率随之增加，HGPIN病变的数目随之增多，体积也增大。

五、辅助检查

目前的研究认为唯一发现PIN的方法是活检和手术，因为PIN既不能明显提高血PSA浓度，也不具有明显的肿块，不易被超声发现。活检中有HGPIN和/或非典型性小腺泡增生的患者，最佳的重复活检应包括标准六分仪定位的双侧活检，同时也应在移行区取样。此类病例需要密切追踪，因为其中50%以上的病例最终会发展为前列腺癌。再次活检部位应该集中在非典型发生部位或HGPIN的发生部位，因为邻近部位癌的发生率很高。

六、诊断与鉴别诊断

由于HGPIN与前列腺癌关系密切，鉴别LGPIN与HGPIN非常重要，这主要依赖于病理学诊断。LGPIN与正常或轻度增生的前列腺上皮细胞差别很小，难以鉴别，而且目前不认为LGPIN是前列腺癌的癌前病变，所以LGPIN不作为一种单独的病理学诊断。

HGPIN是病理学诊断。有研究表明，细胞核的立体估价可以区分LGPIN与HGPIN，而HGPIN与前列腺癌的细胞核立体结构差异不明显，进一步支持HGPIN是前列腺癌前病变。HGPIN与前列腺癌的不同之处在于HGPIN有完整或至少有不连续的基底细胞层，而前列腺癌则没有基底细胞层。

HGPIN的检出与前列腺直肠指检及B超检查并无明显相关性。直肠指检及B超检查不能作为HGPIN的筛选诊断。血清PSA及其衍生的监测指标对HGPIN的诊断意义，目前尚未能确定。HGPIN是前列腺导管和腺泡上皮细胞的异常增生，细胞所分泌的PSA是排入管腔内，而不是进入前列腺的间质和血管内，所以血PSA及PSAD并不升高，fPSA/tPSA比值也不降低。目前多数学者认为单纯HGPIN不会引起血清PSA升高，HGPIN患者血PSA升高是由于HGPIN与前列腺癌共同存在。如果发现血清PSA异常升高，或直肠指检发现前列腺有结节状肿块，或直肠B超检查发现异常回声区，则应进行前列腺穿刺活检。

七、治疗

目前，对于PIN的治疗仍无定论。目前多数学者认为，确定是单纯的HGPIN，可不做任何治疗，但应随访复查。只有当再次穿刺活检确诊为前列腺癌者，才有手术或放疗的指征。

关于HGPIN的雄激素阻断疗法，目前多数学者不主张对单纯HGPIN患者采用抗雄激素治疗。有些学者认为PIN的发生及发展是雄激素依赖性的，雄激素剥夺疗法（androgen deprivation therapy）可减少PIN的发生和缩小PIN的病灶，提出对穿刺活检发现HGPIN的患者给予抗雄激素治疗（antiandrogen therapy），防止HGPIN发展成为前列腺癌。但目前对此主张有较大争议，因为至今尚无HGPIN应用雄激素剥夺治疗长期疗效的报告。有的报告指出，抗雄激素治疗后，HGPIN的病灶虽可缩小，前列腺体积也有所变小，但在停用抗雄激素后，HGPIN病灶可迅速增大和恢复原状，甚至病灶比用药前更大，认为既然抗雄激素治疗有可能阻止HGPIN演变成前列腺癌，就必须终生用药。目前对HGPIN生物学行为了解甚少，至今尚未获得抗雄激素治疗会阻止HGPIN发展成为前列腺癌的证据，并且有报告指出抗雄激素治疗存在不良反应。

然而，有学者主张对PIN进行治疗，认为PIN与前列腺癌密切相关，特别是HGPIN又公认为前列腺癌的癌前病变，所以像其他癌前疾病一样应该得到临床治疗。对PIN尤其HGPIN患者进行治疗可能会降低其前列腺癌的发病率，有助于预防前列腺癌，亦可能延缓前列腺癌的侵袭过程，从而推迟患者手术或放疗时间，提高患者的生活质量。还有些学者认为，应该对HGPIN采取更为积极的治疗方案，即根治性前列腺切除和放射治疗。

（高　勇　邓立文）

第十一节　前列腺脓肿

一、概述

前列腺脓肿（prostatic abscess，PA）是临床上的罕见疾病，占前列腺疾病的0.5%。在抗生素前时期，奈瑟淋球菌为PA的主要致病菌，约占PA的75%，死亡率高达30%～60%。在抗生素时期，PA发生率因抗生素的广泛使用而有所降低，大多数是上行性尿路感染或感染尿前列腺内反流引起的急性细菌性前列腺炎并发症。由于其临床表现不典型，易致误诊而延误患者治疗。

二、病因与发病机制

主要致病菌为大肠杆菌，约占PA的70%，其他致病菌包括假单孢菌、葡萄球菌、专性厌氧菌。PA的发病机制有两方面，其一是逆行尿道感染：前列腺内感染尿液的反流，引起急性细菌性前列腺炎，致病菌常为大肠杆菌；其二是血源性感染，临床较为少见，致病菌常为金黄色葡萄球菌。PA易感因素包括糖尿病、慢性肾功能不全、膀胱出口梗阻，尿道器械检查和留置尿管以及各种原因致免疫功能低下等。

三、病理

急性细菌性前列腺炎可导致前列腺部分或全部出现炎症反应，一般分3期：①充血期：原尿道、前列腺管及其周围间质组织表现为充血、水肿及白细胞浸润，有成片分叶核细胞，腺管上皮细胞增生及脱屑。②小泡期：泡管上皮脱落和脓细胞浸润，由于炎症发展而充血水肿加剧，管腔狭管闭塞，可形成假性脓肿或小脓肿。③变质期：病变再发展，间质内嗜酸性细胞浸润，扩展至实质，形成小脓肿，上皮坏死脱落，腺腔因而不易分辨。小脓肿逐渐增大，侵入更多的实质和周围基质。在急性细菌性前列腺炎没有得到及时有效的治疗时，疗程有可能进展为前列腺脓肿。

四、临床表现

PA患者发病年龄多在40岁以上，但儿童也可发病，临床表现类似于急性前列腺炎，常为非特异性，可表现为急性尿潴留、发热、尿痛、尿频、会阴部疼痛、血尿、尿道分泌物等。直肠指诊：75%患者可出现前列腺肿大，35%患者前列腺压痛，仅16%患者前列腺触及有波动感。

五、诊断与鉴别诊断

PA的诊断应结合临床症状、直肠指检及辅助检查。直肠指检仅部分患者有前列腺波动感。外周血白细胞不升高也较常见。症状不典型导致诊断困难、治疗延误而造成脓肿破溃至尿道或直肠。CT、MRI及经直肠超声对PA的诊断尤为重要。PA在经直肠超声上的最常见表现为境界清楚，有壁厚的低回声或无回声区。PA的超声表现常为特征性且易和其他病变相鉴别。经直肠超声检查常采用探头触诊技术，即利用探头尖部用适当的力量把直肠壁推至紧贴前列腺后面，可发现前列腺后面轮廓变形和前列腺组织局灶病变，并可证实脓肿的波动、前列腺压痛以及脓腔内漂浮的超声碎屑。

PA较小或早期不易与前列腺肿瘤相鉴别。但以下几点可能对鉴别PA有所帮助：前列腺肿瘤常发生于外周带，而PA则常发生于中央带和移行带；前列腺肿瘤较小而易与周围腺体相区别，PA则病变范围较大。PA早期可表现为范围较大的低回声区而不易分辨。彩色多普勒超声示PA病变周围可表现为多血管效应。

六、治疗

前列腺脓肿一旦确诊，针对性给予有效抗生素。外科手术是PA治疗最重要的手段之一，包括经尿道切开切除术、耻骨上腺体切除术、会阴切开术和经会阴PA抽吸术。近年来，在TRUS引导下经直肠/经会阴PA抽吸术得到了较多的应用。Collado等报告了24例PA患者，在TRUS引导下抽吸引流的成功率为83.3%；Lim等报告了14例PA患者，成功率为85.7%。有人建议避免行经直肠穿刺途径，因其可能引起直肠尿道瘘。Chou等报告了在TRUS引导下经直肠抽吸或引流术治疗13例PA患者，未见任何并发症发生。

（涂响安　邓立文）

第十二节　淋菌性前列腺炎

一、概述

目前全世界由淋球菌感染导致的性传播疾病的发生率仍很高，不过大多数的研究认为，淋菌性前列腺炎（gonococcal prostatitis，GP）极少发生。淋球菌可以感染前列腺是1931年由Sargent和Irwin发现的，他们回顾了42例前列腺脓肿患者，发现75%是由淋球菌感染引起的。然而前列腺的淋球菌感染是否是一个主要的临床问题现在仍不能确定。淋菌性前列腺炎是一种男性淋病合并症，大多数是因急性淋菌性尿道炎延误治疗而转为慢性淋菌性前列腺炎。患者多有婚外性生活史。淋菌性前列腺炎与非特异性前列腺炎从临床症状、体征和前列腺液常规检查上很难区别。对于慢性前列腺炎的患者若有冶游史和反复发作的尿道炎的症状，应高度怀疑淋球菌感染的可能，须行前列腺液涂片镜检和前列腺液培养。

二、病因与发病机制

淋菌性前列腺炎常继发于淋菌性尿道炎之后，由于初起治疗不及时、不恰当或感染耐药菌株导致。淋球菌侵入前列腺的途径认为主要是由于下尿道炎症、水肿或梗阻引起尿道压增高，导致含菌尿液反流入前列腺导管和腺泡。另外，性活动使淋球菌经尿道上行，造成前列腺感染。

三、临床表现

患者常有尿道脓性分泌物史，临床表现为尿道口红肿、尿频、尿痛、滴白、尿不尽感、会阴部坠胀不适、性功能障碍等。慢性淋菌性前列腺炎患者多数有非标准方案的药物治疗史，部分淋球菌已出现耐药性。慢性淋菌性前列腺炎患者的全身症状不明显，但精神症状常见，顾虑不能生育或性功能下降，常常忧心忡忡，造成失眠、头昏眼花、全身乏力等。自觉会阴部坠胀、瘙痒、隐痛或左右睾丸交替坠胀疼痛不适感。

具体表现如下：①尿道口红，有时尿道有少许的白色分泌物流出，呈丝状，称淋丝，以早晨起床后、便后或尿末明显，且有尿频、排尿不尽感、尿道灼热，尿初或尿末疼痛，疼痛常放射到阴茎头和会阴部。有时出现血尿，以镜下血尿多见。②前列腺放射疼痛可达到会阴部、耻骨上、腹股沟、睾丸，偶见腹痛。③性功能低下，表现为阳痿、遗精、早泄、失眠、多梦，个别导致不育。④个别可引起全身关节等变态反应或风湿样改变。这是细菌毒素引起的过敏反应，表现为神经炎、神经痛、虹膜炎、结膜炎或关节炎。直肠指诊可触及前列腺饱满或大小正常、质稍硬、硬度不匀、无弹性、轻压痛。

四、辅助检查

1．前列腺液涂片镜检　见卵磷脂小体减少，分布不匀，白细胞增多（>10/HP），并成堆存在，上皮细胞增多。前列腺炎严重时，前列腺液呈脓性或脓血性的液体，镜检时可见大量成堆的白细胞和上皮细胞，并有不同数量的红细胞，卵磷脂小体极少。通过涂片镜检可找到多核白细胞内有革兰阴性双球菌。前列腺液培养可用MTM（改良T–M）培养基或GC培养基，36 h后有淋球菌菌株生长。但镜检及培养的阳性率往往较低，主要是由于目前培养技术水平不高及前列腺本身的抗菌作用影响。

2. 前列腺液pH值　明显升高。前列腺炎治愈程度与前列腺液pH值恢复成正比。

3. 尿常规　白细胞增加。尿三杯试验第一杯尿，镜检有白细胞；第二杯尿清澈，无白细胞；第三杯尿混浊，镜检见大量白细胞。

4. 直肠指检　前列腺饱满，常有触痛。

5. B超　示前列腺形态呈栗子形，包膜光带完整，回声增强，光带增粗，光点弥漫性增多，且大小不等，分布不均匀，部分患者声像图略增大。

五、诊断与鉴别诊断

诊断标准：①符合淋病诊断标准，有急性淋菌性尿道炎病史或不洁性生活史；②出现临床症状如耻骨上及会阴部坠胀不适、轻度腹痛、尿道口有白色分泌物、尿频、尿急、轻度尿痛、尿不尽感等；③前列腺液检查白细胞>10个/HP，卵磷脂小体<50%；④前列腺液镜检或（和）前列腺液培养淋球菌阳性；⑤直肠指检前列腺饱满，压痛；⑥B超示前列腺炎声像图。

需与非特异性前列腺炎、结核性前列腺炎、寄生虫性前列腺炎、霉菌性前列腺炎鉴别，主要通过前列腺液和组织的培养来鉴别诊断。

六、治疗与预后

淋菌性前列腺炎的治疗效果往往不理想，治疗中注射抗菌药物选用原则：

（1）应选用对各类淋球菌株有效的药物，头孢三嗪的优点在于对各类耐药淋菌，包括产青霉素酶耐药菌、染色体突变的耐药菌、四环素耐药菌等均有效。

（2）选用能穿透前列腺的抗菌药物，药物应为碱性、脂溶性高、蛋白结合率低，能很好地弥散至前列腺内，如氟哌酸、氟嗪酸，对淋球菌有显著的杀菌作用。

（3）联合用药可防止或延缓耐药菌株的产生。

（4）提倡大剂量超时限用药法。

慢性淋菌性前列腺炎治疗较困难，卫生部建议用头孢三嗪或大观霉素肌注，或氟嗪酸口服，10天为一疗程。此外，还要采用综合治疗：

（1）进行思想工作，解除患者顾虑，嘱其多饮水、勤排尿，起到自洗尿道及促进前列腺的分泌和排泄，并减少膀胱刺激的作用。

（2）由于前列腺解剖结构为分叶状，治疗期间进行前列腺按摩有利于药物弥散至腺管和腺泡，并促进前列腺液的引流。但急性期禁忌作前列腺按摩或穿刺，以免引起感染扩散。

（3）忌酒及辛辣食物，避免长时间骑、坐。

（4）物理治疗　宜用热水浴或坐浴，并可选择红外线照射、离子透入、超短波、CO_2激光或电热磁疗等。

（5）中医治疗　应用活血化瘀和清热解毒药物。

对于难治性淋菌性前列腺炎，国内有人采用经输精管和尿道给药的治疗方法。这种采用经输精管穿刺注射和尿道灌注给药的方法，可使药物顺着前列腺小管的自然管道弥散，不但药物浓度高而且弥散范围广泛，多能迅速奏效。亦有报道采用前列腺内注射药物治疗治愈率高达89.79%。配偶应同时治疗。

（庄锦涛　涂响安）

第十三节　前列腺小细胞癌

一、概述

前列腺小细胞癌是前列腺神经内分泌癌的一种类型，由小而均一的细胞构成高度恶性的肿瘤。多具有神经内分泌功能，部分病例可出现Cushing综合征或异常分泌抗利尿激素、降钙素、儿茶酚胺等。小细胞癌常发生于肺部，肺外组织的小细胞癌临床罕见，发生于前列腺的小细胞癌占前列腺癌不足1%。

Wenk等于1977年首先对该病作了报道，检索Pubmed 及中国生物医学数据库，近10年来，全世界报道不超过200例，国内报道不超过20例。

二、病因与发病机制

前列腺小细胞癌的组织学起源，目前多认为来源于前列腺的全能干细胞。由这些干细胞起源的前列腺癌，可以分化为腺癌或小细胞癌等各种类型。小细胞癌可与腺癌混合存在，在腺癌中出现小细胞癌成分是肿瘤在进展过程中恶性程度增高的表现，提示预后不良。

三、病理

前列腺小细胞癌分化差，恶性程度高，生长快速，极易发生浸润和转移。具有嗜银-亲银特征，是一种在组织发生上相关、形态学上类似于肺小细胞癌，可以单独存在，也可伴有普通的腺癌，可同时或先后发生。

在形态学上，前列腺小细胞癌与肺小细胞癌类似，其特征为：①细胞体积小，虽然可呈圆形，但常能发现一头尖、一头圆的燕麦形小细胞；②胞核/胞浆比值升高，无核仁或核仁不明显，核染色深，细胞边界不清或坏死；③细胞有丝分裂旺盛；④胞浆内富含神经内分泌颗粒。（图6–3）。

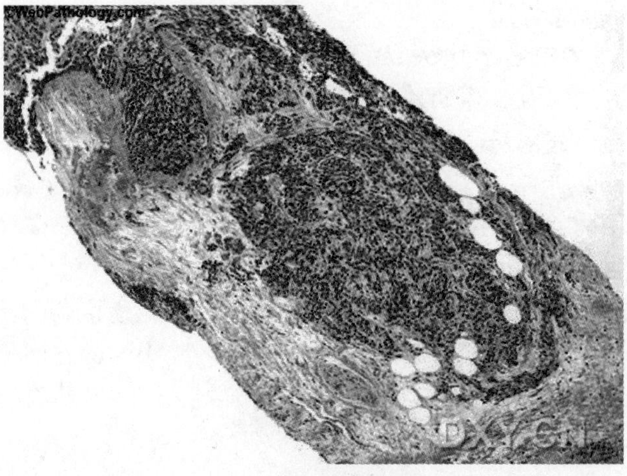

图6–3　前列腺小细胞癌细针穿刺病理切片

免疫标记：部分病例上皮标记、神经内分泌标记阳性，表现为：神经源特异性烯醇化酶（NSE）、血清素（serotonin）、嗜铬粒蛋白（chromogranin）、突触素（synaptophysin）等可阳性，而PSA、雄激素受体（androgen receptor，AR）常为阴性表达。

四、临床表现

前列腺小细胞癌具有高度侵袭性、早期转移、进展快等特点。病变部位多发生于前列腺的外周带，早期无症状或者症状无特异性，初诊时常不易引起重视。

1. 膀胱出口梗阻症状　类似前列腺增生，表现为尿频、尿急、排尿困难等。

2. 局部浸润性症状　肿瘤向周围组织浸润，引起相应症状。

（1）尿路梗阻与刺激症状　由于肿瘤不断进展，侵犯尿道或膀胱颈引起，且呈进行性加重，可伴会阴部疼痛和（或）血尿。

（2）排便困难　侵犯和压迫直肠等器官，造成排便困难等。

（3）血精及精量减少　由肿瘤侵及射精管引起。

（4）阳痿　可能表明癌瘤已突破包膜，侵及阴茎海绵体盆腔神经丛的分支。

（5）其他　输尿管受压引起肾积水、少尿或尿毒症。

3. 转移性症状　常见的转移部位包括肝、骨、肺、脑及区域淋巴结等，不少患者以转移症状而就医。转移病灶可引起骨痛及骨髓损害导致的贫血；盆腔淋巴结转移及髂静脉受压可使下肢水肿；脊椎转移，脊髓受压可引起截瘫、尿潴留。

4. 神经内分泌症状　前列腺小细胞癌多有神经内分泌的临床表现。它常伴有Cushing综合征和副癌综合征，从而表现相应的症状体征。

5. 直肠指诊　常规用于检查前列腺的局部情况，是诊断前列腺癌的第一线检查，可发现前列腺的大小、硬度、双侧是否对称、有无不规则硬结等。但直肠指检是一种非特异性检查，前列腺癌发现时多已属于晚期，此时前列腺硬如岩石，肿块巨大，固定而边界不清，上方不可扪及，诊断无困难。

五、辅助检查

1. 影像学检查

（1）经直肠B超检查（TRUS）与前列腺穿刺活检　TRUS并非诊断早期局限性癌的一种非常精确的方法，特异性也不高，不宜作为第一线筛选工具。但它非常有价值，可以寻找可疑病灶，超声检查时通常表现为外周带低回声病变，并初步判定肿瘤体积大小。此外，还能借助B超引导对可触及或不可触及的病变进行穿刺活检。因此，TRUS可以用于大多数男性检查和普查前列腺癌。

（2）MRI、CT　均缺乏诊断早期前列腺癌的作用，诊断的敏感性较低，但对于判断前列腺癌的临床分期很有帮助。由于MRI在软组织分辨率上的优势，因而对早期患者其诊断敏感度明显高于CT。因而CT检查的目的是协助临床医师进行肿瘤的临床分期，不能用于普查。

（3）核素检查（ECT）　应用放射性核素^{11}铟检查，可显示前列腺小细胞癌及骨转移病灶，是诊断骨转移敏感性最高的方法。最近利用前列腺小细胞癌的神经内分泌特性，利用生长抑素或生长抑素类似物标记放射性核素^{11}铟检查，能发现原发灶及转移灶。

（4）正电子发射（PET）　应用氟脱氧葡萄糖-PET检查能够校正初始分期，并可以在其后的肿瘤诊治随访中发挥监测作用。

2. 血清标记物 前列腺小细胞癌患者血清PSA通常是降低或正常的，即使广泛转移的病例也少见明显升高，因而PSA不能作为诊断和预后的依据。血沉和C反应蛋白常可见升高，肿瘤标记物如CEA、CA-199等亦可升高。虽不具特异性，但是可以作为临床中提高警惕的参考指标。

六、诊断与鉴别诊断

（一）诊断

目前，前列腺小细胞癌的诊断方法虽然不断改进，但早期诊断仍较困难。诊断主要依据临床症状、影像学特征和病理学检查，尤其是组织病理学检查。

临床症状与体征在前列腺的诊断中颇为重要，但是临床上出现以上症状就诊时已属晚期。因此在筛选患者时应从简到繁，先考虑无损伤检查，后考虑创伤检查。对可疑病例以前列腺活组织检查最为可靠。

前列腺小细胞癌的分期采用TNM分期。

（二）鉴别诊断

在临床上易根据其症状和发病的年龄特征，需与前列腺炎或其他感染性疾病相鉴别；而根据体检和影像学检查，需与膀胱肿瘤、其他前列腺肿瘤及淋巴瘤等相鉴别。对具有下尿路症状的患者，尤其是对经过治疗症状无改善或加重的患者，应予以重视。另外，还要注意和恶性淋巴瘤、促结缔组织生成性小圆形细胞肿瘤和转移性小细胞癌鉴别，尤其是转移性小细胞癌。

七、治疗

由于前列腺小细胞癌与前列腺腺癌的组织学特征有明显不同，故其治疗原则有本质区别。前列腺小细胞癌相对缺乏雄激素受体，对内分泌治疗无明显效果。

对于早期病例，行根治切除术可取得较好疗效。即使有局部浸润，也应该行根治术或姑息切除术。但是，大部分患者就诊时已是晚期，无根治性切除的机会。

因与肺小细胞癌具有相似的分子结构，目前临床上其化疗主要参照对肺小细胞癌有效的药物，经典化疗药物有顺铂等，新的化疗药物有泰素、健择等。联合化疗优于单药化疗。虽然化疗作为前列腺小细胞癌的主要治疗方法取得了一些疗效，但其有效率和缓解率仍较肺小细胞癌差。结合局部放疗或姑息性手术，有可能改善患者的生存质量和预后。

八、预后和展望

前列腺小细胞癌的死亡率高，预后差，中位生存期仅7个月，年生存率仍不到1%。即使肿瘤局限，其预后亦不佳。顺铂化疗联合放疗虽初始有效，但整体上仍无显著效果。进一步对前列腺小细胞癌的生物学特性加以深入研究，并采用新的特异性靶向治疗，有可能最终改善其预后。

（张亚东　邓立文）

第十四节 前列腺移行细胞癌

一、概述

半个世纪前，Melicow和 Hollowell 首次报道30例前列腺移形细胞癌（transitional cell carcinoma of the prostate），并用Bowen病来命名。20世纪70年代，Ende等首次报道了原发性前列腺移形细胞癌。近年来随着人口老龄化及诊断技术的提高，前列腺移行细胞癌有增多的趋势。

根据前列腺移行细胞癌的发生类型分为两类：①原发于前列腺部尿道的移行细胞癌，称原发性前列腺细胞癌。②原发于膀胱的肿瘤蔓延到前列腺，称继发性前列腺移形细胞癌。原发性前列腺恶性肿瘤中腺癌发病率占95% 以上，移行上皮癌占1%～4%。其余为鳞癌和肉瘤。膀胱移行细胞癌相关的前列腺移行细胞癌发病率在7%～43% 。较为公认的是Schellhammer等提出的12%的发病率。但目前的资料多为膀胱全切后的回顾性分析，缺乏多中心大样本的前列腺活检统计数据。

二、病因与发病机制

（一）危险因素

前列腺移形细胞癌可能与多种因素相关，诱发膀胱肿瘤的因素可能也是前列腺移形细胞癌的危险因素，如长期接触某些致癌物质的职业人员及长期吸烟等。对于继发性前列腺移形细胞癌，回顾性研究表明，多灶性的膀胱肿瘤、膀胱原位癌、膀胱移形细胞癌位于三角区和膀胱颈，是前列腺移形细胞癌的危险因素。

（二）发病机制

目前认为，前列腺移形细胞癌的发病机制可能有以下3种：①前列腺移行上皮自身单独恶变，或与膀胱癌同时或先后发生，即尿道上皮癌多中心生长的一部分。一般认为前列腺移行细胞癌起源于前列腺尿道周围腺体导管的移行上皮组织转化。但有学者提出因为有的原发前列腺移行细胞癌的病例全切后发现原发性膀胱移行细胞癌或原位灶，有可能多数文献报告的所谓原发性前列腺移行细胞癌并发存在没有发现的膀胱移行细胞癌。②膀胱移行细胞癌浸润扩散至前列腺。存在两种方式：即经尿道迁延浸润，通过先侵犯腺泡及导管，再浸润基质。膀胱颈和三角区的移行细胞癌极易以佩吉特病样扩散（pagetoid spread）的方式侵袭前列腺；或经肌层浸润前列腺。后一种情况发生于膀胱癌晚期，膀胱癌穿透膀胱壁，浸润前列腺间质，然后累及腺管。③尿路移行上皮癌种植，非常罕见 。

三、病理

前列腺癌的病理表现有以下5种类型（图6-4 B～F）：

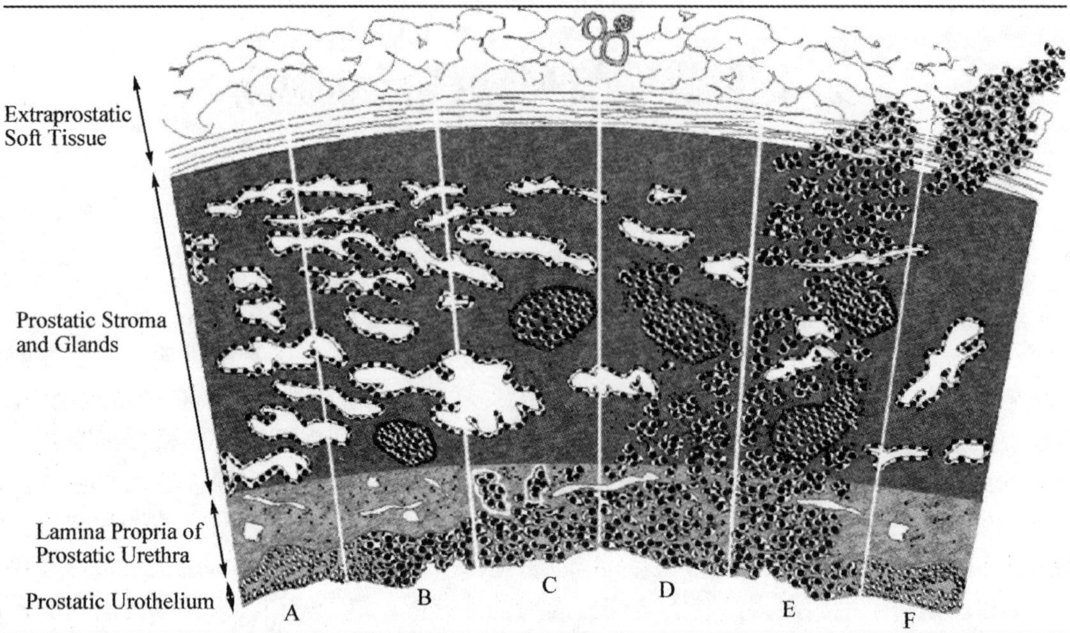

图6-4　前列腺癌病理表现

A．正常　B．尿道及前列腺腺管和腺泡的原位癌　C．浅表侵犯前列腺基质（相当于膀胱癌侵犯固有层）　D．尿道及前列腺腺管和腺泡的原位癌更深地侵犯基质　E．源于膀胱的前列腺周围软组织TCC侵犯　F．膀胱癌通过透壁侵犯的方式侵犯前列腺

四、临床表现

本病主要见于老年男性。伴发于膀胱癌的前列腺移形细胞癌常被膀胱癌的症状所掩盖，表现为间断性无痛性肉眼血尿，并可以出现尿频、尿急、尿痛等尿道刺激症状，随着肿瘤的增大可以出现排尿困难并逐渐加重，直至出现尿潴留和肾功能损害。但是与单纯的膀胱癌相比，下尿路症状出现得比较早，和前列腺癌相比除具有明显的下尿路症状外，血尿发生率也明显增高。既往膀胱三角区及颈部的多发移形细胞癌病史的患者前列腺异性细胞癌的发病率增加。晚期前列腺移形细胞癌常转移至骨、肺、肝、骨髓、软组织等。直肠指检可以发现前列腺增大，质地变硬，并可触及硬结，但在早期常无异常表现。

五、辅助检查

（一）TUR活检

经直肠活检的阳性率约为40%，而 TUR活检阳性率约可达90%，因而是首选的诊断方式。目前较一致的观点是多中心、多次复发的膀胱移行细胞癌和原位癌以及三角区、颈部的膀胱癌易并发前列腺移行细胞癌，对此类患者应积极行经尿道前列腺活检。前列腺腺管密度最高的地方在精阜水平。TUR 5点和7点活检对完整的尿道黏膜及其下的基质进行取样，给病理学家提供完整的黏膜对检测CIS存在基质侵犯与否有非常重要作用。前列腺尿道较短或者膀胱颈部的肿瘤，TUR活检则可以从膀胱颈开始。TUR切除在某些情况下切掉单中心性的CIS，结果是患者TUR活检阳性，而前列腺完整切片病理阴性。

（二）影像学检查

前列腺移行细胞癌浸润间质及周围精囊、射精管等在经直肠前列腺B超上多表现为低回声区，前列腺尿道黏膜及黏膜下导管的移行细胞癌则无特殊表现；CT 和MRI对发现膀胱癌经肌层浸润前列腺、精囊以及淋巴结转移有指导意义。

六、诊断与鉴别诊断

（一）诊断

原发性前列腺移形细胞癌临床表现以下尿路梗阻症状为主，梗阻症状通常在6个月内发展迅速。继发性前列腺移行细胞癌以血尿症状为主。直肠指检90%以上可触及前列腺增大，可扪及硬结，但近1/3指检感觉与良性增生相同。测定血清酸性磷酸酶大都正常。碱性磷酸酶增高则提示有骨转移。IVU所见与良性前列腺增生相似。尿道膀胱镜检查60%患者可发现前列腺增大、浸润或有乳头状肿物，但早期病例通常无阳性发现。确诊依靠病理结果。尿细胞学检查阳性率不高，细针穿刺活检不易刺中导管内的病灶，而经尿道活检可获取较高的阳性结果，因而经尿道活检是首选的确诊手段。这也是与前列腺腺癌的不同之处。

（二）鉴别诊断

原发性的前列腺移形细胞癌主要应与前列腺癌相鉴别。前列腺癌多数无明显临床症状，常在体检直肠指检或者检测血清PSA值升高进一步检查被发现，也可在前列腺增生的手术标本中发现。前列腺癌可以表现为下尿路梗阻症状，血尿少见。直肠指检可以发现前列腺结节，质地坚硬，经直肠B超可以显示前列腺内低回声病灶及其大小与侵及范围。血PSA常增高，已发生淋巴结转移和骨转移的，病灶随血清PSA的水平增高而增多。确诊依靠经直肠B超引导下前列腺系统性穿刺活检。膀胱癌患者应该明确继发性前列腺移形细胞癌是否存在。前已述及，积极的TUR活检是必要的。直肠指检及影像学检查具有重要作用。

本病尚需与其他良性下尿路梗阻疾病相鉴别。

七、治疗

多数文献认为，内分泌治疗对前列腺移行细胞癌无效。早期诊断和根治性切除是延长患者生命的有效途径。对高分化膀胱癌（Ta，T1 ，Cis）并发前列腺原位癌的病例可以尝试TURP加TURBT后应用卡介苗灌注化疗。膀胱颈被认为阻断了BCG与尿道的接触，从而影响了疗效，因此有作者认为在经膀胱药物治疗前应切除膀胱颈。对前列腺导管和间质浸润的移行细胞癌，无论并发何种分化的膀胱癌，膀胱全切加尿道切除是最佳选择 。对于原发性前列腺TCC，根治性前列腺切除术应该是首选的手术方式。术后辅助化疗有助于提高生存率，并减轻相关症状，氨甲蝶呤、长春新碱、阿霉素和顺铂（M-VCP）方案较为有效。也有应用咪托恩醌. 5-FU、环磷酰胺、表阿霉素分别或联合治疗的报道 。放疗有助于局部控制病灶，但单独放疗者少有长期生存，在不能手术病例中也可联合应用。

八、预后和展望

（一）预后

原发性前列腺移行细胞癌病例很少有生存2年以上者，继发性前列腺移行细胞癌患者5年总体生存率约为30%，一般认为间质浸润与否决定前列腺移行细胞癌患者的预后。前列腺尿道或导管移行细胞癌患者的预后由原发膀胱肿瘤决定。尿道来源的间质浸润前列腺移行细胞癌在原发膀胱肿瘤的生存率基础上明显下降。已有较多学者发现不同的前列腺受浸润方式对其预后有着显著不同，对于穿透性的浸润方式预后较差，而经佩吉特病样扩散的方式其预后与膀胱原发病灶分期和前列腺基质是否受浸润有关，但总的5年生存率明显高于前者。

（二）展望

综合目前文献，尚缺乏前列腺移形细胞癌早期诊断的有效方法，而早期诊断与预后密切相关。对于其临床分期及治疗方法也缺乏统一的认识。

第十五节　前列腺交界性叶状肿瘤

一、概述

叶状肿瘤（phyllodes tumor，PT）是一种特殊类型的上皮–间质肿瘤，目前仅见发生于乳腺和前列腺的报道。首例乳腺叶状肿瘤于1838 年报道，1960年Cox 等描述了第一例前列腺叶状肿瘤（phyllodes tumor of prostate），病理特点类似于乳腺叶状肿瘤。该病曾有多种称呼，如前列腺囊腺瘤、囊性上皮–间质肿瘤、分叶型不典型增生、囊腺平滑肌纤维瘤、前列腺潜在恶性可能的间质肿瘤及叶状囊肉瘤等，命名的不统一反映了该肿瘤在组织病理学上及临床行为上的差异。后来，Ito 等将这一类肿瘤统称为前列腺叶状肿瘤，并逐渐被大多数学者采用。该肿瘤在欧洲、美洲及亚洲发病，由于病例少，无法准确反映其地域及种族特点，目前尚无确切发病率统计。

二、病因与发病机制

前列腺PT是罕见肿瘤，发病机制不清。众所周知，等位基因的缺失（allelic loss）是肿瘤发生的一个早期的基因变化。缺乏杂合现象分析曾经被用来研究肿瘤不同成分克隆关系。Ryan P. McCarthy等比较了肿瘤基质和上皮两种成分杂合现象缺失的频率并分析了两种成分等位基因缺失的类型，发现前列腺PT上皮及基质成分中染色体10q23 ，16q23.2及17q13位点等位基因缺失频率增高，表明两种成分都具有克隆及肿瘤形成性，并证明等位基因缺失的类型两种成分之间是不同的，表明上皮和基质成分的克隆起源不同。

三、病理

标本中有裂隙和（或）分叶状外观可能是最有价值的大体改变。在组织学上，前列腺恶性叶状肿瘤具有如下病理特点（图6–5）：①肿瘤包括上皮和间质两种成分，上皮为良性，间质为恶性。在不同的肿瘤中，上皮和基质的比例、基质细胞构成、细胞不典型和分裂象数量变化很大。②上皮细胞和间质细胞排列成特殊的叶状结构。瘤体内间质细胞大量增殖，绝大多数增生细胞为成纤维细胞，也可包括平滑肌组织。间质细胞失去正常排列方式，聚集成网状、漩涡状或聚集成团。间质细胞有不同程度的异型性，可见核分裂像。上皮细胞增生，但细胞异型性通常不明显，可伴有鳞状上皮化生。上皮细胞形成腺管样结构，具有分泌功能，形成囊腔。该肿瘤由于大量增殖的间质细胞将上皮形成的囊腔挤压、拉长形成叶柄样结构而得名。免疫组化染色有助于该病的诊断：肿瘤间质成分表现为Vimentin染色强阳性，而上皮成分CK（+）、PSA（+）。

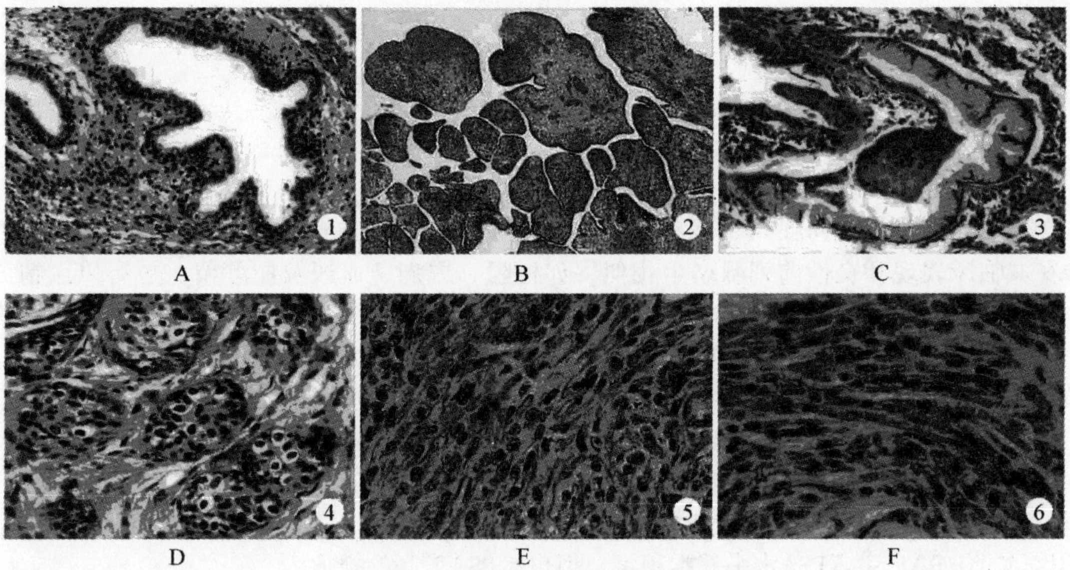

图6–5　前列腺叶状肿瘤病理特点

A．前列腺肿瘤由上皮和间质两种成分组成，上皮细胞形成腺体，其周围间质细胞增生　B．间质细胞增生向管腔内突出，呈分叶状　C．上皮细胞增生伴黏液和鳞状上皮化生　D．上皮细胞城市型团藻装散布于间质中　E．间质细胞丰富密集，异型明显，核分裂像多见　F．向平滑肌分化的间质细胞SMA（+）

［图片源自候刚等．前列腺叶状肿瘤临床病例观察．诊断病理学杂志，2008，10，15（5）：395～397］

借鉴乳腺PT的分级标准，按间质细胞丰富程度、间质成分过度生长、异型性、细胞核分裂像数、坏死、间质/上皮比例，将肿瘤分为低、中、高3个病理学级别（表6–2）。其中间质过度生长判断标准为：一个低倍镜下可以见到上皮性成分为低度生长过度，见到个别上皮成分为中度生长过度，而上皮成分缺乏则为显著生长过度。

表6-2 前列腺交界性叶状肿瘤病理学分级

级别	细胞丰富程度	间质过度生长	细胞异型性	核分裂像（/10HP）	坏死	间质/上皮比例
低	较低	低度	低	<2	无	低，轻度增生的间质细胞完全被覆上皮细胞，叶状结构常见
中	中度	中度	中度	2～5	无	低-中
高	重度	显著	高	>5	常有	高，大量间质细胞零星被覆上皮细胞，叶状结构少见

此分级特征通常即为判断该肿瘤恶性程度高低的标准。低级别肿瘤常有局部复发，高级别肿瘤可发生远处转移。按照类似标准，Yamamoto等将该肿瘤分为良性、交界性和恶性，认为对交界性肿瘤应密切随访。

四、临床表现

综合文献报道，前列腺PT的发病年龄为25～86岁，平均55岁，有报告称40％的患者年龄<50岁。临床表现和良性前列腺增生相似，如梗阻、尿痛、血尿及尿潴留。也有以血精为首发症状的报道。排尿梗阻症状和BPH相比，发病年龄常比较低。直肠指诊前列腺体积增大，表面光滑、质软或有弹性，部分病例前列腺有囊性感。

五、辅助检查

1. **B超** 超声表现主要是腺体增大，腺体内的小囊状无回声区可能是其特殊表现。
2. **血清PSA** 患者PSA水平基本正常，但也有PSA增高的报道。
3. **彩超** 腺体内血流信号不丰富。
4. **CT、MRI** 前列腺叶状肿瘤呈分叶及部分囊性。
5. **针刺活检** 很难诊断，因为其独特的结构特征不能很好的表现。

六、诊断与鉴别诊断

（一）诊断

文献报道大部分病例最初被诊断是在经尿道切除之后的病理检查，术前诊断困难。前列腺穿刺活检对诊断有一定帮助，若穿刺组织小，见不到上皮成分，容易误诊为间质肉瘤或其他分化型间叶肿瘤。即使TURP术后标本，由于前列腺电切除标本破碎，周边烧灼坏死，不易发现特征性肉眼改变，甚至镜下结构也支离破碎，很难首先确诊为前列腺叶状肿瘤。因此必须将标本全部取材、制片，全面观察，以免漏诊、误诊。

（二）鉴别诊断

虽然该肿瘤可发生于年龄＜40岁的患者，但其病程与前列腺肉瘤相比往往较长。在老年患者，与前列腺癌患者相比血尿较为常见，而早期前列腺癌患者中合并肉眼血尿者少见，晚期前列腺癌患者大多数伴有PSA明显升高，此点可能是与前列腺癌的鉴别要点。

当前列腺PT上皮细胞增生并有一定异型性、上皮成分很少或间质伴有肌细胞分化时，须与以下肿瘤鉴别：①癌肉瘤：上皮和间质成分均为恶性，虽然前列腺PT可有上皮细胞不典型增生，但未达到癌诊断标准。②前列腺间质肉瘤：由分化很低的短梭形细胞组成，具有未分化间叶肿瘤的特点，无上皮成分。为除外PT，需多取材多切片，寻找有无上皮成分。③平滑肌肉瘤和胚胎性横纹肌肉瘤：前者肿瘤细胞束状排列，核棒状，两端钝圆；后者多见于婴儿和儿童，瘤细胞小，圆形、卵圆形或梭形，胞质嗜酸性，部分细胞内有横纹。

七、治疗

根治性前列腺切除术是该病最可靠的治疗方法，放疗和全身化疗有一定的临床价值。基因扩增研究表明EGFR和雄激素受体高频率强表达在上皮及基质成分中。对于肿瘤表达EGFR或者雄激素受体的患者，使用anti-EGFR或者抗雄激素药物的靶向治疗可能有效果。

八、预后和展望

前列腺PT易局部复发，复发后肿瘤级别比初发时高，恶性者常侵犯邻近器官和全身转移，预后差。病理学级别对于预后有重要作用。Bowtwick等报道23例长期随访前列腺PT患者，14个低级别中7个复发（50%），其中一个患者在初次诊断14年，复发5次后出现了低级别肉瘤，随后出现远处转移；7个中级别中有6个复发，其中一个患者在初次诊断11年，复发3次后出现了低级别肉瘤，随后发生腹壁转移；2个高级别前列腺PT肿瘤患者全部复发，并且都发生了远处转移。

（刘　辉　梁　辉）

第十六节　前列腺恶性神经鞘瘤

一、概述

前列腺恶性神经鞘瘤（malignant peripheral nerve sheath tumors of the prostate）国内外文献仅有散在报道。神经鞘瘤多为良性、局限性、生长缓慢。恶性神经鞘瘤又称神经纤维肉瘤，好发于肢体躯干、头颈部和腹膜后，罕见发生于前列腺。泌尿生殖系统神经鞘瘤发病早期多无特异性表现，患者多因后期肿瘤巨大占位引起压迫致血尿、疼痛、尿失禁等而就诊。B超、CT可有效地判断肿块的大小和位置，为手术方案提供可靠的依据，但无特征性表现，故极易误诊。确诊有赖于术后的病理检查，包括免疫组化等项目。该肿瘤恶性程度高，进展迅速，预后差，目前尚无满意的治疗手段。

二、病因与发病机制

神经鞘瘤的发病机制可能与神经纤维瘤病-2（NF-2）的基因失活突变有关。

三、病理

肿瘤大体为圆形，分叶状或不规则状，分布在神经干内或神经干旁，沿神经干呈浸润性生长，与周边界限常清楚，可见不完整包膜或无包膜。肿块大小不一，恶性神经鞘瘤的组织形态复杂多变，缺乏特异性所见。神经鞘瘤镜下结构的特点是不断变化的Antoni A区（即细胞密集区，为含有大量细胞且排列整齐的结构）和Antoni B区（即细胞疏松区，为疏松的黏液样结构）。两种成分的比例可不相同，可逐渐移行。瘤细胞呈长梭形，核梭形或卵圆形，核染色质均匀或致密，核仁小或不清楚，核异型性不显著，瘤细胞丰富、密集，排列成束状、漩涡状，可见栅栏状（图6-6A、B）。在高度分化的Antoni A区有时能看到核分裂像，S-100蛋白常常阳性。Antoni B区细胞较少且排列不整齐，S-100蛋白呈弥漫强阳性，vimentin蛋白和Leu-7亦呈阳性。

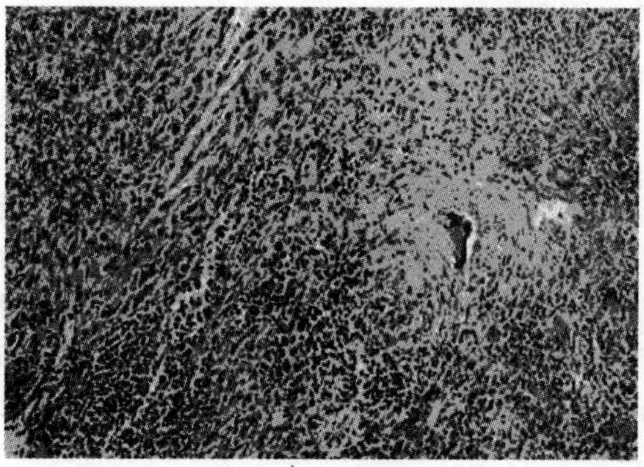

A

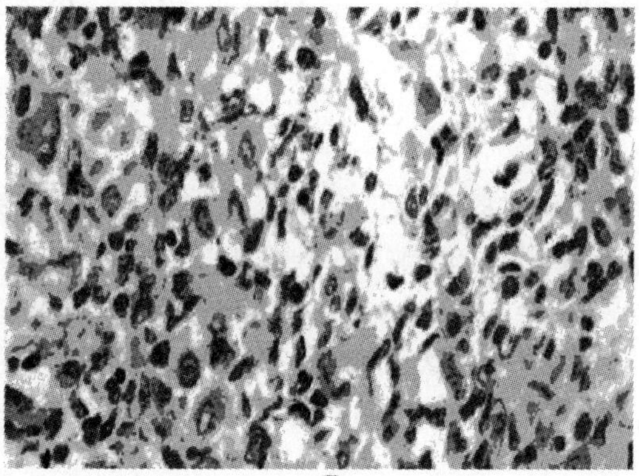

B

图6-6　恶性神经鞘瘤镜下结构

A．瘤细胞丰富、密集，排列成束状、漩涡状，可见栅栏状　B．瘤细胞呈长梭形，核梭形或卵圆形，核染色质均匀或致密，核仁小或不清楚

其病理诊断依据为：①肿瘤源于神经干或沿神经干分布及蔓延。②肿瘤富含细胞区和稀疏细胞区交错存在。③梭形细胞呈S形弯曲，排列成栅栏状或漩涡状，细胞核呈波浪状或逗点状。④与纤维肉瘤、平滑肌肉瘤、单相性纤维型滑膜肉瘤鉴别。完善的诊断还应包括免疫组化显示S-100、Lea-7、髓鞘碱性蛋白或超微结构显示肿瘤细胞具有神经鞘细胞分化的特征。

四、临床表现

恶性神经鞘瘤又称神经纤维肉瘤，来源于周围神经的低分化梭形细胞肉瘤，多发生在成人。患者无明显性别倾向性，年龄以31～50岁多见。肿块为常见症状，多为无痛性，与其他肉瘤难以鉴别。前列腺恶性神经鞘瘤发病早期多无特异性表现，患者多因后期肿瘤巨大占位引起压迫致血尿、疼痛、尿失禁等而就诊，在体检中发现肿块。肿瘤突然迅速长大，常有5 cm以上假性包膜，可分为6型：①恶性雪旺瘤：恶性较高，瘤中常见骨、软骨、脂肪组织等异源性成分。②恶性蝶螈瘤：瘤中伴有较多量的横纹肌肉瘤成分，横纹肌细胞有典型横纹分化。③恶性黑色素性雪旺瘤：瘤内分布有黑色素，散在或遍及肿瘤各处。④恶性上皮样雪旺瘤：瘤中出现上皮样或腺样细胞分化。⑤恶性腺状雪旺瘤：瘤中出现腺体样结构，腺上皮内可出现分泌黏液的杯状细胞。⑥恶性透明细胞雪旺瘤：是由雪旺细胞分化的透明细胞肉瘤。

五、辅助检查

X光片可见部分肿瘤有钙化现象，有时可见继发性骨破坏。B超、CT可有效地判断肿块的大小和位置及肿块与周围组织的关系，为手术方案提供可靠的依据，但因本病的临床及影像学表现缺乏特异性，术前明确诊断较为困难，故有必要术前作活检或术中行冰冻病理检查。

六、诊断与鉴别诊断

本病临床症状及辅助检查均无特异性表现，若发现肿块，依靠病理检查以确诊。恶性神经鞘瘤应与下列疾病区别：①纤维肉瘤：常无包膜，较少出血和坏死。瘤细胞核两端稍尖，胞质和间质内胶原纤维较多。②平滑肌肉瘤：瘤细胞内含有肌原纤维，对PTAH染成紫蓝色，三色染色着红色。

七、治疗与预后

本病恶性程度高，进展迅速，预后差，目前尚无满意的治疗手段。治疗以手术切除为主，因肿瘤常起源于神经干，并累及一段神经组织，手术时应沿神经干分离肿瘤，并切除累及的神经干上、下缘，作冰冻切片，以确定切除范围，但常因肿瘤体积较大，位置较深，盆腔手术存在一定的难度，术前要做好充分的手术预案并备足够的血。

放疗、化疗疗效尚不明确。单用外照射肿瘤不敏感，常需加大剂量，针对手术瘢痕下方肿瘤床的残留病灶。化疗疗效不肯定，有报告认为可以起到减少局部复发与控制远处转移的作用。

恶性神经鞘瘤易发生复发和远处转移。Ducatman报告术后复发率为42%，有学者认为其预后好坏与是否并发神经纤维瘤无差异，但亦有人认为不合并该病5年生存率较高。恶性神经鞘瘤的预后与肿瘤部位的深浅、病理分化高低及侵犯范围、手术切除的情况有关，而与术后放疗、化疗的关系尚需进一步探讨。

（庄锦涛　涂响安）

参考文献

1　陈朝晖，杨郁，肖亚军，等．2003．前列腺副神经节瘤（附二例报告）．中华泌尿外科杂志，24（5）：331-333．

2　陈梓甫．2004．前列腺上皮内瘤的临床意义及处理．中华男科学杂志，10（12）：883-885．

3　董潇，刘贤洁，刘贤奎，等．2008．原发性精囊恶性肿瘤2例报告．中华男科学杂志，14（7）：653-654．

4　杜林栋，于子初，于惠元，等．1992．非特异性肉芽肿性前列腺炎八例报告．临床泌尿外科杂志，7：21-22．

5　郭应禄，胡礼泉，等．2004．男科学．北京：人民卫生出版社．

6　黄受方，廖松林．2002．重视WHO肿瘤组织学新分类．中华病理学杂志，31：101．

7　黄受方．1999．前列腺的正常组织学与前列腺癌的诊断和鉴别诊断．中华病理学杂志，28：64．

8 李学美，卢培利，王宝龙．1999．急性淋菌性前列腺炎的诊断与治疗．临床泌尿外科杂志，14（3）：97.
9 李燕．2007．精囊腺腺癌1例报告．西部医学，19（5）：942.
10 梁永成，顾方六．1993．与膀胱癌伴发的前列腺移行上皮癌．中华泌尿外科杂志，14：56-59.
11 罗彬，戴宇平，王道虎，等．2008．经直肠超声检查对前列腺中线囊肿的诊断价值．中华男科学杂志，14（2）：139-141.
12 苗永青，邓春华，王长希，等．1998．前列腺内注射治疗慢性淋菌性前列腺炎68例报告．中国实用外科杂志，18（3）：157.
13 莫衍石，熊礼宽，周华．2005．泰能治疗慢性淋菌性前列腺炎初步疗效观察．医学文选，24（1）：12-13.
14 丘少鹏．2000．膀胱副神经节瘤（附五例报告）．中华泌尿外科杂志，21（11）：667-669.
15 孙祥宙，刘贵华，戴宇平，等．2009．苗勒管囊肿48例诊治分析．中华外科杂志，12：40-42.
16 王栋，郑闪，马建辉，等．2004．前列腺恶性叶状肿瘤（附一例报告并文献复习）．中华泌尿外科杂志，25（10）：704-707.
17 王怀碧，叶明福．2003．前列腺上皮内瘤的研究进展．诊断病理学杂志，10（5）：307-309.
18 王建业．2002．前列腺疾病理论与临床实践．北京：北京出版社，67
19 吴宏飞，睦元庚，漆贯华，等．1995．精囊囊肿的诊断和治疗（附七例报告并文献复习）．中华泌尿外科杂志，16（12）：741～743
20 吴宏飞．2008．精道外科学．南京：东南大学出版社．
21 吴芃，郑少斌，谭万龙．2007．巨大前列腺神经鞘瘤1例报告．临床泌尿外科杂志，22（1）：73-74.
22 吴子征，张健．2004．神经鞘瘤．国外医学·骨科学分册，25：296-298.
23 夏广斌，候建国，钱松溪，等．1996．前列腺肉瘤（附六例报告）．中华泌尿外科杂志，17：97-99.
24 夏同礼．2000．前列腺癌的基础与临床．北京，科学出版社，214-216.
25 辛军，王晓雄，叶林阳．1998．巨大前列腺恶性神经鞘瘤切除成功1例．军医进修学院学报，19：52.
26 张波，王禾，张更．2003．精囊囊肿的诊断和治疗．中华外科杂志，41（6）：433-435.
27 张德元，李震东，夏同礼，等．1995．前列腺肉瘤（附10例报告）．中华泌尿外科杂志，16：292-294.
28 张海鹰．2007．精囊腺肉瘤超声显像 1 例．实用医学杂志，23（20）：3174.
29 张舜欣，唐杰，杨敬春，等．2008．经直肠超声引导下苗勒氏管囊肿和精囊囊肿抽液治疗．中国医学影像技术，24（3）：427-429.
30 中国卫生部防疫司．1994．性病防治手册．第二版．南京：江苏科学技术出版社，43.
31 周大为．2007．精囊囊腺瘤二例误诊．临床误诊误治，20（8）：63-64.
32 周四维，叶章群．2006．前列腺上皮内瘤临床研究新进展．现代泌尿外科杂志，11（5）：249-251.
33 周文泉，高建平，桑红，等．2003．阿奇霉素治疗慢性淋菌性前列腺炎疗效观察．中华男科学，9（1）：43-44.
34 周新木．2002．前列腺叶状囊肉瘤伴肺转移1例．诊断病理学杂志，9（4）：256.
35 Ali TZ，Epstein JI．2007．Basal Cell Carcinoma of the Prostate：A Clinicopathologic Study of 29 Cases．Am J Surg Pathol，31：697-705.
36 Antinheimo J，Sallinen SL，Sallinen P． et al．2002．Genetic aberrations in sporadic and neurofibromatosis 2（NF2）associated schwannomas studied by comparative genomic hybridization（CGH）．Acta Neurochir（Wien），142：1099-1105.
37 Ayyathurai R，Civantos F，Soloway MS，et al．2007．Basal cell carcinoma of the prostate：current concepts．BJU Int，99：1345-1349.
38 Belet U，Danaci M，Sarikaya SA，et al．2002．Prevalence of epidedymal，seminal vesicle，prostate，and testicular cyst in autosomal dominant polycystic kidney disease．Urology，60：138-141.

39 Bostwick DG, Hossain D, Qian JQ, et al. 2004. Phyllodes tumor of the prostate: long-term follow up study of 23cases. J Urol, 172 (3): 894-899.

40 Boyle M, Gaffney EF, 1996. Thurston A. Paraganglioma of the prostatic urethra. A report of three cases and a review of the literature. Br J Urol, 77 (3): 445-448.

41 Cheville J C, Dundore P A, Bostwick D G, et al. 1998. Transitional cell carcinoma of the prostate: clinicopathologic study of 50 cases. Cancer, 82: 703-707.

42 Chou Y H, Titl C M, Liu I Y, et a1. 2004. Prostatic abscess: transrectal color Doppler ultrasonic diagnosis and minimally invasive therapeutic management. Ultrasound in Med and Biol, 30 (6): 719-724.

43 Collodo A, Palou J, Garcia-Penit J, et al. 1999. Ultrasound guided needle aspiration in prostatic abscess. Urology, 52: 548-552.

44 Coppens L, Bonnet P, Andrianne R, et al. 2002. Adult müllerian duct or utricle cyst: clinical significance and therapeutic management of 65 cases. J Urol, 167 (4): 1740-1744.

45 Donkol RH, Monib S, Moghazy K. 2006. Müllerian duct cyst as a cause of acute infantile-onset epididymitis. Pediatr Radiol, 36 (11): 1197-1199.

46 Ducatma BS, et al. 1986. Malignant Peripheral nerve sheath tumors. Cancer, 57: 2006

47 Egevad L, Ehmstrom R, Hakansson U, et al. 2007. Primary seminal vesicle carcinoma detected at transurethral resection of prostate. Urology, 69 (4): 778.

48 Farly S, Barnes R. 1973. Stenosis of ejaculatory ducts treated by endoscopic resection. J Urol, 109 (4): 664-666.

49 Ferris MK, et a1. 1997. Transrectal ultrasound appear-ance of prostatic granulomas secondary to bacillus Calmette-Guerin instillation. J Urol, 158: 126-127.

50 Greene LF, O' Dea MJ, Dockerty MB. 1976. Primary transitional cell carcinoma of the prostate. J Urol, 116: 761-763.

51 Goluboff ET, Kaplan SA, Fisch H. 1995. Seminal vesicle urinary reflux as a complication of transurethral resection of ejaculatory ducts. J Urol, 153 (4): 1234-1235.

52 Hardeman SW, Soloway MS. 1988. Transitional cell carcinoma ofthe prostate: diagnosis, staging and management. World J Urol, 6: 170-175.

53 Hendry WF, Pryor JP. 1992. Mùllerian duct (prostatic utricle) cyst: diagnosis and treatment in subfertile males. Br J Urol, 69 (1): 79-82.

54 Honda, N, Yamada Y, Okada M, et al. 2001. Clinical study of transitional cell carcinoma of the prostate associate with bladder transitional cellcarcinoma. Int J Urol, 8: 662-665.

55 Ito H, Ito M, Mitsuhata NT, et al. 1989. Phyllodes tumor of the prostate: A case report. Jpn J Clin Oncol, 19 (3): 299-304.

56 Jarow JP, Espel MA, Lipshultz LI. 1989. Evaluation of the azoospermic patient. J Urol, 142 (1): 62-65.

57 Jimenez RE, Tiguert R, Harb JF. 1999. Prostatic paraganglioma: 5-year follow up. J Urol, 161 (6): 1909-1910.

58 Kao CC, Wu CJ, Sun GH, et al. 2001. Congenital seminal vesicle cyst associated with ipsilateral renal agenesis mimicking bladder outlet obstruction: a case report and review of the literature. Kaohsiung J Med Sci, 26: 30-34.

59 Kawahara M, Matsuhashi M, Tajima M, et al. 1988. Primary carcinoma of seminal vesicle diagnosis assisted by sonography. Urology, 32 (3): 272-296.

60 Kim YB, Chung YG, Joo HJ, et al. 2009. Basal Cell Carcinoma of the Prostate. Korean J Urol, 50: 408-412.

61 Lam KC, Yeo W. 2002. Chemotherapy induced complete remission in malignant phyllodes tumor of the prostate

metastasizing to the lung. J Urol, 168（3）: 1104–1105.

62 Lim JW, Ko YI, Lee DH, et al. 2000. Treatment of prostatic abscess: Value of transrectal ultrasographically guided needle aspiration. J Ultrasound Med, 19: 609–617.

63 Luebke AM, Schlomm T, Gunawan B, et al. 2005. Simultaneous tumour–like, atypical basal cell hyperplasia and acinar adenocarcinoma of the prostate: a comparative morphological and genetic approach. Virchows Arch, 446: 338–341.

64 Makler A, Fisher M, Murillo O, et al. 1984. Factors affecting sperm motility. IX. survival of spermatozoa in various biological media and under different gaseous compositions. Fertil Steril, 41（3）: 428–432.

65 Meares E M. 1992. Prostatitis and related disorders. In: Walsh P C, Retik A B, Stamey T A, et a1. Campbells Urology [M]. 7th ed. W B Saunders: Philadelphia.

66 Moukaddam HA, Haddad MC, ElSayyed K, et al. 2003. Diagnosis and treatment of midline prostatic cysts. Clin Imaging, 27（1）: 44–46.

67 Oates RD, et a1. 1988. Granulomatous prostatitis following bacillus Calmette–Guerin immunotherapy of bladder cancer. J Urol, 140: 751–754.

68 Ozgok Y, Tan MO, Kilciler M, et al. 2001. Diagnosis and treatment of ejaculatory duct obstruction in male infertility. Eur Urol, 39（1）: 24–29.

69 Pryor JP, Hendry WF. 1991. Ejaculatory duct obstruction in Subfertile males: analysis of 87 patients. Fertil Steril, 56（4）: 725–730.

70 Rames RA, Smith MT. 1999. Malignant peripheral nerve sheath tumor of the prostate: a rare manifestion of neurofibromatosis type 1. J Urol, 162（1）: 165–166.

71 Sawczuk I, Tannenbaum M, Olsson CA, et al. 1985. Primary transitional cell carcinoma of the prostate periurethral ducts. Urology, 25: 339–343.

72 Segawa N, Tsuji M, Nishida T, et al. 2008. Basal cell carcinoma of the prostate: Report of a case and review of the published reports. Int J Urol, 15: 557–559.

73 Sexton WJ, Lance RE, Reyes AO, et a1. 2001. Adult prostate sarcoma: the M. D. Anderson Cancer Center Experience. J Urol, 166（2）: 521–525.

74 Speights VO Jr, Brawn PN. 1996. Serum prostate specific antigen levels in non–specific granulomatous prostatms. Br J Urol, 77: 408–410.

75 Steiner MS. 2001. High grade prostatic intraepithelial neoplasia is a disease. Curr Urol Rep, 2: 195 ~ 198

76 Terris M K, Villers A, Freiha FS. 1990. Transrectal ultrasound appearance of transitional cell carcinoma involving the prostate. J Urol, 143: 953–955.

77 Vazquez–Levin MH, Dressler KP, Nagler HM. 1994. Urine contamination of seminal fluid after transurethral resection of the ejaculatory ducts. J Urol, 152（6 Pt 1）: 2049–2052.

78 Wang W, Epstein JI. 2008. Small cell carcinoma of the prostate. A morphologic and immunohistochemical study of 95 cased. Am J Surg Pathol, 32（1）: 65–71.

79 Yamamoto S, Ito T, Miki M, et al. 2000. malignant phyllodes tumor of the prostate. Int J Urol, 7（10）: 378–381.

80 Yao JM, Madeb RM, Boume P, et al. 2006. Small cell carcinoma of the prostate: an immunohistochemical study. Am J Surg Pathol, 30（6）: 705–712.

第七章　睾丸、附睾和精索罕少见病

第一节　睾丸网腺癌

一、概述

睾丸网腺癌（adenocarcinoma of the rete testis）是一种罕见的睾丸恶性肿瘤，到目前为止，国外文献报告60余例，国内文献仅有4例报告。睾丸网腺癌可发生于成年任何年龄，平均发病年龄54.4岁，发病高峰在70岁，但也有10余岁发病的报道。

二、病因与发病机制

目前睾丸网腺癌病因尚不明确，由于部分病例曾有外伤、鞘膜积液、腹股沟疝、附睾炎或隐睾病史，因而这些可能与肿瘤的发生有关。

三、病理

睾丸网腺癌的组织病理学表现有两种类型：实性弥漫浸润型和囊性型。实性弥漫浸润型大体硬而韧，切面灰白，浸润睾丸和周围组织（图7–1）；囊性型类似于卵巢和腹膜的乳头状浆液性囊腺癌。大部分睾丸网腺癌有乳头状结构，中等分化，伴有腺体和小管，基质富含胶原，常侵犯周围组织（图7–2）。睾丸网腺癌角蛋白（CK）免疫组化染色，腺癌细胞胞质CK呈强阳性反应（图7–3）。

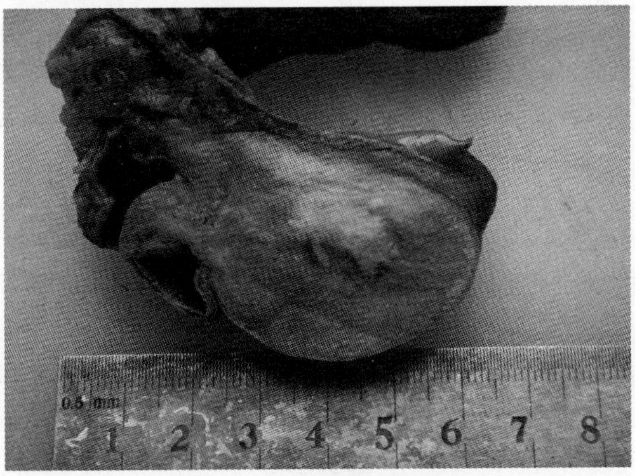

图7–1　睾丸网腺癌大体

肿瘤位于睾丸门处，呈浸润性生长，边界不清，侵犯曲细精管、附睾和精索

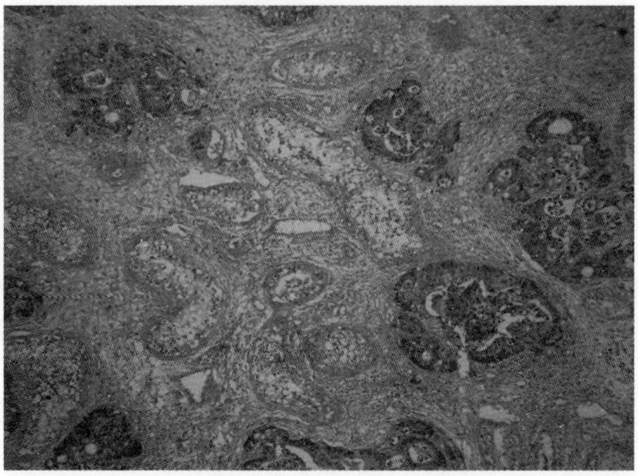

图7-2 睾丸网腺癌（HE×200）
癌组织中等分化，侵犯睾丸曲细精管

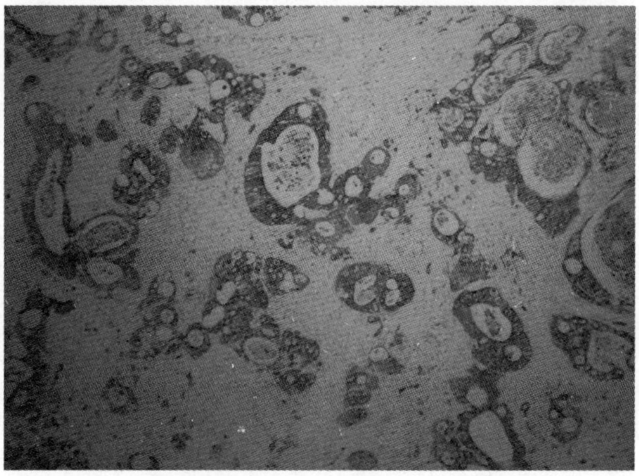

图7-3 睾丸网腺癌角蛋白（CK）免疫组化染色
腺癌细胞胞质CK呈强阳性反应×200

睾丸网腺癌的病理分期按Boden和Gibbs的睾丸肿瘤分类，一般分3期。A期：肿瘤局限于睾丸，无转移证据；B期：睾丸肿瘤仅伴有腹腔内转移；C期：睾丸肿瘤伴有腹腔外转移。当病变较大时，就难以见到从睾丸网增生到发育异常再到癌的转变，所以，未受累的睾丸网和肿瘤之间的过渡虽然被认为是诊断的主要组织学标准，但常不可能见到。在对该肿瘤超微结构的研究中发现核切迹伴核分叶，细胞顶部表面的球状胞浆突起和侧面犬牙交错状连接，但这些也可见于正常人的睾丸网。因此，对提供睾丸网腺癌的详细结构尚无明确证据。

四、临床表现

80%的病例出现阴囊包块，其中20%有疼痛，许多病例在诊断之前有5年以上的无痛性阴囊包块史；23%表现出与转移有关的症状，如腰痛、髋痛、腹部及腹股沟包块、尿道瘘和淋巴管炎等；30%合并有鞘膜积液。一般发生在右侧稍多，左右两侧之比为1：1.5；肿瘤的大小在1～12 cm，平均4.7 cm。主要通过淋巴道和血行播散，淋巴道播散主要累及主动脉旁的髂淋巴结；血行播散主要转移到肺、骨、肝、皮肤、肾、肾上腺和胸膜。

五、诊断与鉴别诊断

睾丸网腺癌的诊断比较困难，普遍认可的标准首先由Feek和Hunter于1945年提出，必须满足以下条件：①肿瘤位于纵隔而不是睾丸；②睾丸网正常上皮和肿瘤之间有交界性病变；③没有畸胎瘤的证据；④除外其他原发肿瘤；⑤壁层鞘膜完整。鉴别诊断要排除非精原细胞瘤、生殖细胞癌、Sertoli细胞瘤、类癌、恶性间皮瘤和腺瘤样瘤。免疫组织化学对于鉴别诊断有一定的帮助。

Sanchez-Chapado等在报告的2例中发现继发肿瘤蔓延到附睾管。这一发现在文献中未被描述为睾丸网腺癌的诊断标准，但却认为这非常有用，并认为小管内播散是睾丸网腺癌的特点，是鉴别此肿瘤和间皮瘤的另一个有帮助的组织学特点。

六、治疗与预后

睾丸网腺癌患者的主要治疗方法为根治性睾丸切除术，辅助腹膜后淋巴结清扫术（RPLND）。放疗和化疗并不能改善预后，可能与采取放疗和化疗的患者临床分期普遍较晚有关。肿瘤的大小、分期与肿瘤预后关系密切，直径<5 cm的肿瘤预后显著差于直径<5 cm者，如果肿瘤仅局限于器官内而无远处播散，其预后较好。睾丸网腺癌预后差，3年生存率49%，5年生存率仅13%。

（涂响安）

第二节　原发性附睾恶性肿瘤

一、概述

阴囊内肿瘤90%来自睾丸，10%来自精索、睾丸鞘膜及附睾等附件，而附件肿瘤中90%为精索肿瘤。原发性附睾肿瘤较少见，约占男性生殖系统的2.5%。附睾肿瘤（epididymal tumor）良性多于恶性，原发性多于继发性，至1996年为止，国内报道的277例附睾肿瘤中，恶性仅占15%。

二、病因与发病机制

同大多数恶性肿瘤一样，原发性附睾恶性肿瘤病因不明。虽附睾与睾丸临近，但目前仍未见有隐睾、阴囊局部高温是导致肿瘤的高危因素的相关报道。

三、病理

原发性附睾恶性肿瘤组织来源较复杂，常见的有腺癌、平滑肌肉瘤、胚胎横纹肌肉瘤、淋巴肉瘤、恶性黑色素瘤等。常需免疫组化检查明确其性质。

四、临床表现

原发性附睾恶性肿瘤可发生于任何年龄，一般多见于40～50岁，但肉瘤发病年龄较轻。肿瘤体积小，生长缓慢，症状轻微偶有轻微疼痛或坠胀感不易引起患者注意，因而从发病到发现肿瘤就诊时间较长。体格检查：肿物多呈圆形或卵圆形，多为单侧、单发，附睾尾部常见，表面光滑，活动度好，质地坚实感，无压痛，而肉瘤生长较快，一般肿物较大且为多发性结节，早期与睾丸及周围组织分界清晰，但晚期可侵犯周围组织而难以分辨来源，并可合并鞘膜积液。

五、辅助检查

B超、CT、MRI检查常显示附睾部实性肿物，质地不均匀，血流丰富。但确诊仍较难，多须手术和病理检查确诊。

六、诊断与鉴别诊断

依据病史、体征，原发性附睾恶性肿瘤术前确诊常有困难，仅少部分肿瘤可据临床特征确定良、恶性，如大肿块或多发性结节、生长快的肿物，恶性可能性大。本病易与附睾结核、慢性附睾炎、精子肉芽肿、精液囊肿等混淆。附睾结核多为双侧性，输精管有串珠样改变，与周围组织粘连，PPD试验为阳性；慢性附睾炎可反复有阴囊部疼痛史，抗炎治疗后缓解，急性发作时附睾有触压痛；精子肉芽肿多发于附睾头部，病程长期，且与周围组织界限一直较清晰；精液囊肿表面光滑，囊性感，B超、CT等显示为薄层均一壁内包裹的囊液，细针穿刺可抽出精液。

七、治疗

原发性附睾恶性肿瘤目前仍以手术治疗为主，早期恶性肿瘤者应行高位的睾丸、附睾、精索根治性切除手术，是否行腹膜后淋巴结清扫各位学者意见不一。中晚期恶性肿瘤应行睾丸附睾及肿物广泛切除术，并辅以放疗或化疗。

八、预后和展望

原发性附睾恶性肿瘤转移途径与睾丸肿瘤相同，晚期易转移到髂、腹膜后淋巴结以及肺、肝、肾、骨骼等部位，预后极差，报道多于2年后死亡。

（赵良运　涂响安）

第三节　Klinefelter综合征

一、概述

原发性小睾丸症也称曲细精管发育不良（seminiferous tubule dysgernesis）。Klinefelter等于1942年报道了一组男性病例，其主要的临床表现为：乳房女性化，两侧睾丸小，呈类阉体型，尿内促性腺激素高，因此称之为克氏综合征。1956年Plunkett等根据X染色体试验的结果把这类病例分为阳性和阴性两大类。1959年Jaeobs等发现克氏综合征患者比正常男性多了一条X染色体，证实了这种性染色体的畸变疾患，以后又报道了克氏综合征的合体和其他类型。

二、病因与发病机制

克氏综合征多了一条X染色体，这条染色体可由父亲的精细胞或母亲的卵细胞在减数分裂时X染色体出现不分离，但也不能排除孕卵分裂时出现X染色体不分离的可能。有些学者认为不分离更多来自母亲，这可能与母亲受孕年龄过迟有关，因为卵子长期处于双丝期易产生不分离。Race等利用X连锁基因、Xg血型分析，发现约40%额外X染色体来自父亲，而且都是在减数分裂2期出现不分离；60%额外X染色体来自母亲，其中50%来自于减数分裂的1期，10%发生在2期；而4例XXXY和XXXXY的额外X染色体都来自母亲。

三、临床表现

本病的临床发现率约为1：1 000，而且无地区和种族差别。成年患者大都身材比较高，与患者的正常兄弟相比，平均身高高6 cm，呈类阉体型，皮肤细白，阴毛及胡须稀少，常无腋毛。一部分病例乳房女性化，外阴部为正常男性，但阴茎较正常男性短小，两侧睾丸小而坚实，精液中无精子。性功能常常比较差，患者常因为不育或性生活不正常求医，患者的智商比较低，特别在读和写方面较差。患者性格一般不同于正常人，觉得不幸福，在学校和社会上不易与人相处。这些心理状态可能和男性激素值低下有关，因为男性心理发育需要正常的男性激素。

克氏综合征的患者常伴有甲状腺功能异常，包括对TSH反应较低。放射碘摄入减少，以及给予甲状腺素释放因子后血清TSH仍低于正常，但出现症状的甲状腺病却不多见。

其次是轻度糖尿病，约19%的克氏综合征患者葡萄糖耐量曲线不正常，8%有糖尿病。约55%患者在超声心动图发现有二尖瓣脱垂（正常为6%），约36.7%患者晶状体浑浊。个别患者有睫毛过长、斜视、扩瞳反应迟钝。克氏综合征的乳腺癌发病率高，比正常男性高20倍。

睾丸病变也很典型，主要为2种：①曲细精管的基膜增厚，呈玻璃样变，无弹力纤维，曲细精管腔内无精子发生，病变严重，精曲小管可完全纤维化。②间质细胞明显增生，呈腺瘤样堆积。

克氏综合征的变型：一小部分克氏综合征患者的核型或是嵌合体或是X染色体超过2条。在我院67例中4例为嵌合体，其中3例为46XX/47，XXY，1例为46，XX/47，XXY；余下2例的核型为46XXY，t（13；14）和47，XXY，15pt。嵌合体中以46，XY/47，XXY较多见，其他变型如XXXY，XXXXY，XXYY，XXXYY Y也都有报道。这些患者的体征根据体型而变化，如具有XX/

XXY核型患者，其类阉体型、乳房女性化和睾丸的病变都比XXY轻，就诊年龄也比较大，平均就诊年龄为45岁，血清睾丸酮也可正常，个别患者甚至有生育能力。相反，X数目较多，则智力障碍愈严重，而且常伴有其他躯干畸形如腭裂、隐睾、斜颈等。

四、辅助检查

血浆睾丸酮值低而血浆和尿中LH、FSH增高，血浆雌二醇也可增高。X染色质试验阳性，典型的核型为47，XXY。我院67例克氏综合征中61例核型为XXY，占91%。

五、诊断与鉴别诊断

类阉体型、乳房女性化和两侧小睾丸是本病的典型体征，最后诊断还须依靠核型分析。本病必须与垂体性性腺发育不良和XX男性相鉴别。垂体性性腺发育不良患者血浆促性腺激素较低，身材不高，常伴有其他内分泌疾患。XX男性比较少见，症状同克氏综合征。核型鉴定可完全加以鉴别。

六、治疗与预后

男性激素长期应用以改善第二性征，但疗效并不显著。一般采用丙氨酸睾丸酮20～50 mg肌注，每周3次，或甲基睾丸酮片舌下含服，每日20～50 mg。比较方便的是给予长效睾丸酮制剂如庚酸睾丸酮（T. Ocnanthate）或环戊丙酸睾酮片（T.Cypionate），每2～3周肌注1次，剂量为100～210 mg。也可以考虑同时给予绒毛膜促性腺激素肌注，2 000 U，每周2次。对性格异常患者激素治疗无改善可予精神治疗。

如果两侧乳房女性化显著，可做乳房整形术，将乳房内乳腺及脂肪组织切除。

如果在儿童期发现本病，应在青春期开始时给以男性激素，促使第二性征较好发育。

第四节　Kallmann综合征

一、概述

Kallmann综合征（KS）又称性幼稚嗅觉丧失综合征，是一种先天性促性腺功能低下或合并有嗅觉缺失联合出现的病征。其发病率男性为1∶10 000，女性为1∶50 000，男性为女性的5～6倍，X–连锁形式最常见，可呈家族性发病，也可散发。1856年Maestre de Sanjuan就开始报道存在性功能低下伴嗅觉障碍这一疾病。1944年美国纽约的精神病遗传学家Kallmann首先报道了3个家族中的12例类无睾症，其中9例伴有嗅觉缺失，并开始提出这是一种遗传性疾病，此后各国相继有多个家族性和散发病例报道。Hamiltonul等根据嗅觉障碍程度将KS综合征分为Ⅰ型（嗅不出任何气味）和Ⅱ型（可嗅出部分强烈的刺激味）。KS最主要的特点为促性腺激素分泌不足的性腺减退症，嗅觉减退或身体发育不全，第二性征不明显。

二、病因与发病机制

KS的发病原因分为自发性和遗传性两种，后者具有常染色体显性、常染色体隐性、X染色体隐性遗传等多种遗传方式。

KS患者在出现第二性征低下、性功能障碍的同时常伴有嗅觉缺失的发生机制，与其先天性解剖学基础有关，即嗅觉器官与分泌GnRH的神经元组织学来源相同。KS性腺功能低下是继发于下丘脑的促性腺激素释放激素（GnRH）不足或缺乏的结果，而嗅觉障碍则是由于嗅球、嗅束形成障碍所致。有研究表明，分泌GnRH的神经细胞和嗅神经细胞在发育过程中共同起源于嗅基板，即头外胚层散在性增厚部分，以后可形成嗅上皮，嗅神经细胞从嗅基板周围伸出轴突穿过筛状板和脑膜组织到达嗅球，与僧帽细胞的树突形成突触，而GnRH神经细胞则沿嗅神经迁移，穿过嗅球定位于下丘脑。因此，GnRH神经细胞和嗅神经细胞轴突存在一条共同的迁移途径。正常情况下，在胚胎早期就有Kallmann基因（KAL基因）表达，并翻译出一种与细胞黏附有关的KAL蛋白，后者在嗅神经轴突延长，嗅球和嗅束形成以及GnRH神经细胞迁移过程中起重要作用。在Kallmann综合征时，由于胚胎早期KAL基因突变，不能翻译出KAL黏附蛋白，影响上述神经细胞迁移及嗅球、嗅束的形成，进而引起性腺功能低下及嗅觉障碍。

三、病理

1. KAL-I与X连锁型KS 1992年Bick等首次报道KAL-1基因是X连锁型KS的易感基因，由14个外显子组成，基因全长120～200 kb。KAL-1基因编码680个氨基酸残基组成的神经发育调节蛋白，即嗅因子（anosmin．1），其分子富含半胱氨酸区、乳清酸性蛋白（WAP）区、4个Ⅲ型纤连素样（FnⅢ）重复序列。嗅因子具有抗丝氨酸蛋白酶及细胞黏附分子功能、调控神经轴突向外生长和识别靶组织或靶细胞的功能，并参与GnRH分泌神经元和嗅觉神经元的迁移。KAL-l基因突变多见于基因编码嗅因子的4个FnⅢ序列内，但未发现突变热点，也未发现表型关联，此进一步显现KS的遗传异质性。

2. FGFRl与常染色体显性遗传型KS 纤维母细胞生长因子受体I（FGFRl）基因亦称KAL-2，定位于8q12，毗邻GnRH编码基因，包含18个外显子，全长达57.7 kb。其编码蛋白FGFRl为一种跨膜蛋白受体，一旦FGFRl发生构像改变即可激活受体内信号传导。已知FGF在胚胎神经细胞发育中具有重要作用，其参与GnRH神经元和嗅神经发育。FGFRl缺陷可造成GnRH神经迁移及嗅球发育异常。目前研究已证实KAL-2突变可致常染色体显性遗传型KS及nlHH，其临床表型可类似KAL-1基因缺陷，除不同程度发育缺陷外，也可伴有嗅觉障碍等其他先天缺陷。

3. PROK2/PROKR2与常染色体隐性遗传型KS PROK2基因定位于3p21，包含3个外显子，基因全长13.4 kb，其编码蛋白由108个氨基酸残基组成。PROK2受体（PROKR2）基因定位于20p13，包含2个外显子，基因全长12.33 kb，编码G蛋白偶联激联肽受体2，由384个氨基酸残基组成，被视为KS的又一候选基因。其表型可为不同程度的嗅觉障碍和性发育缺陷，但未见报道类似其他遗传模式KS的其他畸形。迄今为止尚无功能突变效应研究报道。

四、临床表现

KS的临床表现差异甚大，不同分子缺陷可致相似临床表现，而同一缺陷其表现却又不尽相同。主要表现为：①无性发育或发育不良，表现为性幼稚体型，缺乏第二性征，青春期男孩睾丸容积常<4 mL，阴茎长度<5 cm，阴囊发育幼稚，无性毛发育。骨龄落后，臂长可大于身长，并缺乏青春期生长加速。②嗅觉丧失或减弱，X连锁KS患者几乎均有不同程度的嗅觉缺陷。③合并多种先天畸形，如色盲、听力减退、高腭弓、腭裂、齿发育缺陷、隐睾或睾丸萎缩、肾脏发育不全和较常见的运动共济失调、先天性心脏病等。④头颅MRI可见缺乏嗅球和嗅管及不同程度的大脑嗅沟发育不全。⑤实验室检查可见外周血LH、FSH和性激素（雌二醇或睾酮）水平低下，男孩有抗苗氏管抑制激素（AMH）增高和抑制素B（Inh B）降低等。

五、治疗与预后

1. GnRH肌注法 格纳瑞林（LHRH）每天100~200 μg，或隔天用200 μg肌注，连续60~90天为一个疗程，休息1个月后再重复应用。初次用药时应观察患者是否有药物副反应，若有必须考虑用其他方法。可以通过第二性征的改善来进行疗效判断。

2. GnRH脉冲式皮下给药 是最接近生理效应的治疗方案，其方法是将含1 500~2 000 μg的格纳瑞林（LHRH）粉剂用6~7 mL注射液混匀后，经自动脉冲给药泵按程序给药，每90 min注射60~70 μL，每24h16脉冲，每次换药可维持6~7天，然后重复下一次循环。一个疗程至少半年至1年。

3. HCG和FSH或HMG联合用药 第1个月用HCG 2 000 U，肌注，每周2~3次，然后用FSH或HMG150 U，肌注，每周20次，连续3~6个月，年龄大者可持续1年。以上治疗方法的目的主要是促进青春期启动，使性器官与第二性征正常发育，并获得生育能力。青春期以前GnRH类药物治疗可刺激睾丸的发育，促进第二性征的出现以及产生生精功能，但青春期以后治疗效果较差，且年龄愈大疗效愈差。因此寻找KS致病基因的特征，建立早期、快速、敏感的检测方法，全面开展产前筛查，早期发现、早期治疗才是防治此病的有效方法。本病预后主要取决于如何采用适当的激素替代治疗，并可望诱导青春发育和保存生育功能。

第五节 睾丸内胚窦瘤

一、概述

睾丸内胚窦瘤（endodermal sinus tumor of testis）又名睾丸卵黄囊瘤（testicular yolk sac tumor），是恶性程度较高的非精原细胞生殖细胞肿瘤，好发于4岁以下小儿，成人少见，内胚窦瘤又称卵黄囊瘤、婴儿胚胎癌，此瘤在儿童少见，恶性度高，临床上可因认识不足而误诊致病变转移。

二、病因与发病机制

成人睾丸内胚窦瘤多单发，多见于右侧，或许与右侧睾丸下降迟有关系，可能与隐睾、遗传、外伤及感染有关。

三、病理

睾丸内胚窦瘤的确诊主要依靠病理诊断。目前多数学者将睾丸内胚窦瘤肿瘤分为3期。Ⅰ

期：肿瘤局限在睾丸包膜内；Ⅱ期：肿瘤侵及包膜外并有区域淋巴结转移；Ⅲ期：已有远处转移。成人睾丸内胚窦瘤的治疗应根据就诊时的临床分期，采取积极的综合治疗措施。远处转移首先倾向于淋巴结转移，因此，对于Ⅰ期成人睾丸内胚胎瘤多主张行患侧睾丸根治性切除加腹膜后淋巴结清扫，对晚期患者如为孤立性转移灶，经放疗、化疗后3个月肿块无扩大或新病灶出现者，也应争取手术切除。近年来，对I期患者是否行腹膜后淋巴结清扫仍存在争议。文献报道I期睾丸内胚窦瘤中只有10%～20%的病例有显微腹膜后淋巴结转移，80%～90%患者行腹膜后淋巴结清扫术可能没有治疗效果。

四、临床表现

患者除有患侧睾丸肿大外常无其他症状，由于病程进展迅速，肿瘤可有出血、坏死，有类似睾丸炎症状。本组年龄1～32岁，其中<2岁者5例，占50%（5/10）。临床表现10例均为患侧睾丸肿大，其中2例病程进展迅速，短期内睾丸肿大明显，伴有睾丸隐痛及发热等类似急性睾丸炎症状。

五、辅助检查

1. 甲胎蛋白（AFP） AFP是在胎儿早期由黄囊细胞、近端小肠及肝脏产生，相应的卵黄囊瘤同样具有产生AFP的功能。因此，产生AFP是睾丸内胚窦瘤的一个重要生物学特性，测定AFP对诊断内胚窦瘤很有价值。文献报道约94%的患者血清AFP超过正常值，是本病的重要瘤标。AFP的半衰期约为5天，故患者在患侧睾丸切除术后，血清AFP值应于25天内恢复正常，以后若再升高，则提示有复发或转移可能。Ⅰ期患者术后1个月AFP均降至正常，Ⅱ期、Ⅲ期患者术后短期内AFP有下降，后又升高，与转移病灶未清除有关。因此，临床上对血清AFP作动态观察，可监测肿瘤的治疗效果，判断肿瘤有无手术残留或术后复发转移。

2. B超 阴囊高频超声检查能清晰地显示睾丸内占位病变的形态、大小、内部回声及血流情况，对阴囊包块有较重要的鉴别意义。①睾丸扭转：声像图示阴囊壁增厚，睾丸肿大且发生轴相改变，内部回声减弱不均匀，附睾弥漫肿大，以附睾头较明显，无明显团状回声，睾丸内部血流信号稀少或消失。②睾丸结核：声像图示睾丸内回声杂乱、不均匀，见斑点状增强回声，病变常累积同侧附睾。③急性睾丸炎：声像图示睾丸肿大，回声减弱，其内见片状低回声，无明显边界；可探及丰富的血流信号。

3. CT 增强CT检查提示不均匀的强化，呈絮状、片状。早期周围强化明显，强化程度接近同层血管，延迟扫描仍可见强化。这种强化特点在睾丸其他肿瘤少见。

六、治疗

由于睾丸内胚窦瘤的恶性度较高，应根据就诊时的临床分期采取积极的综合治疗。以往强调对Ⅰ期患者应行根治性睾丸切除加腹膜后淋巴结清扫术，但腹膜后淋巴结清扫术的手术创伤大，术后通向射精管及精囊的交感神经通路受损，常出现射精功能障碍，使生活质量下降。Ⅰ期患者行根治性睾丸切除术的同时行患侧腹股沟淋巴结活检，若病理结果确诊有局部淋巴结转移，再行腹膜后淋巴结清扫术；如病理结果未发现有局部淋巴结转移，则术后辅以化疗。对于该肿瘤的治疗，多采用手术治疗加术后化疗、放疗。术后化疗是预防此瘤复发及转移的重要措施，常用有效化疗药物有顺铂、长春新碱、更生霉素、环磷酰胺、博莱霉素等。采用顺铂为主的联合化疗方案如BEP方案，对显微转移的局灶性肿瘤的治愈率可达100%。

七、预后

睾丸内胚窦瘤的恶性程度高，决定其预后的因素是多方面的，包括临床分期、手术的彻底性及术后的综合治疗。只要早期诊断，规范治疗，可以取得较好的治疗效果。

（杨国胜　邓春华）

第六节　先天性输精管缺如

一、概述

先天性输精管缺如（congenital absence of the vas deferens，CAVD）是梗阻性无精子症和男性不育的重要原因。临床多见先天性双侧输精管缺如（CBAVD）和先天性单侧输精管缺如（CUAVD），节段性缺如［包括外缺如（即阴囊段缺如）和内缺如（即盆腔段缺如）］较少。近半个世纪以来，CAVD的病例不断增多。国内首例先天性单侧输精管缺如的报告见于1964年，是在行输精管结扎术时发现的，为左侧输精管缺如。至今，国内报道的诊治病例已超过700例。据国外报道约6%～15%的无精子症由CAVD引起，国内报道达18%～50%；在男子不育病因构成中，国外报道CAVD占0.8%～3%，国内报道为6%～14%。

二、病因与发病机制

CAVD的病因尚未完全阐明，目前认为CAVD的发病可能与囊性纤维化跨膜转运调节物（CFTR）基因突变和中肾管发育缺陷有关。80%～90%的男性囊性纤维化（CF）患者可表现为先天性双侧输精管缺如（CBAVD），而50%～80%CBAVD患者可检出至少1个CFTR突变基因。在东方人中，CBAVD患者的CFTR突变基因检出率很低，这种东西方差异可能与人种不同有关。

CAVD的发生可能与中肾管发育缺陷或与原始生殖管道分泌缺陷导致的中肾管再通障碍有关。CAVD合并肾发育不全的病例，反映了中肾管缺陷出现在胚胎第7周前，此时输尿管芽还未与中肾管分离。第12周以后，中肾管上端与睾丸融合，在睾丸分泌的雄激素作用下，使中肾管再通，演变为输送精子的管道。CFTR基因突变可引起中肾管和分泌障碍，使中肾管的再通受阻，阻碍输精管的正常发育，导致输精管缺如或闭锁。而此时输尿管芽已经与中肾管完全分开，所以CFTR基因突变不影响肾的正常发育。CUAVD合并肾发育不全的比例较高，提示中肾管发育缺陷可能是CUAVD发病的主要原因；而CFTR基因突变导致的中肾管再通障碍可能是CBAVD发病的主要原因。

三、临床表现

根据临床表现以及与CF的关系，可将CAVD分为两种类型：第一种具有典型的CF表现；第二种无典型的CF表现，健康状况貌似常人。第一类患者多以慢性肺部疾病或胰腺外分泌功能不足就诊，实验室检查发现汗液电解质浓度升高。此类患者通常在早年即可被确诊，但约7%在10岁后才表现出典型症状，部分患者甚至到15岁才被发现。第二类患者多因不育就诊，少数在体检时被偶然发现。

CAVD可合并肾缺如或发育不全、精囊缺如或发育不全、隐睾及腹股沟疝。CUAVD患者肾缺如的发生率可达72%～85%，高于CBAVD患者中肾缺如的发生率（11%～21%）。CUAVD患者有时还可有同侧肾异位、肾转位不良、肾融合或多囊肾等畸形（约12%）；还有10%存在对侧尿路异常如输尿管梗阻、膀胱输尿管反流等。80%～91%的CUAVD患者可合并同侧精囊缺如，20%可合并对侧精囊缺如。CBAVD患者中，至少50%合并双侧射精管缺如。CUAVD患者中，合并同侧射精管缺如者为37.5%～100%，对侧射精管缺如者7.7%～30%。

四、诊断要点与辅助检查

有典型CF表现的CAVD诊断并不困难，患者通常年龄较小，不到生育年龄，多因慢性肺部疾病或胰腺外分泌功能不足就诊。无典型CF表现的CAVD患者大多因不育症就诊，但经常因体检不仔细而被漏诊。Weiske等调查发现，CBAVD患者从初诊到确诊所花的时间平均达4.3年。可见，对不育症患者进行耐心细致的体格检查至关重要。体检时，除无法触及双侧或一侧阴囊段输精管、患侧附睾头增大外，并无其他明显的阳性体征。精液分析可见精液量减少（0.5～2.0 mL），精液pH降低（5.5～6.5）。CBAVD患者精液中无精子，精浆果糖阴性或降低；CUAVD患者精液中精子数量少，精子活力低，死精子增多。

现阶段，CFTR基因筛选在国人中的意义可能不大，因为突变基因的检出率极低。完全性CAVD或输精管外缺如的患者，因无法施行精道造影，其诊断只能依据体检；输精管内缺如的患者，因无明显阳性体征，其诊断则依赖于精道造影检查。

CAVD患者均需行肾脏超声或排泄性尿路造影检查，以了解有无肾缺如或发育不全。经直肠超声、CT或MRI检查可了解精囊的情况。CT可显示精囊体积缩小，结构零散。有时还可见精囊囊肿、苗勒氏管囊肿或射精管囊肿等畸形。CUAVD患者应行对侧精道造影，可了解对侧有无输精管梗阻、精囊畸形或射精管畸形等异常。

五、治疗与预后

目前，CAVD是一种无法重建的先天性精道畸形，尤其CBAVD的治疗更为困难。但随着辅助生育技术（ART）的进步，CBAVD患者的生育已成为可能。

20世纪80年代一度盛行“人工精子贮囊”联合宫腔内注射（IUI）治疗。该方法应用大隐静脉、睾丸鞘膜、硅橡胶、聚丙烯制成人工精子贮囊，以后抽吸囊内精子进行人工授精，但成功率较低，可能因为抽吸的精子数量少、活力差。Moni等对此作了改进，采用附睾头部开窗术，切开鞘膜后挑选一条增粗的附睾管，在前壁切开一小口，与鞘膜囊吻合，形成精子贮囊。这样虽可提高人工精子贮囊的使用效率，但是治疗效果仍欠佳。

Temple-Smith和Silber等于20世纪80年代早期开展了附睾微穿刺抽吸（MESA）技术，从附睾头部抽吸精子，进行体外受精（IVF）。该方法在CBAVD患者的辅助生育中取得了满意效果。至90年代中期，Silber等又开展了睾丸穿刺取精技术。Okada等通过睾丸活检获得精子，精子活化后进行卵细胞胞质内单精子注射（ICSI），在胚胎4～8个细胞时植入宫腔。

从附睾或睾丸中直接获得精子进行辅助生育，自然流产的比率较高，这可能与所获精子的活力差有关，精子活化技术的进步有可能解决这一难题。

与CBAVD相比，CUAVD的治疗相对容易。CUAVD合并不育多因对侧睾丸受损或精道梗阻所致。对侧精道正常而睾丸受损时，可行跨膜阴囊中隔的输精管附睾吻合术，把健侧输精管与患侧附睾吻合。对侧睾丸正常而有精道梗阻时，可切除梗阻段，行端-端吻合术。在CUAVD患者的健侧精道内可获得成熟精子，所以辅助生育的成功率也比CBAVD中高。

第七节　睾丸间质细胞瘤

一、概述

睾丸间质细胞瘤又称leydig细胞瘤（leydig cell tumor），它起源于睾丸间质细胞即 leydig细胞，是一种非常罕见的睾丸支持间质细胞肿瘤，约占所有睾丸肿瘤的1%～3%。肿瘤多发生在单侧睾丸，双侧者仅约占3%，且全部为成人。可发生于任何年龄，但以儿童及青壮年多见。本病多数为良性，约10%可发生恶性变，多见于成人。

二、病因与发病机制

其发病原因目前还不十分清楚。其发病机制可能是由于瘤细胞产生类固醇激素、睾丸酮、雌激素和黄体酮等而引起临床有关内分泌的表现，如儿童患者出现性早熟或女性化特征，成年患者有男性乳房发育。

三、病理

良性睾丸间质细胞瘤一般较小，呈实性结节，边界清楚，通常为黄色或棕褐色，少数为灰白色，有人认为棕黄色是本病最显著的大体特征。约25%的肿瘤内可见出血或坏死。镜下观察：瘤细胞常呈大块实性团状排列，瘤细胞体积大、呈多角形、轮廓清楚，胞质丰富、呈嗜酸性。因胞质内含多量脂质而透明，典型的细胞核呈圆形；伴有单个明显的核仁；偶有核沟，似颗粒细胞，部分病例瘤细胞大小不一，伴怪异巨核细胞，核分裂像稀少或缺如。25%～40%病例中可见特征性Reinke结晶体，10%～15%内见到脂褐素，而砂粒体罕见。小梁、小管或假滤泡状结构也可见到，偶见骨化或脂肪组织化生。肿瘤间质常不显著，内含大量薄壁血管。

恶性睾丸间质细胞瘤约占10%，其临床病理特征：①患者年龄多＞60岁；②常无内分泌症状；③肿块常＞5 cm，平均直径7.5 cm；④常侵犯精囊、附睾及边缘浸润；⑤常缺乏脂褐素；⑥多数为DNA非整倍体且显示MIB-1（Ki-67）增殖活性增高；⑦淋巴管内有瘤栓及血管转移；⑧有出血或坏死；⑨有巨大病理性有丝分裂像，核分裂像＞3个/10 HP。恶性间质细胞瘤的诊断必须有肯定的转移征像才能作为唯一的可靠依据。

四、临床表现

成人睾丸间质细胞瘤常见症状为无痛性睾丸肿大、性欲减退，30%成年患者有男性乳腺发育。儿童常见假性性早熟。并发同性假性性早熟的患儿还可表现生长发育突然迅速增快，骨龄提前。可合并乳腺发育或前列腺增大，尿17-羟类固醇或17-酮类固醇升高。尽管有些产生人绒毛膜促性腺激素（HCG）的睾丸生精细胞肿瘤也可引起假性性早熟，但这类患者同时有尿HCG和血

AFP升高。睾丸间质细胞瘤分泌过多糖皮质激素还可引起低血钾症状。

五、辅助检查

B超：声像图表现为界限清楚的局灶性实性低回声，也有表现为高回声者，与其他肿瘤很难鉴别，确诊主要依靠病理检查。

六、诊断与鉴别诊断

由于睾丸间质细胞瘤发病率低，肿瘤体积较小，患者不伴内分泌症状时术前很难想到此病，B超及CT扫描等影像学检查也无特异性表现。确诊需靠病理组织学检查，并与以下疾病相鉴别：

（1）睾丸间质细胞增生　在先天性睾丸发育不全综合征（Klinefeher syndrome）患者中，弥漫增生的间质细胞在间质内生长，不破坏周围的曲细精管，生精正常。不形成肿块。可以在隐睾或其他情况下见到。结节增生的特点是多发，而真正的睾丸间质细胞瘤在剩余的睾丸中不伴有间质细胞增生。

（2）恶性淋巴瘤　大细胞恶性淋巴瘤通常双侧睾丸发病，无孤立性瘤结节。常伴有附睾和精索受累，瘤细胞呈弥漫性排列，主要侵犯睾丸间质，侵及曲细精管者少。胞质不含类脂质窄泡，也无Reinke结晶。免疫组化染色LCA常为阳性。

（3）恶性黑色素瘤　多累及双侧睾丸。瘤细胞在间质内广泛浸润，瘤细胞形态多样。异型性明显，核分裂像多见。胞质内含黄褐色黑色素。免疫组化染色S-100和HMB-45阳性。

（4）精原细胞瘤　瘤细胞多角形或圆形，胞质透明，间质内可见数量不等的淋巴细胞浸润。免疫组化染色PLAP阳性。

（5）睾丸转移性癌　常累及双侧睾丸并伴有间质浸润，有原发癌病史。免疫组化染色Keratin阳性。

（6）睾丸软斑病　为肉芽肿样病变，伴有各种炎细胞浸润，嗜酸性的组织细胞胞质内有包涵体（Michae-Gutmann小体）。

（7）肾上腺生殖器综合征的睾丸肿瘤　2/3的病例为盐形成型（salt-forming type）。病变常为双侧。肉眼观察肿物呈小叶状，边界清楚，呈棕绿色。镜下观察，瘤细胞排列及形态似睾丸间质细胞瘤，胞质内也可含脂褐素，但无Reinke结晶，伴有透明变的纤维性间质。皮质类固醇治疗有效。

七、治疗与预后

睾丸间质细胞瘤对放疗无效，外科手术切除是唯一有效的治疗方法。本病术前不易区分良、恶性。通常需要切除睾丸，对于可能恶性者需行根治性睾丸切除术和腹膜后淋巴结清扫术。

（邓春华　刘贵华）

第八节　睾丸支持细胞瘤

一、概述

睾丸支持细胞瘤（sertoli cell tumor of testis）又称男性母细胞瘤，属于性腺基质肿瘤，约占睾丸肿瘤的0.4%～1.5%。一般认为起源于生殖嵴的原始性腺间质或颗粒细胞，即生殖腺内生殖细胞的支持成分。睾丸支持细胞瘤可发生在任何年龄，但以成年人发病多见，本病多为良性，仅10%可发生恶变。

二、病因与发病机制

睾丸支持细胞瘤的病因至今尚不十分清楚，根据临床观察，有多种因素参与。目前认为先天性因素中最主要的为隐睾和遗传因素，后天因素中较常见的为损伤、激素和感染。

三、病理

病理上肿瘤大体直径一般＜4 cm，较大的肿瘤则高度怀疑为恶性。肉眼观察肿瘤为实质性，呈灰白色，切面呈淡黄色，有沙砾感，有点状出血或坏死区域。支持细胞瘤的组织学成分多为上皮小管或间质，也可伴有精原细胞瘤、绒毛膜上皮癌及畸胎瘤成分，为未分化间质细胞，体积小，呈圆形、多角形或梭形，胞浆甚少，核小而深染，可向管状形态或间质细胞分化。分化良好的管状可见管腔。少数肿瘤细胞分裂象异常活跃，有恶性征像，偶可发生转移。典型的支持细胞瘤肿瘤镜下呈实性管状排列，间质为纤维组织。

四、临床表现

睾丸支持细胞瘤的临床表现随就诊时间而异，主要临床表现为睾丸肿块，圆形或卵圆形，生长缓慢，质地韧，部分伴有疼痛不适感，肿块生长缓慢，多单发；也可出现内分泌变化，如男性乳房增大、皮肤色素沉着等。青春期前患者偶有性早熟，雄激素、雌激素、促性腺激素升高，但也可正常。AFP和β-HCG均正常。超声检查缺乏特异性。

五、诊断与鉴别诊断

睾丸支持细胞瘤的诊断主要靠病理检查，但良性、恶性的鉴别仍依靠肿瘤是否有转移等恶性行为。本病可分为3种类型，大多数睾丸支持细胞瘤属于较多见的经典型，与之不同的另有2种罕见的类型：硬化型和大细胞钙化型。

（1）经典型支持细胞瘤　大多发生在中年人（平均45岁），胞浆常透明淡染，即使有的细胞含有丰富的嗜酸性胞质，也仅仅是灶性。本型有10%～20%为恶性。

（2）硬化型支持细胞瘤　罕见，发病年龄18～80岁，平均年龄35岁。多数患者以发现睾丸肿物（多为单侧）就诊，无激素异常的表现；肿瘤较小，直径0.4～1.5 cm，肉眼观为实性、白色或黄白色的结节；镜下见肿瘤呈条索状、实性癌巢或筛状分布于致密的胶原结缔组织之间。本型至今无恶性的报道。

（3）大细胞钙化型支持细胞瘤　发病年龄多在20岁以下，平均年龄16岁，以睾丸肿物为主要临床表现，可能合并内分泌异常（包括性早熟和男性乳腺发育）或遗传性综合征，如Carney综合征（表现为皮肤、软组织和心脏的黏液瘤，乳腺的黏液性病变，面部和口唇的雀斑，皮肤的蓝痣，色素性肾上腺皮质增生结节继发的Cushing综合征，垂体性激素腺瘤，沙砾体性黑色素性神经鞘瘤等）；肉眼观为灰白色或淡黄色结节，可呈多灶性或双侧发病；镜下见黏液样或胶原性的间质中，肿瘤细胞呈巢状或条索状分布，胞质丰富，呈嗜酸性，间质呈钙化或骨化；本型有16.7%为恶性；本型中双侧发生的多灶性肿块，常见于年轻人（平均年龄17岁），有人称之为早发型，恶性可能较小（5%）；单侧发生的孤立的肿块，好发于成年人（平均年龄39岁），有人称之为迟发型，恶性可能相对较大（23%）。本病病理检查如肿瘤直径>4～5 cm，有坏死，血管或淋巴管的浸润，细胞的高度异型性，以及有丝分裂指数高、核分裂像多提示恶性可能大。病理诊断时须先排除精原细胞瘤，其次要与睾丸恶性畸胎瘤、混合型睾丸肿瘤及其他睾丸恶性肿瘤相鉴别。

六、治疗与预后

治疗以手术为主，单侧睾丸病变常规进行根治性睾丸切除术；双侧睾丸病变无生育要求者应行双侧根治性睾丸切除术，术后予以雄激素替代治疗；有生育要求者可暂缓行双侧根治性睾丸切除术，或行双侧部分睾丸切除术，仅切除病变组织，密切观察保留组织，术后定期随访。此病多为良性，预后较好。如已发生转移，则应选用放疗、化疗或根治性腹膜后淋巴结清扫术。但据报道，恶性病变对放疗、化疗不甚敏感，术后生存很少超过2年。

第九节　睾丸类癌

一、概述

类癌（carcinoid）为一类少见的神经内分泌肿瘤，起源于胚胎原始肠道黏膜Kulchitsky细胞的肿瘤，主要发生于胃肠道，也偶发于支气管、纵隔及胸膜等处。类癌细胞属摄取胺前体（APUD）细胞，具有合成、贮存和分泌生物活性胺和肽类物质的功能。类癌细胞分泌的活性物质如5-羟色胺、组胺等可作用于身体的不同器官，引起皮肤潮红、腹泻、哮喘、心脏损害等症状，统称为类癌综合征。睾丸原发性类癌十分罕见（约占睾丸肿瘤的0.23%）。

二、病因与发病机制

睾丸原发性类癌分为单纯性类癌和混合性类癌（合并畸胎瘤成分），混合性类癌约占20%。有作者认为睾丸类癌起源于睾丸畸胎瘤，其理由是睾丸组织中从未检测到嗜银细胞，及在睾丸畸胎瘤合并类癌的病例中发现类癌成分与畸胎瘤中肠道或呼吸道成分关系密切。一般认为，睾丸类癌的生物学行为属于低度恶性。

三、病理

睾丸类癌的病理学特点：大体上肿瘤为境界清楚的椭圆形肿块，直径0.5～11.0 cm，质地中等硬度，切面灰黄色。癌细胞圆形、多角形或柱状，胞界不清；胞质嗜伊红颗粒状；核圆形，单一，染色质点彩状，核分裂像偶见。癌细胞呈岛状、梁状排列，可见菊形团样结构及腺管样结构，癌巢间有纤细的纤维组织间隔。免疫表型：癌细胞弥漫表达提示神经分化的标志物，如Syn、CgA、NSE，癌细胞表达CK，而PLAP、inhibin和TG均阴性。

四、临床表现

临床表现均为睾丸肿大或发现睾丸肿块，其中少部分患者睾丸有压痛或出现类癌综合征（约10%）。

五、诊断与鉴别诊断

确诊主要靠术后病理。睾丸原发性类癌与转移性类癌的鉴别很重要，其他畸胎瘤成分的出现，支持原发性类癌的诊断；而转移性类癌常常累及双侧睾丸，呈多灶状，有淋巴管、血管浸润，而且睾丸外有原发肿瘤。故一旦发现睾丸有类癌，应除外其他器官有无类癌。

六、治疗

以早期手术切除为首选治疗方法。手术方式的选择主要依据肿瘤的大小、有无淋巴结和远处转移。浆膜未受浸润者，根治性睾丸切除有良好的效果，手术强调腹股沟切口，先结扎精索血管，避免肿瘤转移或皮肤种植。加强随访，预防术后复发和转移。类癌细胞对化疗、放疗不甚敏感。对于手术切除肿瘤后是否行腹膜后淋巴结清扫尚有争议。亦有专家主张睾丸类癌合并畸胎瘤者手术方式应按畸胎瘤（即生殖细胞肿瘤中非精原细胞瘤）处理，行根治性睾丸切除术和腹膜后淋巴结清除术。

（邓春华　张忠云）

第十节　精索副神经节瘤

一、概述

副神经节瘤（paraganglioma）起源于神经嵴细胞，是发生在副神经节的肿瘤，一般分布与副神经节的分布相当，常分布在肾上腺及肾上腺外区域。肾上腺髓质的副神经节细胞瘤，又称为嗜铬细胞瘤。肾上腺外的副神经节瘤对铬盐反应阴性，亦称非嗜铬性副交感神经节瘤。通常以其解剖部位结合功能活性命名。在发育过程中，零星分散的副神经节细胞瘤可在许多内脏器官或其他特殊部位中出现，由于位置不同，常给临床诊断带来困难。 副神经节瘤临床少见，多为散在发病，随着认识的提高，报道有增多的趋势。性别无明显差异，发病年龄20～60岁。大多数肾上腺外的副神经节瘤为非功能性，约占15%～24%，其中大部分在腹主动脉旁，约占75%，膀胱和胸腔各占10%，头颈部约2%～3%。副神经节瘤发生于精索极为罕见，查阅1994～2009年中国期刊网全文数据库（CNKI）及中国生物医学文献数据库（CBM）国内仅有2例报告。

二、病因与发病机制

目前副神经节瘤病因不明，除与缺氧有关外，还与遗传因素有关。分子生物学研究表明，嗜铬细胞瘤1P，3P，17P 和22q 染色体均有杂合性丢失存在，也有报道副神经节瘤与线粒体琥珀酸脱氢酶亚基基因有关。

三、病理

副神经节瘤大小形态依生长部位而定。位于腹股沟或阴囊内者，重者可达数千克，可有明显的包膜，亦可存侵袭性生长，肿瘤质地较韧，内含丰富血管或血窦，而呈暗红色。本文报告病例呈暗褐色。其病理学特征是：瘤细胞巢状或腺泡样状排列，球形细胞巢被毛细血管包绕形成所谓的“器官样结构”是一重要特点。本病目前尚缺乏区别良、恶性的统一标准。有学者认为良、恶性副神经节瘤的病理学存在特征性区别：恶性者，瘤细胞包绕血管形成“器官样结构”，可有瘤巨细胞和多核细胞。但大部分学者认为单纯从细胞异型性和核分裂像方面确定良、恶性有困难。袁荣涛等认为是否诊断为恶性还要看是否有局部或远处转移，认为血管和包膜侵犯是诊断恶性的依据，指出恶性副神经节瘤通常好发于肾上腺外部位。

四、临床表现

副神经节瘤的临床表现和肿瘤发生的部位、大小及是否有分泌功能有关。副神经节瘤分为功能性和非功能性。功能性者以症状性高血压为特征，原因是其分泌过多儿茶酚胺产物所致；非功能性由于其无分泌功能，发病较隐匿，一般表现为缓慢而无痛性肿块，肿瘤较大，恶性居多。

五、诊断

副神经节瘤的超声表现通常为边界清楚的肿瘤，周边低回声晕，瘤体血供比较丰富。血管造影可显示瘤周有较大的血管，瘤体富含血窦，有助于诊断。超声引导下活检术也是术前明确诊断的方法。有时由于肿瘤可能有部分儿茶酚胺分泌功能，因此手术受挤压时可释放入血，导致血压升高，但是由于其分泌量通常较少，占人体儿茶酚胺产物量比例较小，故术后不像肾上腺嗜铬细胞瘤那样引起血压的巨大波动。

六、治疗与预后

该病多为良性，生长慢，临床一经诊断，应尽早进行手术。术后做病理检查及免疫组化检查。手术切除要求完整，是否进行淋巴清扫或扩清扫，目前尚无定论。术后是否行放疗、化疗亦无定论。精索副神经节瘤，如果病理检查为良性，则仅行肿块切除即可。如为恶性，则以行精索及相应侧睾丸切除为佳。

第十一节　精索化学感受器瘤

一、概述

化学感受器瘤（chemodectoma）是指来自于化学感受器及其同类组织发生的肿瘤。本病在临床上是一种非常罕见的肿瘤。化学感受器瘤一般均以解剖部位来命名，如颈动脉体瘤或颈静脉球瘤等。本病与遗传因素关系密切。

二、病因与发病机制

化学感受器瘤起源于外胚层细胞与神经管之间的神经嵴（原始神经嵴的交感神经系统始基），其中一些细胞演变为嗜铬细胞组织，如果这些细胞发生肿瘤，其中不能分泌儿茶酚胺者则称为化学感受器瘤。由于人体化学感受器分布范围很广，故化学感受器瘤见于全身多个部位，包括颈动脉体、颈静脉球体、主动脉体、腹膜后体、鼓室、喉体、鼻腔、鼻窦、甲状腺、腮腺、肺、心脏、膀胱、骨骼等，其中以发生在颈动脉体和颈静脉球体者最多，两者约占所有化学感受器瘤的97%，其中6%～10%发生恶变。精索化学感受器瘤文献报道较少，它属于副交感神经节瘤，起源于副神经节系统，可分为两大类：①起源于交感神经干及其神经节的称交感副神经节瘤；②起源于副神经节的称化学感受器瘤，又名非嗜铬副神经节瘤或副交感副神经节瘤。

三、病理

肿瘤大小1～10 cm不等，圆形或类圆形，表面血管粗大、扩张纡曲，肿瘤质地软、韧、硬不等，多数有包膜，多与周围组织粘连，分界基本清楚，肿瘤断面呈鱼肉状，血管丰富，可以有囊性变区域，肿瘤内部可以有出血坏死。光镜检查：镜下分3型，即实质状、腺泡样和腺管瘤样，但良性、恶性仍不易区别。肿瘤在光镜下为“器官样”结构，瘤细胞多呈上皮样，体积较大，多边形、梭形或卵圆形，胞浆丰富，染色较淡，细胞核染色质均匀，核仁多不清，分裂象少见。瘤细胞排列呈巢状、梭状或片块状，间质为富余毛细血管的纤维结缔组织。

四、临床表现

精索化学感受器瘤多数是被偶然发现的位于阴囊内的无痛性肿物，质地较硬，一般无明显触痛，活动度尚可，容易被忽视。精索化学感受器瘤通常生长缓慢，多呈良性经过，病程常在2年以上，偶有恶变倾向，并能通过淋巴道转移至局部淋巴结或通过血运转移到其他器官。

五、辅助检查

一般化学感受器瘤可以通过X线、B超、CT、MRI、动脉造影等方式进行检查。精索化学感受器瘤由于通常位置比较表浅，所以通常使用B超或CT进行检查。B超表现为：局部组织内可见软组织肿块，有完整包膜，与周围组织界线清楚，肿块多呈低回声，其内见分隔。CT表现为：肿瘤多呈圆形、椭圆形，边界清楚，瘤体内为非均质性，可见出血、坏死等低密度区，恶性者有的边界不清，并有浸润现象。CT扫描检查定位最为确切，能显示肿瘤大小、边界与毗邻脏器关系，对术前估计能否切除肿瘤有特别重要的意义。

六、诊断

精索化学感受器瘤发病率低，临床上罕见，又无其特异性，常规的辅助检查不易区分化学感受器瘤和其他肿瘤，故误诊率非常高。根据上述的临床表现，可进行初步诊断，最终仍需通过病理检查确诊。

七、治疗

1. 手术　手术是治疗本病最主要的方法。按照一般肿瘤的处理原则进行切除，注意术中操作要轻柔，切忌过度挤压。根据CT、MRI和血管造影的分布特点，先沿边缘分离出一定间隙，找到并阻断位于基底部的供血血管，可使肿瘤供血减少，瘤体内血流相对缓慢，体积相应缩小，术野及肿瘤边界更为清楚，较易切除，出血也明显减少。对于怀疑恶性的化学感受器瘤应扩大切除范围，作全面的查体防止其他部位的转移病灶，同时行同侧精索高位结扎及同侧睾丸、附睾切除。

2. 化疗　多数学者认为化疗对本病无效，但也有人认为恶性化学感受器瘤术后进行化疗有一定的疗效，可以作为恶性化学感受器瘤术后的辅助治疗。

3. 放疗　有人认为化学感受器瘤对放疗不敏感，不能根除肿瘤，且放疗后增加肿瘤切除的困难，故不主张放疗。但也有学者认为放疗能有效缓解症状及对肿瘤有较高的控制率，适用于肿瘤较大不能手术的或部分切除以及局部复发的患者。

八、预后

良性化学感受器瘤术后效果良好，但是对于病程较长的患者要注意癌变。尽管如此，部分患者手术后仍有复发的可能，故应作定期随访。

（邓春华　臧志军）

参考文献

1　白续国．2001．成人睾丸内胚窦瘤的临床分析．肿瘤防治杂志，8：647-648．

2　陈杰．2006．副神经节瘤．中华病理学杂志，35（8）：494-496．

3　董淑敏．1994．隐睾的睾丸网腺癌1例．中华病理学杂志，23（4）：248．

4　耿红海，赵学英，刘学伟，等．2001．睾丸原发性类癌并发部分类癌综合征一例报告．中华泌尿杂志，22

（12）：33.
5 顾方六，等. 1980. 泌尿男性生殖系肿瘤发病和构成情况变迁. 中华外科杂志，18：488.
6 顾云高，等. 1991. Kilinefelter综合征18例细胞遗传学、表型及内分泌学研究. 男性学杂志，5（4）：2171.
7 郭应禄，胡礼泉，等. 2004. 男科学. 北京：人民卫生出版社.
8 韩银发. 1996. 雄激素替代治疗Kilinefelter综合征. 中国男性学杂志，10（3）：160-163.
9 黄平治，李永海. 1992. 男性性功能障碍. 西安：陕西科学技术出版社，122-123.
10 黄霆，陆晓哲. 2006. 原发性睾丸类癌1例. 临床肿瘤学杂志，11（1）：79.
11 李方春，于满. 1987. 附睾肿瘤一例报告，承德医学院学报，6（1）：70-71.
12 刘新民，潘长玉. 2004. 实用内分泌学. 第3版. 北京：人民军医出版社，336-367.
13 刘新民. 1997. 实用内分泌学. 第二版. 北京：人民军医出版社，653-656.
14 于青平，郑淑芳，白冬. 2001. Klinefelter综合征的细胞遗传学与内分泌学分析. 中国优生与遗传学杂志，9：42
15 乔迪，吴宏飞，钱立新，等. 2005. 先天性输精管缺如的临床特点与诊疗策略. 中华男科学杂志，11（11）：818-821.
16 乔迪，吴宏飞. 2004. 先天性输精管缺如. 中华男科学杂志，10（10）：775-778，780.
17 孙明，吴斌，王鸿起，等. 2009. 成人睾丸支持细胞瘤的诊断和治疗（附3例报告并文献复习）. 中华男科学杂志，15（10）：950-951.
18 孙西钊，熊晓明，陈承志，等. 2000. 睾丸间质细胞瘤一例报告（附文献复习）. 现代泌尿外科杂志，5（1）：31-34.
19 涂响安，邓立文，王文卫，等. 2007. 睾丸网腺癌（1例报告并文献复习）. 中国男科学杂志，21（4）：29～30
20 汪勇，刘林海，郭钏，等. 2009. 精索副神经节瘤1 例病例报告并文献复习. 华西医学，24（7）：1836-1837.
21 王强修，陈立华，林晓燕，等. 2007. 睾丸间质细胞瘤二例报告并文献复习. 中华泌尿外科杂志，28（2）：135-138.
22 王兆亮，刘强，陈以明. 2005. 睾丸间质细胞瘤1例. 诊断病理学杂志，12：191.
23 杨元，张思仲. 1998. 先天性输精管缺如的分子遗传学研究进展. 中华泌尿外科杂志，19（2）：124-126.
24 杨重庆，杨丽，刘晓霞，等. 2002. 睾丸网腺癌1例报道并文献复习. 诊断病理学杂志，9（3）：154-156.
25 叶华茂，王林辉，孙颖浩，等. 2005. 睾丸内胚窦瘤4例报告. 肿瘤学杂志，11（4）：314.
26 曾进. 1997. 现代泌尿肿瘤学. 武汉：湖北科学技术出版社，229.
27 Attraran SY，Keris S，Sobbani AR. 1996. Paraganglioma of the spermatic cord：report of case. Cancer，155：651.
28 Crisp-Lindgren N，Travers H，Wells MM，1988. et al. Papillary adenocarcinoma of rete testis. Autopsy findings，histochemistry，immunohistochemistry，ultrastructure，and clinical correlations. Am J Surg Pathol，12（6）：492-501.
29 Donohue RE. Fauver HE. 1989. Unilateral absence of the vas deferens. A useful clinical sign. JAMA，261（8）：1180～1182.
30 Drut R. 2003. Yolk sac tumor and testicular microlithiasis. Pediatr Pathol Mol Med，22（4）：343-347.
31 Jacobellis U，Ricco R，Ruotolo G. 1981. Adenocarcinoma of the rete testis 21years after orchiopexy：case report and review of the literature. J Urol，125（3）：429-433.
32 Kim I，Young RH，Scully RE. 1985. I eydig cell tumors of the testis. a clincopathological analysis of 4O cases and review of the literature. Am J Surg Patho1，9：177-192.

33 Kolettis PN, Sandlow JI. 2002. Clinical and genetic features of patients with congenital unilateral absence of the vas deferens.Urology, 60（6）: 1073–1076.

34 Liu HC, Liang DC. Chen SH, et al. 1998. The stage I yolk sar tumor of testis in children younger than 2 years. chemotherapy or riot? Pediatr Hematol Oncol, 15: 223–228.

35 Okada H, Hanioka K, Fujisawa M, et al. 1997. Primary adenocarcinoma of the rete testis. Br J Urol, 79（2）: 300–302.

36 Palazzo JP, Petersen RO, Young RH, et a1. 1994. Deoxyribonucleic acid flow cytometry of testicular Leydig cell tumors. J Urol, 152: 415–417.

37 Rugarli E, Ballabio A. 1993. JAMA, 270: 2713.

38 Sanchez–Chapado M, Angulo JC, Haas GP. 1995. Adenocarcinoma of the rete testis. Urology, 46（4）: 468–473.

39 Sassa N, Yoshino Y, Matsukawa Y, et al. 2008. A case report of malignant sertoli cell tumor. Nippon Hinyokika Gakkai Zasshi, 99（5）: 656–659.

40 Schiavi F, Boedeker CC, Bausch B, et al. 2005. Predictors and Prevalence of Paraganglioma Syndrome Associated With Mutations of the SDHC Gene. JAMA. 294（16）: 2057–2063.

41 Sutherland RS, Wettlaufer JN, Miller GJ, et al. 1992. Primary carcinoid tumor of the testicle: a case report and management schema. J Urol, 148（3）: 880–882.

42 Versiani BR, Trarbach E, Castro MD, et al. 2007. Clinical assessment and molecular analysis of GnRHR and KALlgenes in males with idiopathic hypogonadotrophie hypogonadism. Clin Endocrinol（Oxf）, 66（2）: 173–179.

43 Walker AN, White CR, Erickson DJ, et al. 1988. Primary carcinoid tumor of the testis. South Med J, 81（2）: 269–271.

44 Werther M, Schmelz HZ, Schwerer M, et al. 2007. Sclerosing Sertolicell tumor of the testis: a rare tumor. Case report and review of the literature on the subtypes of Sertoli–cell tumor. Urologe A, 46（11）: 1551–1556.

第八章　阴茎罕少见病

第一节　阴茎恶性纤维组织细胞瘤

一、概述

恶性纤维组织细胞瘤（malignant fibroushistiocytoma，MFH）是由O' Berien和Stout在1964年首先发现和描述的，当时称之为恶性纤维黄色瘤。1967年Stout和Latters首先将这一类肿瘤命名为MFH。过去人们一直认为是一种恶性程度很高的较为罕见的软组织肉瘤，随着临床研究、病理组织学和免疫组化等技术的迅速发展，对该病认识的不断深入，目前大多数人认为MFH是发病原因不明，主要好发于四肢、躯干、后腹膜等部位，呈浸润性生长，术后容易复发、预后不良的常见软组织肉瘤。MFH很少发生于泌尿生殖系，泌尿系的MFH由Klugo于1974年首次报道。阴茎的MFH更为罕见，复习文献共有10余例报告，国内仅3例报告。

二、病因与发病机制

阴茎的恶性纤维组织细胞瘤与包茎和包皮过长关系密切，包皮垢的长期刺激是主要病因。

三、病理

泌尿系MFH表现为病理形态的多样性。基本的细胞成分为纤维母细胞、组织细胞和少量炎性细胞。组织细胞常聚合成多核巨细胞，称之为Touton型巨细胞。梭形纤维母细胞可产生胶原纤维，形成“束状”或“席纹状”结构（图8–1），免疫组化显示Vimentin（+）（图8–2）。根据这些细胞所占的比例不同，MFH被分为5个亚型：①席纹状多形型；②黏液型；③巨细胞型；④炎

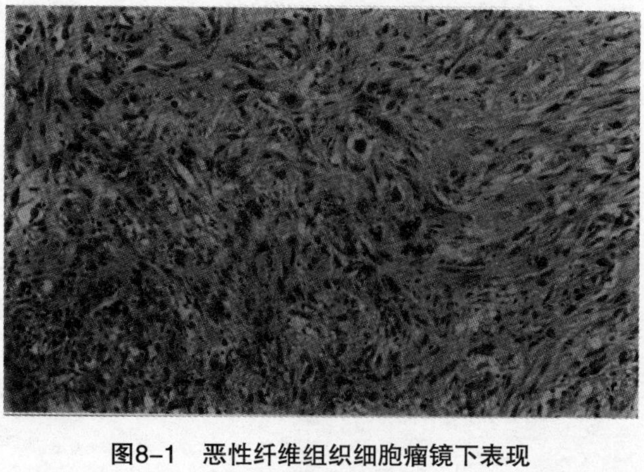

图8–1　恶性纤维组织细胞瘤镜下表现

肿瘤细胞显示车辐状排列，多见瘤巨细胞，核异型性和核分裂明显

性型；⑤血管瘤型。MFH的组织学发生并不清楚，但多数学者认为，MFH来源于原始未分化的间质细胞，具有广泛的增殖、分化能力。

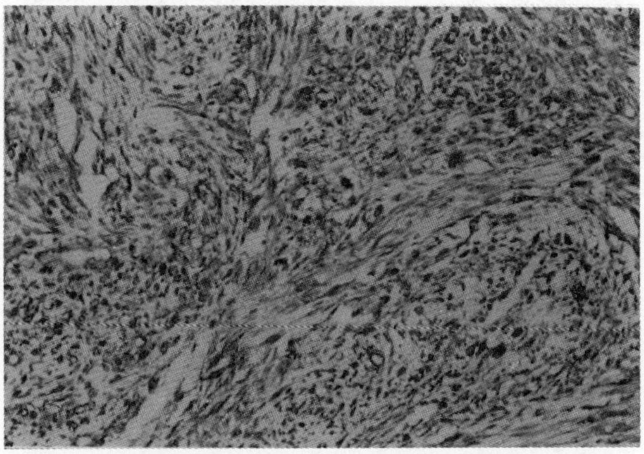

图8-2　恶性纤维组织细胞瘤免疫组化显示Vimentin（+）

四、临床表现

阴茎MFH如阴茎癌一样，常起始于阴茎头，由于在包茎内生长，早期不易发现。病变乳头状或扁平突起，溃疡周边隆起，分泌恶臭液体，并可穿破包皮露出癌肿。肿瘤可经淋巴结和血行转移。

五、诊断与鉴别诊断

阴茎MFH容易延误诊断，主要由于包皮掩盖不易被早期发现及因害羞、恐惧不愿就医所致。阴茎头肿物，溃疡伴恶臭分泌物，溃疡长期不愈和扩展，诊断多无困难。体查应注意尿道海绵体是否受累，腹股沟淋巴结是否增大，肺部有否转移等。最后确诊需通过病理组织学和免疫组织化学来确定。

阴茎MFH需与以下疾病鉴别：①平滑肌肉瘤：平滑肌肉瘤的瘤细胞呈梭形并形成宽阔的束带，无编织状或车轮状排列，瘤细胞核长杆状，异形明显但低于恶性纤维组织细胞瘤。②恶性黑色素瘤：恶性黑色素瘤中的梭形细胞常排列成交错的束，与纤维组织细胞瘤类似，尤其是缺乏色素与无色素型比较难区别，主要应用杜巴（氨基二羟苯初油酸）反应呈阳性者，胞浆内显示黑色颗粒可帮助鉴别。③多发出血性肉瘤：此瘤晚期外膜细胞演化成纤维细胞并排列成束向各方伸延，细胞大小不等，核大小、深染不一，有不典型的核和病理核分裂像，但多发出血性肉瘤的纤维细胞间有红细胞外渗和含铁血黄素沉积可帮助鉴别。④黏液肉瘤：恶性纤维组织细胞瘤黏液变不含脂母细胞；冰冻切片脂肪染色阴性与黏液型肉瘤鉴别。

六、治疗与预后

手术治疗仍是治疗阴茎MFH的主要方法，主要包括阴茎部分切除术、阴茎全切除术和腹股沟淋巴清除术等。术前正确判断肿瘤生长部位、侵犯范围及是否累及周围重要组织器官等，以便确定切除范围，制订合理的手术方案，这样既最大限度地切除肿瘤降低了复发和转移的危险性，同时又有利于患者器官功能的合理保护。

由于MHF具有局部浸润性生长，术后容易复发而区域淋巴结和血行转移相对较少的独特生物学行为，因此如何降低局部复发率、提高生存率就显得更为重要，手术与放疗、化疗的综合治疗方法在提高软组织肉瘤的切除率和生存率、降低局部复发率等方面已得到充分肯定。

（涂响安）

第二节　阴茎疣状癌

一、概述

阴茎疣状癌（verrucous carcinoma of the penis）又称Buschke-Loewenstein肿瘤，是一种低度恶性、分化良好的阴茎恶性肿瘤，临床较少见，常表现为阴茎头或包皮局限性形态特异的菜花状赘疣或乳头状突起。据报道，阴茎癌发病率约占男性恶性肿瘤的1%，绝大部分为鳞状细胞癌，疣状癌仅占5%～16%。

二、病因与发病机制

阴茎疣状癌的病因和发病机制尚不清楚，既往报道与病毒感染、紫外线照射、化学因素、癌前期皮肤病瘢痕形成及外伤等因素有关。

三、病理

大体病理上疣状癌常表现为上皮呈棒样指状突起的疣状或菜花状，部分可伴有溃疡。镜下检查可见：肿瘤基底部和周边部均呈球茎状在一个广泛的层面上，向下至上皮脚末端生长似球拍状膨大或尖细呈分支状向下延伸推进式生长，周围间质中可见大量淋巴细胞浸润。

四、临床表现

本病常表现为阴茎头处肿物逐渐增大伴钝痛，可有阴茎头部间歇性疼痛，有报道疼痛以夜间为甚，患者多无排尿异常不适。体格检查：阴茎、龟头一侧可见菜花样肿物，大者可＞2 cm，质硬，若肿瘤坏死可见上覆黄色痂皮或血痂，无触痛，腹股沟一般可触及肿大的淋巴结。

五、辅助检查

血清及梅毒抗体检测均应为阴性，B超较少显示腹股沟淋巴结肿大。必须指出，若活检不能取到肿瘤深部组织，病理医生往往不能明确诊断疣状癌，而仅能报告鳞状上皮不典型增生或乳头状瘤样增生伴角化过度。故当医师已怀疑是疣状癌时，应尽量取到肿瘤周边部和基底组织，甚至行重复活检以免漏诊、误诊。

六、诊断与鉴别诊断

本病罕见，诊断需综合考虑患者的临床表现和组织病理学检查。阴茎疣状癌无疑首先需与阴茎鳞状细胞癌相鉴别，但疣状癌为乳头样外观，病理学检查可见深处界限清楚，与鳞状细胞癌的典型浸润性边界不同。此外，阴茎疣状癌还需与增生性皮肤病，如尖锐湿疣、着色霉菌病、阴茎结核、龟头银屑病等相鉴别，病理学检查仍然是金指标。

七、治疗

同所有恶性肿瘤一致，疣状癌最显著的生物学行为是以局部侵袭性生长为主，同样手术治疗也无疑属于首选。对于肿块较小、早期、侵袭表浅的年轻患者可采用单纯肿瘤切除术；对于较大的侵犯冠状沟近侧的疣状癌患者和局部切除术后复发者，采用阴茎部分切除术或全切除术。因目前疣状癌很少有发生区域淋巴结转移或远处转移的报道，部分学者认为没有必要行预防性区域淋巴结清扫术。此外，干扰素皮下注射、冷冻治疗、盆腔动脉灌注化疗等治疗方法也有文献报道。

八、预后和展望

本病大多可早期发现和诊断，手术后预后相对较好。

第三节　阴茎淋巴瘤

一、概述

外周细胞淋巴瘤是一组异质性的成熟淋巴细胞来源的恶性肿瘤，常发生于淋巴结，也见于淋巴结外的器官，泌尿生殖系统淋巴瘤本已少见，文献报道仅占全身淋巴瘤的1%，而原发于阴茎龟头或海绵体的恶性淋巴瘤更加罕见。

二、病因与发病机制

同其他外周细胞淋巴瘤一样，阴茎淋巴瘤也是异质性的成熟淋巴细胞来源的恶性肿瘤，具体病因尚未明确。

三、病理

大体病理检查：肿瘤病灶多呈灰红色切面灰黄，质地中等。镜下检查：病变部分皮肤组织结构仍存在，局部可坏死，大量肿瘤细胞呈浸润性生长并弥漫性分布，肿瘤细胞由中等大小的异型淋巴细胞样细胞组成，多形性明显，核扭曲，核仁细小，核分裂像多见，其间可见反应性的小淋巴细胞、嗜酸性粒细胞、浆细胞和上皮样组织细胞。免疫组织化学结果显示：CD30、CD56常呈阴性。

四、临床表现

常表现无明显诱因下的阴茎肿胀，随后范围逐渐增大并进行性向阴茎体部发展，可于龟头、阴茎出现硬节并增大，其后出现皮肤溃疡，表面可有黄色、白色分泌物渗出。后期可出现腹股沟淋巴结肿大，无发热、盗汗，阴茎无疼痛及瘙痒症状，无排尿困难。诊治过程中若用抗生素治疗，局部症状可有好转，但皮肤下硬节不会退，反而逐渐增大。体格检查：可见阴茎肿胀，龟头冠状沟可见溃疡形肿块，肿块表面可有脓性分泌物，腹股沟可触及肿大淋巴结。

五、辅助检查

血清及梅毒抗体检测均应为阴性，B超可显示腹股沟淋巴结肿大，腹部淋巴结可增大或正常。

六、诊断与鉴别诊断

因本病罕见，病史、体征并无特殊之处，诊断主要靠病理学检查。

阴茎淋巴瘤需与阴茎炎、梅毒、阴茎癌相鉴别。溃疡型的最易误诊为“硬下疳”，但肌注长效青霉素病情不好转。

七、治疗

病理活检和规范化疗是早期诊断和治疗的关键，放疗也是重要的治疗手段。本病首选并非手术治疗，而是根据病理类型选择适当的化疗方案。对高龄患者、合并症多、有化疗禁忌证和合并腹膜后淋巴结病变者可以选择放疗，选择超高压X线。

八、预后和展望

同所有淋巴瘤患者一致，本病预后相对较好，但复发率较高，应定期随访。

第四节　阴 茎 结 核

一、概述

结核病危害人类的历史可以推及到史前，在18～19世纪流行甚广，成为国内外青壮年死亡的主要病因。现代化疗应用后结核曾一度被视为即将被消灭的疾病，但随抗药菌株的出现和扩散使其再次成为严重危害人类健康的疾病。阴茎结核（tuberculosis of the penis）较少见，可为原发性，亦可为继发性。男性生殖系结核多见于附睾、精索及前列腺。尿道结核占泌尿生殖系结核的1.8%，阴茎结核更为少见，约占泌尿系结核的1%，国内报道较少。

二、病因与发病机制

结核菌属分支菌属，主要致病菌株为人型杆菌和牛型杆菌，近来报道艾滋病患者有鸟-细胞内分支杆菌感染。同所有结核感染一致，阴茎结核可分为原发性和继发性，原发性阴茎结核多为直接接触结核杆菌而致病，如女性子宫颈结核在性交时直接感染阴茎，或因结核杆菌污染衣服而感染；继发性阴茎结核则多为身体其他部位的原发性病灶蔓延而来，如继发于肾结核或附睾结核。

三、病理

大体标本：灰白色组织小块，表面有点状豆腐渣样坏死灶；或为白色干酪样质硬肿块。镜下：表皮内有溃疡灶，真皮内有多核巨噬细胞及上皮样细胞构成的结核样肉芽组织，并见有大量嗜伊红染、均匀一致的坏死即干酪样坏死灶。

四、临床表现

本病以阴茎头、包皮内板等处为好发部位。临床上表现为患部皮肤或皮下小结节状隆起，呈灰白色丘疹、硬结，无压痛，随后中央出现干酪样坏死，进而坏死崩解脱落后形成浅表型溃疡，可有浆液性分泌物，或有白色痂膜；也可表现阴茎及冠状沟溃疡，龟头出现一小片状红斑，或在红斑基础上有水疱，疱壁破溃后形成糜烂面，并逐渐加深形成溃疡，伴有少量黄色渗液，轻度灼痛，可伴疼痛，触之易出血。后期可因纤维组织增生、疤痕形成而导致阴茎弯曲。尿道受侵犯患者可有尿频、尿急、血尿、脓尿、排尿困难，合并肾脏或全身性结核时可有低热、盗汗、消瘦、贫血等全身症状。若为单纯性阴茎结核，双侧腹股沟淋巴结不大，阴囊及睾丸均正常。

五、辅助检查

结核菌素试验（PPD）常为阳性，血沉增快，但确诊常需用抗酸染色在病灶中找到结核杆菌，或病灶部取材活检为干酪样坏死。KUB+IVP、CT检查主要用于排除肾脏等泌尿系结核。

六、诊断与鉴别诊断

本病罕见，病史、体征并无特殊之处，诊断主要靠病理、细菌学检查。

阴茎结核需与阴茎炎、梅毒、早期阴茎癌相鉴别。溃疡型的最易误诊为硬下疳，但肌注长效青霉素病情不好转。若结核发生在阴茎体或海绵状体或后期引起阴茎侧弯畸形者应与阴茎硬结症、原发性阴茎侧弯相鉴别。

七、治疗与预后

现代化疗应用之前，结核病预后多不佳。目前阴茎结核治疗主要是采用抗结核药物治疗，若药物治疗效果不佳，可行病灶局部切除，保留阴茎。但须说明，在未做活检确诊之前禁行阴茎切除术。合并阴茎侧弯畸形者应当在足疗程化疗后行整形手术治疗。

若发生阴茎结核的复发，其原因可能有：①首次手术处理不够彻底，故首次手术切除结核病灶要充分，必须切除足够的病灶周边正常组织以消除隐患，因为在结核未完全局限的情况下往往周边残留结核杆菌；②诊断不明，术后未给予足疗程抗结核药物治疗；③再次感染，常为性交感染和血行感染导致。

（赵良运　郝建伟　涂响安）

第五节　特发性阴囊坏死

一、概述

特发性阴囊坏死（Fournier disease）是侵及男性外生殖器软组织的坏死性感染。它是由Bauri–enne于1764年首先描述。在非洲，该病是一种常见的、严重的疾病。在马普托中心医院（Maputo Central Hospital），每年收治12～16例该病患者，死亡率大概20%。该病在60～70岁，合并其他疾病的老年男性患者中多见，偶尔也可见到女性外生殖器感染的患者。

二、病因与发病机制

95%的Fournier坏疽病例有比较明确的病因。坏死通常源于肛门直肠区、泌尿生殖道或者会阴部皮肤。Fournier坏疽也可以和外科手术有关，包括尿道狭窄的处理或者痔切除术。致病菌通常是链球菌、葡萄球菌、肠道细菌、厌氧菌和真菌。

目前已经可以肯定多种病原体的感染是酶的生产所产生的协同作用所必须的，而酶的生产能引发感染的快速扩散。

必须有一种病原体能够产生凝固酶，它可以导致营养血管的栓塞，减少局部血供，从而降低组织氧浓度。组织缺氧能够使得兼性厌氧菌和微需氧菌的生长，并且产生一些酶（例如卵磷脂酶、胶原蛋白酶），破坏筋膜壁，从而使感染快速扩散。最后，气体的产生和阴囊内压力能够促使感染更快发展。

损害免疫系统的疾病是Fournier坏疽发病所必须的易感因素，例如糖尿病、HIV、酒精中毒和恶性肿瘤。营养不良和卫生状况差也是常见的。

此类感染表示宿主免疫系统和致病菌毒力之间失去了制约平衡。病因学因素包含了致病微生物入侵会阴部；免疫力低下可以为感染的发生提供良好的环境，因此病原微生物的毒力可以导致疾病的迅速扩散。

三、病理

坏死性筋膜炎和自溶是该疾病进程的标志。这点非常重要，因为它为外科医生提供了组织受侵范围的临床标志。特别是，如果筋膜面能够非常容易地从外围组织钝性分离，这说明与缺血性感染过程有关，因此，任何此类组织应当被清除。多数坏死组织局限于阴囊和阴茎的软组织内，但是严重的病例可以从外生殖器的筋膜层扩散到整个会阴区，沿着躯干，偶尔会侵及大腿。

四、临床表现

临床过程通常有个前驱阶段，以发热和乏力为特点。这个阶段大概要2～7天，伴随强烈的、逐渐加重的生殖器疼痛和压痛，及逐渐加重的皮肤红斑和水肿。

下一阶段，生殖区的皮肤颜色看起来比较晦暗，有捻发音和流脓。全身性的感染能导致感染性休克或者疾病进程可以比较局限，没有高热和疼痛。

最后，生殖区皮肤的一部分出现坏疽。

Fournier坏疽病主要的并发症是败血症，通常由以下因素之一造成：

（1）原因不明的感染（例如穿孔性消化性溃疡、阑尾炎、憩室炎等）。

（2）体外可见伤口坏死进程的发展（如果有条件，可以进行计算机化轴向X线断层摄影扫描检查）。

（3）严重急症的并发症（例如细菌性心内膜炎或肺炎）。

同时发生多种疾病状态（例如急性心肌梗死、呼吸衰竭、压力性溃疡、谵妄）或者急性发病患者的制动状态（例如肺栓塞、深静脉栓塞、肺膨胀不全、肺炎）都可以与该病有关。

五、诊断

诊断有赖于完整的病史和体格检查。须做外生殖器和会阴部的视诊和触诊以及直肠指诊。波动性，软组织捻发音，局部触痛或者外生殖器和会阴部的任何一处隐蔽伤口都提醒检查者Fournier坏疽的可能性。麻醉下的检查是确诊所必须的，并且当发现坏疽组织或者脓液流出，可以明确诊断。

六、外科解剖学基础

掌握男性下尿路和外生殖器的解剖结构至关重要。同时，掌握皮肤和各层浅、深筋膜的关系也非常重要，例如Camper's筋膜、Scarpa's筋膜、Darto's筋膜等，都参与了感染的过程。

既然微生物参与引起了这种多重感染，感染沿着解剖学上的筋膜层蔓延，经常破坏深层肌肉结构，以及不同程度地破坏表层皮肤，因此，阴茎、海绵体、尿道和睾丸通常不会坏死。这意味着需要早期清创和后期重建。

该感染进程沿着前腹壁的浅层筋膜（Scarpa's筋膜）和深层筋膜（Camper's筋膜）之间的空隙扩散，因此，这种感染可以从会阴部一直扩散到锁骨处，Scarpa's 筋膜和Camper's 筋膜融合处。所以，从直肠、会阴和阴囊的脓液的采集或许会采集至腋窝的脓液。下腹部的血供可以因细菌毒素和血小板凝集而发生栓塞。

七、治疗

（一）药物治疗

纠正低血容量、低灌注和脱水可以恢复正常的器官灌注。

一些脓毒症和多器官衰竭的病例，收住ICU得到有多学科团队的救治是复苏所必须的，同时高死亡率也是常见的。

脓毒症需要使用广谱抗生素来治疗，例如氨苄西林、庆大霉素、甲硝唑，真菌感染可以使用两性霉素B治疗。

（二）外科治疗

早期外科清创是治疗的主要方式。感染区的皮肤需要切开并且清除坏死组织，所有脓液都要引流干净；伤口要敞开。完全清除坏死组织需要在全身麻醉下进行，而且为根治感染，有时也要反复清创。对于累及阴囊的患者，不需要麻醉，只要使用剪刀和镊子就可以切开皮肤清除坏死组织。

术后第二天，患者需要使用温盐水盆浴，每天4次，每次15 min。可以加入适量的Bakin溶液（水体积的1/4）。

第二天出现发热或者爆裂音提示炎症的发生或者引流不畅。对于一些病例需要进一步的全麻下外科清创，当然进行二次清创需要在保证血供充足，并且是在当初次清创不够充分和炎症已经扩散到阴囊以外时进行的。

当实行根治性清创术时，最好使用电凝，这样可以减少大范围操作时引发的大量失血。有时候甚至需要输血。

当怀疑膀胱梗阻、缩窄时，需要进行尿流改道术（导尿或膀胱造瘘）。当坏死局限于外生殖器就不必进行粪便清除，而当侵犯肛周时就必须要做。

坏死过程中，睾丸通常完好。如果睾丸未受损，通常被放入大腿内侧的皮下袋中，防止干燥。如果坏死过程中，睾丸受累或者活力丧失，则需要进行睾丸切除术。

一旦感染得到根治，坏死筋膜得到去除，健康的肉芽组织就会产生，这标志着恢复的开始。这通常在感染后3周开始。

在许多病例中，清创后伤口会出现上皮再生，假如没有张力，伤口可以直接闭合。

如果无法原发性闭合，应该使用厚皮移植来覆盖伤口。来自于股部和腹部的局部皮瓣也可以用来覆盖会阴的缺损或者阴囊的重建。在一些有巨大空洞的患者，例如坐骨直肠窝中，可以使用肌瓣来进行填塞。

八、预后和展望

Fournier坏疽病在非洲相对常见，有着较高的死亡率。如果希望控制感染和挽救生命，早期发现和彻底清除外生殖器感染的筋膜是必须的。

（孙祥宙　臧志军）

第六节　Bowen病

一、概述

Bowen病（Bowen disease）亦称原位鳞状细胞癌（squamous cell carcinoma in situ），为发生于皮肤或黏膜的少见早期皮肤原位癌。由Bowen于1912年首次报道2例。

二、病因与发病机制

该病与长期接触砷剂或慢性日光损伤有关，也可能与病毒感染有关，证据有：①部分病例有用无机砷的病史，皮损处含砷量较高；②将患者的滤过性标本接种于鸡胚尿囊和卵黄囊，可引发出类似Bowen病的组织病理改变；③电镜下7个标本中有6个找到细胞内有80～110 nm的病毒样颗粒，可能与C型病毒有关；④由HPV-5所致的疣状表皮发育不良患者易发生本病等；⑤部分病例皮损发生于曝光处。

三、病理

病理下可见表皮所有各层失去正常形态（图8-3）。细胞增生、排列紊乱，大多不典型。不典型细胞的大小形态不一，核质比例增加。核的大小、形态和染色深浅不均，核仁明显，胞质在核周常呈空泡状。个别细胞角化不良，偶见角化珠。亦可见瘤巨细胞和异常核分裂像。

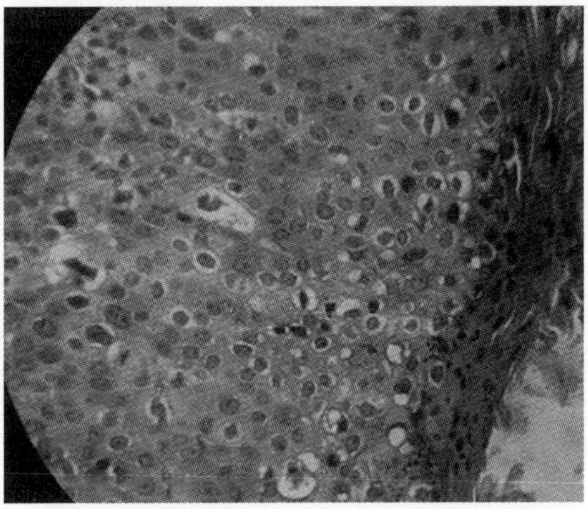

图8-3　Bowen病病理所见　HE染色 10×40倍

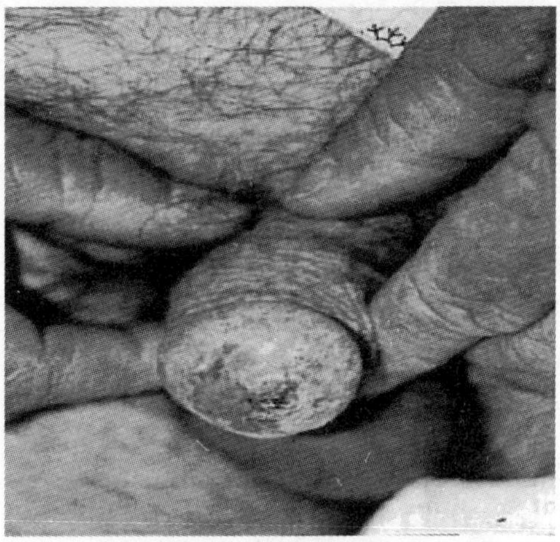

图8-4　龟头部位Bowen病

四、临床表现

本病可累及任何年龄，中老年人较多，平均年龄为48岁。损害好发于颜面、躯干及四肢远端，亦可累及口腔、鼻、咽、女阴、龟头（图8-4）、泌尿道和肛门等黏膜。皮损为孤立性、境界清楚的暗红色斑片或斑块，圆形、匍行形或不规则形，大小为数毫米至10余厘米不等，缓慢增大。表面常有鳞屑、结痂和渗出，除去鳞屑和结痂可露出暗红色颗粒状或肉芽状湿润面，很少出血或不出血。少数亦呈多发性，可散在、密集或互相融合，有时亦可呈不规则隆起或结节状，如形成溃疡则提示侵袭性生长。触诊时其边缘和底部较硬，边界鲜明，或呈线状隆起。无明显自觉症状，偶有瘙痒或疼痛感。病程缓慢，自数年至数十年不等。约25%患者可演变为鳞状细胞癌，约半数在皮损发生后若干年并发内脏器官如呼吸道、消化道、泌尿生殖系统等癌肿。

五、诊断与鉴别诊断

皮损表面有结痂者，若见边缘鲜明并略高起皮面的暗红色、持久不愈的斑片，应考虑本病，结合病理检查可以明确诊断。临床上应与下列疾病鉴别：浅表性基底细胞上皮瘤、光化性角化病、湿疹样癌、萎缩性扁平苔藓、女阴白斑。

六、治疗与预后

最有效的治疗为Mohn氏手术切除，尽可能避免过于激进的治疗手段如单纯性外阴切除甚或根治性切除，除非有证据表明该病变已经存在恶性转化。若非如此，采用这种过大范围的手术并不能阻止病变的复发，原因是鲍温病本身可能是由病毒感染引起的病变，只要病原因素存在便可复发。

若数目不多时，皮损较小者主要采用保守性的治疗方法，可采用电烧灼、冷冻或激光治疗，亦可外用咪喹莫特霜或5-氟尿嘧啶软膏，光动力疗法亦有一定疗效。保守性治疗的方法是行之有效的和安全的，采用的治疗方法如下：①激光治疗：为首选治疗方法，采用CO_2激光器，波长10 600 nm，输出功率15 W，皮肤常规消毒后2%利多卡因局麻，根据皮损大小运用烧灼疗法。治疗过程中用安尔碘棉球擦去焦痂以便观察。术毕涂以2%碘酒，每天清洁创面1次。术后每周复诊1次，4周后每月复诊1次，共6个月。②局部切除术：主要针对单个较大病灶或融合性病灶。③外用药局部涂抹：一般作为局部物理治疗或局部切除术后的辅助治疗。外用药包括5-氟尿嘧啶、鬼臼毒素、去疣净、派特灵、干扰素、咪喹莫特等。文献中还有其他一些外用制剂，但疗效均不够稳定和直接。④系统用药：可口服阿维A酸或肌注干扰素等。⑤光动力疗法：是近年来较时髦的一种新方法，优点是安全性好，治疗后没有明显疤痕。不论采用任何一种治疗方法，均应注意如下几点：①保持外阴部清洁、干燥；②检查和治疗配偶或性伴侣，防止反复交叉感染；③长期密切随访，防止恶性转化。

第七节　Paget病

一、概述

Paget病（Paget's disease）又名湿疹样癌（eczematoid carcinoma），为临床上表现为皮肤的湿疹样改变，组织病理以表皮内有大而淡染的异常细胞（Paget细胞）为特点的一种特殊型皮肤肿瘤。根据侵犯的范围可以分为乳房Paget病和乳房外Paget病两类。Radcliffe Crocker于1889年首次报道了乳房外Paget病，首例乳房外Paget病是一个男性患者，表现为阴茎和阴囊的红色斑块样皮损。此后国外发现的病例中，女性发生率更高，因此命名为乳房外Paget病（extramammary Paget's disease，EMPD）。皮损好发于女阴，其次为阴囊、会阴、肛周，亦见于阴部以外顶泌汗腺区（如腋窝等）。而国内资料显示，除少数见于女性外，患者大多为男性，常发生在50岁以后。本病临床上比较罕见，应注意与发生在外生殖器和会阴部的皮炎湿疹鉴别。

二、病因与发病机制

病因未明。继发性EMPD的表皮病变常由深部直肠、宫颈、膀胱癌扩展而来。至于原发性EMPD的起源，尚无定论，以往认为Paget细胞系汗腺癌沿导管上皮内蔓延，但连续切片发现表皮及附属器的病变为多灶性起源，并且不少病例中根本无法找到汗腺导管和腺体病变，即使表皮病变与汗腺导管病变相续，也难以确定病变的扩展是自上而下还是自下而上。另外，与乳房Paget病不同，EMPD的真皮内侵袭来自表皮而非导管和腺体结构。以上所述表明，EMPD可能起源于表皮，关于表皮内Paget细胞的起源，目前仍有争议。

据推测，EMPD可能是起源于大汗腺导管开口部细胞，或是自表皮内向大汗腺分化的多潜能基质细胞，但超微结构观察结果也不一致。近年来，免疫组化检查结果支持EMPD的大汗腺起源，因Paget细胞对癌胚抗原、大囊病体液蛋白（gross cystic disease fluid protein）和大汗腺上皮抗原均呈阳性，因此，多认为起源于顶泌汗腺导管开口部的原位癌，并从该处向下扩展到腺上皮，最终可侵入结缔组织；向上则扩展到表皮内而形成Paget病皮损。

三、病理

组织病理表现为，表皮全层可见单个散在或成巢的Paget细胞（图8–5），癌细胞大，圆形或椭圆形，有丰富淡染的胞浆，呈空泡化，核染色质均质，核仁小而清楚。附近表皮角化过度或角化不全，有时可出现糜烂或溃疡，棘层增厚。不等量Paget细胞可局限于表皮内，也常见于毛囊上皮或小汗腺导管，可从表皮或汗腺癌真皮侵袭，有时表皮下部可见具有中央腔的腺体聚集。癌细胞PAS染色阳性，50%以上显示粘蛋白染色（阿新蓝染色）阳性。免疫组化染色CEA及角蛋白–7阳性。

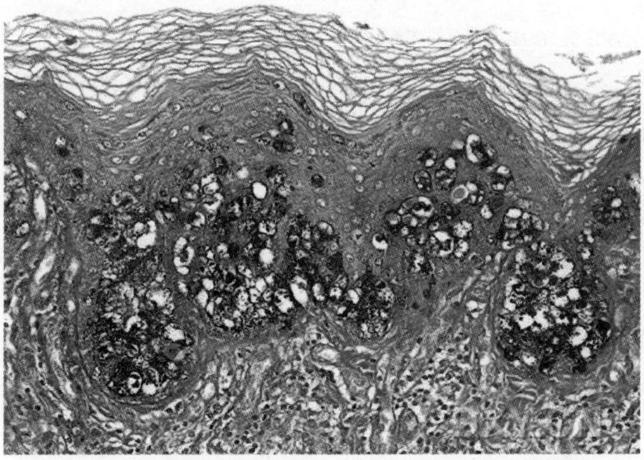

图8–5　Paget病病理所见　HE染色 10×40倍

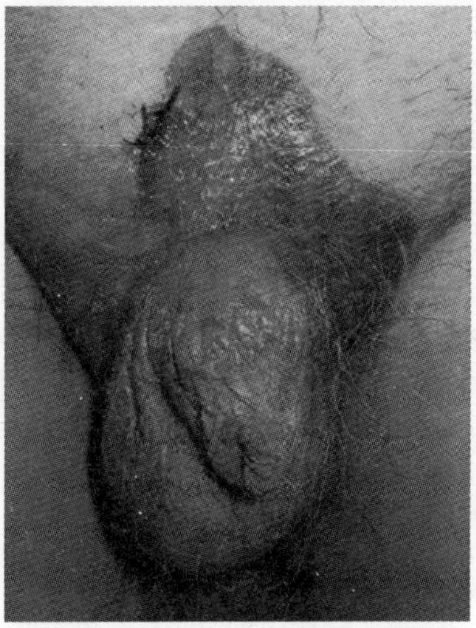

图8–6　阴茎、下腹部Paget病

四、临床表现

本病好发于大汗腺分布部位如外生殖器部位，如阴囊、阴茎（图8–6）、大小阴唇和阴道口，少数见于会阴、肛周、腹股沟，偶见于腋窝、耵聍腺分布部位（外耳道）和Moll腺分布部位（眼睑）。损害大多为单发，少数为多发，同时发生于两个部位的甚为少见。继发性EMPD罕见，可由直肠癌、宫颈癌、膀胱癌分别扩展至肛周、女阴、尿道和阴茎所致；反之，外生殖器部长期EMPD可往上扩展至宫颈和尿道。损害与乳房Paget病相似，边缘狭窄、清楚，且稍隆起，呈淡褐色至褐色，中央潮红或部分糜烂，上面覆盖少量鳞屑或结痂，但在肛周和会阴部可呈疣状或乳头状瘤样。女阴部损害有时颇似增殖性红斑。损害处直径0.4～12 cm，平均为3 cm左右。半数以上患者局部有瘙痒，少数疼痛或出血。病程紧张缓慢，但最终会发展成大汗腺导管癌或腺体癌。不易转移，晚期可发生淋巴结转移。

五、诊断与鉴别诊断

本病的误诊率、漏诊率比较高，关键在于提高警惕。对于50岁以上老年人发生在外生殖器或肛周久治不愈的湿疹样皮肤损害，特别是边界明显者，应及时行病理活检以明确诊断。组织学上见单个或成巢的Paget细胞，细胞周围表皮角化过度或角化不全，有时可出现糜烂或溃疡，棘层增厚，可以确诊。

临床上需要与以下疾病注意鉴别：慢性湿疹、皮肤原位癌和浅表型恶性黑素瘤。①慢性湿疹：年资浅的医生最容易误诊为慢性湿疹，湿疹皮损多样变化，可有水疱、糜烂、渗出，间有丘疹、皮肤肥厚、苔藓化等表现，边界不清。一般常规治疗有效，可以获得部分或完全愈合，病理下无典型的Paget细胞。②皮肤原位癌：对癌胚抗原呈阴性反应，可见胞核簇集的多核巨上皮细胞和个别角化不良细胞。③浅表型恶性黑素瘤：癌细胞直接与真皮接触，对癌胚抗原、多巴、PAS染色和阿新蓝染色均呈阴性反应。

六、治疗与预后

首选治疗为手术切除。目前提倡Mohs外科技术，即在显微镜控制下的外科切除，可彻底切除肿瘤而又最大限度地保留正常组织。

通常的常规手术切除法是在损害边缘以外1～2 cm的正常皮肤作切口。为防止复发，可在预先标记好皮损方位后从切下的皮片周缘多处采样做冷冻切片，若某处仍能找到癌细胞，将该处边缘再适当往外移1～2 cm。阴囊处皮肤松弛，局限在该处的损害经切除后可以直接缝合。若损害较大，累及腹股沟和肛周时，则需作植皮术。5-氟尿嘧啶外用有一定疗效，但刺激性大，且为对症治疗，是适用于不宜手术切除的复发性损害。EMPD对X线照射不敏感，放疗效果不肯定，有人认为无效，但也有人主张可以试用。原发性EMPD病程进展缓慢，很少发生转移，晚期可发生淋巴结转移，及时手术预后良好；而继发性EMPD则视其原发病变做相应处理，一般预后较原发性的EMPD差。

（吴良才　涂响安）

第八节　Peyronie病

一、概述

Peyronie病（Peyronie disease），又称阴茎海绵体硬结症，也称阴茎纤维性海绵体炎。常表现为阴茎内可触及硬结，勃起时出现阴茎畸形（屈曲、凹陷、短缩异常），伴有或不伴有痛性勃起，先天性阴茎弯曲、没有斑块或屈曲的阴茎疼痛除外。1561年，Fallopius首先报道了Peyronie病。1743年，Francois de la Peyroni详细描述了该病，随即该病便以他的名字命名，称为Peyronie disease。几个世纪以来，人们一直在不断地寻找各种方法对该病进行研究和治疗，但是到目前为止，仍然未找到完全有效的方法治疗该病。Peyronie病好发于40～60岁男性，发病率通常在0.3%～4.0%，有学者报道发病率可高达3%～9%。Peyronie病常常可以导致阴茎变形，严重影响到性生活质量，从而给患者造成巨大的心理压力。Usta等人认为大约20%～54%的ED与Peyronie病有关。

二、病因与发病机制

目前，有关Peyronie病的病因和发病机制仍未完全弄清。有研究表明，Peyronie病的发生与迪皮特朗挛缩、足底筋膜挛缩、鼓室硬化，以及外伤、尿道的有创操作、糖尿病、痛风、Paget病和使用β-受体阻滞剂等有关。基于解剖学、病理学、生物工程学的分析以及临床数据认为，创伤是Peyronie病的启动因素，与Peyronie病之间存在联系。创伤或勃起的阴茎过度弯曲可导致出血并进入被膜下间隙或被膜分层处，该处是隔膜与阴茎白膜的内环层的接合处。目前研究表明Peyronie病在创伤治愈过程中出现局部的畸形变化，纤维素沉积是微血管损伤的最初结果，它可能是Peyronie病斑块形成的前兆。

根据相关分析研究，自身免疫成分与Peyronie病存在关联，有些患者至少存在一种免疫学检测的异常（75.8%）、细胞介导的免疫改变（48.5%）或自身免疫疾病的标记物改变（37.9%），血清中抗弹性蛋白抗体的水平高于正常，说明存在自身免疫性的病因。

最近有证据表明该病的发病率与糖尿病和肾结石相类似。

三、病理

纤维素沉积已经在派罗尼斑块中被证实，而正常或瘢痕性的被膜上不存在纤维素沉积。斑块由致密的成胶原结缔组织及少量破碎的弹性纤维构成。在用外科刀片切割大鼠阴茎白膜，随后将阴茎白膜进行缝合修复的实验中，产生类似Peyronie病急性期所见的炎症性变化，但不是慢性期所见的明显变化，它也可引起轻微和短暂的转化生长因子-β1（TGF-β1）的表达上调 。对患有Peyronie病的30例患者阴茎内的派罗尼斑块及临近的被膜进行研究，被膜表现出多样的组织学变化，从慢性炎症细胞浸润到钙化和骨化，其中26例（86%）患者被检测出TGF-β1蛋白表达，对照组6例中有5例表现正常的组织学形态，阴茎白膜中TGF-β1没有表达 。

四、临床表现

Peyronie病的症状主要有：勃起疼痛、勃起时阴茎变形、阴茎体出现斑块或硬结、勃起功能障碍。早期阶段的患者，典型表现为结节或斑块、痛性勃起和/或勃起时阴茎畸形；晚期则主要表现为硬性斑块、勃起时稳定的阴茎畸形和勃起功能障碍（ED）。

30%的Peyronie病患者可能发生ED，引起ED主要有4个因素：严重的阴茎畸形阻碍性交、环绕阴茎的斑块引起连枷样阴茎、心理抑或行为焦虑、阴茎血管性功能损害等。通过详细的病史和性生活史以及体格检查可明确诊断Peyronie病。包括心理、性生活史，勃起阴茎的硬度、疲软状态和硬结等。体格检查通常发现明确的阴茎斑块或可触知的某一区域的结节，其中有38%～62%的患者没有发现。斑块常位于阴茎的背侧面，相应阴茎的背侧畸形。侧方和腹侧的斑块不常见，但引起性交困难，因为与自然性交的角度偏离较大。阴茎疼痛在勃起或性交过程中出现。

五、诊断

Peyronie病通过病史及体格检查常常可以确诊。用彩色多普勒超声波检查有助于鉴别斑块和钙化的性质、数量和位置，同时也可以评估阴茎血流情况。另外，MRI也可用于少数病例手术介入前的评估。

六、治疗

（一）非手术治疗

Peyronie病在治疗上应该先选择保守治疗。保证患者经治疗后阴茎弯曲程度明显减轻，同时可以有效治疗ED。非手术治疗主要包括口服药物治疗、局部治疗、病灶内药物注射治疗。

1. 口服药物治疗 药物治疗包括秋水仙碱、氨基苯甲酸钾（POTABA）、他莫昔芬、维生素E和乙酰-L-肉毒碱等。秋水仙碱作为一种抗微管的制剂，可抑制纤维母细胞的胶原蛋白分泌，从而缩小斑块和改善阴茎弯曲。氨基苯甲酸钾已经广泛用于治疗Peyronie病，尽管它的作用机制并不十分清楚，推测是通过增加组织氧耗和增加单胺氧化酶的活性来降低5-羟色胺，从而减少纤维化。50% ～60% 的患者治疗有效。短期应用他莫昔芬治疗的研究表明他莫昔芬对阴茎疼痛、斑块、阴茎弯曲有轻度到中度的疗效，可能是由于他莫昔芬促进纤维母细胞释放TGF-β1，TGF-β1通过抑制巨噬细胞和T淋巴细胞，调节免疫反应、炎症和组织修复。维生素E是较早用于治疗Peyronie病的药物，患者取得良好效果。但用维生素E治疗和Peyronie病病情在自然进展情况下进行比较，两组之间对疼痛、阴茎弯曲、性交能力和疾病进展的改变没有明显差别。

2. 病灶内药物注射治疗 病灶内药物注射治疗，包括类固醇药物、钙通道阻滞剂、纯化梭菌胶原酶、干扰素和奥古蛋白等。基于抗炎特性和降低胶原的合成作用，类固醇药物通过病灶内注射治疗Peyronie病，对难治性的痛性斑块较为有效。然而，病灶内注射类固醇有许多局部不良反应，包括局部组织萎缩和皮肤变薄、对已有的阴茎弯曲改善不理想。

Levine首次应用钙通道阻滞剂维拉帕米行病灶内注射治疗Peyronie病。约42%的患者阴茎弯曲有改善，超过50%的患者性生活有改善，83%的患者疾病的进展有减缓。钙通道阻滞剂对伤口愈合和炎症早期阶段关联的细胞因子表达有影响，并增加胶原酶的蛋白溶解活性。主要不良反应为疼痛和出血斑。维拉帕米注射治疗至今还较为盛行。纯化的梭菌胶原酶在随机与安慰剂对照研究中显示，对轻度、中度Peyronie病比安慰剂有明显疗效，但对严重的弯曲治疗反应没有统计学意义。

干扰素病灶内注射治疗Peyronie病，研究证实有小斑块（<4.0 cm）的患者对该方法有较好的反应。对畸形的客观改善比较小，平均可以改进20° 的偏离。接受治疗的患者有短暂的流感样不适的不良反应。Lacy等 用α-干扰素-2b（interferon-alpha-2b）注射入病灶处，对阴茎弯曲的改善、勃起时疼痛的减轻和斑块的缩小有明显疗效，没有出现明显不良反应。

奥古蛋白，一种抗炎的金属蛋白，带有明显的超氧化物歧化酶活性，其缩小斑块、改善性功能的疗效高达80% ~90% 。但该药由于有明显的毒性，没有在美国使用，一些欧洲国家也禁止该药在市场出售。

3. 局部治疗　Montorsi等采用经皮将穿刺针送达病变处，再利用微电泵把药物配给的治疗法。治疗65例患者，通过病史和超声波检查进行疗效评价，40例用奥古蛋白、地塞米松和利多卡因，大约62% ~79%的患者阴茎损害（结节）、畸形和勃起功能有改善，25例应用维拉帕米和地塞米松则88%~90%有改善。Di Stasi等应用经皮微电泵将维拉帕米和地塞米松注入病灶，4次/周，连续6周，59例患者中8%斑块消失，74%斑块缩小，75%阴茎弯曲有减轻，42%ED完全缓解。局部阴茎震波也被用作局部治疗Peyronie病的方法。Abdel-Salam等对药物耐受的24例Peyronie病患者进行4~10个阶段的体外震波治疗，报道改善率约59%。Hamm等对28例患者进行体外震波治疗，对疼痛和没有严重并发症的阴茎成角有主观的改善。Manikandan等应用体外震波治疗42例患者，3个阶段治疗后，81% 的患者有理想的治疗效果，其中25例患者有勃起时疼痛，治疗后84%的患者完全缓解。该治疗方法的原理尚不清楚。

另外，有人尝试通过注射TGF-β1到鼠的阴茎白膜，诱导建立Peyronie病样的动物模型，为进一步研究Peyronie病奠定坚实基础，开创了挑战疾病的新战略。

（二）外科治疗

外科治疗主要适用于阴茎严重弯曲或短缩、影响性交的患者。目前，Peyronie病主要手术方式有3类：阴茎斑块切除白膜折叠术（阴茎白膜缩短术）、斑块切除补片修复术（阴茎白膜延长术）和阴茎假体植入术。外科治疗方案没有统一的标准，一般根据阴茎弯曲的程度、临床表现以及患者的期望值来综合考虑，同时还应该评估患者阴茎的血管条件，如果并发血管损害和阴茎勃起功能障碍，要综合考虑手术方式。国外文献推荐的手术适应证为：①阴茎弯曲、局部缩窄、凹陷超过1年；②病情稳定3个月以上，阴茎弯曲影响性生活；③阴茎短缩。术前须进行彩色超声多普勒检查和海绵体内血管活性药物注射，综合评估阴茎海绵体血流和阴茎远端弯曲情况，如果血流和远端情况满意，可以考虑作阴茎矫正，否则要考虑进行阴茎假体植入。

1. 阴茎白膜缩短术

（1）Nesbit术　阴茎勃起功能良好、阴茎长度足够、弯曲在阴茎远端而没有阴茎静脉漏和阴茎缩窄的Peyronie病患者，Nesbit术是一种比较理想的术式。Nesbit于1965年首次报告手术治疗3例先天性阴茎弯曲，术后效果良好。手术方法为弯曲阴茎的凸侧做1个到几个梭形横切口，切除1块到数块梭形白膜，切除范围0.5~1.0 cm，不吸收线缝合，术毕海绵体内注水诱导阴茎勃起观察弯曲纠正情况并调整。Pryor在1998年总结359例Nesbit术治疗Peyronie病患者，295例（82%）疗效优良，性交功能恢复正常，并发症有61例，尿道损伤5例，畸形角弯曲达90°，Nesbit术术后阴茎稍短缩，由于阴茎弯曲纠正，对性交影响不明显。1990年Yachia将Nesbi术进行了改良：不切除白膜，在凸侧纵切横缝，切口可为一个或者多个，满意率为79%~95%。有学者对Nesbit术进行改良，仅部分切除白膜的厚度，成功率达到了78%。Darewicz报道仅切除白膜斑块的手术方式，方法为平行斑块纵向切开白膜，从内面切除斑块，保留白膜外层，直接原位缝合白膜。总之，上述手术方式对白膜表面血管神经损伤小，节约手术时间，还保持了阴茎的长度，满意率达85%。尽管这些改良的阴茎整形术有很好的治疗效果，阴茎缩短仍然困扰着Peyronie病患者。

（2）阴茎白膜折叠缝合术　对阴茎大小、长度足够的患者，阴茎白膜折叠缝合术是一种相对保守、安全、有效的治疗手段，曾被认为是一种治疗Peyronie病的较为理想的手术方式。具体手术方法为不切开也不切除阴茎白膜，用不吸收缝线一条或多条折叠缝合以减小创面张力，此法克服了Nesbit术中阴茎包皮脱套而损伤血管神经，以及白膜切开引起的海绵体损伤和出血，可取局部切口，约30 min可完成手术。Giammusso用低张力阴茎白膜折叠方法治疗Peyronie病患者，随访2.6年，患者满意率达到96%。该方法的优点是多对缝合可以减少白膜张力，罂粟碱诱导的勃起状态可随意调节阴茎弯曲度，该手术方法还消除了患者Nesbit术须全身麻醉的痛苦。

2. 白膜延长术　阴茎凸侧白膜缩短术适用于阴茎长度足够患者，对阴茎弯曲严重、斑块较大、阴茎短小者，推荐阴茎凸侧白膜延长术，即切开或切除有硬节的白膜后用修复材料覆盖缺损。白膜修复材料一般分为3类：①来源于自身的自体组织，比如真皮、睾丸鞘膜、硬脑膜、颞肌、阔筋膜、带血管的包皮、隐静脉、阴茎静脉等；②同种异体组织或者异种组织，如人或者猪的心包、猪小肠黏膜下层（SIS）和真皮组织等；③合成材料，如涤纶、硅橡胶等。

（1）斑块切除白膜延长术　Schwarzer等取耻骨下5 cm作水平切口，在海绵体近端椭圆形切出白膜移植片，纵向缝合缺损位置，切除阴茎斑块后，用白膜移植物覆盖缺损并缝合。16例患者接受治疗，14例阴茎弯曲完全纠正，术后满意率100%。自体白膜移植片术后皱缩的可能性小，白膜修复效果好，不足之处是取材大小受限，取材后白膜创面缝合引起近端海绵体的狭窄有可能减弱阴茎支撑。

由于心包膜具有来源广泛、具有多向伸展性、较好的张力强度、厚薄适中、术中处理方便等优点，尸体心包膜作为白膜修复材料曾是人们研究的热点之一。心包膜作为修复材料主要起支架的作用，数月后随着新生血管的长入，心包逐渐被相关酶类吸收溶解。Hellstrom 等2000年首次报道人阴茎斑块切除人心包膜修复白膜缺损治疗Peyronie病8例，术后随访14个月，5例术后结节较大（>2 cm × 5 cm），随访30个月，3例中等大小结节（<2 cm × 5 cm）持续存在。2003年，该研究机构再次报道该手术治疗Peyronie病，阴茎纠正率达到79%。Levine等报道心包膜移植治疗Peyronie病患者40例，平均随访22个月，阴茎纠正满意率为98%，满意性交者95%，70%无辅助下有足够的勃起，30%患者有ED需要药物治疗，没有明显的修复材料相关并发症。

睾丸鞘膜也被用于阴茎白膜修复。Helal等对12例Peyronie病患者进行了斑块切除鞘膜覆盖缺损，58.3%的患者术后恢复阴茎勃起，但41.7%的患者术后出现阴茎弯曲和性交困难，8.3%的患者阴茎头感觉迟钝，8.3%的患者出现阴茎静脉漏。斑块切除真皮修复阴茎白膜曾报道有良好治疗效果，但术后真皮的回缩和较高的ED发生率而影响其应用 。

阔筋膜也曾作为修复材料用于治疗Peyronie病。Kargi等对12例Peyronie病患者手术切除阴茎斑块用自体阔筋膜修复缺损，随访10个月，所有患者都有正常的阴茎勃起反应，无弯曲。作者认为阔筋膜位置表浅而大，容易获取，对阴茎弯曲严重者可以选择该方式，但目前没有大样本、长期随访的临床资料。

（2）斑块切开白膜延长术　斑块切除白膜延长都有不同程度的并发症发生，有学者认为可能是斑块切除后影响了阴茎静脉的闭合机制从而影响了阴茎海绵体的功能，于是提出阴茎斑块切开白膜替代材料治疗Peyronie病。Egydio等对33例Peyronie病患者进行斑块切开牛心包膜修复白膜，阴茎弯曲纠正率为88%，阴茎延长平均2.21 cm。Kargi等也报道对12例阴茎弯曲Peyronie病患者进行斑块切开自体阔筋膜修复白膜，随访1年以上，未发现ED和阴茎弯曲，所有患者对阴茎长度满意。

静脉修复材料也被用于白膜的修复重建，采用的一般是阴茎背静脉和隐静脉。Lue等对112例Peyronie病患者进行斑块切开大隐静脉修复白膜，96%患者阴茎弯曲纠正，满意率达92%。这可能与静脉内皮可以释放NO，从而防止血肿形成和增进阴茎勃起功能有关。

（3）脱细胞生物材料在白膜修复重建中的应用　阴茎白膜延长术中不论是合成材料、同种异体材料还是自体材料，都有不同程度材料收缩，局部纤维化等导致阴茎弯曲复发、ED发生等，于是人们考虑用组织工程材料细胞外基质修复阴茎白膜。细胞外基质是生物机体组织经过一系列处理后形成的无细胞胶原纤维支架，无免疫原性，利于细胞的生长和分化。Knoll等报道用脱细胞SIS修复白膜治疗12例Peyronie病患者，随访11个月，100%患者能成功勃起，1例6个月后有60°的阴茎弯曲而再次手术。有研究发现在压力适合阴茎白膜情况下，从筋膜上获取猪纤维母细胞种植在脱细胞胶原基质上，细胞呈多层生长并渗透到材料里，细胞顺压力方向排列，这些特点对白膜的解剖功能非常重要，阴茎勃起时白膜承受的压力可能会利于细胞的生长，从而达到修复的效果。目前，不清楚用带细胞生物材料修复组织是否会中和或者增强修复后的纤维化，术后修复材料也可能出现严重收缩，带细胞修复材料的生物学特性有待进一步的研究。

3．阴茎假体植入术　严重阴茎弯曲和勃起功能障碍者需进行阴茎假体植入，大多数Peyronie病伴勃起功能障碍植入可充气人工阴茎后可恢复垂直和勃起，但如果阴茎弯曲超过20°，还必须进行阴茎矫正，方法包括：白膜切开、白膜切开和白膜折叠联合应用、白膜切开配合材料修复。如果阴茎弯曲为单侧或者弯曲大于90°则可能安置阴茎假体和材料修复联合应用。目前，较为合适的阴茎假体是美国生产的AMS-CX或CXM、Alpha One和Alpha Narrow。充气囊不能大于阴茎海绵体，否则会加重阴茎弯曲和产生“S”形畸形，同时，过大的充气囊也会影响假体的位置。Peyronie病患者安置阴茎假体的附加操作有较高的手术风险，如：血肿、尿道损伤和感染等。Rahman等提出一种安置阴茎假体同时纠正阴茎弯曲的方法，在他的研究中，5例严重阴茎弯曲者安置了充气三件套阴茎假体配合2-0不吸收编织聚酯线折叠缝合，其方法是在安置假体前缝合，安置假体后打结并矫正阴茎弯曲。随访22个月，无弯曲复发和其他并发症发生。该研究表明严重阴茎弯曲可以用简单的阴茎折叠缝合方法纠正，该方法与其他方法相比较，可降低手术风险，如血肿发生、血管神经损伤引起的阴茎感觉麻木、修复材料引起的感染、假体腐蚀等因素导致的阴茎不全垂直。

由于对Peyronie病患者的病因、病理和处理上仍然有很大的争议，Peyronie病的特点要求泌尿外科医生在选择手术和替代材料时须慎重考虑，早期治疗应该采用保守非手术治疗为主，特别是急性早期患者。

（孙祥宙　臧志军）

参考文献

1　蔡芳震，刘为安．2008．阴茎疣状癌1例报告．现代泌尿外科杂志，13（6）：434．

2　戴永平，郭锦明．2000．阴茎结核一例报告．河北医学，6（12）：1116-1117．

3　郭应禄，胡礼泉，等．2004．男科学．北京：人民卫生出版社．

4　黄力，姚启盛，陈从波，等．2005．阴茎结核的诊治（附3例报告）．中华男科学杂志，11（3）：233-234．

5　李键，田孝华，等．2002．复发性阴茎结核2例．临床泌尿外科杂志，17（6）：259．

6　钱余，姚德鸿，夏仁惠，等．2002．老年性Fournier坏疽9例临床分析．中华男科学，8（3）：231．

7　施艳琳，印洪林，周晓军，等．2008．阴茎原发性外周细胞淋巴瘤（附1例报道及文献复习）．中华男科学杂志，14（11）：1003-1006.
8 孙发，杨宇如，石家齐，等．2008．Peyronie病的外科治疗进展．临床泌尿外科杂志，23（2）：155-158.
9 涂响安，余明年，熊华淇．2000．阴茎恶性纤维组织细胞瘤一例报告．中华泌尿外科杂志，21：158.
10 王绪洲．1992．阴茎疣状癌的临床病理学研究．山东医科大学学报，30（4）：291-292.
11 姚海军，应俊，王忠，等．2006．原发性阴茎恶性淋巴瘤1例报告（附文献24例复习）．中华男科学杂志，12（6）：520-524，527.
12 张天泽，徐光炜．1996．肿瘤学．天津：天津科学技术出版社，2065-2066.
13 赵福军．2004．Peyronie病的研究进展．中华男科学，10（5）：378-381.
14 周云龙．1996．阴囊Fournier坏疽．临床皮肤科杂志，3：177-178.
15 Bali SB，1998．et al．Treatment of cutaneous Bowen's disease with particular emphasis on the problem of lower leg lesions．Australas J Dermatol，39：63.
16 Chanda JJ．1985．Extramammary Paget's disease：prognosis and relationship to internal malignancy．J Am Acad Dermatol，13（6）：1009-1014.
17 Cho SB，Yun M，Lee MG，et al．2005．Variable patterns of positron emission tomography in the assessment of patients with extramammary Paget's disease．J Am Acad Dermatol，52（2）：353-355.
18 Coldiron BM，Goldsmith BA，Robinson JK．1991．Surgical treatment of extramammary Paget's disease．A report of six cases and a reexamination of Mohs micrographic surgery compared with conventional surgical excision．Cancer，67（4）：933-938.
19 Cox NH，et al．1994．Body site distribution of Bowen's disease．Br J Derrnatol，130：714.
20 Cox NH，et al．1999．Guidelines for management of Bowen's dlsease．Br J Dermatol，141：633.
21 Gonzaiez-Perez R，et al．1997．Metastatic squamous ceil carcinoma arising in Bowen's disease of the palm．J Am Acad Dermatol，36：635.
22 Gough I．1970．Primary reticulum cell sarcoma of the penis．Br J Urol，42（3）：336-339.
23 Kodama S，Kaneko T，Saito M，et al．1995．A clinicopathologic study of 30 patients with Paget's disease of the vulva. Gynecol Oncol，56（1）：63-70.
24 Levenson RB，Singh AK，Novelline RA．2008．Fournier gangrene：role of imaging．Radiographics，28（2）：519-528.
25 Lloyd J，Flanagan AM．2000．Mammary and extramammary Paget's disease．J Clin Pathol，53（10）：742-749.
26 Marchesa P，Fazio VW，Oliart S，et al．1997．Long-term outcome of patients with perianal Paget's disease．Ann Surg Oncol，4（6）：475-480.
27 Moran CA，Kaneko M．1990．Malignant fibrous histiocytoma of the glans penis．Am J Dermatopathol，12（2）：182-187.
28 Murata Y，Kumano K，Tani M．1999．Underpants-pattern erythema：a previously unrecognized cutaneous manifestation of extramammary Paget's disease of the genitalia with advanced metastatic spread．J Am Acad Dermatiol，40（6 Pt 1）：949-956.
29 Parker LP，Parker JR，Bodurka-Bevers D，et al．2000．Paget's disease of the vulva：pathology，pattern of involvement，and prognosis．Gynecol Oncol，77（1）：183-189.
30 Pourbagher MA，Turunc T，Pourbagher A，et al．2005．Peyronie diseaseinvolving the entire tunica albuginea of the penis．J Ultrasound Med，24（3）：387-389.
31 Rao S，Arcot R，Pai V，et al．2007．Disseminated malignant fibrous histiocytoma（giant cell rich）：a case report. Indian J Pathol Microbiol，50（4）：795-797.
32 Saweswari KN．1998．Bowen's disease of the palm．Int J Dermatol，37：157.

33 Tefekli A , Kandirali E , Erol B, et al. 2006. Peyronie s disease: a silent consequence of diabetes mellitus. Asian J Androl, 8: 75 ~ 79

34 Vaz I. 2006. Fournier gangrene. Trop Doct, 36 (4) : 203 ~ 214

35 Weimar G, Culp DA, Loening S, et al. 1981. Urogenital involvement by malignant lymphomas. J Urol, 125 (2) : 230 ~ 231

36 Weingtner K, Melekos MD, Gerharz EW, et al. 1995. Multiple (five) synehronous primary malignant neoplasms of dissimilar histogenesis including a malignant fibrous histocytoma of the bladder. Int Urol Nephrol, 27: 2157 ~ 2166

37 Welch ML, et al. 1997. 5-fluorouracil iontophoretic therapy for Bowen's disease. J Am Acad Dermatol, 36: 956.

第九章　其他罕少见病

第一节　性病性淋巴肉芽肿

一、概述

性病性淋巴肉芽肿（lymphogranuloma venereum，LgV），又名腹股沟淋巴肉芽肿（lymphogranuloma inguinale）、第四性病。本病是第一代性病之一，其病原体最近被认定是沙眼衣原体，主要侵犯外生殖器、腹股沟淋巴结、肛门、直肠。可通过性接触传播，偶经污染或实验室意外传播。有生殖器初疮、局部淋巴结病和晚期象皮肿和直肠狭窄等并发症。本病多见于热带或亚热带地区，如南美洲、非洲、东南亚及北美洲，在我国极为少见，20世纪初60年代初期仅偶见个别晚期病例。由于抗生素等的广泛应用，该病目前已极其罕见。

二、病因与发病机制

本病的病原体是沙眼衣原体（chlamydiatrachomatis）的一个亚群，其血清型为L1～L3，其中大多数为L2所致。与其他衣原体一样，有其独特的生活周期，可于鸡胚卵黄囊中增殖，有些株可使鸡胚很快死亡。亦可接种于豚鼠、家兔等动物，也能在组织或细胞培养中生长。在被感染细胞的胞浆内出现含糖原的包涵体。细胞对LgV的易感性，不因细胞是否经DEAE——葡聚糖的预处理而增强，L1、L2和L3 3个血清型，它们与沙眼衣原体变种D和E有交叉抗原存在。最近发现引起直肠炎的衣原体有非LgV株，尤其在男性同性恋者中。新近由于单克隆抗体技术的发展，还鉴定出Ia、Da、L2a、D、I等血清型。已发现在同性恋男性中，特殊型别（D型、G型、L1型、L2型）与直肠感染有关。

LgV具有不耐热的内毒素，以及耐热和不耐热抗原，而热抗原经加热100 ℃并不被破坏，是一种与鹦鹉热衣原体等共有的抗原。注射LgV至小鼠或猴脑内，可引起动物脑膜炎，接种鸟类脑内则不感染。

感染LgV后，血清中出现补体结合抗体。人是此病的唯一自然宿主，好侵犯皮肤和淋巴结。LgV的血清型侵袭力较强，引起全身病变多，而不像其他沙眼衣原体血清型主要局限于黏膜，LgV病原体可侵犯巨噬细胞。细胞介导的免疫和体液免疫可以限制但不能完全消除局部和全身感染的扩散。即使到了晚期仍可以从感染组织中分离出病原体。

本病病原体抵抗力较低，一般消毒剂可将其杀死。在体外存活2～3天，于50 ℃、30 min，或90～100 ℃，1 min即可被灭活。在70%乙醇、2%来苏、2%氯胺、紫外线及干燥室温中均不能存活。

三、临床表现

潜伏期多为1～3天，平均在2周以内。临床经过可分为3期：

1．早期（外生殖器初疮期）　大致在不洁性交后3天至3周，甚至3个月，出现初疥。初疮多发生在男性阴茎体、龟头、冠状沟及包皮，女性阴道前庭、小阴唇、阴道口、尿道口周围。为2～4 mm的极小疱、溃疡，常为单个，有时数个，无明显症状，数日不愈，愈后不留瘢痕。亦可发生于肛周、口腔等处。

2．中期（腹股沟横痃期）　生殖器初疮发生1～4周后，男性患者可发生腹股沟淋巴结肿大，称为第四性病横痃，约2/3患者累及双侧，1/3患者累及单侧。最初肿大的淋巴结孤立、散在、质硬，可有疼痛及触痛，后逐渐粘连、融合成形状不规则的沿腹股沟分布的肿块，鸡蛋大小或更大，与周围组织粘连，表面皮肤青紫色或紫红色。

由于腹股沟韧带将肿大的淋巴结团块上下分开，形成两侧隆起中央凹陷的特征，称为沟槽征；1～2周后肿大的淋巴结团块软化、波动、破溃，形成多处瘘管，似“喷水壶状”，排出脓性或血性液体。一般数周至数月愈合，愈后遗留瘢痕。

女性患者如初疮发生于外阴或阴道下1/3时，临床表现与男性患者相同；若发生于阴道上2/3或宫颈时，由于此部位的淋巴液主要引流至直肠周围淋巴结，故主要引起直肠炎和直肠周围炎，即形成生殖器肛门直肠综合征，出现腹痛、腹泻、里急后重、便中带血、腰背部疼痛等症状，最终可发生肛周脓肿、溃疡、瘘管等，常伴全身症状。

3．晚期（外生殖器象皮肿和直肠狭窄期）　经数年后可发生阴部象皮肿和直肠狭窄。象皮肿主要累及男性的阴茎和阴囊、女性的阴唇和阴蒂等处，表现为坚实肥厚性肿块；直肠炎和直肠周围炎后形成瘢痕并收缩引起直肠狭窄，导致排便困难、腹绞痛等；女性患者由于组织破坏可发生直肠阴道瘘、阴道尿道瘘以及肛门周围瘘等。

四、诊断与鉴别诊断

本病主要根据病史（性接触史）、典型临床表现和实验室检查结果（直接涂片染色法、细胞培养法、衣原体抗原检测法或免疫荧光法）进行诊断。需要鉴别的主要是软下疳横痃与本病的腹股沟横痃。

五、治疗与预后

内用药物治疗可用多西环素200 mg/d，分2次口服；或米诺环素200 mg/d，分2次口服；或四环素2.0 g/d，分4次口服；或红霉素2.0 g/d，分4次口服。疗程14～21天，可根据病情适当延长治疗时间。局部淋巴结有波动时可穿刺吸脓并注入抗生素，但严禁切开引流。直肠狭窄初期可作扩张术，晚期严重者和象皮肿者可采用外科手术治疗。

（吴良才　涂响安）

第二节　肾移植后假性肾动脉瘤

一、概述

肾动脉瘤是临床上很少见的肾血管疾病，在尸解中发现率为0.015%。移植肾假性肾动脉瘤（pseudoaneurysm in the transplantation kidney）是肾移植后的血管并发症之一，在肾移植人群中发生率约0.95%。然而因其易破裂致大出血，或常造成移植肾功能减退乃至丧失，应引起足够重视，争取早期发现与正确处理，以降低死亡率，减少移植肾丢失。

二、病因与发病机制

动脉瘤是由于动脉壁层遭到破坏或结构异常而形成的囊样扩张性病变，可发生在动脉系统任何部位。动脉瘤壁由内膜、中层和外膜构成者称真性动脉瘤，由纤维组织构成的称假性动脉瘤。动脉瘤的真性和假性只有依靠术中和组织学检查确定。发生于移植后肾动脉的假性动脉瘤较少见，文献记载525个肾移植受者中发现5例假性动脉瘤，提示其发病率低于1%。

本病的发病原因较多，吻合技术不规范致血管吻合时未缝合全层、吻合口周围感染、吻合口张力大或有渗漏、经皮穿刺活检损伤动脉、取肾或修肾时器械损伤肾动脉内膜或外膜、免疫机制、血管壁缺血损伤、患者患有慢性高血压和高血脂等均可以促成假性动脉瘤的形成。

移植肾假性肾动脉瘤可以根据发生部位分为2类：肾内型和肾外型。大多数假性动脉瘤属肾内型，几乎都是经皮移植肾穿刺活检的继发性病变，也有极少数是同种异体移植排斥反应的结果。多数活检后继发的肾内动脉假性动脉瘤较小，且随时间变小甚至消失。肾外型假性动脉瘤较少见，常发生在血管吻合部位，是血管重建时的外科操作或吻合口处感染而导致的并发症。

三、临床表现

移植肾假性动脉瘤的临床表现不典型，初期可无任何症状和体征，瘤体增大可出现移植肾区疼痛，偶尔可以压迫肾动脉导致其狭窄引起尿量减少、肾功能恶化，表现为肾功能异常者，多发生于术后较早时期，易误诊为急性排斥。有的患者在假性动脉瘤破入肾集合系统时可以表现为肉眼血尿，髂窝处搏动性包块、移植肾区闻及血管杂音或破裂大出血，出现失血性休克。

四、诊断与鉴别诊断

如果在肾移植患者的移植肾周围出现感染证据，或有移植肾穿刺活检史和肾功能恶化，血尿严重或血尿时间长，或移植肾周围闻及血管杂音，均应考虑到移植肾假性动脉瘤的可能，须及早行影像学检查。

彩色多普勒超声是肾移植后非侵袭性的常规检查手段，对移植肾假性动脉瘤的诊断有一定价值，其特征性超声表现为局限性扩张的肾动脉内显示红蓝相对的旋转式血流。彩超可以监测动脉瘤的变化发展，避免不必要的外科治疗。普通CT或增强CT检查可以鉴别动脉瘤与肾的囊性病变。

血管造影术是发现和确诊移植肾假性动脉瘤最具特异性的诊断手段，被认为是金标准。但因属有创检查，价格较贵，有的患者不易合作，临床应用受到限制。如彩色多普勒发现移植肾动脉有可疑声像而未能确诊，可行血管造影检查以明确。

MRA对移植肾动脉病变有很高的敏感度和特异度。它作为一种新的无创性血管成像技术发展迅速，动摇了常规血管造影的地位，对肾动脉狭窄、肾血管畸形、肾移植供体的动脉评价等具有独特的价值。在肾移植术后患者，常用于移植肾功能不全、对含碘对比剂有严重过敏反应的患者，或是作为术后早期监测手段以发现或排除各种常见并发症，可使肾移植患者少受肾毒性对比剂的伤害，并可测定肾血流量及肾小球滤过率，发现血流动力学异常。有学者报告用3D PC MRA和常规血管造影作对比研究，结果3例动脉瘤型血管畸形均被MRA检出，可见MRA对移植肾动脉病变的诊断有很高的敏感度和特异度，对本病的诊断有很高的价值。MRA能清楚显示移植肾动脉吻合口或其近肾端有边缘清楚的高信号影，其内信号均匀或稍欠均匀。与血管造影相比，MRA无侵袭性，诊断价值相当，比数字减影血管造影（DSA）更为经济。联合应用不同的MRA方法有助于提高诊断准确率，建议在彩色多普勒或CT不能明确时首选MRA检查。

本病需与下列肾移植后常见并发症鉴别：

1. 急性排斥 随着CsA、MMF等强效免疫抑制剂的使用，急性排斥时典型的临床表现已很少出现，症状表现比较平缓、隐蔽，可能只表现为肾功能的减退。实验室检查发现血肌酐升高、蛋白尿、尿量减少等。移植肾彩超显示移植肾体积增大、血流减少、血管阻力增加。移植肾动脉狭窄一般表现为术后高血压。其发生的主要原因有：动脉吻合技术不佳导致吻合口狭窄；动脉纡曲成角；肾脏灌注时插管导致内膜损伤；受者髂内动脉有斑块等。多普勒超声多表现为肾动脉内红蓝相间的花色血流，肾门动脉血流速度增高，阻力指数增高，而弓形动脉血流速度降低，RI明显降低。肾动脉狭窄可通过球囊扩张法试行治疗，也可手术矫正，但因粘连严重，手术成功的机会不大。

2. 肾动脉栓塞 根据栓塞造成缺血范围的不同而异。肾动脉分支的栓塞相对较常见，特别是在分支血管有损伤的基础上容易发生血管内血栓形成。临床上多无特征性表现，虽然肾内血管交通建立部分侧支循环作为代偿，但大多数情况下则逐渐发展成为疤痕组织，严重者甚至发生组织坏死，造成尿瘘和感染。主干栓塞可表现为突然无尿或少尿，尤其是恢复利尿后突然出现无尿，移植肾缩小，质地变软。多普勒超声显示肾动脉血流减弱或消失。

3. 肾静脉栓塞 发病常较急，常有移植肾区疼痛和肿胀，以及同侧下肢肿胀，突然无尿或血尿。多普勒彩超可见移植肾体积增大，肾动脉血流较好，但RI较高，肾静脉往往不见充盈或充盈不良，肾静脉内有血栓形成。争取时间取出血栓是可能挽救移植肾的唯一方法。对于早期部分栓塞形成，可在严密观察的前提下，静脉内注射肝素和尿激酶治疗。

4. 输尿管梗阻 临床表现为进行性少尿或突然无尿，并移植肾区胀痛，如延迟处理可有发热。超声检查确定移植肾积水。

五、治疗与预后

外科手术是处理肾外假性动脉瘤的重要手段，保守治疗多不理想。如果肾功能未受影响且血管长度足以保证瘤体切除后吻合无张力，动脉瘤切除肾血管重建保留肾脏是最理想的手术方式。切除瘤体较小时，切除后髂动脉缺损少，张力小，可直接行端端吻合；瘤体较大时，切除动脉瘤后髂动脉缺损大，可植入人造血管，重建血流通路。但实际上，此术式的外科手术操作有很大难度，因为再次手术时，移植肾与骨盆壁多粘连严重，分离中很容易误伤髂血管，尤其是髂外动脉。国外有报道因此而不得已做了截肢手术。此外，尚有部分患者的血管壁水肿严重或局部有感染，常使血管吻合失败。文献报道的大多数肾外形移植肾假性动脉瘤都施行了移植肾+动脉瘤切除术。

移植肾假性肾动脉瘤由于多发生在术后较短时期内，而且是动脉夹层假性动脉瘤，缺乏动脉肌层结构，瘤壁一般较薄，易破裂致大出血，术中应注意轻柔操作。少数移植肾假性肾动脉瘤也可以呈一良性过程。但不能因此而一味等待观察动脉瘤的进展，因为动脉瘤易于发生急性破裂导致大出血，死亡率很高，是外科急症，必须迅速行进一步检查（如MRA）以明确诊断并及时治疗，确保患者安全。

介入放射学的发展为假性动脉瘤的治疗提供了新的方法。1991年Parodi等报道在动物模型应用带膜支架治疗动脉瘤成功。置入带膜支架将动脉管腔与瘤体分隔，阻止血流进入瘤腔，瘤内血液自动凝固机化，从而避免破裂，取得了与移植肾栓塞相同的效果，避免了开放手术。为了防止穿刺部位出血和假性动脉瘤破裂，作者体会应在术前充分控制血压，术后局部加压包扎。肾移植患者一般全身状况欠佳，手术风险高，腔内介入治疗是一种安全、有效的治疗方法。血管内带膜支架置入治疗移植肾假性动脉瘤具有创伤小、出血少、恢复快、即时见效的优点，尤其对病情危重、无法行开放手术的患者更具有优势。

移植肾假性动脉瘤是肾移植后较严重的血管并发症之一，大多数与移植手术过程中的外科操作有关。因此，在灌洗供肾时动作要轻柔，术中应仔细检查有无动脉硬化，阻断血管时要选择松紧合适的血管阻断钳，动作须轻柔，尽量熟练操作，缩短钳夹时间，减轻动脉损伤，阻断后，在近、远端血管内注入肝素溶液；在进行血管吻合时，尽量避免损伤血管内膜，禁用镊子直接钳夹内膜；血管重建时应使内膜对内膜缝合整齐、光滑，务必缝合血管全层。这些措施有助于预防医源性假性动脉瘤的发生。

第三节　肾移植后Kaposi's肉瘤

一、概述

Kaposi's肉瘤（Kaposi's sarcoma，KS）是起源于血管间充质的一种恶性血管肿瘤，最初由奥地利皮肤病学家Kaposi于1872年描述，称之为“特发性皮肤多灶性肉瘤”。临床上罕见，其分布与种族和地域有较大关系。肾移植后KS更为罕见，仅占肾移植患者的0.52%左右。国内文献报道不多，治疗效果多不理想。肾移植后发生的KS经过有效的综合治疗一般对生命没有危险，大多在停用免疫抑制剂后缓解，部分患者可有相当长的临床缓解期。肾移植后KS的完全治愈率为24.0%～28.5%，约50%的肾移植受者在治疗KS过程中发生不可逆性排斥反应，导致移植肾失去功能。

二、病因与发病机制

肾移植后KS发病原因迄今尚不明了，一般认为移植受体长期应用免疫抑制剂导致免疫监视功能障碍而诱发KS发生。除了受体的免疫功能低下，病毒也是引人瞩目的致病因素。Regamey等认为肾移植后KS是由人类单纯疱疹病毒-8（HHV-8）感染和传播的。1994年，Chang等学者从一个AIDS患者的KS的皮肤病变部位发现了新的疱疹病毒，称作KS相关病毒（KSHV，即HHV-8）。后来的研究证实超过95%的KS患者体内，都可以找到KSHV。而且，KS在KSHV流行地区最常见，

KS在人群中的发生率多与KSHV感染的地域患病率一致。另有研究显示，移植前后血清KSHV抗体阳性的受者与阴性受者相比，前者发生KS的危险性明显升高。Boshoff认为KSHV基因包含许多编码病毒结构蛋白和酶的开放读码框，这些蛋白和酶可以改变细胞的生长、诱导血管生成和调节抗病毒免疫。虽然KS与KSHV之间的关系还不肯定，但可以推测的是KSHV是KS发病的重要因素。巨细胞病毒是肾移植后发生KS的另一主要危险因素。有学者报道，在KS患者皮肤、内脏的 KS检测或分离到KSHV的DNA和巨细胞病毒或巨细胞病毒包涵体，或与巨细胞病毒相同的DNA序列等，并可见巨细胞病毒的基因序列插入瘤细胞核中。

其他的影响因素尚有地理因素和基因易感性。Qunibi等报告KS是沙特阿拉伯接受肾移植者最常见的恶性肿瘤，患者大部分来自沙特阿拉伯西南地区。Kaposi's肉瘤患者的人类白细胞抗原-DR5、-DR2、-A2表达明显增高，提示本病与遗传因素有关。有报告肾移植术后发生Kaposi's肉瘤的患者，在肿瘤缓解后5～19年再次行肾移植，结果术后Kaposi's肉瘤的复发率为100%，证明基因在发病过程中起了重要作用。而明显的种族与地域患病率不同，也说明基因背景在Kaposi's肉瘤的发生发展过程中可能起着关键性作用。

三、病理

病理学特点：其早期病变非常局限，只有少数不规则扩张的血管裂隙和聚集肥胖（上皮样）细胞；中期，病变范围变宽，并出现梭形细胞增生，呈束状、编织状，血管受压，管腔呈裂隙状，但病灶周边的增生血管仍扩张充血；晚期，增生的梭形细胞异型性明显，核分裂像增多。免疫组化：肿瘤细胞CD34，血管内皮细胞第Ⅷ因子有较强阳性染色反应，而Vimentin阳性较弱，Actin（平滑肌）与FN呈阴性反应。

肾移植后Kaposi's肉瘤的病理组织学与免疫组化特性与其他类型的Kaposi's肉瘤并无明显本质性差别，可能反映了这类病变具有相似的病因发病学变化。

四、临床表现

流行病学研究表明肾移植患者KS发病率是同一人种对照人群的400～500倍。根据CTTR（Cincinnati Transplant Tumor Registry）的报告，肾移植后KS的平均年龄为43岁，男女比例接近3：1。从肾移植到出现KS并确诊的平均时间是21个月，但大约有一半的KS发生于术后第一年里。60%的KS患者病变限于皮肤、眼结膜或口腔黏膜，40%的患者有内脏受累，主要累及消化道、肺和淋巴结，但其他器官也可受累。无内脏受累的患者，大多数（98%）的病变在皮肤，2%的病变在口或口咽。典型的皮肤病损是多发而不规则的紫蓝色结节或斑块，或隆起的脓疱样结节，可由少逐渐增多，直至皮下浸润肿块融合，常伴有淋巴结肿大，多见于双脚和下肢。

五、诊断和鉴别诊断

当肾移植术后患者的皮肤或口咽黏膜出现紫蓝色结节、斑块或难以治愈的感染性肉芽肿时，应充分怀疑肾移植后KS。但无典型皮肤症状的KS的临床诊断常很困难，病理活检多能确定诊断。在肿瘤发展过程中，病理形态也同步改变，从不典型到典型，瘤细胞从少到多，细胞异型性从小到大。早期诊断需临床、组织学、免疫组织化学检查相结合。临床病理检查中多取材，多切片寻找梭形细胞形成含有红细胞的裂隙。一旦诊断明确，应尽快行进一步全面的仔细检查，包括胸腹部CT扫描和下消化道内镜检查以排除内脏受累。

病理诊断需与下列疾病进行鉴别：

（1）平滑肌肿瘤　瘤细胞内外不见嗜酸性透明小体，免疫组化肌源性阳性。

（2）梭形细胞血管内皮瘤　血管腔扩张较明显，可见局灶性上皮样细胞，胞质内可见空泡，瘤细胞内外不见透明小体。

（3）血管瘤样纤维组织细胞瘤　瘤细胞内组织细胞分化好，核分裂少见，偶见多核巨细胞。病灶中央为形态大小不一的囊腔，充满血性内容物；病灶外周有假包膜，淋巴细胞、浆细胞呈袖套样浸润，并可见滤泡形成；病灶的表皮增生。免疫组化除对vimentin呈普遍阳性外，对其他类型的抗原标记物的反应率较低，强度较弱，而第Ⅷ因子呈阴性反应。

六、治疗与预后

如果诊治不及时，肾移植后KS的预后很差。其治疗方法有很多，皮肤或黏膜局部病变的手术切除、放疗、病变部位注射化疗药物、免疫抑制剂的调整、α-干扰素或化疗，或综合治疗等均有一定效果。抗病毒药物的作用尚不清楚，但与其他治疗联用时有时也可奏效。

以调整免疫方案并联合化疗的综合措施是治疗肾移植后KS的主要手段。肾移植后KS的发展与免疫抑制治疗关系密切。免疫抑制治疗导致感染KSHV受体的免疫功能低下而引起发病，当减量或停用免疫抑制剂，机体免疫功能有所恢复，病毒被抑制，大多数患者的临床症状可以完全或部分缓解，但在此过程中，免疫抑制剂停用或减量有时会引起急性排斥反应的发生，导致大约半数患者的移植物失去功能；潜伏的病毒在免疫功能再受抑制时，可再次被激活，导致肿瘤的复发。为了避免因逆转AR应用强效抗排斥药物引起过度免疫抑制状态的发生，针对KS同时出现的AR，须谨慎调整免疫治疗方案，保持免疫状态的平衡。作者的经验是将CsA减至很小剂量，改MMF为雷帕霉素，同时联用化疗，结果证明有较好的疗效，未对移植肾产生不良的影响。雷帕霉素在临床应用后，已经显示出对急性排斥反应有良好防治效果。它和CsA对减少急性排斥反应的发生有协同作用，二药联用可以降低急性排斥反应的发生率。雷帕霉素还可以逆转经抗淋巴细胞球蛋白治疗无效的急性排斥，作者收治的此例肾移植后KS患者即在发作急性排斥反应后应用雷帕霉素+小剂量CsA成功逆转。此外，更为重要的是雷帕霉素具有一定的抗肿瘤作用。雷帕霉素是细胞周期素依赖性蛋白激酶抑制剂，可干扰细胞周期蛋白产物的表达和细胞周期依赖性激酶（cdk_2和cdk_4）的活性，最终使细胞周期在G1后期-S 期被阻断。雷帕霉素能下调大部分生长因子和生长因子受体的表达，对成纤维细胞、血管内皮细胞也有抑制作用。而且，有实验证实雷帕霉素可以诱导肿瘤细胞的凋亡。因此，雷帕霉素可以从多方面对恶性肿瘤细胞产生抑制作用，兼具抗肿瘤和抗排斥作用，对治疗肾移植后恶性肿瘤有一定价值。

常用的化疗方案有：①长春新碱、阿霉素和博来霉素联合方案，3次为1疗程，可根据临床病情需要决定使用剂量和具体疗程；②放线菌素、长春新碱；③环磷酰胺、氮芥、甲胺蝶呤等；④其他抗病毒药物，如胸腺肽、干扰素等有助于控制肿瘤。

在预防方面，开展人类白细胞抗原基因配型，选择理想的供肾，减少术后急性排斥反应的发生，避免使用强烈的免疫抑制药，以及术后密切监测巨细胞病毒和KSHV感染等，对预防肾移植术后Kaposi's肉瘤非常重要。若有条件，移植前后检测供、受体的KSHV的抗体或DNA，对阳性者加强监测，必要时使用抗病毒药物。

（赵　亮　涂响安）

第四节 成人肾母细胞瘤

一、概述

肾母细胞瘤（Wilms' tumor）又称肾胚胎性瘤。1899年德国医师Max Wilms首先报告此病，后以该姓氏命名而为人们所熟知。肾母细胞瘤占儿童实体性肿瘤的80%，其中90%发生在7岁以下儿童，平均诊断年龄在3岁左右。成人罕见，至今发生在成人的报道不足300例。成人肾母细胞瘤（adult Wilms' tumor，AWT）在欧洲及美国的年发病率小于2/10万，男女及左右肾脏发生率没有差别。国内至今尚未有统计数字。

二、病理

肾母细胞瘤起源于未分化的后肾胚基，可形成肾的各种成分，主要由肾胚芽、上皮细胞、间质细胞、肉瘤样细胞组成，其中后肾胚芽为肾母细胞瘤基本成分，缺少则不能诊断为肾母细胞瘤。

瘤体大小不一，覆有薄而脆的假包膜，切面均匀呈鱼肉状，灰白色，有坏死、出血及囊性变。镜下可见未分化的上皮性和间叶性混合组织，上皮分化为不规则的腺样结构或形似肾小球的团块。间叶组织可演变为横纹肌、平滑肌、骨、软骨、血管、结缔组织等。

肾母细胞瘤原始胚基含纺锤状或圆形细胞成分，肾小球、肾小管发育不全，这些都是与肾癌相鉴别的依据。

三、临床表现

成人肾母细胞瘤（AWT）多表现为腹痛、血尿、季肋部包块。疼痛可因局部浸润、肿瘤出血和坏死、肿瘤压迫周围组织脏器等引起，个别因病理性肾破裂而出现急性腹痛，包括腰痛、腹痛及坐骨神经痛等，肿块一般触诊较硬，早期边界较清，晚期则粘连固定。

该病其他全身表现有发热、消瘦及贫血等，偶可见高血压，低热是由于肿瘤释出的蛋白质所致，提示肿瘤进展较快。贫血多因肿瘤内出血的关系，高血压常因肾缺血而肾素升高所致，肿瘤晚期可出现恶病质。肿瘤可产生红细胞生长素，测定时红细胞生长素升高，但仅少数出现红细胞增多症。

最常见转移部位为肺、肝、脑、骨，偶有眼脉络膜转移报道。少部分患者可能会合并其他系统疾病，如皮肤干燥症等，对于青年人出现血尿和腰腹部生长迅速的巨大肿块，应高度警惕有本病可能。

四、辅助检查

1. B超 B超检查简单易行，并且阳性率较高，能够直接显示肿瘤的大小及形态。肿瘤在B超下通常表现为实性或囊实性的肿块，瘤体较大，边界清楚，内部回声不均匀，残存的正常肾组织被推向一旁，需要仔细寻找才能发现。常合并有肾积水，存在肾淋巴结转移者在肾门部有低回声肿块。B超检查能够发现是否存在肾静脉瘤栓、腔静脉瘤栓甚至右心房瘤栓。B超检查的缺点就在于仅能发现肿块，而不能提示肿块的性质。

2. CT 成人肾母细胞瘤在CT平扫表现为实性肾肿块，来自肾皮质，一般较大，在肾内膨胀性或弥漫性生长，亦有向外生长者。肿物的密度明显低于正常的肾实质。有时可以发现肿物内部的密度不均匀，可能为肿物内部出血、坏死或者钙化所致。CT增强扫描时可以发现肿物呈不均匀强化，其内部可以有出血区、坏死区。肿块与肾实质之间也可以出现线状强化的假包膜影。肿块增大，压迫正常的肾实质，使残存的肾实质呈新月形强化。如果肿块内部坏死突破肾实质而到肾包膜下则可见肾实质的外方有弧形低密度区。如果肿瘤突破肾包膜，则其与邻近组织界限不清，腹膜后间隙消失。此外，如果肿瘤侵及肾门或主动脉旁淋巴结，则CT表现为肾门或主动脉旁淋巴结肿大。CT检查也对是否存在肾静脉、腔静脉瘤栓提供一定的参考。

3. 肾动脉造影 成人肾母细胞瘤的肾动脉造影表现为：肿瘤呈少血性，供养血管纤细，排列整齐，呈弯曲波浪状进入肿瘤组织，即“蔓藤状血管”。可以以此作为与其他肾脏肿瘤相鉴别的依据。而典型肾癌在肾动脉造影上表现为肿瘤内血管丰富，可见动静脉瘘，并有肿瘤染色等。

4. 免疫组化 在典型的AWT中，CK均表达阳性，部分病例CD99表达弱阳性。肾母细胞瘤至今尚无诊断性肿瘤标记物，与神经母细胞瘤等肿瘤鉴别时，可进行骨髓穿刺、尿VMA和HVA定量、血清乳酸脱氢酶（LDH）和甲胎蛋白（AFP）定量、神经元特异性烯醇化酶（NSE）定量等检查。

五、诊断与鉴别诊断

成人肾母细胞瘤起病隐袭，早期无症状或症状不明显，晚期症状不典型，常易与肾癌、肾错构瘤等相混淆，不易鉴别，有的病例只有依靠术后肿物病理检查才能确诊。

1980年，Kilton等研究认为AWT诊断必须符合以下标准：①肾脏原发肿瘤；②具有原始母细胞样梭形或圆形细胞成分；③有不成熟或胚胎样肾小管或小球样结构形成；④没有肾癌组织；⑤组织学图像明确；⑥年龄>15岁。

由于AWT发病率低，目前仍参照儿童肾母细胞瘤分型及分期。按病理组织学可将肾母细胞瘤分为2种类型：①预后好的组织结构，例如典型肾母细胞瘤、囊性肾母细胞瘤、中胚叶细胞肾瘤；②预后差的组织结构，例如未分化型肾母细胞瘤、透明细胞肉瘤、横纹样瘤。临床病理分期：Ⅰ期，肿瘤限于肾内，可完全切除，肾被膜完整，术前或术中肿瘤未破溃，切除边缘无肿瘤残存。Ⅱ期，肿瘤已扩散至肾外，但可完全切除；有区域性扩散，如肿瘤已穿透肾被膜达肾周围组织；肾外血管内有瘤栓或已被肿瘤浸润；肿瘤曾做活体检查或有肿瘤局部散落但仅限于肾窝；切除边缘无明显肿瘤残存。Ⅲ期，腹部有非血源性肿瘤残存。肾门或主动脉旁淋巴结经病理检查有肿瘤浸润；腹腔内有广泛性肿瘤污染，如术前或术中有肿瘤散落或肿瘤生长穿透至腹膜面；腹膜有肿瘤种植；切除边缘有肿瘤残存。大体或镜检，由于浸润周围主要脏器，肿瘤未能完全切除。Ⅳ期，血源性转移，如肺、肝、骨、脑。Ⅴ期，诊断时为双侧性肿瘤，应按上述标准对每侧进行分期。

六、治疗

鉴于AWT罕见，目前世界上还没有公认的治疗指南，手术后联合放疗、化疗是主要的治疗方法。

（一）外科治疗

手术多采取患侧肾全切术，但对于肿瘤较小、中低危险、对术前化疗敏感的肿瘤可采取部分肾切除术。当遇到肿瘤巨大和（或）患者情况太差时，可考虑术前化疗，而且术前化疗可减少手术并发症。

手术时，如果瘤肾较大，宜先分离瘤肾周围，最后处理肾蒂及输尿管，肾上极的肿瘤应同时切除同侧肾上腺。如果肿瘤侵及肠系膜根部，为避免小肠广泛坏死，可残留少量的肿瘤组织，术中作标记，术后行放疗、化疗，待6个月后再行手术切除。另外，切除肿瘤时应操作轻柔，防止肿瘤破裂，手术切除主体瘤，减少肿瘤负荷，以利于充分发挥机体免疫功能，为其他治疗创造有利条件。

因为手术仅能切除肿瘤而不能解决潜在的亚临床病灶问题，所以在手术治疗的同时，更应于术前或术后进行多种综合治疗，以达到满意疗效。

（二）放疗

一般来说，AWT对放疗敏感，放疗主要针对瘤床进行，剂量大多为30～40 Gy。Ⅲ期、Ⅳ期患者容易出现肺转移，推荐肺野预防性照射，剂量为10～20 Gy，照射野上界达肺尖，下界到肋膈角，外界包括胸膜，内界达脊柱。

（三）化疗

所有AWT患者需要化疗，现在使用的化疗方案是参考儿童肾母细胞瘤的化疗方案，多年来其主要药物无明显变化，即更生霉素联合长春新碱或加上阿霉素和环磷酰胺。Ⅰ期、Ⅱ期组织类型较好的AWT的疗效较高，国际上将更生霉素和长春新碱不加放疗作为组织类型较好的早期患者的标准治疗方案。手术后予更生霉素和长春新碱化疗6个月，Ⅱ期以上患者还要加阿霉素共化疗15个月。Ⅲ期成人患者建议用更生霉素、长春新碱和阿霉素联合化疗15个月，并对瘤床进行放疗。Ⅳ期和组织类型不好的患者即使用较强的化疗、放疗效果仍不理想，有报道说使用大剂量顺铂、足叶己甙、异环磷酰胺或骨髓移植或放疗联合，使一些晚期患者获得长期缓解。对于复发者，可使用大剂量顺铂联合足叶乙甙治疗，复发患者获得长期缓解。

（四）介入治疗

对于肿瘤较大，与周围粘连固定严重的，可于术前采用介入治疗，以控制肿瘤。采用肾动脉栓塞化疗术治疗肾母细胞瘤，总的有效率达76.5 %。并且介入治疗后，术中可见肾动脉僵硬，条索状，易分离，瘤体表面血管大多萎缩，动脉堵塞，静脉萎陷，肿瘤易于分离，破裂少，减少了挤压瘤体使肿瘤血行转移的可能。针对下腔静脉瘤栓形成，术中瘤栓无法摘除或仅行部分摘除者，可于术后行瘤栓的介入治疗。将导管插入瘤栓内注入化疗药物，使其迅速纤维化、固定。术前肾动脉栓塞化疗剂一般应用长春新碱、阿霉素、顺铂。

总之，介入治疗一般适用于以下情况：①巨大肿瘤，下界达髂前上嵴平面以下或内侧界越过中线。②瘤体粘连侵犯周围重要血管或脏器。③全身情况差，不能立即手术。④存在全身转移。

（五）生物及分子靶向治疗

有学者发现信号转导蛋白和转录激活子3（Stat3）、组织缺氧诱导α因子-1（HIF-1 alpha）、血管内皮生长因子（VEGF）在肾母细胞瘤中表达明显高于肾周组织及正常肾组织（$P<0.05$），且在肾母细胞瘤Ⅲ～Ⅳ期中的表达明显高于Ⅰ～Ⅱ期患者，并且HIF-1表达率越

高，病理类型越差，危险性越高，肿瘤越大（≥6 cm），从而提出 Stat3、HIF-1alpha、VEGF抑制物可作为靶向治疗的研究方向。

七、预后和展望

AWT的预后取决于肿瘤手术分期、是否完整切除、病理分型、肿瘤有无扩散等，且其发病年龄越高，预后越差，仅个别病例存活15年以上 。采用规范手术、放疗、化疗联合治疗AWT，50%病例可治愈，术后根据病理分型及分期，联合放疗及化疗可延长生存期，1年生存率69.9%，5年生存率47.3%，女性比男性高 2倍。远期疗效不满意的原因可能主要因为AWT的肿瘤细胞产生多药耐药性（MDR），导致化疗耐药。MDR 是肿瘤细胞对一种化疗药物产生耐药现象后会对非同类结构、细胞靶点和作用机制迥然不同的其他化疗药产生交叉耐药，故逆转肿瘤的 MDR是今后研究的努力方向。总之，早期诊断、早期治疗和规范化治疗是提高AWT疗效的关键。

第五节　左肾静脉压迫综合征

一、概述

左肾静脉压迫综合征，也称胡桃夹综合征（nutcracker syndrome，NCS），是指左肾静脉在汇入下腔静脉的行程中需穿经由腹主动脉（abdominal artery，AA）和肠系膜上动脉（superior mesenteric artery，SMA）或腹主动脉和脊柱形成的夹角，受到挤压而引起的血尿、蛋白尿和左腰腹痛等临床症状的疾病。NCS分为前胡桃夹征和后胡桃夹征，如左肾静脉走行于AA与SMA间并受到两者的挤压是前NCS；如左肾静脉走行于AA与脊柱间并受到两者的挤压则为后NCS。

1950年ElSadr和Mina首先描述左肾静脉受压现象，1972年De Schepper首次命名本病。该病可发生于小儿及成年，以男性居多。据统计，小儿胡桃夹性血尿占儿童血尿的33.3%，成为儿童血尿的较常见原因。近年来，随着诊断技术的发展，NCS引起血尿的发病率呈上升趋势。

二、病因与发病机制

正常情况下，AA与SMA所形成的夹角为45°～60°，并为肠系膜脂肪、淋巴结和腹膜等充塞而左肾静脉并不受压，但某些情况（①青春期身高迅速增长而成瘦高体型，椎体过度伸展压迫左肾静脉；②腹腔脏器下垂；③直立活动时腹腔脏器因重力关系牵拉SMA；④SMA起始部脂肪组织减少等)可使夹角变窄，左肾静脉受压，导致左肾静脉及其引流的输尿管周围静脉、生殖静脉等发生淤血；当淤血、高压的静脉系统与尿液收集系统间发生异常交通时即出现血尿。静脉高压状态通常以左肾静脉和下腔静脉间的压差表示，98 %的正常人其压差＜1 mmHg，当压差≥3 mmHg时即可致出血。此外是否出血还与局部组织的解剖、病理状态有关（如肾盏穹隆部静脉窦壁薄且位于肾小盏终末端易于破裂，穹隆部黏膜有无炎症、水肿，侧支循环是否形成等）。由于静脉压高导致肾小球滤过的蛋白增加，超过了肾小管的重吸收能力时会导致蛋白尿发生。

三、临床表现

NCS多见于儿童及青春期少年，发病年龄分布在4～40岁，以男性多见。男女比例约为24∶5。多为一侧性（左侧）非肾小球性血尿，出血程度不一，多数因突发肉眼血尿被发现，也常在尿常规检查时发现无症状镜下血尿。运动和感冒等可为诱因，病程中可有数次及反复性肉眼血尿，可持续数月或几年，并多在剧烈运动后及傍晚出现血尿，可在怀孕时加重，可伴有蛋白尿、全身倦怠，血块通过输尿管时有左侧腰痛或腹痛。有时可伴发以下几种情况：直立调节障碍、慢性疲劳综合征和左精索静脉曲张。偶有伴发十二指肠受SMA压迫而发生梗阻者。女性可有不规则月经出血。

左肾静脉综合征和精索静脉曲张有一定的联系。左肾静脉位于肠系膜上动脉和腹主动脉之间，易受压迫而产生胡桃夹现象，而左侧精索内静脉呈直角进入左肾静脉，血流阻力大，从而形成精索静脉曲张。有研究结果表明，56%左侧精索静脉曲张患者伴有左肾静脉受压，而正常人中5%有受压现象且程度较轻，说明左侧肾静脉受压在左侧精索静脉曲张的发病中起着十分重要的作用。左肾静脉在主动脉和肠系膜上动脉之间长期受压、淤血，可导致左侧卵巢静脉逆流，引起盆腔静脉淤血征，又称卵巢静脉综合征。

四、辅助检查

1. 超声　B超是诊断NCS首选的无创性检查方法，价格便宜，方法简单，可重复操作性强，能清晰地显示受压的左肾静脉的解剖结构及与周围的关系，可诊断左肾静脉扩张，同时能除外先天性肾畸形、外伤、肿瘤、结石、感染性疾病及血管异常引起的血尿。彩色多普勒超声可以测量左肾静脉在SMA和AA间的前后径以及增粗的左肾静脉起始段。

2. CT　多层螺旋（MSCT）具有扫描时间短、无创伤性、影像质量清晰，并能提供任何方位的重组等特点，使其越来越多地用于诊断NCS。特别是多层螺旋CT 血管成像（multislice spiral CT an-giography，MSCTA）能清晰地显示左肾静脉、SMA和AA及其分支血管的解剖全程，通过在工作站上进行三维图像后处理，清楚真实地再现SMA与AA的空间结构及立体走向，从不同角度观察其异常病理形态。

3. MRI　MRI及MR血管造影（MRA）可用于NCS的检查且无辐射。MRA是一种无创性检查方法，可以清楚显示左肾静脉扩张、狭窄的程度及SMA 与AA夹角的情况，能够与介入性血管造影媲美。但影像的空间分辨力低于CT，对于左肾静脉受压部分显示有时不够理想，因受血流动力学及某些技术因素的影响可引起假阴性，同时不易观察侧支循环，并且检查时间较长，费用较高。MR目前在诊断NCS方面还不是临床首选的影像检查方法。

4. 介入血管造影　左肾静脉血管造影目前是临床诊断NCS的金标准。血管造影不但可以显示左肾静脉通过SMA与AA间受压以及其近肾端扩张的情况，还可以对下腔静脉及左肾静脉狭窄前进行测压，评估左肾静脉狭窄前后的压力差，受压后下腔静脉及左肾静脉压差≥0.4 kPa时，可考虑为左肾静脉受压。但血管造影是一种有创性的检查方法，费用较高，操作较复杂，其对于暂不需要经血管内支架置入术治疗的患者常是难以接受的，也不能应用于可疑NCS患者的随访观察，目前更加趋向于使用以上无创性方法替代有创性检查。

五、诊断与鉴别诊断

NCS诊断的基本目的是证明左肾静脉压迫的存在，同时排除泌尿系疾病，尤其是恶性肿瘤和少见的血管畸形以及累及血管的全身疾病。对于非肾小球性血尿的患者，应先除外结石、高血钙、肿物炎症等其他的病因，才考虑NCS可能；而且还应注意是否存在造成肾小球性血尿的假阴性因素，如应用过利尿剂、尿液的过度稀释、显著的肉眼血尿等，以免将肾小球性血尿者漏诊。对临床上反复出现血尿、体型较瘦长者，要高度警惕NCS可能。

NCS的检查顺序如下：①行尿中红细胞形态学检查，尿中红细胞形态正常>90%，考虑为非肾小球性血尿患者。②待肉眼血尿发作时，用膀胱镜检查血尿从左输尿管流出即确诊单侧性上段尿路出血。③接着做彩色双功能超声（colour duplex ultrasonography，CDU）或 CT。CDU检查时可取各种不同体位，经上腹部横断面配合纵断面扫查，仔细观察SMA和AA夹角的变化，观察左肾静脉在SMA和AA之间受压情况，测量左肾静脉受压及扩张部位直径及流速。仰位时左肾静脉肾门段扩张的直径超过夹角段直径2倍以上即可诊断，超过3倍以上诊断更为可靠。CDU检查还能用作术后动态观察SMA血流情况。而CT只能观察左肾静脉有无狭窄、近端扩张，注射造影剂后，显影剂呈小片状浓缩集聚于左肾窦和下极区域。故CDU是首选的检查方法。④如高度怀疑本病，做肾静脉造影，并测定左肾静脉和下腔静脉的压差。肾静脉造影可直接观察到左肾静脉在AA与SMA间受压，或有扩张、纡曲的侧支循环，静脉血逆流，典型的可在肾静脉跨过SMA附近出现造影剂充盈中断。左肾静脉内压力测定显示很大的个体差异。侧支循环越多，则下腔静脉和左肾静脉的压力梯度越低，压力差在5 mmHg 以上才有意义。⑤由于磁共振血管成像对大血管病变检查的准确性接近数字减影血管造影，所以磁共振血管成像可代替肾静脉造影。磁共振血管成像经三维成像可明确、直观地显示左肾静脉受压情况，观察腹主动脉、SMA和左肾静脉三者之间的关系，左肾静脉狭窄部位的横断面，测量SMA和腹主动脉之间夹角的度数等。

NCS的诊断标准尚不一致。1988 年日本伊藤克己提出具备以下6点方可诊断：①一侧性肾出血；②尿钙排泄量正常（Ca/ Cr<0.20 mg/mg）；③尿中红细胞形态正常>90%；④肾活检呈轻微变化；⑤腹部B超和CT看到左肾静脉扩大；⑥左肾静脉与下腔静脉之间的压差在5 mmHg以上。有学者认为有以上 ③、⑤两点即可。Marku等提出具备以下2个方面方可诊断：①排除其他病理情况，如结石、感染、外伤、肿瘤及肾小球疾病等；②证明 NCS 的存在，如血尿从左输尿管流出、左肾静脉受腹主动脉与SMA所形成的夹角压迫、下腔静脉和左肾静脉的压力梯度超出正常范围。

六、治疗

目前NCS治疗尚无统一认识，包括保守治疗、手术治疗和介入治疗。NCS确诊后，对于尚不具备手术适应证的患者，应密切随访观察，注意病情变化，对手术应采取慎重的态度。对于具有手术指征、病情逐渐加重者，应早期积极采取外科治疗。目前介入治疗正逐步取代手术治疗成为治疗NCS首选的特殊治疗。

（一）保守治疗

对于本病的治疗，由于大多数患者随着年龄的增长，腹主动脉和SMA夹角处脂肪及结缔组织的增加或侧支循环的建立，淤血状态可得以改善而症状缓解，同时鉴于NCS是一肾血流动力学改变，多呈良性经过，故对于确诊为单纯 NCS 的患者，表现为无症状血尿及直立性蛋白尿者可保守治疗而暂无须特殊治疗。鉴于某些诱因如剧烈运动、感冒，可诱发血尿或使血尿反复发作，故嘱有NCS患者应避免剧烈运动及预防感冒。

对于上述处理无效患者，可尝试用1 %的硝酸银溶液经输尿管导管灌注肾盂，每周2次，灌注时应根据肾盂容量和患者耐受力调整灌注速度和剂量。硝酸银肾盂灌注治疗NCS的机制在于阻断静脉系统与尿液收集系统形成的异常交通：药液通过肾盂逆行渗入病变的瘘管壁，致瘘管内和周围组织产生无菌性炎症反应，促使瘘管壁水肿、粘连、狭窄、闭塞，从而达到治疗目的。但硝酸银溶液腐蚀性大，疼痛明显，处理不当，会造成肾、输尿管及膀胱烧伤和严重的溶血反应，同时由于尚存在左肾静脉高压，远期疗效有待进一步临床观察。

（二）手术治疗

手术治疗的目的：解除左肾静脉压迫以改善淤血症状。

手术适应证：①经2年以上观察或内科对症治疗症状无缓解或加重者；②出现并发症者，如腰酸、头晕、乏力；③有肾功能损害者。

手术方式包括：左肾静脉下移-下腔静脉端侧吻合术，自体肾移植和 SMA 切断再植术等。目前国际上手术治疗以前两者为主 。左肾静脉下移-腔静脉端侧吻合术具有创伤小、肾缺血时间短、无需动脉吻合及并发症少等优点。其术后处理要注意：①为防止血管吻合部位血栓形成，可持续静滴肝素数日，使凝血酶原时间稳定在50 s以上；②应用多巴胺2 ~ 4 g/（kg · min），连用4天，以改善肾脏；③术后几周，肾盂静脉关闭之前可存在肉眼血尿。如出血严重则逆行插入球囊导管至肾盂内，气囊堵住肾盂输尿管连接处，同时给予氨甲环酸每天3次，0.25 g/次和应用抗生素，3天后拔除气囊导管，停止用药。

（三）介入治疗

左肾静脉内支架置入术（endovascular stenting，ES），通过穿刺股静脉将支架送入左肾静脉受压处并配合球囊扩张肾静脉改善淤血。相比经腹外科手术治疗，ES有创口小、并发症少、康复速度快、切口外观好等优点，但也存在支架脱落或变形、再次狭窄、血栓形成等并发症以及需要较长时间的抗凝治疗，价格昂贵等不足。近年来，随着应用具有网孔结构的膨胀金属支架，该支架置入血管后2 ~ 3个月完全上皮化，明显减少了上述并发症的发生。

（孙祥宙　高勇）

第六节　男性高催乳素血症

一、概述

男性高催乳素血症（hyperprolactinemia，HP）是一种下丘脑-垂体-性腺轴功能失调的疾病，系指由内外环境因素引起的，以血清催乳素（PRL）升高为主（＞1.14 nmol/L，相当于25 ng/mL），及其相关临床表现如不育、性功能障碍等为特征的内分泌疾病。

PRL基因位于第6号染色体，PRL是由198个氨基酸组成的单个多肽链，有3个二硫键。PRL分泌抑制因子多巴胺。

女性HP属于妇产科诊疗内容，不在本节讨论范围。

二、病因与发病机制

1. 生理性HP PRL会随着人体的生物节律变化发生昼夜变化，夜间睡眠时最高。高蛋白饮食、运动与精神应激时PRL值会升高，性交时、刺激乳头、胸部创伤以及大手术麻醉后亦可升高。

2. 病理性HP 引起PRL增高的病理性原因很多。

（1）非垂体肿瘤性情况 ①功能性（自发性）HP。②原发性甲状腺功能减退。③肾上腺功能减退。④肾功能衰竭：慢性肾功能衰竭发生HP的机制可能是中枢控制催乳素释放的机制改变，乳酸化过程中对抑制剂的敏感性下降以及肾脏对催乳素清除能力下降。⑤胸壁创伤、疱疹与手术。

（2）与垂体窝有关的情况 ①催乳细胞瘤。②肢端肥大症。③空蝶鞍。④原发性甲状腺功能低下伴有促甲状腺细胞增生。⑤非分泌性垂体肿瘤。⑥颅咽管瘤。⑦多发性内分泌肿瘤、大脑瘤。⑧继发转移病灶。

（3）其他 ①淋巴组织样垂体炎（1ymphoid hypophysitis）。②结核病。③类肉瘤病（sar-coidosis）。④组织细胞增生症（histiocytosis）。⑤垂体柄创伤。⑥异位分泌：支气管癌、肾上腺样瘤（1aypernephroma）。

3. 药物性HP 因为下丘脑的多巴胺抑制PRL分泌，所以可减少多巴胺的药物都可使PRL升高。这些药物并非必定产生HP，与用药剂量及个人敏感性等有关。药物诱发的HP症PRL呈中度升高且不伴其他激素的改变。

（1）抗精神病用药 如氯丙嗪、氟哌啶醇、舒必利等及三环类抗抑郁剂。

（2）降压药 如甲基多巴、利血平、钙通道阻滞剂等。

（3）抗溃疡病药 H_2受体拮抗剂如甲氰咪胍等。

（4）胃动力药 吗丁啉等。

（5）大剂量雌激素、蛋白酶抑制剂如齐夫他定等。

（6）鸦片类等。

4. 特发性HP 特发性HP发病率较高，文献报告达47.1%。情绪激动、长期处于精神紧张状态、吸烟可能是特发性HP的非特异性原因。但需要注意的是，对所谓特发性HP患者要认真深入地询问病史、选择必要的辅助检查，作出正确的病因诊断。

三、临床表现

男性HP的临床表现有很多变型，主要有原发病的症状，PRL过多的直接作用，PRL过多继发的性腺功能减退等。

1. 性欲减退和勃起功能障碍 HP除经中枢及外周作用影响睾酮合成而致勃起功能障碍外，还通过中枢或其他机制而抑制勃起功能，出现性欲降低或消失、勃起不坚乃至阳痿，但有正常的夜间勃起功能。

2. 不育 PRL过多可表现为不育（精子少或精量少）。究其原因是长期HP通过中枢和外周途径降低睾酮产量并破坏精子生成。

3. 男性乳房发育 双侧乳房增大，不能查出病因或非生理性，排除乳癌、脂肪瘤或肥胖等原因所致，检测前3个月内未使用激素类药物。

4. 溢乳 HP促使催乳细胞分泌亢进，在男性亦可出现溢乳，但较少见。

5. 其他 还可有肌肉减少、体毛稀少及骨质疏松等，但引起骨折不多见。

6. 原发病症状　如有垂体肿瘤等，可引起头痛、头胀，视力减退与视野缺损，肿瘤压迫视交叉时可以出现视野缺损的症状。当肿瘤直径<10 mm时称微腺瘤，一般无明显头痛、头胀症状；肿瘤直径>10 mm（巨腺瘤）时，可表现头痛、头胀等症状。

7. 特发性HP　发病率较高，情绪激动、长期处于精神紧张状态、吸烟可能是特发性HP的非特异性原因，因而表现出的症状可能是其病因。

四、辅助检查

1. 实验室检查

（1）血清PRL测定及PRL动态试验　多以上午空腹血清PRL>1.14 nmol/L为标准。采血日晨禁食，来院后休息1 h，亦可连续3天采血或同一天连续3次采血、每次相隔1 h，有利于HP分泌的判断。对有药物应用病史的患者，在不影响疾病治疗的前提下，可以停用药物48 ~ 72 h再采血。

兴奋PRL分泌的药物（如TRH、甲氧氯普胺、西咪替丁）或抑制PRL分泌的药物（左旋多巴）可选择性地用于观察PRL动态变化。垂体腺瘤对兴奋剂与抑制剂实验PRL分泌无明显变化，有助于鉴别特发性HP与垂体腺瘤。

（2）其他　根据情况选择甲状腺功能测定：①TSH（促甲状腺素释放激素）、T_3、T_4测定以除外甲状腺功能低下；②垂体功能检查；③促甲状腺素释放激素（TRH）试验。

（3）肾功能检查　以除外肾功能衰竭。

（4）视野检查　当肿瘤压迫视交叉时，可通过视野检查了解压迫程度及观察治疗效果。

2. 影像学检查　CT或MRI有助于明确垂体病变的诊断，以排除或确定是否存在压迫垂体柄或分泌催乳素的颅内肿瘤及空蝶鞍综合征等，并进一步了解肿瘤位置和大小。建议首选MRI检查，当MRI结果出现不能解释的骨质改变或信号改变时可以增加CT检查，以除外钙化及骨质异常。

五、诊断与鉴别诊断

临床医生应全面详细地询问病史，针对性地从HP的生理性、病理性和药理性3方面了解患者可能的相关病史，进行认真细致的体格检查、激素水平测定与相关实验室检查和有选择性的影像学检查，明确HP的水平、来源和是否存在病理性原因。

诊断HP的第一步是测血PRL，必要时测血PRL的昼夜节律。催乳素瘤者无昼夜节律。轻度增高的血清PRL值最好重复测定。第二步是排除生理性、药理性等各种继发原因，尤其是吗丁啉、灭吐灵等药物引起者，过去常被忽视。第三步，如血PRL>4.56 nmol/L，垂体瘤可能性很大，进一步行CT或MRI检查以排除垂体肿瘤或其他病变；血PRL>9.12 nmol/L且失去昼夜节律，多为催乳素瘤。除催乳素瘤外，垂体炎、空蝶鞍或下丘脑及垂体其他病变也可损伤垂体柄。第四步，如MRI显示垂体大腺瘤，而血PRL却不是很高（常<6.84 nmol/L），提示此腺瘤可能同时分泌其他激素，或此腺瘤本身是无功能腺瘤，PRL升高是因破坏了下丘脑多巴胺能神经元所致。

潜在性高催乳素血症（occult hyperprolactinemia，OHP）是指血中PRL一过性升高引起的以生殖功能障碍为主的临床综合征。近年来OHP已引起学者们的关注，主要通过测定PRL的分泌能力来评估，目前的研究多局限于女性。

巨催乳素血症是血液循环中的PRL分子以分子量>100 kD的巨催乳素分子为主。聚乙二醇沉淀法为应用最广泛的巨催乳素血症检测方法。大多数患者没有HP的症状和体征，常规的多巴胺受体激动剂治疗对此类患者无效。因此，认识和区分此类患者可以避免对特发性HP的漏诊和不必要的治疗。

六、治疗

HP的治疗目的是降低PRL水平，恢复性功能，包括恢复精液的质量，同时预防骨质疏松等，改善原发病引起的症状。如为垂体催乳素瘤压迫视神经或有其他症状，则应去除瘤体的压迫症状。目前仍以药物治疗为主，手术治疗及放疗为辅，根据个体化原则进行选择治疗。

在除外生理性和药理性HP的因素外，根据病理性HP血清PRL水平、临床症状等进行选择。对恶性肿瘤、甲状腺功能减退、肾功能衰竭等引起的异位催乳素分泌需要针对原发病治疗；凡有性功能减退、低雌激素状态、不育及垂体微腺瘤，或伴头痛等，则应首选药物治疗。对垂体巨腺瘤引起压迫症状出现视野缺损、头痛、呕吐或药物治疗效果不佳或不能耐受药物治疗者，可考虑采用手术治疗；不适于手术者采用放疗。

治疗前应全面、详细分析各种情况，以确定患者是否需要治疗。治疗指征包括：①出现不育、性功能障碍、乳房发育及溢乳等典型症状。②垂体病变。③出现视野缺损或其他颅神经受损的体征。④雌激素低下所致的骨质疏松。

（一）随访观察

如HP并无症状，可仅定期随访，不必特殊治疗。

（二）药物治疗

首选治疗药物是多巴胺激动剂，对多数HP有效，包括PRL微腺瘤及大腺瘤。有70%以上病例可使PRL降至正常，性腺功能恢复，腺瘤体积缩小甚至消失，因此可以作为术前准备用药。它对生殖功能的恢复也十分可靠。

另外，疗程应该个体化，原则上是定期随访，逐步减量，不能突然停药，防止反跳。药物维持量以最低剂量即可，如果血清PRL水平正常且患者无症状2年以上，可在医生指导下尝试停药或者用间断的多巴胺激动剂治疗，停药后3个月、6个月、12个月或者每6个月检测血PRL值，症状再发时需及时就诊。

最常用且应用最久的是溴麦角环肽（溴隐亭），溴隐停是一种半合成的类多肽碱麦角胺衍生物，对催乳素的合成、释放有较强的抑制作用，可有效地降低PRL浓度，并可使瘤细胞浆容量减少，瘤细胞皱缩而使肿瘤缩小直至消失。停药后可因细胞容量的恢复而复发，可使垂体瘤缩小，PRL下降，性功能改善。一般剂量2.5 ~ 5.0 mg/d即有效，但由于其半衰期短（3.3 h），可有不良反应如消化道不适、镇静作用及低血压等，约有12%的患者因此停药，一般在睡前服用以减少不良反应，常以3个月为一个疗程。

其他药物还有卡麦角林（carbegoline）、喹高利特（quinagolide）及培高利特（pergolide）。卡麦角林近年在国外多用，作用更强，不良反应少，撤药率低。

甲状腺功能低下引起的HP，宜先用甲状腺素治疗。性功能障碍可用溴隐停或育亨宾，必要时加用PDE-5抑制剂，2个月后患者多可恢复勃起功能。特发性HP可以对症治疗。

（三）手术治疗

手术有一定的风险，复发率较高，且术后垂体功能低下发生率高，尤其易发生性功能低下，仅用于直径＞10 mm的垂体大腺瘤或经正规多巴胺受体激动剂治疗无效的垂体腺瘤患者。适应证为：①对药物治疗抵抗或耐受。②不能接受长期药物治疗的蝶鞍内的肿瘤。③肿瘤压迫到视交叉。④甲状腺功能低下的治疗。⑤药物治疗无效、对药物的副作用无法忍受，或特别是腺瘤变大有侵犯到周围组织者。

（四）放疗

催乳素瘤有垂体功能减退的副反应，如今只作为对手术反应不佳的患者的辅助治疗。外放射适应于：①手术或者药物治疗不彻底者。②术后肿瘤复发、肿瘤无压迫症状者。③诊断肯定而症状不显著者。④无法耐受手术者 。

七、预后和展望

10%的HP患者不用药物治疗在5年内能自行缓解，部分患者具有自限过程。垂体催乳素微腺瘤如不接受治疗，则10年后进展为大腺瘤的几率并不大，部分病例即使不治疗或间断药物治疗后PRL也可能降到正常。

随着对HP发病机制及对特殊类型HP的研究，通过实验室诊断技术的提高，可以检出潜在性HP，能及时用药使亚临床的HP及时诊治；同时通过对巨催乳素血症的实验室诊断，可以避免一些不必要的重复检查和治疗。

至于药物治疗能否最终真正改变HP的进程，尚无明确结论，但药物疗效是显著的、肯定的。虽然停药后部分患者可以复发，但随着新药的发现及手术、放疗技术的发展，将有越来越多的患者被治愈。

（孙祥宙　张亚东）

第七节　唯支持细胞综合征

一、概述

唯支持细胞综合征（sertoli cell only syndrome，SCOS）由Del Castillo等人于1947年首先进行描述，是一种少见的男性不育症。在疾病谱中，SCOS尚未确立其名分，其病名的称谓五花八门，有称为“Del Castillo综合征”、“单纯支持细胞综合征”、“纯睾丸支持细胞综合征”、“精子发育不全”等。近年来由于研究的深入，确诊手段的提高，发病率有增加，约占男性不育的2.7%～3.7%，约占无精子症的17%。

二、病因与发病机制

SCOS病因复杂，多种原因可引发本症，亦可几种因素共同作用引起。除原发性小睾丸症、隐睾等外，严重的睾丸炎、精索静脉曲张、某些药物摄入过量（如棉酚中毒）和抗癌药物等亦可引发本症。此外，临床上也有一些患者未能查出病因。SCOS可分为：先天性、后天获得性（继发性）和原因不明的特发性3类。

SCOS的发病机制目前尚不清楚，支持细胞和各级生精细胞共同存在于同一精曲小管内，受有害因子作用后，各级生精细胞首先变性、脱落死亡，而支持细胞仍存活，甚至光镜下一些患者呈增生状态。有人认为这与支持细胞较生精细胞对各种有害因素耐受力强有关。还有人认为由于生精细胞是处于活跃的不断由未分化成熟向分化成熟动态发展的分化阶段，增生活跃，故对有害因子相对敏感，而支持细胞处于发展成熟非增生阶段，成熟细胞对有害因子相对不敏感，导致精曲小管管腔内仅有支持细胞而缺乏生精细胞的病理状态。

下丘脑–垂体–睾丸性腺轴内分泌调控着人体的生殖功能，当生殖功能障碍时，生殖激素FSH、LH、T、PRL值即有所改变。FSH、LH是垂体分泌的，下丘脑脉冲性释放的GnRH（促性腺激素释放激素）促使其分泌。生精上皮正常时，支持细胞分泌的多肽类激素Inhibin（抑制素）抑制FSH的分泌，使FSH维持在正常的水平。当支持细胞–曲细精管复合体受到损伤时，Inhibin分泌减少，对FSH分泌的负反馈抑制作用因此而减弱，FSH水平升高。FSH升高程度与支持细胞–曲细精管复合体受损程度成正比，损伤愈严重，FSH上升愈高。SCOS患者的睾丸生精上皮病变后缺乏生精细胞，只有支持细胞。由于没有生精细胞，所以引起生殖功能障碍，导致Inhibin分泌减少，对FSH分泌的负反馈抑制作用因此而减弱，FSH水平升高。患者的FSH明显升高，超过正常值上限，甚至在2倍以上。目前临床上SCOS患者血中FSH一般升高而T基本正常似已成公认，对LH尚有争议。

三、病理

SCOS的睾丸组织病理学表现具有局灶性与完全性之分。患者睾丸曲细精管完全被支持细胞覆盖，大多数病例固有膜及基膜无明显增厚，小管直径正常或稍小，间质内间质细胞数正常。有些患者偶尔可在某些小管有不同程度的精子发生，称为局灶性SCOS。

SCOS患者睾丸组织的超微结构改变常表现在2个方面：①支持细胞旁出现肥大细胞；②线粒体发生改变。生精细胞和支持细胞的线粒体改变表现在嵴的丢失和呈空泡样改变。线粒体是细胞的能量站，它在细胞内经常处于不断更新中，原有的线粒体衰变、固缩、肿胀、崩解，形成板层状结构或胞溶酶体，最后被消化分解。新线粒体在不断形成，形成的途径有多种，既可由原线粒体分隔、分裂或芽生，也可以由其他的细胞内膜衍化而来，还可能在细胞基质内重新合成。由于线粒体结构复杂及功能敏感，所以当细胞遭到内外因素干扰时，它出现的反应最早，变化也最明显。线粒体的基本病变包括增大、变小、出现包涵物以及消亡4种。SCOS患者则主要是生精细胞的线粒体改变较大，同时，还有极少数的支持细胞胞浆内线粒体呈空泡改变。可见，线粒体发生病理改变是生精功能障碍的直接原因。

四、临床表现

其临床特点主要是：①SCOS患者呈正常男性发育；②可表现为少精症或无精症；③睾丸体积缩小，超声影像呈非均匀回声；④睾丸活检见曲细精管生殖上皮细胞数减少或缺如，含丰富的支持细胞，间质细胞形态正常，数目相对增多；⑤周围血促卵泡激素（FSH）通常升高，睾酮（T）正常；⑥Foresta等人认为Y染色体的缺失突变是SCOS的重要遗传学原因；⑦抑制素B与睾丸损伤的程度呈负相关；⑧大约30%的不育症患者睾丸活检呈现均灶性或是完全性的SCOS，其中8%的患者为双侧。

五、诊断与辅助检查

SCOS的初步诊断主要依据：①正常男性发育；②精液检测为少精症或无精症；③睾丸体积

较小或小于正常下限，质地正常或稍硬；④FSH升高，T正常。SCOS的确诊必须通过睾丸活检。鉴于SCOS的睾丸组织病理学表现具有局灶性与完全性之分，所以要诊断完全性SCOS必须十分慎重，既要考虑到单侧睾丸活检组织的代表性，又要考虑到双侧睾丸活检组织的相同性。因此，确诊完全性SCOS必须进行双侧睾丸组织活检。

六、治疗与预后

目前虽有采用中药方法治疗SCOS的报道，但治疗效果都不令人满意，而国内外大型不育不孕症诊治书籍上均为无法治疗，因此在此只能提出一些治疗建议：①由于SCOS病因复杂，发病机制不尽清楚，临床上确诊的患者均为婚后几年不育不孕人群，年龄偏大，可能存在着错过最佳治疗年龄段，建议青春期前后尽可能确诊，并开展针对性治疗。②从理论上讲，支持细胞是生精上皮组织的两大类细胞的一种，应该可以通过动态研究和观察，确定SCOS病理改变的大致时间，从而确定针对性治疗的时间，即最佳治疗时期。③根据已获知的基础研究结果，应该初步确定临床上治疗SCOS的重点是放在支持细胞上，还是放在生精细胞上。从目前临床诊疗SCOS的结果来分析，大多放在生精细胞上面，但治疗效果很不理想。根据支持细胞可能在一定情形下恢复了分裂能力的提示，因此，SCOS的治疗重点能否放在促使支持细胞恢复分裂活动的能力上，从而达到治疗SCOS的目的。需要指出的是，一般认为，没有分裂活动是成熟支持细胞的标志，而SCOS患者的支持细胞是否处于未成熟阶段尚不清楚。老年人支持细胞在一定情形下恢复了分裂能力是否表示人类睾丸的支持细胞处于循环增殖状态，也没有得到证实。这一治疗导向是基于对生精细胞治疗无效的前提下提出的。④在诊治SCOS过程中，不主张滥用激素进行探索性治疗，但可以采用中药方法进行探索性治疗，可以采用促使细胞增殖的中药，如穿心莲、鹿根等。⑤经药物治疗无效者可考虑通过精子库提取精子进行辅助生殖。

（孙祥宙　刘贵华）

第八节　Young综合征

一、概述

Young综合征是一种与慢性呼吸道感染有关的男性不育，以反复发作的鼻窦炎及肺部感染并双侧附睾渐进性梗阻所致无精子症为特征。1970年Young首次对该综合征进行了描述，1978年Hendry在报道中将其正式命名为Young综合征。

二、病因与发病机制

Young综合征在男性不育中约占3.3%，在男性梗阻性不育中约占50%，其直接原因是梗阻性无精子。梗阻部位位于双侧附睾管，附睾管的梗阻可能是由于浓缩的分泌物在附睾管中渐进性的存留所致。

根据Young综合征病变涉及范围广、症状出现早以及其垂直遗传的表现形式等特点，目前认为它属于常染色体隐性遗传的可能性大。

三、病理

Young综合征的主要病理改变位于附睾，表现为双侧附睾头增大或呈囊性，多局限在附睾头近端1 ~ 1.5 cm，体尾部及输精管无异常。附睾头的扩张实质上是睾丸输出管扩张的结果。切开或穿刺扩张部位可取出黏稠的黄色液体，其中充满精子及碎片状物；有时还可以从切开的附睾体中挤出非晶体样的黄色黏稠物质，其中无精子。一般来说附睾体及其以下部位穿刺抽不出液体及精子。

呼吸道黏膜组织未见异常，但患者都有不同程度的呼吸道感染，诸如鼻窦炎及肺部感染情况，具体原因尚不清楚。成人呼吸道疾患程度与年龄无关，约90%的患者有鼻窦感染。

四、临床表现

1. 呼吸道症状 多在幼年期出现反复咳嗽、多痰，许多人在幼年期就确诊为支气管炎；进入成年期后呼吸道感染的上述表现会逐渐好转，虽可时有发作，应用抗生素及对症治疗后便可缓解，日常工作或体力活动不受限。

2. 慢性鼻窦炎 约62%的患者表现为慢性鼻窦炎。

3. 不育 婚后不育，检查患者生长发育正常，第二性征及性功能也正常。触诊双侧附睾头增大或囊性感，无变硬及压痛，生殖系其他部位正常。

五、辅助检查

1. 精液 精液检查显示无精子。

2. 内分泌 血中性激素测定FSH、LH及睾丸酮均正常。

3. 呼吸功能检查 肺功能试验中的残余气量、最大呼气率等基本正常或有轻度损害，敏感的小气道功能试验可能减低。

4. X线片 胸部及鼻窦X线片在部分患者中可发现慢性感染的征像。

5. 睾丸活检 生精功能基本正常，精子功能也是正常的，进一步行超微结构观察也未发现异常，具备生育力。

6. 精道造影 一般无异常。

六、诊断与鉴别诊断

1. 诊断 对于睾丸活检证实生精基本正常的无精子症患者，若触诊双侧附睾头有增大或囊性感，患者有早年发生的慢性鼻窦炎及肺部感染史而无阴囊外伤及附睾炎史，精道造影双侧输精管通畅，附睾探查有典型的病理改变，则基本可作出Young综合征的诊断。

诊断本病并非很困难，关键在于对其要有一定的认识，特别是在梗阻性无精子症的诊断中，不能满足于诊断为先天性或后天性的梗阻，要想到本综合征的可能，应进行详细探查。

2. 鉴别诊断 Young综合征、囊性纤维化与纤毛不动综合征有许多相似之处，均为呼吸道疾病有关的不育症，故三者间需要加以鉴别（表9-1）。

表9-1　与呼吸道疾病有关的男性不育症的鉴别

	无精子症	精子和纤毛结构	输精管	附睾	呼吸道感染	呼吸功能	鼻窦X线	胃肠道吸收实验	汗液氯含量
Young综合征	有	正常	正常	梗阻	有	轻度异常	异常	正常	正常
纤毛不动综合征	无	异常	正常	正常	有	中度异常	异常	正常	正常
囊性纤维化	有	正常	异常	异常	有	重度异常	正常	异常	正常

囊性纤维化是一种遗传性疾病，主要为外分泌腺功能紊乱，黏液腺增生，分泌液黏稠，引起呼吸道等其他部分器官被分泌物堵塞的表现，同时伴有生殖道异常造成男性不育。

精子鞭毛及纤毛轴丝异常而引起的一系列征像称为纤毛不动综合征。精子是存活的，但由于精子鞭毛中轴丝的结构异常不能运动，同时合并有呼吸道等部位的纤毛运动障碍，即不能定向摆动，丧失了转运作用，表现为呼吸道阻塞性疾病、感染等征像。

七、治疗

1. 精道灌洗　精道灌洗后射出的精液中有精子，但是仍未能达到受孕的效果。

2. 手术　本病主要是附睾管梗阻引起，因此随着显微外科的发展，可以通过附睾-输精管吻合术来解决。但手术效果并不理想，再次梗阻可能是主要原因，其预后也较特异性梗阻差。

3. 辅助生殖技术　采取体外人工受精的方式受孕。

八、预后和展望

Young综合征的病因还不清楚，尚未知是否存在基因水平的缺陷，其发病机制也有待探讨。在肺部感染和附睾管梗阻之间究竟存在怎样的关系，这也是制约手术治疗效果和预后的关键因素。尽管辅助生殖技术已经解决了不育的问题，但是进一步搞清这些问题仍是有必要的。

第九节　Kartagener综合征

一、概述

Kartagener综合征又称家族性支气管扩张，是指具备支气管扩张、副鼻窦炎和内脏转位（主要是右位心），凡具备上述三联征条件即可诊断，其中右位心为诊断的必备条件。如只见内脏转位和支气管扩张，而无鼻咽部疾患则称为“不全性Kartagener综合征”。

本病发病年龄可自婴幼儿至成年人，以学龄儿童和青年为多，约95%的病例发生在15岁以前，男、女发病率相近。Siewer于1904年首次报道本病，瑞士人Kartagener于1933年对本病机制作了深入的探讨，随后被正式命名为Kartagener综合征。在高加索人群中最多，平均4万人中就可出现1例。

二、病因与发病机制

本病病因尚不明确，目前以先天性遗传学说受到重视，通常认为属常染色体隐性遗传，为“原发性纤毛运动障碍疾病或“不动纤毛综合征”的一个类型。初步的研究认为突变基因定位于19q13.3-qter 和9p21-p13，其中定位于9p21-p13者为基因丝动力蛋白中间链编码基因突变所致。原发性纤毛运动障碍疾病具有明显的家族性，常见同胞发病，也有隔代遗传及散发，男女发病几率均等。近亲结婚后代发病几率明显增高，患病率为1/10 000 ~ 1/38 000。

基因突变导致了纤毛结构的异常，而纤毛结构异常导致纤毛运动障碍，进而引起黏膜的黏液清除功能异常。由于纤毛广泛分布于人体呼吸道、副鼻窦、咽鼓管等处，其纤毛上皮活动丧失，引起纤毛运输功能障碍，导致黏液分泌物增加及细菌潴留，持续或反复感染，形成支气管扩张、副鼻窦炎、双耳听力下降等。另外，由于纤毛运动不良、精子运动能力不足可导致不育。而在胚胎早期上皮纤毛运动障碍，使内脏无法顺利移位，形成内脏反位。

三、病理

一般主要是支气管扩张、副鼻窦炎和内脏转位（主要是右位心）的相关病理表现。为明确诊断，还可以行鼻腔或支气管黏膜活检，取得黏膜上皮细胞行电镜检查，以观察纤毛数目和结构，电子显微镜下可见典型的超微结构异常，但结构正常者并不能完全排除，进一步可行黏液清除功能测定。

四、临床表现

1. **支气管扩张症**　多自幼反复咳嗽、咳痰，伴或不伴咯血，口唇四肢末梢发绀及杵状指等支气管扩张的表现。

2. **副鼻窦炎**　长期鼻塞、流脓涕、头昏、嗅觉减退乃至丧失，有鼻窦压痛等。

3. **内脏反位**　如正常人内脏位置的镜影，右位心常见。

4. **其他先天畸形**　常和其他先天性畸形同时存在，如先天性心脏病、脑积水、腭裂、双侧颈肋、肛门闭锁、尿道下裂和副肾、膜状瞳孔、智力障碍等。

5. **不育**　部分成年已婚男性以上述典型症状伴不育来就诊。

五、辅助检查

1. **影像学检查**

（1）X线　如平片和支气管造影等可以了解肺扩张及内脏转位情况。

（2）CT　了解内脏转位、肺扩张及鼻窦情况，排除其他疾病。

（3）超声　了解内脏转位如心脏、肾脏转位等。

2. **ECG**　了解心脏转位情况。

3. **鼻腔或支气管黏膜活检**　活检取得黏膜上皮细胞行电镜检查，以观察纤毛数目和结构有无异常，并以此与一般的鼻窦炎相鉴别。

4. **黏液纤毛清除功能检查**　如：糖精筛查试验、放射性气溶胶吸入肺扫描等。

5. **精液常规**　表现为精子运动能力欠缺。

六、诊断与鉴别诊断

（一）诊断

主要依靠其典型临床表现和黏膜活检纤毛检查。

其中右位心为必备条件，临床上发现右位心、内脏部分转位或完全转位，应以此为线索，结合支气管扩张、副鼻窦炎，可考虑Kartagener综合征的可能，需进一步行相关影像学检查等，必要时再取鼻腔黏膜活检或支气管镜取支气管黏膜上皮，在电镜下观察到纤毛数目及结构异常可以确诊，避免漏诊、误诊。

（二）鉴别诊断

1. 慢性呼吸道感染　如肺脓肿、肺炎和单纯性鼻窦炎，炎症控制后影像学检查可以鉴别。

2. 囊性纤维化　囊性纤维化是一种家族性先天性疾病，多见于白种人，属于常染色体隐性遗传的全身性分泌腺体功能异常，累及支气管黏液腺时由于黏液腺性分泌物的黏稠度异常增高，引起管道阻塞，呼吸道反复感染引起支气管不可逆性扩张，肺囊状纤维化，同时伴有心、肺功能不全，胰酶缺乏，消化吸收不良和发育严重障碍，多见于婴幼儿和青年，死亡率高。根据其好发人群，家族史，临床表现，汗液、胰腺功能和唾液检查可予确诊。

3. Young综合征　临床表现为副鼻窦炎、中耳炎、支气管扩张、肺部感染，伴无精子综合征。患者存在多器官纤毛运动障碍，特别是鼻及传导性气道的上皮纤毛运动障碍，导致气道分泌物的排除受到障碍，引起支气管及肺的反复感染，终致弥漫性的支气管扩张。但一般无内脏转位。

七、治疗

该病的治疗原则主要为对症治疗，去除病因，包括治疗鼻窦炎、中耳炎等。内脏转位常无需治疗。

1. 加强锻炼，增强体质，提高抗病力

2. 去除病原　如鼻窦炎、扁桃体炎等。如合并鼻窦其他病变或经久不愈，应由专科做相应处理。

3. 控制感染　致病菌多为革兰阴性杆菌和（或）厌氧菌，通常需用抗假单胞活性的三代头孢菌素类或β-内酰胺酶抑制剂，并可联合用氨基糖苷类抗生素，抗生素一般应应用至体温正常、痰量减少后1周左右，不宜长时间使用，以免继发真菌感染。

4. 体位引流　原则上使引流支气管开口朝下，以利痰液排出。体位引流有时比抗感染药物更有效，但需持之以恒。

5. 外科手术治疗　支气管扩张可予抗炎、祛痰、止咳、止血治疗，病变严重且局限者可行手术切除。但做肺叶切除前应先根治副鼻窦炎，否则肺部感染仍反复发作。对于合并有鼻息肉等情况，亦可由专科行手术治疗。

6. 人工辅助生殖　对于不育而有生育要求者适用。

八、预后和展望

该类患者虽易反复发生呼吸道感染，但不持续存在，很少定植绿脓杆菌，一般预后良好。但若反复感染未经及时彻底的正规治疗，扩张的支气管感染加重，可形成多发性肺脓肿、肺心病，损害呼吸功能，最终发生呼吸衰竭。

（孙祥宙　张亚东）

参考文献

1 陈茂盛. 2007. 左肾静脉压迫综合征研究进展. 临床医学，27（1）：90-91.

2 陈善闻，沈周俊. 2004. 胡桃夹综合征研究进展. 国外医学泌尿系统分册，24（5）：629-632.

3 顾月清，李延文，李晓文. 2004. Kartagener综合征 3例报告. 中国实用内科杂志，24（11）：703.

4 郭应禄，辛钟成. 2005. 男子生殖医学. 北京：科学出版社，28-71.

5 郭应禄. 1999. 阴茎勃起功能障碍. 北京：北京医科大学出版，37.

6 黄宇烽，许瑞吉. 1999. 男科诊断学. 上海：第二军医大学出版社，379.

7 林守清主译. 2006. Yen&Jaffe，生殖内分泌学. 北京：人民卫生出版社，91-122.

8 田建华，李瑾宜. 2004. 成人肾母细胞瘤的临床现状. 医师进修杂志（外科版），27（2）：51-53.

9 田艳，赵玉亮. 2009. 成人肾母细胞瘤诊断治疗现状. 肿瘤基础与临床，22（3）：275-277.

10 王长希，刘龙山，陈立中，等. 2006. 肾移植后血管并发症的诊治体会. 中华器官移植杂志，27（7）：421-423.

11 王官仁，李东风，李乐德. 2006. 唯支持细胞综合征研究进展. 医学临床研究，23（10）：1645-1649.

12 赵龙，韩萍，史河水. 2008. 胡桃夹征影像学诊断与治疗的研究进展. 国际医学放射学杂志，31（3）：181-183，191.

13 Aggawal K，et al. 2002. Bilateral groove sign with penoscrotal elephantiasis. Sex Transm Infect，78：458.

14 Antman K，Chang Y. 2000. Kaposi's sarcoma. N Eng J Med，342（14）：1027-1038.

15 Arya AK，Beer HL，Benton J，et al. 2009. Does Young's syndrome exist? J Laryngol Otol，123（5）：477-481.

16 Brown TJ，et al. 1999. An overview of sexually transmitted diseases Part I. J Am Acad Dermatol，41：511.

17 Buckley JG，Salimi Z，George E. 1992. Late onset renal allograft anastomotic pseudoaneurysm with absent Doppler signal. J Urol，148（1~2）：392-394.

18 Cayan S，Conaghan J，Schriock ED，et al. 2001. Birth after intracytoplasmic sperm Injection with use of testicular sperm from men with Kartagener/immotilecilia syndrome. Fertility and Sterility，76（3）：612-614.

19 Chang SY，Ma CP，Lee WH. 1988. Adult wilms' tumor. Surg Oncol，39（4）：283-286.

20 Czelusta A，et al. 2000. An overview of sexually transmitted diseases Part Ill. J Am Acad Dermatol，43：409.

21 Dominguez J，Mahalati K，Kiberd B，et al. 2000. Conversion to rapamycin immunosuppression in renal transplant recipients：report of an initial experience. Transplatation，70：1244-1247.

22 Gedroyc WM，Negus R，al-KutoubiA，et al. 1992. Magnetic resonance angiography of renal transplants. Lancet，339（8796）：789-791.

23 Hidalgo M，Rowinsky E K. 2000. The rapamycin-sensitive signal transduction pathway as a target for cancer therapy. Oncogene，19（56）：6680-6686.

24 Hong J. C，Kahan B. D. 2001. Sirolimus rescue therapy for refractory rejection in renal transplantation. Transplatation，71：1579-1584.

25 Kilton L, Matthews MJ, Cohen MH. 1980. Adult Wilms' tumor: a report of prolonged survival and review of literature. Urol, 124 (1): 1-5.

26 Koo CK, Rodger S, Baxter GM. 1999. Extra-renal pseudoaneurysm: an uncommon complication following renal transplantation. Clinic Radiol, 54 (11): 755-758.

27 Lewis-Jones I, Swift AC. 2006. Young's syndrome. Nippon Rinsho, 28, 2: 257-259.

28 Lin YH, Chuang I, Lin YM, et al. 2005. Isochromosome of Yp in a man with sertoli cell-only syndrome. Fertil Steril, 83 (3): 764-766.

29 Luan FL, Hojo M, Maluccio M, et al. 2002. Rapamycin blocks tumor progression: unlinking immunosuppression from antitumor efficacy. Transplantation, 73 (10): 1565-1572.

30 Luzzio CC, Waclawik AJ, Gallagher CL, et al. 1999. Iliac artery pseudoaneurysm following renal transplantation presenting as lumbosacral plexopathy. Transplantation, 67 (5): 1077-1078.

31 Mabey D, et al. 2002. Sex Transm Infect, 78: 90.

32 Markowitz GS, Williams GS, Chang Y, et al. 2001. A novel etiology of renal allograft dysfunction. Am J Kid Dis, 38 (3): 658-663.

33 Mita K, Usui T. 2009. Male fertility disorders. An actual and practical review. Urologe A, 48 (5): 545 ~ 559

34 Neiuwenhius RF, et al. 2003. Unusual presentation of early LgV in an HIV-1 infected patient. Sex Transm lnfect, 79: 453.

35 Oliva E, Alvare T, Young RH, et a1. 2005. Sertoli cell tumors of the ovary: a clinicopathologic and immunohistochemical study of 54 cases. Am J Surg Pathol, 29 (2): 143-156.

36 Parodi JC, Palmaz JC, Barone HD. 1991. Transfemoral intraluminal graft implantation for abdominal aortic aneurysms. Ann Vasc Surg, 5 (6): 491-499.

37 Penn I. 1997. Kaposi's sarcoma in transplant recipients. Transplantation, 64 (5): 669-673.

38 Rosen T, 1998. et al. Cutaneous manifestations of sexually transmitted diseases. Med Clin North Am, 82: 1081.

39 ZugorV, KrotD, Kuhn R, et al. 2007. Wilms' tumors in adults. Urologe A, 46 (4): 402, 404-405.